国家卫生健康委员会
"十四五"规划新形态教材

全国高等学校教材

供护理学类专业高等学历继续教育等使用

基础护理学

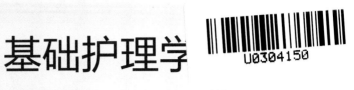

U0304150

第 3 版

| 主　　编 | 刘桂瑛　崔慧霞 |
| 副 主 编 | 张金华　张银华　王海彦 |

数字负责人	蒋慧玥
编　　者 （按姓氏笔画排序）	于　方　哈尔滨医科大学
	王　妍　济宁医学院
	王海彦　昆明医科大学
	毛智慧　辽宁中医药大学
	卢建文　大连医科大学
	刘红敏　齐齐哈尔医学院
	刘桂瑛　广西医科大学
	杨　敏　山东医学高等专科学校
	肖丽艳　南华大学附属第二医院
	吴子敬　中国医科大学
	张金华　新乡医学院
	张莉芳　右江民族医学院
	张银华　湖南中医药大学
	陈　英　贵州中医药大学第一附属医院
	林　婷　福建医科大学
	姜　新　吉林医药学院
	崔慧霞　皖南医学院
	琚新梅　海南医科大学（海南省医学科学院）
	敬　洁　电子科技大学
	蒋慧玥　广西医科大学
	程　蕾　广州医科大学
	薛晶晶　山西医科大学汾阳学院

| 编写秘书 | 蒋慧玥　广西医科大学 |

人民卫生出版社
·北 京·

图书在版编目（CIP）数据

基础护理学 / 刘桂瑛，崔慧霞主编. -- 3 版 .
北京 ：人民卫生出版社，2024. 10. --（全国高等
学历继续教育"十四五"规划教材）. -- ISBN
978-7-117-36580-2

I. R47

中国国家版本馆 CIP 数据核字第 2024W5R550 号

基础护理学
Jichu Hulixue
第 3 版

主　　编	刘桂瑛　崔慧霞
出版发行	人民卫生出版社（中继线 010-59780011）
地　　址	北京市朝阳区潘家园南里 19 号
邮　　编	100021
E － mail	pmph @ pmph.com
购书热线	010-59787592　010-59787584　010-65264830
印　　刷	人卫印务（北京）有限公司
经　　销	新华书店
开　　本	787×1092　1/16　　印张：30
字　　数	706 千字
版　　次	2013 年 8 月第 1 版　　2024 年 10 月第 3 版
印　　次	2024 年 12 月第 1 次印刷
标准书号	ISBN 978-7-117-36580-2
定　　价	85.00 元

打击盗版举报电话　010-59787491　　E－ mail　WQ @ pmph.com
质量问题联系电话　010-59787234　　E－ mail　zhiliang @ pmph.com
数字融合服务电话　4001118166　　　E- mail　zengzhi @ pmph.com

出版说明

为了深入贯彻党的二十大和二十届三中全会精神，实施科教兴国战略、人才强国战略、创新驱动发展战略，落实《教育部办公厅关于加强高等学历继续教育教材建设与管理的通知》《教育部关于推进新时代普通高等学校学历继续教育改革的实施意见》等相关文件精神，充分发挥教育、科技、人才在推进中国式现代化中的基础性、战略性支撑作用，加强系列化、多样化和立体化教材建设，在对上版教材深入调研和充分论证的基础上，人民卫生出版社组织全国相关领域专家对"全国高等学历继续教育规划教材"进行第五轮修订，包含临床医学专业和护理学专业（专科起点升本科）。

本套教材自1999年出版以来，为促进高等教育大众化、普及化和教育公平，推动经济社会发展和学习型社会建设作出了重要贡献。根据国家教材委员会发布的《关于首届全国教材建设奖奖励的决定》，教材在第四轮修订中有12种获得"职业教育与继续教育类"教材建设奖（1种荣获"全国优秀教材特等奖"，3种荣获"全国优秀教材一等奖"，8种荣获"全国优秀教材二等奖"），从众多参评教材中脱颖而出，得到了专家的广泛认可。

本轮修订和编写的特点如下：

1. 坚持国家级规划教材顶层设计、全程规划、全程质控和"三基、五性、三特定"的编写原则。

2. 教材体现了高等学历继续教育的专业培养目标和专业特点。坚持了高等学历继续教育的非零起点性、学历需求性、职业需求性、模式多样性的特点，贴近了高等学历继续教育的教学实际，适应了高等学历继续教育的社会需要，满足了高等学历继续教育的岗位胜任力需求，达到了教师好教、学生好学、实践好用的"三好"教材目标。

3. 贯彻落实教育部提出的以"课程思政"为目标的课堂教学改革号召，结合各学科专业的特色和优势，生动有效地融入相应思政元素，把思想政治教育贯穿人才培养体系。

4. 将"学习目标"分类细化，学习重点更加明确；章末新增"选择题"，与本章重点难点高度契合，引导读者与时俱进，不断提升个人技能，助力通过结业考试。

5. 服务教育强国建设，贯彻教育数字化的精神，落实教育部新形态教材建设的要求，配备在线课程等数字内容。以实用性、应用型课程为主，支持自学自测、随学随练，满足交互式学习需求，服务多种教学模式。同时，为提高移动阅读体验，特赠阅电子教材。

本轮修订是在构建服务全民终身学习教育体系、培养和建设一支满足人民群众健康需求和适应新时代医疗要求的医护队伍的背景下组织编写的，力求把握新发展阶段，贯彻新发展理念，服务构建新发展格局，为党育人，为国育才，落实立德树人根本任务，遵循医学继续教育规律，适应在职学习特点，推动高等学历医学继续教育规范、有序、健康发展，为促进经济社会发展和人的全面发展提供有力支撑。

新形态教材简介

　　本套教材是利用现代信息技术及二维码，将纸书内容与数字资源进行深度融合的新形态教材，每本教材均配有数字资源和电子教材，读者可以扫描书中二维码获取。

　　1. 数字资源包含但不限于PPT课件、在线课程、自测题等。

　　2. 电子教材是纸质教材的电子阅读版本，其内容及排版与纸质教材保持一致，支持多终端浏览，具有目录导航、全文检索功能，方便与纸质教材配合使用，可实现随时随地阅读。

获取数字资源与电子教材的步骤

❶ 扫描封底**红标**二维码，获取图书"使用说明"。

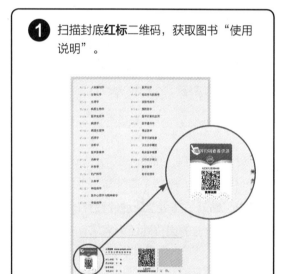

❷ 揭开红标，扫描**绿标**激活码，注册 / 登录人卫账号获取数字资源与电子教材。

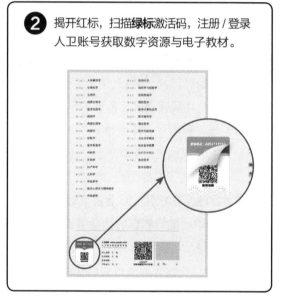

❸ 扫描书内二维码或封底绿标激活码随时查看数字资源和电子教材。

数字资源　●电子教材

13/27

电子教材
操作演示

❹ 登录 zengzhi.ipmph.com 或下载应用体验更多功能和服务。

扫描下载应用

客户服务热线 400-111-8166

前　言

为了适应我国高等学历继续教育不断发展的需要，根据国家卫生健康委员会"十四五"全国高等学历继续教育规划教材第五轮修订工作原则和基本要求，在对《基础护理学》第2版教材使用情况开展充分调研的基础上，结合临床护理实践的发展，我们启动第3版的修订工作。

本教材在修订中落实立德树人根本任务，紧扣医学高等学历继续教育培养目标，遵循医学高等学历继续教育规律，坚持"三基、五性、三特定"的编写原则，注重教材内容的合理安排，体现实用性和延续性，适应高等学历继续教育教学的需求和特点。修订传承上版教材较完善的基本框架，对部分内容进行调整优化，主要有以下变化：

1. 注重职业防护能力培养。根据学科发展和临床护理实践要求，教材增加第五章"护士职业防护"，强化学生职业防护意识，培养职业防护能力。

2. 完善了学习目标。将学习目标分为知识目标、能力目标和素质目标，更清晰地阐述了各级学习目标的要求，强调了对学生人文素质的重视和培养。

3. 丰富了教材资源。在纸质教材每章后的复习思考题中增加选择题，数字资源中除PPT课件外，还增设自测题和视频，纸质教材与数字资源有机融合，使学生能更便捷、更有效地学习。

4. 强化护理人文素质培养。在护理操作过程中完善护士与患者沟通的具体内容，细化、更新操作步骤，强化在护理基础实践操作过程中人文素质的培养；对"相关链接"模块内容进行更新，形式更加多元，不仅包括学科前沿知识拓展，还包括思政内容的融入，切实发挥教材的价值引领作用。

5. 突出临床思维的强化。对上版教材的"问题与思考"进行适当删减和更新，锚定高等学历继续教育这一特定的教育层次，充分分析学生情况，突出对学生临床思维和评判性思维的培养，满足学生对学历提升的要求和职业需求。

尽管在编写过程中各位编委严谨务实、认真负责，付出了较大的劳动和努力，但由于能力和水平有限，教材也难免有错误和疏漏之处。我们恳请广大读者及使用本教材的教师、学生、临床护理工作者给予批评和指正。

刘桂瑛　崔慧霞

2024年8月

目　录

推荐阅读文献

索　引

第一章 绪论

护理学是一门以自然科学与社会科学为理论基础,研究有关预防保健、疾病治疗及康复过程中的护理理论、知识、技术及其发展规律的综合性应用学科。护理学的内容和范畴包括基础护理、专科护理、心理护理、护理教育、护理管理、社区护理和护理研究等。其中,基础护理学是研究临床护理中各专科共性的基本理论、基本知识、基本技术的一门学科,是护理学的重要组成部分,对培养具有扎实理论基础和娴熟基本技术的合格护理人才起着至关重要的作用,是护理学专业学生必修的一门重要的专业基础课程。

> **问题与思考**
>
> 你是一名在三甲医院工作的护士,高职护理专业毕业,热爱护理工作,有责任心、爱心,还有上进心,工作的同时仍然追求上进,不断学习。为了更好地为患者健康服务,提高护理工作质量,你继续深造,报读了继续教育本科护理专业进行学习。在本科护理学习过程中,基础护理学开课了,作为一名本科护理专业学生,请思考:
>
> 1. 基础护理学课程在护理工作中有何作用和意义?
>
> 2. 如何学好本门课程?

一、基础护理学课程的基本任务

基础护理学是运用护理学的基本知识、基本技能,满足患者的基本需求的学科,是各专科护理和护理学科的基础。基础护理学以人的健康为中心,针对服务对象的生理、心理、社会、精神及文化等各层面的健康问题,采取科学、有效的护理方法,满足服务对象的需求,使其处于一个最佳的接受治疗和护理的身心状态,从而促进健康的恢复。因此,基础护理学的基本任务是以培养学生良好的职业道德、职业情感为核心,使学生树立整体护理观念,掌握基础护理学中的基本理论知识和基本操作技能，并将所学的知识和技能灵活地运用于临床护理实践，履行护理人员"促进健康、预防疾病、恢复健康和减轻痛苦"的职责。

（一）促进健康

1989年，WHO更新了健康的概念："健康不仅是没有疾病，而且包括躯体健康、心理健康、社会适应良好和道德健康"。

促进健康是指帮助人群获得维持或增进健康所需要的知识、技能和资源。促进健康的目标是帮助人群树立现代的健康观，维持最佳健康水平或健康状态。护士通过基础护理服务帮助服务对象获取有关维持或增进健康所需要的知识，也可以通过卫生宣教等护理活动帮助服务对象维持健康状态，使人群能理解并采纳适当运动、合理膳食、戒烟限酒、心情舒畅等健康促进策略，预防疾病的发生。护士作为健康促进者，在健康中国战略中将发挥重要作用。

（二）预防疾病

现代疾病观对疾病的认识，不仅限于身体器官的功能和组织结构的损害，还包括人体各器官、系统之间的联系，人的心理因素与躯体的联系，人与环境之间的联系。护士在预防疾病中的作用是帮助健康人群或易感人群获得健康知识，提高自护能力，增强保健意识。在健康–疾病动态过程中采取预防措施，以避免或延迟疾病的发生和发展，从而阻止疾病的发生和恶化，促进健康。

（三）减轻痛苦

减轻个体和人群的痛苦是护士所从事护理工作的基本职责和任务。护士运用所学的护理理论知识和技能，服务于临床护理实践，帮助个体和人群减轻身心痛苦。

二、基础护理学课程学习目的和意义

基础护理是满足患者基本需要的一系列护理活动，包括满足患者的生理需要、心理需要和社会需要。基础护理学课程的教学活动和实践活动，既有助于学生明确作为一名合格护士的自身价值，也有助于培养学生良好的职业道德与职业情感。其学习宗旨在于帮助学生掌握并灵活运用护理学基础理论与技术，培养学生的临床思维能力和护理职业精神，为全面开展"以服务对象为中心"的高质量整体护理服务打下坚实的基础。

因此，学习本课程的主要目的是使学生在完成本课程内容的学习后，能够达到以下目标。

1. 获得基本理论知识和技能 作为护理学专业学生最基本的课程，培养学生成为一名合格护士，帮助学生掌握基本理论、知识和技能。通过学习基础护理学，帮助学生牢固树立终生为人类健康事业服务的思想和决心，以护理理论知识为指导，用娴熟的基础护理操作技术，为服务对象提供优质的护理服务，满足患者生理、心理和社会需求，提高患者生活质量，使其尽可能地达到最佳的健康状态，帮助健康群体预防疾病，促进健康。

2. 认识自身价值，树立正确的价值观 认识自身价值是做好护理工作的原动力。通过学习基础护理学，帮助学生认识到护理学既是一门科学，也是满足人类需求的一门艺术。科学性体现在护理专业有其相对独立的知识体系，并有一定的理论知识作为指导；艺术性则表现为护理的对象是千差万别的个体，在对服务对象进行护理时，掌握护理服务工作的艺术，将所学的知识和技能加以创新融合，才能提供优质服务。

3. 具备良好的职业道德和职业情感 护理的服务对象是人，人是具有生理、心理、社会、精神、文化等多个层面的复合体。服务对象的特殊性决定了从事护理工作的人员必须具备良好的人道主义精神、职业道德和职业情感，才能为服务对象提供人道主义的护理照顾，使服务对象获得身体和心理上的舒适，并促进疾病康复。

通过本课程的学习，培养学生高尚的职业道德和职业情感，将社会主义核心价值观与职业道德和职业情感的培养相融合；让每一个护理人员树立严谨求实的工作作风和对服务对象高度负责的工作态度，在护理工作中严格遵守护理人员的伦理道德和行为规范，尊重、关心和体谅服务对象，维护服务对象的权益，做好服务对象的代言人。以神圣的护理职业精神激发学生的职业情感，激励学生热爱护理专业，为护理事业奉献。

4. 提供健康教育和指导 21世纪人口结构、保健模式、疾病谱及人们对卫生保健的需求都发生了很大变化，以个人和疾病为中心的医疗保健机构已转变为以人群、社区为中心的健康保健体系，护理服务也从医院扩大到社区和家庭。随着人们生活水平的不断提高，传统有病治病的卫生服务模式已经不能满足人们对健康的需求，人们需要更多的健康教育和指导。因此，社区、社会与健康相关的工作都成为护理工作的重要组成部分。

学习基础护理学，将使学生充分认识到护理工作不仅要在医院为服务对象提供护理服务，还需要将护理服务工作扩展到社区和社会，为健康人群提供预防保健、健康维护等服务，为所有人提供健康教育和指导。现代护理的临床护理实践，已转化为整体护理工作模式，要求护理人员以整体观念评估、分析和满足服务对象生理、心理、社会、精神、文化等方面的需求，帮助服务对象获得最大程度的健康，实现"促进健康、预防疾病、恢复健康和减轻痛苦"的护理目标。

三、基础护理学的教学内容、学习要求与学习方法

（一）教学内容

基础护理学是护理学专业中最基本、最重要的课程之一，是护理学专业的一门主干课程，学习范畴包括护理学的基本理论、基本知识和基本技能。基础护理工作是临床护理和各专科护理的基础，贯穿于满足服务对象对健康需求的始终。本课程培养学生掌握护理基本能力，包括对患者的生活护理、病情变化观察、对患者治疗需要的满足、基本护理技术操作和健康教育等护理内容。

（二）学习要求

1. 有良好的职业动机 明确自己的职业使命，真正理解基础护理学的概念和内涵，树立热爱生命热爱护理工作、立志从事护理事业的理想和信念。

2. 有端正的学习态度 深刻认识基础护理学的知识和内容在临床护理工作中的重要地位，激发强烈的学习热情，树立为人类健康事业而学习的端正态度，在学习中体验职业情感，培养职业行为规范。

3. 培养人文精神，打好专业基础 护理工作是与人打交道的工作，人的精神心理对健康状况有非常重要的影响，只有具备了较强的人文精神，才能为服务对象提供更好的健康服务。而专业

基础知识则是开展专业护理服务的基本保障。

4. **重视理论与实践相结合**　在进行理论学习的同时，要重视实践锻炼。从实训室操作练习，到临床的见习、实习，都是十分重要的理论联系实际的学习过程。边学边做，在实践中领会护理理论的真谛，感悟护理技术操作对人体健康的重要性，体验护理职业情感，培养护理职业行为规范，提高基本技术的熟练程度。

5. **勤奋刻苦、敏学精技**　护理技能要求动手能力强，熟练的技能需要经过刻苦练习，不仅要动手，更要手脑并用，反复练习，只有在大脑指挥下，感官与手密切配合，进行有目的、有组织的操作活动，在特定的动作形成条件反射之后，技术才能达到准确、规范的熟练程度，才能切实掌握基本功。

（三）学习方法

1. **理论学习**　理论学习包括教师的理论讲授和学生的自主学习。要求学生在课前做好预习，带着问题到课堂上学习。在学习各项操作前，教师要进行理论讲授，如无菌技术操作原则、静脉输液和静脉输血原理等；教师将解剖、生理、病理等相关医学基础知识与护理操作技术进行有机的联系、融会贯通，并进行讲解，发挥教师的主导作用，以求从理论上理解护理的原理、机制，真正做到知其然又知其所以然；学生在学习过程中应该发挥主体作用，主动学习，与教师形成互动的教学关系。

2. **实践学习**　基础护理学是一门实践性很强的课程，其内容的重点是基础护理技能操作，包括实训室学习、临床见习、临床实习等部分。

（1）实训室学习：实训室学习是学生学习本课程的重要方法之一，学生只有在实训室模拟的护理情境下能够独立、熟练地完成各项基础护理技能操作，才能达到护理操作技术要求的标准。实训室学习的方法包括：

① 教师示教法：教师按照操作程序边操作边讲解，先分步骤操作，然后按照操作程序完整地示教；② 学生回示法：教师示教结束后请1~2名同学回示操作，操作结束后由学生评价，找出优点和存在的问题，再由教师进行总结；③ 分组练习法：先进行模拟练习，如在模型上练习肌内注射；④ 开放实训室学习法：在业余时间，实训室对学生开放，学生按照小组进行模拟练习，直至熟练；⑤ 角色扮演法：学生经操作实训考核达到标准后进行角色扮演练习，分别扮演患者和护士，进行角色扮演训练；⑥ 达标考核法：教师对每一名学生的操作进行达标考核，严格按照考核标准进行考核。

实训室学习非常重要，因此要求学生：① 以认真的态度对待实训课，进入实训室前要以正式工作的状态穿好工作服，做到衣帽整洁。② 严格遵守实训室的规章制度，爱护实训室设备及物品，保持实训室整洁卫生。③ 认真观看教师示教，集中注意力，仔细观察教师所示范的每一个步骤。在教师示范过程中，如有疑问或有没看清楚的地方，应在教师示范结束后及时提出。④ 认真做好模拟练习，观看完教师的示范后，学生要根据教师的示范，按照正确的操作步骤逐步进行模拟练习。⑤ 加强课后练习，学生应有效利用实训室开放的时间，根据自身情况，认真地进行操作技能的训练，以使技能操作达到娴熟的程度。

技能学习是一个循序渐进、不断熟练的过程，需要学生反复不断地进行练习。

（2）临床学习：临床学习是提高学生基础操作技能的有效和必需的学习形式，包括临床见习和临床实习。通过临床学习，学生不仅能将在实训室里学习和练习的操作在实境工作中应用，还能使各项操作技能真正达到熟练的程度，而且还能促进学生职业道德和职业情感的形成与发展。

临床学习的前提条件是学生在实训室内进行各项技能操作时已经达到护理操作项目所规定的标准和要求。在实训室学习中没有达标过关的操作，决不允许在临床患者身上进行真实操作，以保证患者的安全。学生在临床真实的护理情境中为患者实施的基础护理技术操作，开始之初需要在临床教师的指导下进行，然后再逐渐过渡到自己独立完成各项操作。

（刘桂瑛　蒋慧玥）

学习小结

基础护理学课程是各专科护理的基础。其基本任务是培养学生良好的职业道德、职业情感，使学生树立整体护理观念，掌握护理学的基本理论、基本知识和基本操作技能，并将所学知识和技能运用于临床护理实践。课程的主要目的是使学生能够获得"三基"能力；认识自身价值，树立正确的价值观；具备良好的职业道德和职业情感；为护理对象提供健康教育和指导。基础护理学要求学生重视实践学习，包括实训室操作练习和临床实践锻炼，切实掌握护理操作基本功。

复习思考题

1. 怎样认识基础护理学这门课程？
2. 写一份基础护理学的学习计划书。

第二章 环境

学习目标

知识目标
1. 掌握　医院物理环境的调控和社会文化环境的调控。
2. 熟悉　环境因素对健康的影响，以及医院门诊、急诊和病区环境的管理。
3. 了解　护理与环境的关系，医院的特征，医院环境的分类和医院门诊、急诊和病区环境的布局。

能力目标　能运用所学的环境知识为患者创造良好的物理环境和社会环境。

素质目标
1. 能运用批判性思维为患者创造安全、舒适的治疗环境。
2. 树立关爱生命的价值观，全心全意为护理对象创造良好的医院环境。

环境是人类生存和发展的基本条件，人类的生存和发展离不开环境，人与环境相互影响。随着科技的进步和社会的不断发展，人类从环境中获得了更多的资源和食物，创造了巨大的物质财富。然而人类在谋求自身生存与发展的同时，环境污染、水资源缺乏、生态破坏等问题也日益明显，严重威胁人类生存和健康，人们也日益关注环境与健康的关系。作为护理工作者，有必要掌握有关环境与健康的知识，充分利用环境中对人群健康有利的因素，消除和改善环境中不利于健康方面的因素，努力为患者创造一个适宜身心治疗和休养的环境，提高人群整体的健康水平，促进人类健康，在工作中更好地承担维护人民健康的责任。

📢 **问题与思考**

患者张某，男性，65岁，退休教师，有高血压和冠心病史。因胸部不适2日，由家属陪同来某医学院附属心血管医院就诊。在门诊护士的指导下，患者挂完心血管内科号后，和家属一起坐在候诊室等候。
请思考：
1. 张某就诊的医院属于什么类型的医院？
2. 门诊的护理工作主要有哪些？
3. 候诊期间，张某自诉胸痛进行性加重，难以忍受。门诊护士应如何处理？

第一节　环境与健康

人类的一切活动都离不开环境，人与环境之间相互依存、相互作用。环境的质量与人类健康息息相关，良好的环境有助于患者康复、促进健康；不良的环境则对人类健康造成巨大威胁。随着社会经济的发展，人类在谋求自身发展的同时，随之而来的环境污染和生态破坏已经严重威胁到人类的生存与健康。因此，如何提高环境质量，使之更有利于人类的生存和健康，成为全球普遍关注的问题。人类既要适应和改造环境，又要保护和改善环境，二者协调发展，保持平衡，推动环境向有利于人类健康的方向发展，进而推动人类社会文明的不断进步。

一、环境概述

（一）环境的概念

环境（environment）通常是指人类和动植物赖以生存和发展的空间及外部条件。WHO对环境的定义是"在特定时刻由物理、化学、生物及社会的各个因素构成的整体状态，可能对生命机体或人类的活动产生直接或间接的作用，其影响可能是现在的或是远期的"。环境是人类进行活动的场所，是人类生存和发展的基础。环境对支持人类生命、生存及活动至关重要。人类与环境之间是辩证统一的关系，人类与环境之间不断地进行着物质、能量和信息的交换及转移，两者之间始终保持动态平衡。

在护理学中，环境是护理学的四个基本概念之一，护理学家赋予其深刻的含义。护理学创始人南丁格尔（Nightingale）认为环境是"影响生命和有机体发展的所有外界因素的总和，而这些因素能够延缓或加速疾病和死亡的过程"；护理理论家罗伊（Roy）把环境定义为"围绕和影响个人或集体行为与发展的所有外在因素的总和"。可见，在护理学中一般把环境定义为影响人类生存和发展的所有机体内部因素和外在条件的总和。环境因素能对人产生积极或消极的作用，人也可以影响环境，人与环境之间相互作用，相互影响。

（二）环境的分类

环境是人类生存和生活的空间，分为内环境和外环境，两者相互依存，相互影响。

1. 内环境　内环境包括生理环境和心理环境。

（1）生理环境：为了维持生理平衡状态，人体内的呼吸系统、消化系统、循环系统、泌尿系统、神经系统、内分泌系统等相互作用，并与外环境进行物质、能量和信息的交换，以不断适应外环境的变化。

（2）心理环境：一般指一个人的心理状态。心理状态对人的健康有很大的影响。通常情况下，不良的心理状态会使机体抵抗力下降，容易被疾病所感染，造成不健康状态的出现。同时，某些急性或慢性的心理应激事件也是许多疾病如溃疡、高血压的诱发和致病因素，导致人体某些器官发生一系列病理生理变化。此外，心理因素对患者所患疾病的病程、配合治疗的程度和治疗效果、疾病的预后及患者和亲属的生活质量均会产生不同程度的影响。

2. 外环境　外环境是指对生物体有影响的所有外界事物，包括自然环境和社会环境。

（1）自然环境：指人类周围的客观物质环境，是环绕于人类各种自然条件的总和，是人类赖以生存和发展的基础。包括物理环境和生物环境。物理环境包括阳光、氧气、水、土壤、气候等；生物环境包括由生物群落及其非生物环境组成的不同类型、不同层次的生态系统所构成的大自然环境，如植物、动物、微生物等。

（2）社会环境：指人类在生产、生活及社会活动中相互形成的生产关系、阶级关系、社会关系的总和。包括政治、经济、文化、教育、法律、社会交往、宗教信仰、风俗习惯、卫生服务等。社会环境对人的成长和发展具有重要作用，同时人类活动对社会环境产生深刻影响，人类在适应和改造社会环境的过程中也在不断变化。

所有有生命的系统都包含内环境和外环境。内环境能够与外环境交换维持生命活动所必需的物质、能量和信息，并不断适应外环境的变化。因此，维持内环境平衡是延续生命的必备条件，外环境对生物体的生活质量具有重要意义。

人的生理环境、心理环境、自然环境、社会环境之间是相互影响、相互制约的。无论哪个方面出现问题，都可能影响人的健康。

二、环境因素对健康的影响

人是一个开放的系统，不断与外界环境进行物质、能量和信息的交换，正常情况下，人与环境之间保持着动态的平衡关系。而这种平衡状态随环境变化而变化，如果自然环境或社会环境因素的变化超过了人体的调节范围和适应能力，就会影响人的健康。如果环境遭受污染或者破坏，致使环境中某些化学元素的含量或某些物质的性质发生改变，继而污染空气、水、土壤和生物，再通过食物链或者食物网入侵人体，当人体内蓄积达到一定量时，就会破坏人体原有的平衡状态，引起多种疾病。随着人类的不断发展，自然资源被滥用和消耗，生态平衡日趋紊乱，严重影响了人类健康。因此，人类在适应和改造环境的同时，要深刻认识到环境改变对人类生存和健康造成的现存或潜在危害，并积极探讨环境中影响人类健康的因素。

（一）自然环境因素对健康的影响

良好的自然环境是人类生存和发展的物质基础，如充足的阳光、清新的空气、不被污染的水、适宜的气候等。如果自然环境发生某些改变，生态平衡遭到破坏，就会对人类健康造成直接或间接的影响。

1. 气候对健康的影响　自然环境的变迁和异常的气候现象，如台风、干旱、洪水、沙尘暴、雾霾等不仅对生态系统造成了严重破坏，也给人类的生存和健康造成了巨大威胁。另外，风寒、燥热、暑湿等气候也与某些疾病的发生和发展有着密切的关系。夏季环境温度高，机体出汗带走大量水分和盐分，如果得不到及时补充，人体容易出现脱水。如若伴空气湿度大，汗水聚集在人体表面，蒸发散热困难，人体会感到食欲减退、闷热难受，甚至可能出现眩晕，长时间处于高温环境中还可能导致人体中暑，或可诱发高血压、心脏病、脑卒中等疾病。冬季环境温度低，寒冷的环境增加了呼吸道疾病和皮肤冻伤发生的概率。加之北方冬季空气干燥，呼吸道疾病、肺心病发生率较高。

2. 地形、地质对健康的影响　生物是地壳物质演化到一定阶段的产物，并与地壳物质保持着动态的平衡。当自然环境中某些化学元素含量过多或缺乏，超出了人体的调节范围时，就会影响人体的生理功能，引起特异性地方病的发生，危害人们的健康。如缺碘会引起地方性甲状腺肿；土壤、水源环境中含氟量过多会导致地方性氟中毒，患氟骨症；此外，地方性心肌病、地方性砷中毒、地方性克汀病等疾病的发生也与当地地质环境中某些化学元素的含量有关。

3. 自然环境因素失衡对健康的影响　随着社会的发展和科技的进步，人类在适应自然环境的同时，利用和控制自然环境的能力也在不断增强。但人类活动也给自然环境带来了破坏，对人类的生存和健康构成严重威胁。如大量工业废弃物和生活废弃物的排放、人工合成化学物质的与日俱增，导致空气、水、土壤等自然环境受到破坏，原有的生态系统失去平衡，导致人类多种疾病的产生，进而威胁人类健康。

（1）空气污染：又称大气污染，按照国际标准化组织（ISO）的定义，空气污染是指由于人类活动或自然过程引起某些物质进入大气中，呈现出足够浓度，达到足够时间，并因此危害了人类的舒适、健康和福利或环境的现象。按照空气污染发生的环境，可分为室外空气污染和室内空气污染。

1）室外空气污染：大气污染对健康的危害是多方面的，主要会引起呼吸道疾病、生理功能障碍，以及黏膜组织的刺激和损伤，导致慢性支气管炎、支气管哮喘、肺气肿及肺癌等；有的则短时间接触高浓度空气污染物，造成急性中毒，如一氧化碳中毒。

2）室内空气污染：室内环境是人们接触最频繁、最密切的外环境之一。生活中，人们多数时间是在室内度过的，室内空气质量的优劣直接关系到每个人的健康。室内污染物的来源和种类日趋增多，如烹调油烟，能够挥发有害物质的各种建筑材料、装饰材料、人造板家具，以及油漆、涂料等日用化工产品进入室内，成为室内重要的污染源，大量污染物不能排出室外，严重影响室内人群的健康。此外，吸烟同样污染室内空气。吸烟不仅对吸烟者本人有害，而且危及周围人群。主动吸烟和被动吸烟均会增加呼吸道疾病和心血管疾病发病的危险性。

（2）水污染：水污染指有害化学物质污染环境中的水而造成水的使用价值降低或丧失。未经处理或处理不当的工业废水或生活污水排入水体，其容量超出水体的自净能力，就会造成水体污染，直接或间接危害人体健康，导致急性或慢性中毒；某些化学物质如砷、镍、苯胺和其他多环芳香烃等污染水体后，有致癌、致畸、致突变作用；还可引起细菌性肠道传染病，如伤寒、痢疾、肠炎、霍乱等，如防治不及时，可导致传染病的暴发和大流行。

（3）土壤污染：土壤污染是指土壤存积的有机废弃物或含毒废弃物过多，影响或超过了土壤的自净能力，引起土壤的组成、结构和性质发生变化。被病原微生物污染的土壤能传播伤寒、副伤寒、痢疾、病毒性肝炎等传染病。同时，土壤污染还可传播寄生虫病，如蛔虫病、钩虫病等。人与污染土壤直接接触，或生吃被污染的蔬菜、瓜果，容易感染寄生虫病。此外，土壤被有毒化学物质污染后，对人体的影响大多是间接的。主要是通过农作物、地表水或地下水对人体产生影响。

（4）噪声污染：噪声污染环境，使人们产生不愉快的情绪，导致心烦意乱、精神不易集中，降低工作和学习效率，影响休息和睡眠。长期生活或工作在强噪声环境中的人会产生耳鸣、头晕、头痛、失眠、记忆力减退，严重者可导致消化性溃疡等疾病。

（5）辐射污染：辐射对人体的危害在于它们可直接损伤皮肤、组织及造成一些潜在的伤害，导致机体抵抗力下降、睡眠障碍、心血管系统及生殖系统受损等，还可诱发癌症及引起基因突变，导致胎儿畸形或死胎。

各种环境污染遍及全球，环境问题的解决需要世界各国人民的持续关注和密切合作。人类在适应和改造环境的同时，要增强环境保护意识，共同维护人类赖以生存的家园。

（二）社会环境因素对健康的影响

人生活在社会群体之中，不同的社会制度、经济状况、风俗习惯、文化背景及劳动条件等均可导致人们产生不同的社会心理反应，从而影响身心健康。

1. 社会经济　经济是满足人群的基本需求，以及卫生服务和教育的物质基础。社会经济因素对健康的影响起着主导作用，涉及人们的衣、食、住、行，以及社会、医疗保障等各个方面。人群的健康水平与社会经济发展水平密切相关。一方面，社会经济的发展是提高人群健康水平的根本保证；另一方面，社会经济的发展以促进人群健康水平的提高为先决条件。因此，人群健康与经济发展之间是相互促进、相辅相成的。

2. 社会阶层　社会阶层反映人们所处的不同社会环境，它蕴含着许多因素，如经济收入、教育程度、价值观念、卫生服务的利用、生活习惯等。上述因素的存在造成不同社会阶层的健康状况、健康观念千差万别。随着社会的不断进步，不同社会阶层之间的经济和生活方式的差别逐渐增大，健康状况也随之出现明显差异。

3. 社会关系　人生活在由一定社会关系结合而成的社会群体之中，包括家庭、邻里、朋友及工作团体等，这些基本的社会群体共同构成社会网络。社会网络中人们之间相互关系的协调及支持程度不仅是影响健康的基本因素，也是健康的基本内容。此外，人们在社会中彼此的相处方式、社会联系及社会身份等对健康也具有一定意义。

4. 文化因素　文化是一个社会或其亚群成员所特有的物质和精神文明的总和，是特定人群适应社会环境和物质环境的传统模式。与健康有关的文化因素包括对症状的感知，偏好的治疗方式，以及与营养、安全和生活相关的行为方式等。文化的发展促使社会更适宜群体的生存，同时也影响人类的健康状况及疾病的模式。

5. 生活方式　生活方式是人们长期受一定经济、文化、社会、民族、风俗、规范，特别是家庭影响而形成的一系列生活习惯、生活制度和生活意识。生活方式作为一种影响健康的社会因素越来越受到关注。它是个人先天和习惯的倾向，与经济、文化和政治等因素相互作用而形成的。虽然生活方式受自然环境影响，但它作为一种社会行为，或者说是社会文化行为，在很大程度上受社会环境的影响和调节。同时，生活方式又是可以人为控制的。

6. 卫生服务体系　卫生服务体系的主要工作是向个人和社区提供广泛的促进健康、预防疾病、医疗护理和康复服务，维护和促进人群健康。由于世界各国的经济制度不同，社会发展水平和卫生资源的分配和利用差距悬殊，世界卫生组织提出要本着社会公正的原则，采取国家和国际的有效行动，在全世界，特别是在发展中国家实施初级卫生保健。

三、环境与护理的关系

环境是人类赖以生存的基础，内外环境的改变或恶化会导致人体生理、心理、社会的完好适应状态发生变化。护理通过改善人体内外环境的不利因素，使其达到健康平衡状态。

（一）环境对护理的影响

南丁格尔多年的临床护理实践使她深刻地认识到环境对健康具有重要的影响，她指出："症状和痛苦一般认为是不可避免的，疾病的发生常常不是疾病本身的症状而是其他症状——全部或部分需要空气、光线、温暖、安静、清洁、合适的饮食等。"环境可影响生命活动的发生和发展，既可引起机体的不适又可调节人体的精神状态，缓解或加重疾病的发展。因此，环境因素对护理质量有至关重要的影响，可以为护理决策提供依据。所以，护士有责任和义务学习及掌握有关环境的知识，充分依赖和利用环境中的有利因素，去除和改善环境中的不利因素，结合专业知识，努力保护和改善环境，并积极主动开展健康教育，提高人们的环境保护意识，为人类的健康事业作出贡献。

（二）护理对环境的影响

在全球探索可持续发展的背景下，人们对环境与健康关系的认识不断提高，人们对环境质量的要求也越来越高。对于患者而言，更需要医护人员为其提供安全、清洁、舒适的治疗和康复环境。因此，护士应充分了解环境与健康和疾病的关系，并通过有效的护理行为增进患者的舒适度，促进患者康复，改善护理工作质量，提高护理工作效率。1975年，国际护士会在其政策声明中概述了护理专业与环境的关系，明确规定了护士帮助发现环境中对人类积极的和消极的影响因素，采取措施预防环境因素对健康所造成的威胁，应用环境知识指导其预防和减轻潜在性危害等职责。

第二节 医院环境

医院是为患者提供医疗、护理及卫生保健服务的机构。医院环境的设置与布局，都要以患者为中心，满足患者治疗、护理的需要，为患者提供一个安全、舒适、整洁、安静的治疗环境，尽量减轻患者的痛苦，促进其康复。

一、医院环境的特征

1. 服务专业性　在医院环境中，医务人员的服务对象是患者，患者是具有生物学和社会学双重属性的复杂生命有机体。因此，要求护理人员具有全面的专业理论知识、熟练的操作能力和丰富的临床经验，能够科学地照顾患者，为其提供专业的生活护理、精神护理、营养指导等服务，并在新技术、新专业不断发展的同时，进一步满足患者多方位的健康需求。

2. 安全舒适性

（1）治疗性安全：医护人员应积极为患者营造良好的人际关系氛围，热情耐心地对待患者，建立良好的人际关系，加强对患者的心理支持，满足患者被尊重和爱与归属的需要，以增强患者的心理安全感。同时，医院的建筑设计、医疗设备配置、环境布局应符合相关标准，安全设施齐备完好，治疗护理过程中避免患者发生损伤。医院的物理环境，如空间、温度、湿度、空气、光线、音量的控制、清洁卫生的维持等，应满足患者需要，增加患者舒适感。

（2）生物环境安全：在医院环境中，致病菌及传染源的密度相对较高。因此应加强对医院环境的管理，建立完善的医院内感染管控系统，健全相关制度并严格执行，避免医院内感染的发生，预防传染性疾病的传播，确保医院生物环境的安全性。

3. 管理统一性

（1）保持病室整洁，规格统一，环境布局和物品配备以满足患者需要和方便使用为原则。

（2）协助患者及家属做好患者的日常生活护理，保持患者的良好卫生状况。

（3）工作人员衣帽整洁，仪表端庄，遵守医院各项规章制度，尽量减少噪声污染，给患者提供安静的休息空间。

（4）治疗后用物及时撤离，排泄物、污染物及时清除。

（5）正确分类、及时处理医用垃圾和生活垃圾。

4. 文化特殊性　适宜的医院文化是构建和谐医患关系的必要条件，医院文化正在由表层的物质文化向深层的精神文化渗透，将以患者为中心的服务理念融入医院管理中是医院组织文化建设的关键。

二、医院环境的分类

医院环境是医务人员为患者提供医疗及护理服务的场所，按环境性质划分，可分为物理环境和社会文化环境；按环境地点划分，可分为门诊环境、急诊环境和病区环境。

1. 按环境性质划分

（1）物理环境：指以医院的建筑设计、基础设施等为主的物质环境，属于医院的硬环境。它是具体的、有形的，包括视听环境、嗅觉环境、仪器设备、诊疗单元、工作场所等。物理环境是医院存在和发展的物质基础。

（2）社会文化环境：医院是社会的一个特殊组成部分，良好的社会环境作为医院文化建设的重要载体和表现形式，是医院落实以患者为中心服务理念的切实举措。医院的社会文化环境包括医疗服务环境和医院管理环境，医疗服务环境的好坏可以促进或制约医院的发展，而良好的医院管理环境有利于提高医疗和护理工作效率。

2. 按环境地点划分

（1）门诊环境：门诊是医院直接对患者进行诊断、治疗和开展预防保健的场所。门诊环境具有患者数量多、流动性大、病种多、就诊时间短、诊疗环节错综复杂等特点。

（2）急诊环境：急诊是抢救急、危、重症患者的重要场所，为危重患者提供快速、高效的服务，在医疗护理服务中占有重要地位。急诊环境的管理应达到标准化、程序化、制度化。

（3）病区环境：病区是医务人员为患者提供医疗服务的主要功能区，是住院患者接受治疗、护理及休养的主要场所，是医护人员全面开展预防、医疗、教学、科研活动的重要基地。清洁、整齐、舒适、安全、安静的病房环境有助于患者保持稳定的心理状态，促进患者身心健康，进而提高医疗护理质量。

三、医院环境的调控

良好的医院环境是保证医院各项工作顺利进行，促进患者身心康复的基本条件。医院的环境直接影响着患者的身心舒适和治疗效果。因此，创造与维护适宜的医院环境是护理人员的重要职责。

（一）医院物理环境的调控

医院的物理环境是影响患者身心舒适的重要因素，关系到患者的治疗效果和疾病的转归。医院物理环境的总体要求为安全、舒适、整洁、安静。

1. 空间　为保证患者有适当的活动空间，同时方便治疗和护理操作，一般情况下，每个病区以设30~40张病床为宜，病床之间的距离不少于1m，床与床之间设有可移动的屏风或床帘，以保证患者隐私。

2. 温度　适宜的室温可使患者感到舒适、安宁，减少能量消耗，减轻肾脏的负担，有利于患者良好的休息和治疗护理活动的顺利进行。一般病室的温度以18~22℃为宜，新生儿室、产房、老年病房、手术室以22~24℃为宜。室温过高影响机体散热，神经系统受到抑制，干扰消化和呼吸功能，患者感到烦躁，影响体力恢复；室温过低，患者表现为畏缩、缺乏动力、肌肉紧张而感到不安，同时患者在接受诊疗护理操作中也容易受凉。

病室内应配备室温计，以便随时了解室温变化并及时进行调节，满足患者身心舒适的需要。夏季气温较高，可开窗通风或使用空调、电风扇等调节室温；冬季寒冷，病室可采用暖气、空调等保持室温。此外，根据气温变化协助患者增减衣服和被褥等。

3. 湿度　病室湿度一般是指相对湿度，即在一定温度条件下，单位体积的空气中所含水蒸气的量与其达到饱和时含量的百分比。病室适宜的湿度为50%~60%。湿度会影响皮肤蒸发散热的速度，导致人体对环境舒适感的差异。当室内湿度过高时，蒸发作用减弱，出汗受到抑制，患者感到潮湿、气闷，尿液排出量增多，加重肾脏负担；室内湿度过低时，空气干燥，人体蒸发大量水分，可导致呼吸道黏膜干燥、咽痛、烦渴等，对呼吸道疾患或气管切开患者尤为不利。

病室内应配备湿度计，以便随时了解室内湿度变化并及时进行调节，满足患者身心舒适的需要。当室内湿度过高时，可开窗通风换气或使用空气调节器。室内湿度过低时，可在地面上洒水，冬季可在暖气上放置水槽、水壶等蒸发水汽或使用加湿器，达到调节室内湿度的目的。

4. 通风　病室应每日定时开窗通风换气，每次通风30分钟左右。通风可调节室内的温度和湿度，增加室内氧气的含量，降低二氧化碳和微生物的密度，增加空气的清洁度。因此通风是减少室内空气污染，降低呼吸道疾病传播的有效措施。此外，空气流通还可刺激皮肤血液循环，利于汗液的蒸发和热量的散失，使患者心情愉快、精神振奋、增加舒适感。但在冬季通风时应注意保暖，避免患者感冒。

5. 噪声　凡能引起人们生理和心理不舒适的一切声音都称为噪声。噪声对人体健康有影响，其危害程度与音量的大小、频率的高低、持续时间的长短及个人的耐受性有关。世界卫生组织（WHO）规定，白天病室较理想的声强是35~40dB。声强在50~60dB即对人体产生一定的干扰，使患者感到烦躁不安，影响休息和睡眠；长时间处于声强在90dB以上的环境中，可导致患者出现烦躁易怒、头痛、耳鸣、失眠、肌肉紧张、血压升高等症状；突发性的音量大、频率高、强度达到或超过120dB时，可造成高频率的听力损害或永久性失聪。

病区工作人员应尽可能为患者创造安静的环境。工作人员在活动时应尽可能做到"四轻"，即说话轻、走路轻、操作轻、关门轻。病室的门及桌椅脚应钉橡皮垫，推车轮轴定期上润滑油。此外，护士应做好对患者、家属及探视人员的解释工作，尽量降低病室电视、呼叫器声音，共同创造一个安静的休养环境。

6. 光线　病室光源通常采用自然光源和人工光源两种。日光是维持人类健康的要素之一。适当的日光照射能使血管扩张，改善皮肤和组织的营养状况，使人食欲增加、舒适愉快。此外，日光中的紫外线有杀菌作用，还可促进机体生成维生素D。因此病房内应经常开窗，让阳光直接射入，或协助患者到户外接受阳光照射，但应注意避免阳光直接照射患者眼睛，以免引起目眩或其他不适。光线不足不仅影响患者的活动和治疗护理的进行，甚至可能导致意外情况的发生。长期在光线不足的环境下，容易出现眼睛疲劳、视力受损、头痛等症状。

护理人员应根据不同需要对光线进行调节。为了保证特殊检查、治疗护理和满足病室夜间照明的需要，病室需设置人工光源，人工光源可根据治疗护理活动的需要调节。楼梯、药柜、抢救室、监护室内的灯光要明亮；普通病室除一般吊灯外还应设置床头灯、地灯。床头灯的设置最好是光线可调节型，夜间使用地灯，既不打扰患者的睡眠，还可保证夜间巡视工作的进行。病室内还应有一定数量的鹅颈灯，以适用于不同角度的照明，为特殊诊疗提供方便；此外，对一些畏光患者如先兆子痫、破伤风、惊厥、狂犬病患者等，病室光线宜暗，采取避光措施。

7. 装饰　病室布置应整洁美观、简单温馨，促进患者身心舒适。现代医院的装饰可根据病室的不同需求配置适当颜色，并且应用各式图画、不同颜色的窗帘、被单等布置患者床单位，如儿科病室的床单和护士服使用暖色，以减少儿童的恐惧感；手术室可选用绿色或蓝色，给患者以安静、舒适、信任的感觉。医院合理的色彩环境不仅可使患者身心舒适，还可促进健康的恢复。此外，病室及走廊适当摆放一些花卉盆景，既可净化空气，缓解视觉疲劳，又可增添生机，产生积极的治疗和护理效果。

（二）医院社会环境的调控

医院是社会的一部分，人的生、老、病、死都与医院有密切的关系。而病区中的不同患者构成了一个特殊的社会环境。为了保证患者能获得安全、舒适的治疗、护理环境，医务人员要创造和维持病区良好的社会环境，减轻和消除患者的焦虑、抑郁等负面情绪的影响，尽快转变患者角色，适应医院环境的变化。

1. 人际关系　人际关系是在社会交往过程中形成的、建立在个人情感基础上的彼此为寻求满足某种需要而建立起来的人与人之间相互吸引或相互排斥的关系。人际关系在医院环境中具有重要的作用，它直接或间接影响患者的健康状态。对住院患者来讲，影响其身心康复的重要人际关系有护患关系和病友关系。

（1）护患关系：护患关系是在护理工作中，护理人员与患者之间产生和发展的工作性、专业性及帮助性的人际关系，是一种特殊的人际关系。护理人员与患者之间是服务者与被服务者、帮助者与被帮助者的关系，良好的护患关系可增进患者的遵医行为，充分发挥护理措施的作用。护理人员在护患关系中处于相对主导地位，因此在具体的护理活动中，护士应尊重患者，对患者要一视同仁，尊重其人格和权利，保护患者隐私。同时，作为护士，要善于正确运用语言和非语言行为进行有效沟通，态度和蔼可亲，多用安慰性、解释性、鼓励性、治疗性语言让患者感受护士的真诚与友善；行为举止要沉稳大方、热情关切、机敏果断；护理操作要稳、准、轻、快，以消除患者疑虑，增加患者的信任感。此外，护士要善于调控情绪，在与患者进行互动的过程中始终以乐观、开朗、饱满的情绪去感染患者，激发患者良好的心理反应；在工作态度方面，护士应始终以严肃认真、一丝不苟的工作态度和良好的医德医风，确保患者获得安全感、信赖感。

（2）病友关系：病友们在共同的住院生活中相互影响，表现出不同的病室群体氛围。在积极的病室群体氛围中，病友之间彼此关心照顾，与医护人员关系融洽，在诊疗护理活动中能积极配合，有利于医疗和护理工作的顺利开展。因此，护士作为患者所处环境的主要调节者，应帮助患者营造一个积极乐观、愉悦和谐的群体氛围。对新入院患者，护士应主动同室友们介绍，鼓励病友之间的沟通与交流，引导患者之间相互帮助、相互关心、相互支持，建立良好的情感交流；同时护士要善于发现病友间的不和谐因素，及时给予解释和疏导，使病友间相互理解，增进病友间的友谊。

2. 医院规章制度　医院规章制度是根据国家有关部门关于医院管理的规定并结合医院自身特点所制定的医院规则，如入院须知、探视制度、陪伴制度等。医院规章制度既是对患者的指导，也是对患者的约束，因而会对患者产生一定的影响。护士应协助患者熟悉医院各项规章制度，帮助患者尽快适应医院环境，确保诊疗护理工作的正常进行，同时也为患者提供良好的休养环境。护士在为患者进行指导时，应具体做到以下几点。

（1）耐心解释，取得理解：向患者及家属耐心解释各项医院规章制度的内容，理解其执行的必要性，以取得患者及家属的主动配合，使其自觉遵守医院的各项规章制度。

（2）维护患者自主权：在遵守医院规章制度的前提下，尽可能让患者对其周围环境有一定的自主权，医护人员对此应表示尊重。如进入病室时需先敲门，整理床单位或患者衣物时应先取得患者的同意等。

（3）尊重探视人员，满足患者需求：患者的家属和亲朋好友的探视能给患者安慰和支持，带给患者心理支持和帮助，减少患者的孤独感和社交隔离，并可帮助患者获得社交信息。医护人员应尊重前来探视的患者亲属和朋友，但探视者不被患者欢迎，或是探视时间不当，影响医疗护理工作时，应适当加以劝阻和限制。

（4）提供有关信息及健康教育：实施任何治疗、护理或检查措施前及过程中，应向患者适当解释并提供心理支持，让患者了解其目的并交代注意事项。同时还应允许并鼓励患者参与决策，增进其自我价值感，提升控制能力，减轻患者对治疗、手术和检查等的恐惧心理，促进患者积极主动配合诊疗护理工作。

（5）尊重患者隐私权和保密权：护士应当尊重、关心、爱护患者，保护患者隐私。在进行暴露患者隐私部位的检查、治疗和护理时，应采取有效遮挡措施。医护人员有责任和义务对患者的个案讨论、诊断鉴定、检查结果、治疗护理记录进行保密，维护患者隐私权和保密权。

（6）鼓励患者自我照顾：生活自理能力下降或限制活动的患者，生活需依赖他人照顾时往往产生不安。在病情允许的情况下，护士应鼓励患者参与自我照顾，以逐渐恢复其自信与自护能力，促进早日康复。

（三）医院门诊环境的调控

1. 门诊的设置和布局　门诊是医疗工作的第一线，是医院面向社会的窗口，设有挂号室、收费室、分科诊室、候诊室、输液室、化验室、药房、检验科、放射科等。诊室内配备诊查床及遮隔设备、诊断桌、洗手设施，诊断桌上放置各种检查检验申请单、处方及各种检查用具。治疗室内备有各种急救物品和设备，如氧气、吸引装置、急救药品等。

门诊的候诊、就诊环境应安静、整洁、明亮和舒适，以方便患者为目的，设立导诊台，设置醒目的标志和指示路牌，并配备多媒体查询屏和电子显示屏，使就诊者及时获得医疗服务信息，简化就诊程序，体现医院对患者的人文关怀。

2. 门诊环境的管理

（1）预检分诊：预检护士应主动、热情接待患者，询问病史、观察病情，做到先预检分诊，后挂号诊疗。

（2）组织候诊和就诊：患者挂号后，分别到各科候诊室等候就诊。候诊护士要做好候诊、就诊患者的护理工作。提前准备好各种检查器械和其他用物，确保候诊、就诊环境舒适、安全。按挂号先后顺序安排就诊。如遇高热、剧痛、呼吸困难、出血、休克等患者，护士应立即安排就诊或送急诊处理，对病情较重或年老体弱患者，可适当调整提前就诊。根据病情测量患者体温、脉搏、呼吸、血压等，并记录在门诊病案上。分开整理初诊和复诊病案，收集整理化验单、检查报告等，必要时可协助医生进行诊查工作。就诊结束后，整理、消毒诊疗环境。

（3）实施治疗：遵医嘱执行各类注射、输液、导尿、灌肠、换药等护理操作，严格执行操作规程，确保治疗安全、有效。

（4）消毒隔离：门诊人群流量大，患者相对集中，病种多而复杂，容易发生交叉感染，因此要严格执行消毒隔离措施。门诊各诊室、候诊室、治疗室、换药室等密切接触患者的地方，对其空气、地面、墙壁、桌椅、扶手、诊查床、平车、轮椅、担架等应定期进行清洁、消毒处理。对传染病患者或疑似传染病病例，应将其分诊至隔离门诊就诊，并做好疫情报告。

（5）预防保健：经过专科培训的护士可参与各类保健门诊的咨询和诊疗工作，开展健康体检、预防保健、疾病普查等。

（6）健康教育：利用患者候诊时间适当开展健康教育，可采用讲解、图片、墙报、多媒体视频、动画或健康教育小手册等不同方式进行健康宣传，对患者的疑问或不解给予耐心解答。

（四）医院急诊环境的调控

1. **急诊设置和布局**　急诊一般设有预检处、分科诊疗室、抢救室、监护室、留观室、治疗室，另配有药房、化验室、X射线室、心电图室、挂号室及收费室等，形成一个相对独立的单元，以保证抢救工作的高效完成。此外，急诊还配有专用电话，以及急救车、平车和轮椅等运送工具，设有专用通道通往手术室及住院部各临床科室。

急诊是抢救患者生命的第一线，急诊环境应宽敞明亮、安静整洁，以方便抢救患者为目的，以最大限度地争取抢救时机、提高抢救效率为原则。各分区标志清晰醒目，路标指向清楚，夜间照明明亮，保障患者有快捷通畅的抢救通道。

2. **急诊环境的管理**

（1）预检分诊：预检护士主动接待就诊患者，做到"一问、二看、三检查、四分诊"，初步判断疾病的轻重缓急，及时分诊到各专科诊室或抢救室；遇到危重患者应立即通知值班医生及抢救室护士进行急救；当灾害性事件导致大量患者时，应马上通知医务处等相关部门并及时救治患者；如遇法律纠纷、刑事案件、交通事故等事件，应尽快通知医院保卫部门或直接联系公安部门，请家属或陪送者留下。

（2）配合抢救：急诊科设单独的抢救室，抢救室应靠近护士办公室，要求宽敞、安静、整洁、光线充足。

1）物品准备：包括一般物品、无菌物品、急救药品、急救包、急救设备、通信设备。一切急救物品要求做到"五定"，即定数量品种、定点安置、定人保管、定期消毒灭菌和定期检查维修，保证所有物品处于良好的备用状态，使急救物品完好率达到100%。抢救室内物品不得外借，值班护士应做好交接并登记。急救器械和药品应配有简明扼要的使用说明。

2）配合抢救：① 严格按抢救程序、操作规程实施抢救，做到分秒必争。医生到达之前，护士应根据患者病情作出初步判断，并立即实施必要的紧急处理，如人工呼吸、胸外心脏按压、止血、吸氧、吸痰、配血、建立静脉通道、测血压等，医生到达之后，立即报告病情及处理情况，积极配合抢救，正确执行医嘱，严密观察病情变化。② 做好抢救记录，记录内容包括患者和医生的到达时间、抢救措施及病情的动态变化、抢救停止时间。要求及时、准确、详细、字迹清楚。③ 严格执行查对制度，各种急救药品须经两人核对，确认无误后方可使用；抢救中执行口头医嘱时，护士须向医生复述一遍，经双方确认无误后方可执行，抢救结束后由医生补写医嘱；抢救中各种药物的空安瓿、输液空瓶、输血空袋等均应统一集中放置，须经两人查对，确认无误后方可弃去。

3）病情观察：急诊观察室设有一定数量的观察床，用于收治暂未确诊或病情危重且暂时无法收入院的患者，或只需短时留院观察治疗的患者。留院观察时间一般为3~7日。留院观察室护理工作有：① 患者入室登记，建立病案，填写各项护理记录，书写病情报告；② 随时巡视与观察患者病情，正确执行医嘱，认真完成各项护理工作；③ 做好患者的生活护理、心理护理；④ 做好出入留院观察室患者及家属的管理工作。

（五）医院病区环境的调控

1. 病区的设置和布局 每个病区设有病室、治疗室、抢救室、危重病室、护士站、医生办公室、配膳室、库房、盥洗室、污物处置室、医护值班室、示教室等。护士站应设在病区的中心位置，与抢救室、危重病室、治疗室相邻，以便观察重症患者病情、及时抢救患者。每个病区设30~40张病床，每间病室设2~4张病床，并配置相应数量的床头桌和床旁椅，配备有中心供氧装置、中心吸引装置、呼叫系统、电视、饮水机、储物柜等。在病床之间应设置遮隔设备，以保护患者隐私。病室向家庭化发展的趋势更利于患者放松，促进患者舒适和恢复健康。

2. 病区环境的管理 病房墙壁应尽可能选择较柔和的色调，利于患者保持平和的心态接受治疗和护理；协助患者更换污染的被服，保持床单位的整洁、舒适；病床之间要留给患者足够的活动空间，避免拥挤；医疗仪器设备确保处于完好备用状态，随时取用方便快捷。同时护士应积极为患者创造和谐的病室氛围，促进患者的身心健康。

良好的医院环境是医院综合实力的外在体现，既影响患者对医院的心理认同和整体评价，也在一定程度上体现了管理者的管理水平，更是患者住院期间身心健康的重要保证。因此，创造良好舒适的医院环境是每一位医务人员的重要职责。

（张金华）

学习小结

本章内容包括环境与健康和医院环境两部分。第一部分介绍了环境的概念。在护理学中一般把环境定义为影响人类生存和发展的所有机体内部因素和外在条件的总和，并将其划分为内环境和外环境，两者之间相互依存，相互影响。同时介绍了自然环境和社会环境对健康的影响。第二部分阐述了医院的物理环境和社会文化环境的调控方法和要求。详尽地指导学生从空间、温度、湿度、通风、噪声、光线、装饰七个方面着手，为患者提供舒适、安静、安全的物理环境；阐述了建立良好人际关系的意义和方法，并提出了相应措施，以帮助患者适应医院环境和遵守医院规章制度。最后介绍了医院的三个重要部门——门诊、急诊、病区，使学生对医院的基本情况有更深的了解，明确如何根据三个部门的特点，以患者为中心进行布局和设置及环境的管理。

复习思考题

1. 患者李某，男性，30岁，建筑工人，从7m高处坠落，全身多处受伤，由工友送入急诊科。入院时患者烦躁不安，面色苍白，四肢湿冷，血压80/45mmHg。如果你是急诊科护士，你该如何处理?

2. 患者郭某，男性，67岁，因哮喘发作住院治疗。体格检查：体温37.2℃，脉搏84次/min，呼吸24次/min，血压150/102mmHg。患者神志清楚，左侧偏瘫，小便失禁。如果你是郭某的责任护士，应如何做好物理环境的调控?

3. 单项选择题

（1）下列保持病区环境安静的措施中**欠妥**的是

A. 医护人员讲话应附耳细语
B. 推平车进门时，先开门后推车
C. 轮椅应定时注润滑油
D. 病室门应钉橡皮垫
E. 医护人员穿软底鞋

（2）一般病区适宜温度为

A. 18~20℃
B. 18~22℃
C. 18~24℃
D. 20~24℃
E. 22~24℃

（3）病室湿度过低可导致

A. 呼吸道黏膜干燥、咽痛、口渴
B. 疲倦、食欲减退、头晕
C. 影响机体散热
D. 闷热、难受
E. 尿液排出量增加

（4）为了保持病室空气新鲜，每日开窗通风时间为

A. 2小时
B. 4小时
C. 10分钟
D. 30分钟
E. 15分钟

（5）病室通风的目的**不包括**

A. 可减少汗液的蒸发
B. 调节室内的温度和湿度
C. 降低二氧化碳的浓度
D. 降低空气中微生物的浓度
E. 使患者舒适愉快

单项选择题答案：1A 2B 3A 4D 5A

第三章

患者出入院的护理

学习目标

知识目标

1. 掌握　患者入院和出院护理的目的；患者入院、出院的护理工作程序与内容；各种铺床法的目的；分级护理的护理级别、适用对象及相应的护理要点；轮椅和平车运送患者法及注意事项。
2. 熟悉　入院护理、出院护理和分级护理的概念；患者床单位所包含的固定设备；采用轮椅和平车运送患者法的目的。
3. 了解　人体力学在护理工作中的应用。

能力目标

1. 能正确运用铺床法为新入院患者、暂时离床患者、麻醉手术后或长期卧床患者准备安全、整洁、舒适的床单位。
2. 能正确运用人体力学原理采用平车、轮椅护送患者，做到操作节力，确保患者安全和舒适。

素质目标

在临床工作中能够以患者为中心，树立关爱生命、全心全意为护理对象服务的精神。

　　患者的入院与出院护理是护理人员对患者实施整体护理，满足患者身心需要的具体体现。护士应掌握患者入院和出院护理的一般程序，按照整体护理的要求，评估并满足患者的身心需要，协助其尽快适应医院环境，遵守医院规章制度，积极参与和配合医疗、护理活动。同时护士还应通过鼓励和健康教育，努力提高患者的自护能力，指导患者出院后继续巩固治疗，维持健康。

> **问题与思考**
>
> 患者赵某，女性，70岁。因患脑卒中入住神经内科，经治疗病情好转，医生开具出院医嘱。请思考：
> 1. 出院前护士应为患者做哪些护理工作？
> 2. 出院当日如何执行出院医嘱？
> 3. 该患者出院后床单位应如何处理？

第一节　患者入院的护理

入院护理（admission nursing）是指患者经门诊或急诊医生诊查后，因病情需要住院进行进一步观察、检查和治疗时，经诊查医生建议并签发住院证后，由护士为患者提供的一系列护理工作。对病情严重、症状危急者，尽量简化相应检查，立刻送其住院治疗或就地抢救。

入院护理的目的：① 协助患者了解和熟悉环境，使患者尽快熟悉和适应医院生活，消除紧张、焦虑等不良情绪；② 满足患者的各种合理需求，以调动患者配合治疗、护理的积极性；③ 做好健康教育，满足患者对疾病知识的需求。

一、入院程序

入院程序是指门诊或急诊患者根据医生签发的住院证，自办理入院手续至进入病区的过程。

（一）办理入院手续

患者经门诊或急诊科医生初步诊查确定需入院治疗时，由医生签发住院证，患者或家属持住院证到住院处办理入院手续。

（二）通知病区

住院处办理入院手续后，立即通知相关病区值班护士根据患者病情做好接纳新患者的准备工作。

（三）进行卫生处置

根据医院的条件、患者的病情及自理能力，协助患者进行卫生处置，如沐浴、更衣等。急、危、重症患者或即将分娩者可酌情免浴。传染病患者或疑似传染病患者应送隔离室处置。

（四）护送患者进入病区

根据患者病情步行护送或用轮椅、平车护送患者进入病区。护送过程中，护士应安置患者于适宜体位，注意安全和保暖，如有治疗（输液、吸氧等），应保证治疗的连续性。护送患者至病区后，住院处护士应向病区值班护士交接患者病情、所采取的或需要继续实施治疗的护理措施。

二、患者入院后的初步护理

（一）门诊患者的入院护理

1. 准备床单位　病区值班护士接到住院处通知后，立即根据患者病情及治疗需要准备床单位，将备用床改为暂空床，备齐患者所需用物。

2. 迎接新患者　患者进入病区后，负责接待的护士向患者进行自我介绍，说明护士的工作职责及将为患者提供的护理，为患者介绍同室病友等。在与患者接触的过程中，护士应以自己的行动和语言消除患者的不安情绪，增强患者的安全感和对护士的信任。

3. 通知负责医生接诊　请主管医生前来诊查患者，必要时协助体格检查、治疗。

4. 协助患者佩戴腕带标识。

5. 进行入院护理评估　为患者测量生命体征和体重，必要时测量身高。了解患者的基本情况，填写护理评估单，为制订护理计划提供依据。

6. 安排膳食　根据医嘱，通知营养室为患者准备膳食。

7. 填写住院病历和有关护理表格　填写患者入院登记表、诊断卡（一览表卡）、床头（尾）卡等。

8. 介绍与指导　向患者及家属介绍病区环境、探视陪护制度、床单位及相关设备的使用方法，指导常规标本的留取方法、时间及注意事项。

9. 执行入院医嘱及给予紧急护理措施。

（二）急诊患者的入院护理

1. 准备床单位　根据患者的病情将备用床改为暂空床或麻醉床。

2. 做好抢救准备　准备好急救器材和药品，通知医生做好抢救准备。

3. 认真进行交接　患者入病区后，护士应立即与护送人员进行交接，为患者佩戴腕带标识。对语言障碍、意识不清的患者和婴幼儿等，需暂留陪送人员，以便询问患者病史。

4. 配合救治　密切观察患者病情变化，积极配合抢救，并做好护理记录。

第二节　患者床单位的准备

一、患者床单位及设备

床单位（bed unit）是医疗机构提供给患者使用的家具与设备，它是患者住院时用以休息、睡眠、饮食、治疗和活动的最基本生活单位。每个床单位的固定设施包括床、床垫、床褥、枕芯、被芯或毛毯、大单、被套、枕套、橡胶单和中单（需要时）、床旁桌、床旁椅、床上桌（需要时）、输液架、隔离帘等，另外还包括墙上有照明灯、呼叫装置、供氧和负压吸引管道等设施（图3-2-1）。

1. 病床　床是患者睡眠和休息的用具，是病室中的主要设备。病床一定要符合实用、耐用、舒适、安全的原则。普通病床（图3-2-2）一般为高60cm、长200cm、宽90cm，床头和床尾可抬

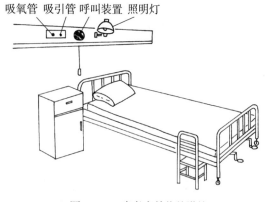

▲ 图3-2-1　患者床单位的设施

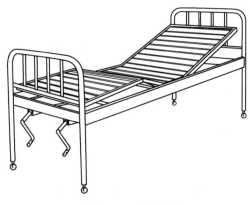

▲ 图3-2-2　普通病床

高的手摇式床，以方便患者更换卧位；床脚有小轮，便于移动。临床也可选用多功能病床（图3-2-3），根据患者的需要，可以改变床位的高低、变换患者的姿势、移动床挡等，控制按钮设在患者可触及的范围内，便于清醒患者随时自主调节。

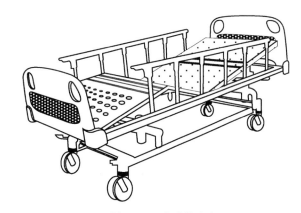

▲ 图3-2-3 多功能病床

2. **床垫** 床垫长度比床面长度减少5cm，宽度与床面宽度相同，厚10cm～15cm。垫芯多选用棉花、棕丝、马鬃、木棉或海绵，垫面多选用牢固防滑的布料制作。

3. **床褥** 长、宽与床垫的规格相同，铺于床垫上，一般选用棉花作为褥芯，棉布作为包布。

4. **枕芯** 长60cm，宽40cm，内装木棉、蒲绒、荞麦皮或人造棉等，以棉布作为枕面。

5. **被芯** 长210cm，宽155cm，可选用棉花制作。

6. **大单** 长250cm，宽180cm，选用棉布制作。

7. **被套** 长250cm，宽165cm，选用棉布制作，开口在尾端，有系带。

8. **枕套** 长65cm，宽45cm，选用棉布制作。

9. **橡胶单** 长85cm，宽65cm，左右两端与棉布缝制在一起，棉布长40cm。

10. **中单** 长170cm，宽85cm，选用棉布制作。

11. **床旁桌** 放置在患者床头一侧，用于摆放患者日常所需的物品或护理用具等。

12. **床旁椅** 患者床单位至少有一把床旁椅，供患者、探视家属或医务人员使用。

13. **床上桌（过床桌）** 为可移动的床上桌，供患者进食、阅读、写字或从事其他活动时使用，高度可以调节。

二、铺床法

铺床是为了保持床单位整齐，满足患者休息的需要。铺床法的基本要求是舒适、安全、紧扎、实用、平整。常用的铺床法有备用床（图3-2-4）、暂空床（图3-2-5）、麻醉床（图3-2-6）、卧床患者更换床单法（图3-2-7）。

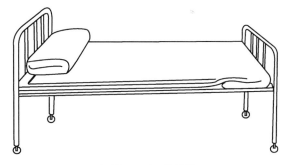

▲ 图3-2-4 备用床

（一）备用床（closed bed）

【目的】

保持病室整洁，准备接收新患者。

【操作前准备】

1. **护士准备** 衣帽整洁，修剪指甲，洗手，戴口罩。

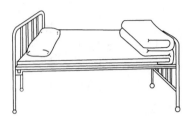

▲ 图3-2-5 暂空床

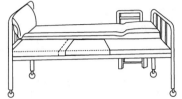

▲ 图3-2-6 麻醉床

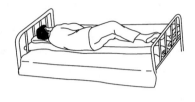

▲ 图3-2-7 卧床患者更换床单法

2. 用物准备 治疗车、床、床垫、棉胎或毛毯、床褥、枕芯、大单或床褥罩、被套、枕套。

3. 环境准备 病室内无患者进行治疗或进餐，清洁、通风。

【操作步骤】

操作步骤	要点说明
1. 备齐用物 将用物按使用顺序叠好备齐，推至患者床旁	• 按顺序放置用物，由下而上放置枕芯、枕套、棉胎、被套、大单、床褥 • 将棉胎或毛毯竖折三折（对侧一折在上），再按"S"形横折三折（将棉胎从床尾向床头"S"形折叠，床头一折在上）叠好 • 床褥从床尾至床头"S"形横折三折
2. 移开床旁桌 向左侧移开床旁桌，距床约20cm，移床旁椅至床尾正中，距床约15cm	• 便于操作
3. 放置用物 将物品放于床尾椅上	• 便于取用
4. 检查床垫 检查床垫是否完好，根据需要翻转床垫	• 避免床垫局部经常受压而凹陷，造成患者睡卧不适
5. 铺床褥 将床褥齐床头平放于床垫上，将床尾处下拉至床尾，铺平床褥	• 患者躺卧舒适 • 床褥中线与床面中线对齐
6. 铺床单或床褥罩	
▲大单法	
（1）将大单横、纵中线对齐床面横、纵中线放于床褥上，分别向床头、床尾展开	• 铺床时，正确运用人体力学原理，双下肢左右分开，稍屈膝，确保身体平稳
（2）将靠近护士一侧（近侧）大单向近侧下拉散开，将远离护士一侧（对侧）大单向远侧散开	• 护士双下肢前后分开站立，两膝稍弯曲，保持身体平稳，使用肘部力量
（3）护士移至床头将大单散开平铺于床头	• 铺大单顺序：先床头，后床尾；先近侧，后对侧
（4）铺近侧床头角：右手托起床垫一角，左手伸过床头中线将大单折入床垫下，扶持床头角（图3-2-8A）	
（5）做角：右手将大单边缘提起使大单侧看呈等边三角形平铺于床面，将位于床头侧方的大单塞于床垫下，再将床面上的大单下拉于床沿，并塞于床垫下（图3-2-8B~F）	
（6）移至床尾，同步骤（3）~（5）铺床尾角	

操作步骤	要点说明
（7）移至床中间处，两手下拉大单中部边缘，塞于床垫下（图3-2-8G）	● 使大单平紧，不易产生皱褶，美观
（8）转至床对侧，同步骤（3）~（7）铺对侧大单	
▲床褥罩法	
（1）将床褥罩横、纵中线对齐床面横、纵中线放于床褥上，依次将床褥罩打开	
（2）同大单法的（4）~（8）的顺序分别将床褥罩套在床褥及床垫上	● 床褥罩平紧 ● 床褥罩角与床褥、床垫角吻合
7. 铺棉被（或毛毯）	
（1）将被套横、纵中线对齐床面横、纵中线放于大单上，向床头侧打开被套，使被套上端距床头15cm，再向床尾侧打开被套，并拉平	
（2）将近侧被套向近侧床沿下拉展开，将远侧被套向远侧床沿展开	● 被套中线与床面中线和大单中线对齐
（3）将被套尾部开口端的上层打开至1/3处（图3-2-9A）	● 有利于棉胎放入被套
（4）将棉胎放于被套尾端开口处，棉胎底边与被套开口边缘平齐（图3-2-9B）	
（5）套被套：拉棉胎上缘中部至被套被头中部，充实远侧棉胎角于被套顶角处，展开远侧棉胎，平铺于被套内（图3-2-9C）	● 棉胎上缘与被套被头上缘吻合、平整、充分
（6）充实近侧棉胎角于被套顶角处，展开近侧棉胎，平铺于被套内	● 棉胎角与被套顶角吻合、平整、充实
（7）移至床尾中间处，展平另一侧棉胎，拉平盖被	● 盖被上端距床头15cm
（8）系好被套尾端开口处系带	
（9）折被筒：左右侧向内折叠与床沿平齐，铺成被筒	● 被筒内面平整
（10）将盖被尾端向内折叠齐床尾	● 床面整齐美观
8. 套枕套　将枕套套于枕芯外，并横放于床头盖被上	● 枕芯与枕套角、线吻合，平整、充实 ● 枕套开口端背门，使病室整齐、美观
9. 移回床旁桌、床旁椅	● 保持病室整齐、美观
10. 推治疗车离开病室	● 放于指定位置
11. 洗手	

【注意事项】

1. 病室内有患者进餐或治疗时应暂停铺床。

2. 操作过程中动作要稳，避免尘埃飞扬。

3. 铺好的床铺外观应平、整、紧，中线直，无皱褶。

4. 被头充实，盖被平整、两边内折对称。

5. 枕头平整、充实，开口背门。

6. 操作中应用节力原则，注意节力、省时。

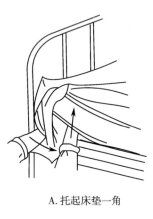

A. 托起床垫一角

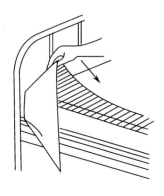

B. 提起大单边缘

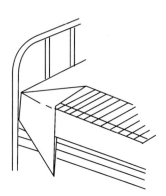

C. 大单侧看呈等边三角形

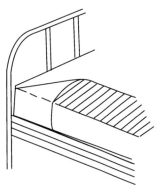

D. 将大单平铺于床面，
床头侧方大单塞于床垫下

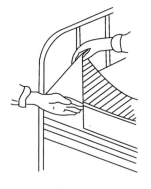

E. 提起床面大单部分

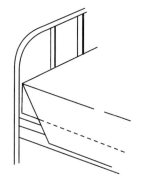

F. 将床面大单下拉于床沿

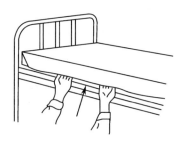

G. 将大单塞于床垫下

▲ 图 3-2-8　铺床角法

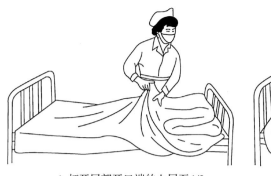
A.打开尾部开口端的上层至1/3

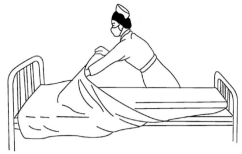
B.放棉胎

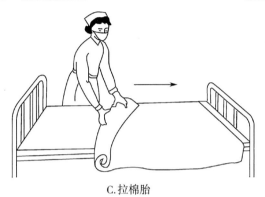
C.拉棉胎

▲ 图3-2-9　套被套

（二）暂空床（unoccupied bed）

【目的】

1. 供新住院患者或暂时离床患者使用。

2. 保持病室整洁、美观。

【操作前准备】

1. 评估患者并解释

（1）评估：患者是否可以暂时离床活动或外出检查。

（2）解释：向暂时离床活动或外出检查的患者及家属解释操作目的。

2. 护士准备　衣帽整洁，修剪指甲，洗手，戴口罩。

3. 用物准备　按备用床准备用物，必要时备橡胶单、中单。

4. 环境准备　病室内无患者进行治疗或进餐，清洁、通风等。

【操作步骤】

操作步骤	要点说明
1. 同备用床步骤1~7	
2. 在右侧床头，将备用床的盖被上端向内折，然后扇形三折于床尾，并使之平齐	● 方便患者上下床活动
3. 同备用床步骤8~11	

【健康教育】

1. 向患者说明铺暂空床的目的。

2. 指导患者上、下床的方法。

【注意事项】

1. 同备用床。

2. 用物准备符合患者病情需要。

3. 患者上、下床方便。

（三）麻醉床（anesthetic bed）

【目的】

1. 便于接收和护理麻醉手术后的患者。

2. 避免床上用物被污染，便于更换。

3. 使患者安全、舒适，预防并发症。

【操作前准备】

1. **评估** 患者的诊断、病情、手术和麻醉方式、术后所需要的抢救或治疗物品等。

2. **护士准备** 衣帽整洁，修剪指甲，洗手，戴口罩。

3. **用物准备**

（1）床上用物：床垫、床褥、棉胎或毛毯、枕芯、大单、橡胶单2条、中单2条（或用一次性中单代替橡胶单及中单）、被套、枕套按顺序放于治疗车上。

（2）麻醉护理盘：① 治疗巾内，开口器、压舌板、舌钳、牙垫、通气导管、治疗碗、氧气导管或鼻塞管、吸痰管、棉签、平镊、纱布或纸巾；② 治疗巾外，电筒、心电监护仪（血压计、听诊器）、治疗巾、弯盘、胶布、护理记录单及病历夹。

（3）另备输液架，必要时备好吸痰装置、给氧装置和胃肠减压器等。

4. **环境准备** 病室内无患者进行治疗或进餐，清洁、通风等。

【操作步骤】

操作步骤	要点说明
1. 将床上原有的各单全部撤下置于污衣袋内	● 减少患者手术后发生感染的机会
2. 按备用床步骤铺好近侧大单	
3. 铺近侧橡胶单和中单	● 根据患者的麻醉方式和手术部位铺橡胶单和中单 ● 防止呕吐物、分泌物或伤口渗液污染病床
（1）于床中部或床尾部铺一侧橡胶单、中单，余下部分塞于床垫下	● 腹部手术铺在床中部，上缘应距床头45~50cm ● 下肢手术铺在床尾，遵循先床头后床尾的原则 ● 非全身麻醉手术患者，只需在床中部铺橡胶单和中单
（2）于床头铺另一侧橡胶单，将中单铺在橡胶单上，余下部分塞于床垫下	● 橡胶单和中单的上缘应与床头平齐，下缘应压在中部橡胶单和中单上 ● 避免橡胶单外露，接触患者皮肤

操作步骤	要点说明
4. 转至对侧，同法铺好大单、橡胶单和中单	● 中线要齐，各单应铺平、拉紧，防皱褶
5. 套被套，同备用床	
6. 将盖被两侧边缘向内折叠与床沿平齐，尾端向内或向上折叠与床尾平齐	
7. 将盖被三折叠于背门一侧	● 盖被三折上下对齐，外侧齐床沿，便于患者术后被移至床上
8. 套枕套，横立于床头	● 枕套开口端背门，使病室整齐、美观 ● 防止患者躁动时，头部碰撞床栏杆而受伤
9. 移回床旁桌，将床旁椅放于盖被折叠侧	● 便于将患者移至病床上
10. 将麻醉护理盘放置于床旁桌上，其他物品按需要放置	● 便于取用
11. 推治疗车离开病室	● 放于指定位置
12. 洗手	

【健康教育】

向麻醉未清醒的患者家属说明去枕仰卧位的方法、时间及注意事项。

【注意事项】

1. 同备用床。

2. 保证护理术后患者的用物齐全，使患者能及时得到抢救和护理。

（四）卧床患者更换床单法（change an occupied bed）

【目的】

1. 为卧床的患者更换清洁床单，保持病床平整，使患者感觉舒适。

2. 预防压力性损伤等并发症发生。

3. 保持病室整洁、美观。

【操作前准备】

1. 评估患者并解释

（1）评估：患者的病情、意识状态、体重、躯体活动能力及配合程度等。

（2）解释：向患者及家属解释更换床单的目的、方法、注意事项及配合要点。

2. 患者准备 了解更换床单的目的、方法、注意事项及配合要点。

3. 护士准备 衣帽整洁，修剪指甲，洗手，戴口罩。

4. 用物准备 大单、中单、被套、枕套、床刷及床刷套，需要时备清洁衣裤。将准备好的用物叠放整齐并按使用顺序放于治疗车上。

5. 环境准备 同病室内无患者进行治疗或进餐等。酌情关闭门窗，按季节调节室内温度。必要时用屏风遮挡患者。

【操作步骤】

操作步骤	要点与沟通
1. 备齐用物 将用物按使用顺序叠好备齐推至床旁	● 方便拿取物品
2. 核对解释 核对患者，评估室内环境及患者病情，向患者解释操作的目的、方法及配合事项，并询问患者是否需要使用便器，需要时协助其床上排便	● 护士：您好！请问您叫什么名字？请让我看一下您的腕带，×××您好！您的床单有点脏了，让我来给您换一下床单好吗？更换床单大概10分钟，您需要大小便吗 ● 注意评估患者病情，保证安全
3. 放平床头和膝下支架	● 半坐卧位患者如病情许可，暂时放平床头支架，便于操作；床垫下滑者协助上移至床头平齐
4. 移开床旁桌、椅 移开床旁桌，距床20cm左右；移开床旁椅，放于床尾处	● 方便操作
5. 移患者至对侧 松开床尾端盖被，将患者枕头移向对侧，并协助患者移向对侧，患者侧卧、背向护士	● 护士：×××，我现在要给您更换床单了，我协助您翻身转向对侧 ● 随时观察患者的面色、脉搏、呼吸情况 ● 注意保暖，防止坠床，必要时加床挡
6. 松近侧污单 从床头至床尾将各层床单从床垫下拉出	● 保持恰当的姿势，注意节力
7. 清扫近侧橡胶单和床褥	
（1）上卷中单至床中线处，塞于患者身下	● 使污染面向上内卷
（2）清扫橡胶单，将橡胶单搭于患者身上	● 清扫原则：自床头至床尾；自床中线至床外缘
（3）将大单上卷至中线处，塞于患者身下	● 使污染面向上内卷
（4）清扫床褥	
8. 铺近侧清洁大单、橡胶单和清洁中单	
（1）将清洁大单的中线和床中线对齐，展开近侧半幅，将对侧大单内折后卷至床中线处，塞于患者身下	● 大单中线与床中线对齐 ● 使大单清洁面向内翻卷
（2）将近侧大单向近侧下拉展开，按备用床铺床法铺好近侧大单	
（3）铺平橡胶单，铺清洁中单于橡胶单上，近侧部分下拉至床沿，对侧部分内折后卷至床中线处，塞于患者身下；将近侧橡胶单和中单边缘塞于床垫下	● 使中单清洁面向内翻卷
9. 移患者至近侧 协助患者平卧，将枕头移向近侧，并协助患者移向近侧，患者侧卧、面向护士，躺卧于已铺好床单的一侧	● 护士：×××，我来协助您平卧，请抬头，我移动一下枕头，好，请侧卧，面对我，感觉怎么样？有不舒适的感觉吗 ● 观察患者面色、脉搏、呼吸情况 ● 患者卧位安全，防止坠床，必要时加床挡
10. 松对侧污单 护士转至床对侧，从床头至床尾将各层床单从床垫下依次拉出	● 保持恰当的姿势，注意节力

操作步骤	要点与沟通
11. 清扫对侧橡胶单和床褥	
（1）上卷中单至中线处，取出污中单，放于治疗车污衣袋内	
（2）清扫橡胶单，将橡胶单搭于患者身上	● 清扫原则：自床头至床尾；自床中线至床外缘
（3）将大单自床头内卷至床尾处，取出污大单，放于治疗车污衣袋内	● 污单不可随意扔在地上
（4）清扫床褥	
12. 铺对侧清洁大单、橡胶单和清洁中单	● 各层拉紧铺好
（1）按备用床铺床法铺对侧大单	
（2）放平橡胶单，铺清洁中单于橡胶单上，将对侧橡胶单和中单边缘塞于床垫下	
13. 摆体位　协助患者平卧，将患者枕头移向床中间	
14. 套被套	● 护士：×××，现在给您换被套，您现在感觉怎么样？有不舒适的感觉吗
（1）解开被套系带，将清洁被套平铺于盖被上	
（2）自污被套内将棉胎取出，装入清洁被套内	● 动作轻巧、敏捷，避免患者受凉 ● 避免棉胎接触患者皮肤
（3）撤出污被套	
（4）将棉胎展平，系好被套尾端开口处系带	● 盖被头端充实 ● 盖被头端距床头15cm左右 ● 清醒患者可配合抓住被头两角，配合操作
（5）折被筒，床尾余下部分塞于床垫下	● 护士：请您屈膝 ● 被筒不可太紧，勿使患者足部受压，以防足下垂
15. 更换枕套	● 护士：×××，现在给您更换枕套，请您稍抬一下头
16. 协助患者取舒适卧位	● 护士：您这个体位还舒适吗
17. 铺床后处理	
（1）移回床旁桌、椅	● 床面整齐、美观
（2）根据天气情况和患者病情，摇起床头和膝下支架，打开门窗	● 患者躺卧舒适 ● 保持病室空气流通，空气清新
（3）推治疗车离开病室	● 放于指定位置
（4）洗手	

【健康教育】

1. 告知患者在更换床单的过程中，如感觉不适应立刻向护士说明，防止意外发生。

2. 告知患者如床单位被污染应及时通知护士，请求更换。

【注意事项】

1. 操作过程中注意保暖，意识不清的患者可加床挡，以防坠床。

2. 操作中注意与患者交流，随时观察患者反应，询问有无不适，一旦病情发生变化，应立即停止操作。

相关链接 | **人体力学在护理工作中的应用**

人体力学是应用力学原理、有关定律和相关机械运动原理研究维持和掌握机体平衡及协调变换姿势的科学。在医疗、护理实践活动中，人体力学应用十分广泛，与护理工作相关的应用如下所示。

1. 利用杠杆作用 护理人员操作时，应靠近操作物体；两臂持物时，两肘紧靠身体两侧，上臂下垂，前臂和所持物品靠近身体，使阻力臂缩短，从而省力。如必须提取重物时，最好把重物分成两等份，分别用两手提拿。

2. 扩大支撑面 护士在护理工作中进行站立、行走、起立或蹲下等活动时，应根据实际需要两脚前后或左右分开，两脚间保持适当的距离，以扩大支撑面，有利于保持身体的平衡和稳定性。同理，护士在协助患者取侧卧位时，应使两臂屈肘，一手放于枕旁，一手放于胸前；患者两腿前后分开，上腿屈膝屈髋在前，下腿略屈曲在后，尽量扩大支撑面，增加患者的稳定性，维持身体平衡。

3. 降低重心 护士在做工作面较低的护理操作或提取较低位置的物体时，双下肢应随身体动作的方向前后或左右分开站立，以扩大支撑面；同时屈膝屈髋，使身体呈下蹲姿势，以降低重心位置，使重力线在支撑面内，有利于增加身体的稳定性，如铺床时。

4. 减少身体重力线改变 护士在提取物品时，应尽量将物品靠近身体；抱起或抬起患者移动时，应将患者靠近自己的身体，以使重力线落在支撑面内。另外，护士在操作中，应以下蹲代替弯腰工作，避免身体重力线偏移，落在支撑面外，防止腰部扭伤，维持身体的平衡。

5. 尽量使用大肌肉群或多肌肉群 护士在进行护理操作时，应尽量使用大肌肉群或多肌肉群共同工作，以减少疲劳和防止损伤。即能用双手操作时，不用单手操作；能使用整只手时，避免用手指进行操作，能使用手臂力量时，尽量不用手腕部力量；能使用躯干部和下肢肌肉力量时，尽量避免使用上肢的力量。

6. 使用最小肌力做功 护士在移动重物时，要先计划好所要移动的位置和方向，尽量以直线方向移动，尽可能用推或拉代替提取。

将人体力学的原理正确地运用到护理工作中，可节省护士体力，提高护理工作效率，有效预防和减少护士腰背等的损伤；同时运用力学原理保持患者良好的姿势和体位，可以增进患者的舒适度，促进其康复。

第三节 患者运送法

在入院、出院及住院期间接受检查或治疗时，凡因病情所限不能自行活动的患者，护士可根据病情选用轮椅、平车或担架等工具运送患者。在运送过程中，护士应正确运用人体力学的原理，减轻操作疲劳，并确保患者的安全与舒适。

一、轮椅运送法

【目的】

1. 护送不能行走但能坐起的患者入院、出院、检查、治疗或室外活动。

2. 帮助患者下床活动，促进血液循环和体力恢复。

【操作前准备】

1. 评估患者并解释

（1）评估：患者的病情、意识状态、体重、躯体活动能力、损伤的部位及理解合作程度。

（2）解释：向患者及家属解释轮椅运送的目的、方法、注意事项及配合要点。

2. 患者准备　了解轮椅运送的目的、方法及注意事项，能够主动配合。

3. 用物准备　轮椅（各部件性能良好），根据季节酌情准备毛毯、别针，需要时备软枕。

4. 环境准备　移开障碍物，保证环境宽敞，便于操作。

5. 护士准备　衣帽整洁，修剪指甲、洗手，戴口罩。

【操作步骤】

操作步骤	要点与沟通
1. 检查与核对　检查轮椅性能，将轮椅推至患者床旁，核对床号、姓名、腕带	●护士：您好！请问您叫什么名字？请让我看一下您的腕带，×××您好！根据医嘱，您需要进行CT检查，CT室离病室有一段距离，检查也需要一段时间，请问您需要大小便吗？不需要的话我用轮椅送您去进行检查 ●检查轮椅的车轮、椅座、椅背、脚踏板、制动闸等各部件性能，保证安全
2. 放置轮椅　将椅背与床尾平齐，椅面朝向床头，翻起脚踏板，将闸制动	●缩短距离，以便于患者坐入轮椅 ●防止轮椅滑动
3. 患者上轮椅前的准备	●毛毯平铺于轮椅，上端高过患者颈部15cm左右
（1）掀开盖被，扶患者坐起	●护士：×××请您配合我，我会扶您先坐起来，再穿好鞋子，然后坐到轮椅上
（2）协助患者穿衣、裤，扶患者坐于床边，双脚垂床沿，协助患者穿鞋	●护士：×××，有眩晕和不舒适的感觉吗
（3）嘱患者用手掌撑住床面以维持坐姿	●身体虚弱者坐起后，应适应片刻，无特殊情况方可下地，以免发生直立性低血压 ●方便患者下床
4. 协助患者上轮椅（图3-3-1）	

操作步骤	要点与沟通
（1）嘱患者将双手置于护士肩上，护士双手环抱患者腰部，协助患者下床	● 护士：×××，请将双手搭在我的肩上，我协助您移动坐到轮椅上
（2）协助患者转身，嘱患者用手扶住轮椅把手，坐于轮椅中，嘱患者尽量向后坐，勿向前倾斜或自行下车	● 护士：请您转身，坐于轮椅中，抓紧轮椅扶手，背部尽量向后靠，这样坐着舒服吗
（3）翻下脚踏板，协助患者将双足置于脚踏板上	● 若用毛毯，则将上端围在患者颈部，固定；两侧围裹患者双臂，妥善固定；再用余下部分围裹患者上身、下肢和双足（图3-3-1）避免患者受凉
（4）帮助患者扣好安全带	● 护士：为了保证您的安全，我为您系上安全带，在运送过程中请您配合保持这个姿势，身体不要前倾或自行下车
（5）整理床单位，铺暂空床	
（6）观察患者，确定无不适后，放松制动闸，推患者至目的地	● 护士：我们要出发了，请您在运送过程中抓紧扶手，有任何不适请及时告知我 ● 推行时应随时观察病情变化 ● 过门槛时，翘起前轮，避免过大震动 ● 下坡时，嘱患者抓紧扶手，保证患者安全

5. 协助患者下轮椅

（1）将轮椅推至床尾，使椅背与床尾平齐，患者面向床头	
（2）扳制动闸将轮椅制动，翻起脚踏板	
（3）解除患者身上的安全带和固定毛毯用别针	
（4）协助患者站起、转身、坐于床沿	● 护士：×××，我协助您移动到床上，请您像刚才上轮椅一样，将双手搭在我的肩上，配合我"起"的口令站起来，转身慢慢坐于床沿 ● 防止患者摔倒
（5）协助患者脱去鞋子及保暖外衣，躺卧舒适，盖好盖被	● 寒冷季节，注意保暖
（6）整理床单位，观察病情	
6. 轮椅推回原处放置，必要时进行记录	● 便于其他患者使用

【健康教育】

1. 解释搬运的过程、配合方法及注意事项。

2. 告知患者在搬运过程中，如感觉不适应立刻向护士说明，防止意外发生。

【注意事项】

1. 根据室外温度适当增加衣服、毛毯，以免患者着凉。

2. 患者进出门口时，嘱患者双手放在胸前，以免碰撞。

3. 推行中应注意密切观察患者病情变化，保证患者安全、舒适。

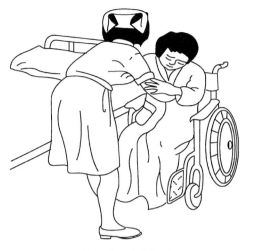

A.协助患者坐进轮椅   B.为患者包盖保暖

▲图3-3-1　轮椅接送患者

二、平车运送法

【目的】

运送不能起床的患者入院、出院、检查、治疗、手术或转运等。

【操作前准备】

1. 评估患者并解释

（1）评估：患者的病情、年龄、体重、意识状态、躯体活动能力、损伤部位及理解合作程度。

（2）解释：向患者及家属解释搬运的步骤及配合方法。

2. 患者准备　了解搬运的步骤及配合方法。

3. 护士准备　衣帽整洁，修剪指甲，洗手，戴口罩。

4. 用物准备　平车（各部件性能良好，车上放置以被单和橡胶单包好的垫子和枕头），带套的毛毯或棉被。如为骨折患者，应有木板垫于平车上，并将骨折部位固定稳妥；如为颈椎、腰椎骨折患者或病情较重的患者，应备有帆布中单或布中单。

5. 环境准备　环境宽敞，便于操作。

【操作步骤】

操作步骤	要点与沟通
1. 检查、核对　检查平车性能，将平车推至患者处，核对床号、姓名、腕带	●护士：您好！请问您叫什么名字？请让我看一下您的腕带，×××您好！根据医嘱，您需要进行CT检查，CT室离病室有一段距离，检查也需要一段时间，请问您有大小便吗？没有的话我用平车送您去进行检查 ●检查车轮、车面、制动闸等各部件性能，保证患者安全
2. 妥善安置患者身上的各导管	●避免导管脱落、受压或液体逆流

操作步骤	要点与沟通
3. 搬运患者	●根据患者病情及体重，确定搬运方法
▲挪动法	●适用于能在床上配合的患者
（1）移开床旁桌、椅，松开盖被	
（2）将平车推至床旁与床平行，大轮靠近床头，刹住车下脚轮	●平车贴近床沿便于搬运
（3）协助患者将上身、臀部、下肢依次向平车移动（图3-3-2）	●护士：请您向我这边挪动身体，依次将上身、臀部、下肢移向平车 ●患者头部枕于大轮端，以减少颠簸 ●搬运者制动平车，防止平车滑动 ●协助患者离开平车回床时，应协助患者先移动下肢，再移动上肢
（4）协助患者在平车上躺好，用被单或盖被包裹患者，先足部，再两侧，头部盖被折成45°角	●患者保暖、舒适 ●包裹整齐、美观 ●护士：×××，您这样躺着舒服吗？我们要去进行检查了。我会在您的头部一侧，有不舒服可以告诉我
▲一人搬运法	●适用于上肢活动自如，体重较轻的患者
（1）推平车至患者床旁，大轮端靠近床尾，使平车与床成钝角，刹住车下脚轮	●缩短搬运距离，节力
（2）松开盖被，协助患者穿好衣服	●护士：现在我先帮您穿好上衣，您需要自己挪到床边来
（3）搬运者一臂自患者近侧腋下伸入至对侧肩部，另一臂伸入患者臀下；患者双臂过搬运者肩部，双手交叉于搬运者颈后；搬运者抱起患者（图3-3-3），稳步移动将患者放于平车中央，盖好盖被	●护士：搬运时需要您配合，把您的手绕过我的颈部抱紧，我们一起用力，请不要紧张，我会抱稳的 ●搬运者双下肢前后分开站立，扩大支撑面；略屈膝屈髋，降低重心，便于转身
▲二人搬运法	●适用于不能活动，体重较重的患者
（1）同一人搬运法步骤（1）~（2）	●缩短搬运距离，节力
（2）搬运者甲、乙二人同侧站在患者床旁，协助患者将上肢交叉于胸前	●护士：现在我先帮您穿好上衣，请您将双手在胸前交叉，我们一起抱您上车，请不要紧张，我们会抱稳的
（3）搬运者甲一手伸至患者头、颈、肩下方，另一手伸至患者腰部下方；搬运者乙一手伸至患者臀部下方，另一只手伸至患者膝部下方，两人同时抬起患者至近侧床沿，再同时抱患者稳步向平车处移动（图3-3-4），将患者放于平车中央，盖好盖被	●搬运者甲应使患者头部处于较高位置，以减轻不适 ●抬起患者时，应尽量使患者靠近搬运者身体，节力
▲三人搬运法	●适用于不能活动，体重超重的患者
（1）同一人搬运法步骤（1）~（2）	●缩短搬运距离，节力
（2）搬运者甲、乙、丙三人同侧站在患者床旁，协助患者将上肢交叉于胸前	●护士：现在我先帮您穿好上衣，请您将双手在胸前交叉，我们一起抱您上车，请不要紧张，我们会抱稳的

操作步骤	要点与沟通
（3）搬运者甲双手托住患者头、颈、肩及胸部；搬运者乙双手托住患者背、腰、臀部；搬运者丙双手托住患者膝部及双足，三人同时抬起患者至近侧床沿，再同时抬起患者稳步向平车处移动（图3-3-5），将患者放于平车中央，盖好盖被	● 搬运者甲应使患者头部处于较高位置，以减轻不适 ● 合力抬起时，应由一人发口令，三人同时抬起患者，保持平稳移动，减少意外伤害
▲四人搬运法	● 适用于颈椎骨折、腰椎骨折和病情较重的患者
（1）移开床旁桌、椅，松开盖被，为患者穿好衣服	● 搬运骨折患者时，平车上应放置木板，固定好骨折部位
（2）搬运者甲、乙分别站于床头和床尾；搬运者丙、丁分别站于病床和平车一侧	● 护士：现在我先帮您穿好上衣，在您的腰、臀部下铺帆布中单，请您配合一下
（3）将帆布兜或中单放于患者腰、臀部下方	● 帆布兜或中单能承受患者的体重
（4）搬运者甲抬起患者的头、颈、肩；搬运者乙抬起患者的双足；搬运者丙、丁分别抓住帆布兜或中单四角，四人同时抬起患者向平车处移动（图3-3-6），将患者放于平车中央，盖好盖被	● 搬运者应协调一致，搬运者甲应随时观察患者的病情变化 ● 患者平卧于平车中央，避免碰撞
4. 铺暂空床　整理床单位，将床铺成暂空床	● 保持病室整齐、美观
5. 运送患者　松开车下脚轮，推患者至目的地	

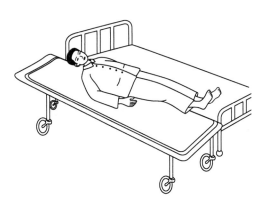

▲ 图3-3-2　患者仰卧挪动上平车法

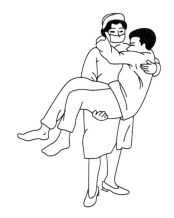

▲ 图3-3-3　一人搬运患者上平车法

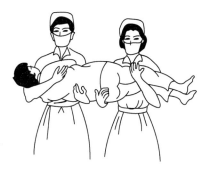

▲ 图3-3-4　二人搬运患者上平车法

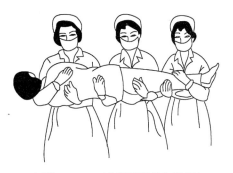

▲ 图3-3-5　三人搬运患者上平车法

【健康教育】

1. 解释搬运的过程、配合方法及注意事项。

2. 告知患者在搬运过程中，如感觉不适应立刻向护士说明，防止意外发生。

【注意事项】

1. 搬运时注意动作轻稳、准确，确保患者安全、舒适。

2. 推送患者时，护士应位于患者头部，随时注意患者病情变化。

3. 运送过程中，平车小轮端在前，转弯灵活；速度不可过快；上、下坡时，患者头部应位于高处，以减轻患者不适，并嘱患者抓紧扶手，保证患者安全。

4. 保证患者各种持续性治疗不受影响。

5. 进、出门时，避免碰撞房门。

6. 颅脑损伤、颌面部外伤及昏迷患者，应将头偏向一侧；搬运颈椎损伤患者时，头部应保持中立位。

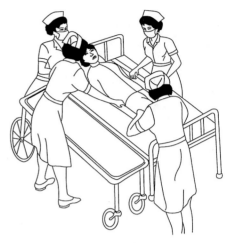

▲ 图3-3-6 四人搬运患者上平车法

相关链接 | 过床器

过床器也称过床易，是通过器具的滑力作用，实现患者在手术台、平车、病床、CT台之间换床、移位护理的工具，能够使患者平稳安全地过床，减轻其被搬运时的痛苦，并且能避免在搬运过程中造成不必要的损伤。它改变了传统的过床方式，节时省力，方便快捷，既减轻了医护人员和家属的体力负担，也避免了患者二次损伤和身体裸露等情况的发生，促进患者舒适，提高了医疗护理质量。

第四节 分级护理

分级护理（levels of care）是指根据患者病情的轻重缓急及自理能力的评估结果，给予患者不同级别的护理。通常分为四个护理级别，即特级护理、一级护理、二级护理及三级护理（表3-4-1）。

护理级别	适用对象	护理要点
特级护理	① 病情危重，随时可能发生病情变化需要进行抢救的患者；② 重症监护患者；③ 各种复杂或者大手术后的患者；④ 严重创伤或大面积烧伤的患者；⑤ 使用呼吸机辅助呼吸，并需要严密监护病情的患者；⑥ 实施连续性肾脏替代治疗（CRRT），并需要严密监护生命体征的患者；⑦ 其他有生命危险，需要严密监护生命体征的患者	① 严密观察患者病情变化，监测生命体征；② 根据医嘱，正确实施治疗、给药措施；③ 根据医嘱，准确测量出入量；④ 根据患者病情，正确实施基础护理和专科护理，如口腔护理、压力性损伤护理、气道护理及管路护理等，实施安全措施；⑤ 保持患者的舒适和功能体位；⑥ 实施床旁交接班
一级护理	① 病情趋向稳定的重症患者；② 手术后或者治疗期间需要严格卧床的患者；③ 生活完全不能自理且病情不稳定的患者；④ 生活部分自理，病情随时可能发生变化的患者	① 每小时巡视患者，观察患者病情变化；② 根据患者病情，测量生命体征；③ 根据医嘱，正确实施治疗、给药措施；④ 根据患者病情，正确实施基础护理和专科护理，如口腔护理、压力性损伤护理、气道护理及管路护理等，实施安全措施；⑤ 提供护理相关的健康指导
二级护理	① 病情稳定，仍需卧床的患者；② 生活部分自理的患者	① 每2h巡视患者，观察患者病情变化；② 根据患者病情，测量生命体征；③ 根据医嘱，正确实施治疗、给药措施；④ 根据患者病情，正确实施护理措施和安全措施；⑤ 提供护理相关的健康指导
三级护理	① 生活完全自理且病情稳定的患者；② 生活完全自理且处于康复期的患者	① 每3h巡视患者，观察患者病情变化；② 根据患者病情，测量生命体征；③ 根据医嘱，正确实施治疗、给药措施；④ 提供护理相关的健康指导

相关链接 ｜ **三级护理创始人——"南丁格尔奖"获得者黎秀芳**

　　1954年，时任西北军区总医院后勤部护士专修科主任的黎秀芳和西北军区总医院护理部主任张开秀，看到当时的护理工作分不清先后缓急，治疗中时有差错发生，并给患者带来痛苦，她们下决心要改变这种情况。经过调查研究，黎秀芳与同事们一起总结，创立了"三级护理""三查七对"及书写护理文书时的"对抄勾对"等护理技术操作制度。这些制度试行成功之后，97家医院派人前来参观学习，这些制度迅速在全国各医院推广应用。黎秀芳与张开秀合写的论文《三级护理》刊登在《护理杂志》1955年2月号上。

　　1997年，黎秀芳获得"南丁格尔奖"，成为中国军队首位获此殊荣者。黎秀芳婉拒在美国的亲人催促她去国外定居的邀请，毅然在我国西北工作了60余年。她说："我的事业在祖国。"

第五节　患者出院的护理

出院护理（discharge nursing）是指患者经过住院期间的治疗和护理，病情好转、稳定、痊愈需出院或转院（科），或不愿接受医生的建议而自动离院时，护士均应对其做一系列的出院护理工作。

出院护理的目的是：① 指导患者和家属办理出院手续；② 对患者进行出院指导，协助其尽快适应原工作和生活，并能遵照医嘱继续治疗和定期复诊；③ 清洁、消毒和整理床单位，准备迎接新患者。

一、患者出院前的护理

当医生根据患者康复情况决定出院日期，开写出院医嘱后，护士应做好下列工作。

1. 通知患者及家属　护士应提前通知患者及家属，并协助做好出院准备。

2. 进行健康教育　针对患者的健康状况，进行适时、恰当的健康教育，告知患者出院后在生活起居、饮食、用药、功能锻炼和定期复查等方面的注意事项。必要时可为患者或家属提供有关书面资料，并帮助患者建立维护和增进自我健康的意识，提高患者的自我护理能力。

3. 注意患者的情绪变化　护士应特别注意观察病情无明显好转、转院、自动离院的患者并做好相应的护理。自动出院的患者应在出院医嘱上注明"自动出院"，并要求患者或家属签名认可。

4. 征求意见　征求患者及家属对医院医疗、护理等各项工作的意见及建议，以便不断提升医疗护理质量。

二、患者出院当日的护理

（一）医疗与护理文件的处理

1. 执行出院医嘱

（1）停止一切医嘱。

（2）撤去"患者一览表"上的诊断卡及床头（尾）卡。

（3）填写出院患者登记本。

（4）患者出院后需继续服药时，按医嘱处方到药房领取药物，并交给患者或家属带回，同时指导用药方法和注意事项。

（5）在体温单相应出院日期和时间栏内填写出院时间。

2. 填写患者出院护理记录单。

3. 按要求整理病历，交病案室保存。

（二）患者的护理

1. 协助患者解除腕带标识。

2. 协助患者清理用物，归还寄存的物品，收回患者住院期间所借物品，并消毒处理。

3. 协助患者或家属办理出院手续，根据患者病情，步行护送或用轮椅、平车推送患者出院。

（三）病室及床单位的处理

患者办好出院手续，离开病室后方可整理床单位，避免给患者带来心理上的不适感。

1. 病室开窗通风，撤去病床上的污被服，放入污衣袋中。根据出院患者疾病种类决定清洗、消毒方法。

2. 床垫、棉胎、床褥、枕芯等用紫外线灯照射消毒或使用臭氧机消毒，也可在日光下暴晒6小时后，按要求折叠。

3. 用消毒剂擦拭床旁椅、床旁桌及床。非一次性使用的痰杯、脸盆需用消毒剂浸泡。

4. 传染性疾病患者出院后，需按传染病终末消毒法进行处理。

5. 铺好备用床，准备迎接新患者。

相关链接 | **患者标识（腕带）的使用**

患者标识（腕带）可对在医院接受治疗的患者进行身份标记，以方便识别。

患者标识的使用贯穿于整个医疗护理活动，有利于医疗护理工作的规范化管理，能有效防止因错误识别患者而引发的医疗事故。使用时将标有患者重要资料的标识带系在患者手腕上，进行24小时贴身标识，能够有效保证随时对患者进行快速准确的识别。

（刘红敏）

学习小结

根据医生诊察，需要住院治疗的患者都要经历入院和出院两个过程。本章内容主要介绍了在为患者办理入院、出院手续过程中相关的护理工作及如何运送患者。护理人员应熟悉患者入院程序，能够为门诊和急诊入院的患者提供初步的护理。在患者入院后为患者进行床单位准备，能够正确应用人体力学原理，根据需要为其提供备用床、暂空床和麻醉床，并掌握各种铺床法的目的和注意事项。在为卧床患者更换床单时，能够动作敏捷、轻稳，有引流管的患者要防止引流管受压、扭曲或脱落，密切观察患者病情变化。根据患者病情的轻重缓急及自理能力的评估结果，分别给予特级护理、一级护理、二级护理、三级护理，要求护理人员熟知护理级别不同，适用对象及护理要点也不同。在患者入院、检查或治疗、出院时，凡不能自行移动的患者可根据病情选用轮椅或平车运送。在转移和运送患者时一定要注意患者的安全与舒适，熟练掌握两种运送法的操作步骤及注意事项。经过住院期间的治疗和护理，患者病情好转、稳定需出院或需要转院时，护理人员应为患者提供正确的出院前和出院当日的护理措施，给予患者出院指导及完成出院当日的护理工作，并对床单位进行出院后的处理。

1. 简述患者的入院程序。
2. 简述急诊患者进入病区后的护理工作。
3. 试述一级护理的适用对象及护理要点。
4. 简述出院护理的目的。
5. 单项选择题

（1）住院处为患者办理入院手续的
主要依据是
A. 单位介绍信
B. 转院证明
C. 门诊病历
D. 住院证
E. 公费医疗单

（2）协助患者向平车挪动的顺序为
A. 上身、臀部、下肢
B. 上身、下肢、臀部
C. 下肢、臀部、上身
D. 臀部、下肢、上身
E. 臀部、上身、下肢

（3）患者刚出院，下列对床单位的
处理中**不妥**的是
A. 床垫、棉胎置于日光下暴晒6小时
B. 痰杯、便盆浸泡于消毒剂中
C. 立即铺好暂空床
D. 床单位用消毒剂擦拭
E. 撤下被服送洗

（4）患儿，男性，7岁。因家中起
火不慎造成大面积烧伤。入院
后的护理级别应是
A. 特级护理
B. 一级护理
C. 二级护理
D. 三级护理
E. 重症护理

（5）患者李某，男性，27岁。因车
祸昏迷送来急诊，初步诊断为
颅骨骨折、骨盆骨折。医嘱开
放静脉通道，急行X线检查。
护士护送患者时，下列选项中
不妥的做法是
A. 选用平车运送
B. 护士站在患者头侧
C. 护送时注意保暖
D. 检查时护士暂时离开照相室
E. 运送期间暂时停止输液

单项选择题答案：1D　2A　3C　4A　5E

第四章　预防与控制医院感染

学习目标

知识目标	1. 掌握 医院日常清洁、消毒、灭菌工作方法；无菌技术操作原则与操作方法；隔离原则与隔离技术基本操作方法；洗手、卫生手消毒的方法。 2. 熟悉 常用的消毒灭菌方法与注意事项；医院日常清洁、消毒、灭菌工作的主要内容；常见隔离类型及相应的隔离措施。 3. 了解 医院感染、清洁、消毒、灭菌的概念；医院感染的分类、发生原因及条件。
能力目标	1. 能运用所学知识，选择合适的消毒灭菌方法进行医院日常清洁、消毒、灭菌工作。 2. 能正确识别手卫生的时机并正确进行手卫生；能遵循无菌技术原则、隔离原则并完成基本操作。
素质目标	学生能遵守预防与控制医院感染的相关法律法规、行业标准和操作规范，在预防与控制医院感染中，具有专业精神、慎独修养、严谨求实的工作态度。

　　随着现代医学的发展，医院感染逐渐成为各级医疗机构所面临的突出公共卫生问题。医院感染不仅影响着患者的身心健康，也影响着医务人员的健康，同时还造成医疗资源的浪费，给个人、家庭和社会带来沉重负担。医院感染的发生率已成为评价医护质量和医院管理水平的一项重要指标。世界卫生组织（WHO）提出有效控制医院感染的关键措施是清洁、消毒、灭菌、无菌技术、隔离、合理使用抗生素、消毒与灭菌的效果监测，这些措施和护理工作密切相关。因此，护理人员必须掌握预防与控制医院感染的相关知识，认真履行和落实医院感染管理规范，保障医疗护理质量和护理安全。

📢 **问题与思考**

　　2019年4—5月，某医院发生一起血液净化中心血液透析患者感染丙型肝炎事件，事件共导致69例患者感染。经调查认定，该事件是由某医护人员未严格遵守医院感染管理制度所致。此次事件已经由卫生行政部门定性为医院感染管理制度落实不到位导致的医疗事故，是一次群体性医疗事故。请思考：

　　1. 何谓医院感染？

　　2. 该案例中发生医院感染的原因有哪些？

　　3. 预防和控制医院感染的管理措施包括哪些？

第一节　医院感染

医院感染是指在医疗机构发生的，与诊疗护理活动相依相存的一类特殊感染。发生医院感染不仅制约医疗护理质量的提升，而且威胁医院人群的健康和生命安全。因此，必须健全医院感染管理的机构和制度，开展各类人员的教育培训，加强医院感染的预防、诊断和控制。

一、概述

（一）医院感染的概念

医院感染（nosocomial infection）又称医院获得性感染（hospital-acquired infection）、医疗保健相关感染（healthcare-associated infection）。《医院感染管理办法》（中华人民共和国卫生部令第48号，2006年9月1日施行）中关于医院感染的定义是：住院患者在医院内获得的感染，包括在住院期间发生的感染和在医院内获得而出院后发生的感染，但不包括入院前已开始或者入院时已处于潜伏期的感染。医院工作人员在医院内获得的感染也属医院感染。在医疗机构或其科室的患者中，短时间内发生3例以上同种同源感染病例的现象称为医院感染暴发。

广义上讲，任何人在医院活动期间由于遭受病原体侵袭而引起的诊断明确的感染或疾病均称为医院感染。医院感染的研究对象包括住院患者、门诊、急诊患者、陪护人员、医务人员、探视人员及其他医院流动人员。但由于以上人员除住院患者外，其他人员在医院内停留时间相对短暂，常难以确定其感染是否来自医院，所以医院感染的对象主要为住院患者。这里需要指出的是，医务人员与医院外的接触也很多，只有当医务人员的感染有明确的原因确定是在救治患者的过程中发生的感染才列入医院感染的范畴。

下列情况属于医院感染：① 无明确潜伏期的疾病，入院48小时后发生的感染；② 有明确潜伏期的疾病，自入院起超过平均潜伏期后发生的感染；③ 本次感染直接与上次住院有关；④ 在原有感染基础上出现其他部位新的感染（除外脓毒血症迁徙病灶），或在原感染已知病原体基础上又分离出新的病原体（排除污染和原来的混合感染）的感染；⑤ 新生儿在分娩过程中和产后获得的感染；⑥ 由于诊疗措施激活的潜在性感染，如疱疹病毒、结核分枝杆菌等的感染；⑦ 医务人员在医院工作期间获得的感染。

下列情况不属于医院感染：① 皮肤黏膜开放性伤口只有细菌定植而无炎症表现；② 由于创伤或非生物性因子刺激而产生的炎症表现；③ 新生儿经胎盘获得（出生后48小时内发病）的感染，如单纯疱疹、弓形虫病、水痘等；④ 患者原有的慢性感染在医院内急性发作。

（二）医院感染的分类

医院感染可按感染发生的部位、病原体的来源、病原体的种类进行分类。

1. 根据感染发生的部位分类　全身各个系统及部位都可能发生医院感染（表4-1-1）。

2. 根据病原体的来源分类　将医院感染分为内源性感染和外源性感染。

（1）内源性感染（endogenous infection）：又称自身感染，指各种原因引起的患者在医院内遭受自身固有病原体侵袭而发生的感染。引起感染的病原体来源于患者自身体表或体内的正常菌

发生部位	举例
呼吸系统	上呼吸道感染、下呼吸道感染、胸腔感染
消化系统	感染性腹泻、肝炎、腹腔感染
泌尿系统	肾盂肾炎、膀胱炎、尿道炎
骨和关节	骨髓炎、关节感染、感染性肌炎
神经系统	颅内感染、椎管内脓肿
循环系统	纵隔感染、心内膜炎、心包炎、心肌炎、败血症
生殖系统	盆腔感染、生殖器官感染
血液系统	血管相关性感染、输血相关性肝炎
皮肤和软组织	压力性损伤感染、疖、坏死性筋膜炎、乳腺炎、脐炎
手术部位	外科切口感染、深部切口感染、腔隙感染
全身多个部位	多系统感染、多器官感染
其他	中耳炎、口腔感染、结膜炎

群，通常是不致病的，但当个体的免疫功能受损、健康状况不佳或抵抗力下降时则会导致感染的发生。如患者采用机械通气，肠道菌群发生移位进入下呼吸道导致患者发生呼吸机相关性肺炎；又如患者因某些原因长期大量使用广谱抗菌药物，导致肠道菌群失调而发生的假膜性小肠炎等。

（2）外源性感染（exogenous infection）：又称交叉感染，指各种原因引起的患者在医院内遭受非自身固有病原体侵袭而发生的医院感染。病原体来自患者身体以外的个体、环境等。包括从个体到个体的直接感染和通过物品、环境而引起的间接感染。如患者与患者之间，患者与医院工作人员之间的直接感染，或通过空气、水、物品的间接感染。

3. 根据病原体的种类分类　可将医院感染分为细菌感染、真菌感染、病毒感染、支原体感染、衣原体感染及原虫感染等，其中引起医院感染的病原体以细菌和真菌为主。每一类感染又可根据病原体的具体名称分类，如铜绿假单胞菌感染、白念珠菌感染、柯萨奇病毒感染、沙眼衣原体感染等。

二、医院感染发生的原因

（一）内在因素

机体内在因素包括生理因素、病理因素及心理因素，这些因素可使个体抵抗力下降、免疫功能受损，从而导致医院感染的发生。

1. 生理因素　包括年龄、性别等。婴幼儿和老年人医院感染发生率高，主要是由于婴幼儿尤其是低体重儿、早产儿等自身免疫系统发育尚不完善，防御功能低下；老年人脏器功能衰退、抵抗力下降。女性特殊生理时期如月经期、妊娠期、哺乳期时，个体敏感性增高，抵抗力下降，是发生医院感染的高危时期；而且某些部位的感染存在性别差异，如泌尿系统感染女性多于男性。

2. 病理因素 疾病使患者本身对病原微生物的抵抗力降低。如恶性肿瘤、血液病、糖尿病、肝脏疾病等造成个体本身抵抗力下降；放射治疗（以下简称"放疗"）、化学治疗（以下简称"化疗"）、皮质激素等对个体的免疫系统功能产生抑制甚至是破坏作用；皮肤或黏膜损伤，局部缺血，伤口内有坏死组织、异物、血肿、渗出液积聚等均有利于病原微生物的生长繁殖，易诱发感染。个体意识状态也会影响医院感染发生，如昏迷患者易发生误吸而引起吸入性肺炎。

3. 心理因素 个体情绪、主观能动性、暗示作用等在一定程度上可影响其免疫功能和抵抗力。如患者情绪乐观、心情愉快、充分调动主观能动性可以提高个体免疫功能，降低发生医院感染的机会。

（二）外在因素

机体外在因素主要包括诊疗活动、医院环境和医院管理机制等，这些因素可为医院感染的发生创造条件。

1. 诊疗活动 现代诊疗技术和先进的药物应用对医学的发展具有强大的推动作用，在造福人类健康的同时，也增加了医院感染的危险性。

（1）侵入性诊疗机会增加：各种侵入性诊疗技术的应用与推广，为医院感染创造了条件。如器官移植、中心静脉插管、气管插管、血液净化、机械通气等破坏了机体皮肤和黏膜的屏障功能，损害了机体的防御系统，把致病微生物带入机体或为致病微生物侵入机体创造了条件，从而导致医院感染。

（2）抗菌药物使用不合理：许多感染性疾病治疗期间，应用多种抗菌药物或使用大量抗菌药物。如无适应证的预防性用药、术前用药时间过早、术后停药过晚、用药剂量过大或联合用药过多等，均易致耐药菌株增加、菌群失调、二重感染，致使病程延长，感染机会增多。由抗菌药物滥用引起的医院感染，其病原体多以条件致病微生物和多重耐药菌为主。

（3）各种免疫抑制剂的应用：免疫抑制剂的使用改变了机体的防御状态，对机体正常细胞造成一定程度损伤，甚至对免疫系统起到破坏作用，增加了感染的风险。

2. 医院环境 医院是各类患者聚集的场所，其环境易受各种病原微生物污染。某些医院建筑布局不合理、卫生设施不健全、污染物处置不当等会增加医院空气中病原微生物的浓度，医院的设备、器械等受污染后适合病原微生物的生长繁殖。

3. 医院管理机制 医院感染管理制度不健全，或者虽然建立了医院感染管理组织，但只是流于形式；医院感染管理工作资源不足、投入缺乏；医院领导和医务人员缺乏医院感染的知识，对医院感染的严重性认识不足、重视不够等都会影响医院感染的发生。

三、医院感染发生的条件

医院感染的发生包括三个要素，即传染源、传播途径和易感人群，三者同时存在并相互联系，就构成了感染链，缺少或切断任意环节，将不会发生医院感染。

（一）传染源

传染源（source of infection）即感染的来源，是指病原微生物自然生存、繁殖并排出的宿主（人或动物）或场所。内源性感染的传染源是患者自身，寄居在患者身体某些特定部位（皮肤、泌尿生殖道、胃肠道、呼吸道及口腔黏膜等）或来自外部环境并定植在这些部位的正常菌群，在一定条件下，个体抵抗力下降或发生菌群易位时，可能引起患者自身感染或传播感染。外源性医院感染的传染源主要有以下三种。

1. 已感染的患者和病原携带者　已感染的患者是最重要的传染源。一方面患者不断排出大量病原微生物，另一方面排出的病原微生物致病力强，常具有耐药性，而且容易在另一易感宿主体内定植。此外，病原携带者（包括携带病原体的患者、医务人员、探陪人员）也是医院感染另一重要的传染源。一方面病原微生物不断生长繁殖并经常排出体外，另一方面携带者本身无自觉症状而常常被忽视。

2. 环境贮源　医院的特殊环境可成为某些微生物存活并繁殖的场所，如铜绿假单胞菌、沙门菌等兼有腐生特征的革兰氏阴性杆菌可在潮湿的环境或液体中存活并繁殖达数月以上。

3. 动物传染源　各种动物都可能感染或携带病原微生物而成为动物传染源，其中以鼠类意义最大。鼠类在医院的密度较高，不仅是沙门菌的宿主，而且是鼠疫、流行性出血热等传染病的传染源。

（二）传播途径

传播途径（route of transmission）是指病原微生物从传染源传播到易感者的途径。内源性感染主要通过病原体在机体的易位而实现，属于自身直接接触感染。外源性感染的发生可有一种或多种传播途径，主要的传播途径有以下三种。

1. 接触传播　病原微生物通过手、媒介物直接或间接接触导致的传播，是医院感染中最常见也是最重要的感染方式之一。

（1）直接接触传播：传染源直接将病原微生物传播给易感宿主，如母婴间风疹病毒、人类免疫缺陷病毒、沙眼衣原体等传播感染。患者之间、医务人员与患者之间、医务人员之间都可通过手的直接接触而感染病原体。

（2）间接接触传播：传染源排出的病原微生物经过媒介传递给易感宿主。① 医务人员的手是最主要的传播媒介；② 通过各种医疗器械或设备、血液及血液制品、药液及一次性无菌医疗用品等造成的传播，如呼吸机相关性肺炎、静脉高营养液污染后引起的菌血症、输血导致的病毒性肝炎；③ 医院的水源或食物被病原微生物污染，通过消化道传播，如霍乱等；④ 通过动物或昆虫携带病原微生物作为人类疾病传播的中间宿主，如蚊子传播疟疾、流行性乙型脑炎等。

2. 空气传播　带有病原微生物的微粒子（≤5μm）在空气中远距离（>1m）随空气流动导致的疾病传播，包括专性经空气传播疾病（如开放性肺结核）和优先经空气传播疾病（如麻疹和水痘）。

3. 飞沫传播　带有病原微生物的飞沫核（>5μm）在空气中短距离（1m内）移动到易感人群的口、鼻黏膜或眼结膜等导致的传播，如新型冠状病毒感染、开放性肺结核、流行性感冒、流行性脑脊髓膜炎等主要通过飞沫传播。

（三）易感人群

易感人群（susceptible hosts）是指对某种疾病或传染病缺乏免疫力的人。如将易感者作为一个总体，则称为易感人群。医院是易感人群相对集中的地方，易发生感染和感染的流行。医院感染常见易感人群主要有：① 婴幼儿及老年人；② 机体免疫功能严重受损患者；③ 营养不良患者；④ 接受各种免疫抑制剂治疗患者；⑤ 不合理使用抗菌药物患者；⑥ 接受各种侵入性操作患者；⑦ 住院时间较长患者；⑧ 手术时间较长患者；⑨ 心态消极者。

四、医院感染的预防与控制

医院感染预防与控制工作坚持科学防控、规范管理、突出重点、强化落实的原则，健全医院感染防控体系，完善相关技术标准，落实各项防控措施，提高专业技术能力，提升医院感染防控水平，最大限度降低医院感染发生率，提高医疗质量和保障医疗安全。

（一）建立医院感染三级监控体系

医院感染管理机构应有独立的完整体系，住院床位总数在100张以上的医院应设置三级管理组织，即医院感染管理委员会、医院感染管理科、各科室医院感染管理小组。住院床位总数在100张以下的医院应当指定分管医院感染管理工作的部门，其他医疗机构应当有医院感染管理专（兼）职人员。

医院感染管理委员会由医院感染管理部门、医务科、护理部、消毒供应中心、手术室、临床检验部门、药事管理部门、设备管理部门、后勤管理部门、临床重点科室及其他有关部门的主要负责人组成。在医院感染管理委员会的领导下，建立层次分明的三级医院感染护理管理体系：一级管理——病区护士长和兼职质控护士；二级管理——科护士长；三级管理——护理部主任或副主任（为医院感染管理委员会的副主任），负责评估医院感染发生的危险性，做到以预防为主，及时发现、及时上报、及时处理。

（二）健全各项规章制度

1. 管理制度　如患者入院、住院和出院3个阶段的随时、终末和预防性消毒隔离制度，清洁卫生制度，消毒隔离制度，消毒供应中心物品消毒管理制度，感染管理报告制度等。

2. 监测制度　包括对灭菌效果、消毒剂使用效果、一次性医疗器材及门、急诊常用器材的监测；对重点部门如重症监护病房（ICU）、手术室、血液透析中心、消毒供应中心、新生儿室、产房、内镜室、口腔科和导管室等消毒卫生标准的监测。

3. 消毒质量控制标准　医院内的消毒应遵循中华人民共和国卫生行业标准《医疗机构消毒技术规范》（WS/T 367—2012）。医务人员的手、空气、物体表面、各种管道装置的消毒标准，应符合《医院消毒卫生标准》（GB 15982—2012）。

（三）落实医院感染管理措施

落实医院感染管理措施必须切实做到控制传染源，切断传播途径，保护易感人群，加强对重点部门、重点环节、高危人群及主要感染部位的感染管理。具体措施包括：① 医院建筑布局合理，建立规范合格的感染性疾病科；② 加强重点部门如ICU、手术室、血液透析中心、消毒供应中心、导管室等的消毒隔离；③ 加强重点环节监测，如内镜、牙钻、接触血液及血液制品的医疗器械、医院污水、污物的处理等；④ 做好清洁、消毒、灭菌及其效果监测；⑤ 开展无菌技术、洗手技术、隔离技术的监测；⑥ 加强抗菌药物临床使用和耐药菌监测管理；⑦ 加强主要感染部位如呼吸道、手术切口等的感染管理。

（四）加强医院感染知识的教育

加强全体医务人员对医院感染知识教育，定期组织学习医院感染管理相关知识、法律法规、标准，并督促各级医务人员履行在医院感染管理中的职责，增强预防与控制医院感染的自觉性。

第二节　清洁、消毒、灭菌

清洁、消毒、灭菌是预防和控制医院感染的重要措施之一。医护人员在日常护理工作中，要遵守各项医院感染管理制度，规范做好环境及物品的清洁、消毒、灭菌工作，保障患者安全。

一、概述

1. 清洁（cleaning）　去除物体表面有机物、无机物和可见污染物的过程。其作用是去除和减少微生物。常用于医院地面、墙壁、家具、餐具等物体表面的处理或物品消毒、灭菌前的准备。

2. 消毒（disinfection）　是指用物理或化学的方法清除或杀灭传播媒介上除芽孢外所有病原微生物的过程。

3. 灭菌（sterilization）　是指用物理或化学的方法清除或杀灭传播媒介上一切微生物，包括致病微生物和非致病微生物，也包括细菌芽孢和真菌孢子的过程。

二、消毒灭菌的种类和方法

常用消毒灭菌方法有两大类，即物理消毒灭菌法和化学消毒灭菌法。

（一）物理消毒灭菌法

物理消毒灭菌法是利用物理因素如热力、辐射、过滤等将病原微生物清除或杀灭病原微生物的方法。

1. 热力消毒灭菌法　利用热力使微生物的蛋白质凝固变性，细胞膜发生改变，酶失去活性，以达到消毒灭菌的目的。包括干热法和湿热法，干热法由空气导热，传热较慢；而湿热法由于空气和水蒸气的共同作用，导热较快，穿透力强。所以，湿热法消毒灭菌的效果比干热法消毒灭菌的效果要好。

（1）干热法

1）干烤法：利用专用密闭烤箱进行灭菌。其热力的传播与穿透主要靠空气对流和介质的传导，灭菌效果可靠。适用于耐高温（高温下不变质、不损坏、不蒸发）、不耐湿、蒸汽或气体不能穿透的物品。常用于玻璃器皿、搪瓷、金属制品、油剂及各种粉剂等的灭菌；不适用于纤维织物、塑料制品等的灭菌。干烤灭菌的温度和时间应根据不同的物品种类和烤箱类型来确定，一般为150℃，150分钟；160℃，120分钟；170℃，60分钟；180℃，30分钟。

使用干烤法时应注意：① 灭菌的物品干烤前应洗净，以防附着在表面的污物碳化；② 玻璃器皿干烤前应洗净并完全干燥；③ 物品包装体积通常不超过10cm×10cm×20cm，不与烤箱底部及四壁接触，物品间应留有空隙，安放的物品不能超过烤箱高度的2/3；④ 粉剂和油剂的厚度不得超过0.6cm，凡士林纱布条厚度不超过1.3cm；⑤ 灭菌有机物或纸质包装的物品时，温度不超过170℃，以防碳化；⑥ 灭菌时间从达到灭菌温度时算起，中途不可打开烤箱；灭菌后温度降到40℃以下时才能打开烤箱。

2）燃烧法：是一种简单、迅速、彻底的灭菌方法。如污染的废弃物、病理标本、特殊感染的敷料、纸张等可直接点燃或在焚烧炉内焚烧。实验室用的试管口或烧瓶口可用火焰烧灼灭菌。搪瓷类物品和急用的金属器械可用乙醇燃烧法，灭菌前需清洁并保持干燥，金属器械可直接烧灼20秒，陶瓷类物品可倒入少量95%以上的乙醇，慢慢转动容器使乙醇分布均匀，使其内面全部被火焰燃烧，直到熄灭。

使用燃烧法时应注意：① 保证安全，须远离易燃、易爆物品，如氧气等；② 乙醇燃烧时，不可在火焰未灭时添加乙醇，以免引起意外；③ 贵重器械或锐利刀剪禁用此法灭菌，以免锋刃变钝或器械被破坏。

（2）湿热法

1）压力蒸汽灭菌法：是热力消毒灭菌法中效果最为可靠、临床使用最广泛的一种灭菌方法。主要利用高压饱和蒸汽的高热所释放的潜热灭菌。适用于耐高压、耐高温、耐潮湿物品的灭菌，如金属、敷料、搪瓷、橡胶、玻璃制品及溶液等。不适用于油类和粉剂的灭菌，如凡士林、滑石粉等。

根据排放冷空气的方式和程度不同，压力蒸汽灭菌器可分为下排气式和预排气式两大类。根据灭菌时间长短，压力蒸汽灭菌程序分为常规压力蒸汽灭菌程序和快速压力蒸汽灭菌程序。

下排气式压力蒸汽灭菌器包括手提式压力蒸汽灭菌器和卧式压力蒸汽灭菌器等，灭菌程序一般包括前排气、灭菌、后排气和干燥等过程，具体操作方法遵循生产厂家的使用说明或指导手册。灭菌器的灭菌参数一般为温度121℃，压力102.9kPa，器械灭菌时间20分钟，敷料灭菌时间30分钟。

预排气式压力蒸汽灭菌器另设有真空泵，利用机械抽真空的方法，使灭菌柜室内形成负压，蒸汽得以迅速穿透物品内部进行灭菌。根据一次或多次抽真空的不同，分为预真空法和脉动真空法两种，后者因多次抽真空，灭菌效果更可靠。灭菌器的灭菌参数一般为132~134℃，压力205.8kPa，灭菌时间4分钟。

快速压力蒸汽灭菌包括下排气式、正压排气式和预排气式压力蒸汽灭菌，不作为物品常规灭菌程序，只是在紧急情况下用于裸露物品灭菌。其参数如时间和温度由灭菌器性质、灭菌物品材料性质（带孔和不带孔）而定（表4-2-1）。

物品种类	下排气式		正压排气式		预排气式	
	灭菌温度/℃	灭菌时间/min	灭菌温度/℃	灭菌时间/min	灭菌温度/℃	灭菌时间/min
不带孔物品	132	3	134	3.5	132	3
带孔物品	132	10	134	3.5	132	4
不带孔＋带孔物品	132	10	134	3.5	132	4

　　使用压力蒸汽灭菌法时应注意：① 灭菌包体积要求，下排气式压力蒸汽灭菌器的物品包，体积不得超过30cm×30cm×25cm；预排气式压力蒸汽灭菌器的物品包，体积不得超过30cm×30cm×50cm。② 灭菌物品装载恰当，灭菌器内装填量，下排气式不得超过柜室内容量的80%，预排气式不得超过柜室内容量的90%，同时预真空和脉动真空压力蒸汽灭菌器的装填量又分别不得少于柜室内容积的10%和5%，以防止小装量效应，残留空气影响灭菌效果。物品装放时，将难以灭菌的大包放在上层，较易灭菌的小包放在下层；金属器械类放下层，纺织类物品放上层，物品装放不得贴靠柜壁。③ 灭菌设备应每日进行安全检查，处于良好状态才能使用，操作过程中注意在压力表未处于"0"的位置时不能打开柜门，以防发生意外。④ 灭菌后卸载，从灭菌器取出的物品冷却时间应 >30分钟，温度降至室温，检查灭菌合格后才能使用。⑤ 定期监测灭菌效果。

　　压力蒸汽灭菌法的效果监测方法：① 物理监测法，每次灭菌应连续监测并记录灭菌时的温度、压力和时间等灭菌参数，同时应记录所有临界点的时间、温度与压力值，结果应符合灭菌的要求。② 化学监测法，分为包外、包内化学指示物监测，即灭菌包外用化学指示胶带贴封，灭菌包内放置化学指示卡，通过观察化学指示卡或化学指示胶带在灭菌后颜色的改变来判定灭菌效果；如果透过包装材料可直接观察包内化学指示物的颜色变化，则不必放置包外化学指示物。③ 生物监测法，是最可靠的监测方法。将嗜热脂肪杆菌芽孢菌片制成生物测试包，对灭菌器的灭菌质量进行监测，至少每周监测一次。④ B-D试验，预排气式灭菌器每日开始灭菌运行前空载进行测试，B-D试验合格后，灭菌器方可使用。

　　2）煮沸消毒法：是一种经济、方便的消毒方法。适用于耐湿、耐高温物品的消毒，如金属、搪瓷、玻璃和餐饮具等。在1个标准大气压下，水的沸点是100℃，煮沸5~10分钟可杀灭细菌繁殖体，煮沸15分钟可杀灭多数细菌芽孢，某些热抗力极强的细菌芽孢需煮沸更长时间，如肉毒芽孢需煮沸3小时才能杀灭。将碳酸氢钠加入水中，配成1%~2%的浓度时，沸点可达105℃，除增强杀菌作用外，还有去污防锈作用。水的沸点受气压影响，海拔高的地区气压低，水的沸点也低，应适当延长煮沸时间。海拔每增高300m，应延长煮沸时间2分钟。

　　消毒方法：将物品刷洗干净，全部浸没于水中≥3cm，加热水沸腾后维持≥15分钟；消毒时间从水沸后算起，如中途加入物品，则在第二次水沸后重新计时。

注意事项：① 煮沸消毒前应将物品洗净后放入水中，可拆卸物品应拆开，煮锅应加盖；② 根据物品性质决定放入水中的时间及消毒时间，如玻璃类物品用纱布包好，应冷水放入，以免突然高热或碰撞而破损；金属及搪瓷类物品也应冷水放入；橡胶类物品用纱布包好，水沸后放入，消毒后及时取出，以免老化；③ 有管腔的器械先注水，有轴节的器械或有盖的容器应先打开再放入水中；大小相同的容器不能重叠，保证物品的各面都与水接触；④ 较小的物品用纱布包好使其沉入水中；⑤ 消毒后应将物品及时取出，放置于无菌容器内；⑥ 4小时内未用需要重煮消毒；⑦ 煮沸消毒用水宜使用软水。

3）流动蒸汽消毒法：在常压下用100℃左右的水蒸气消毒，从产生蒸汽后开始计时，15~30分钟即可达到消毒效果，常用于医疗器械、器具和物品手工清洗后的初步消毒，食具和部分卫生用物等耐高温、耐湿物品的消毒。

4）低温蒸汽消毒法：是用较低温度杀灭物品中的病原菌或特定微生物，控制温度在73~80℃，持续10~15分钟，用于不耐高热的器材，如内镜、塑料制品等的消毒。

2. 辐射消毒法　主要利用紫外线或臭氧的杀菌作用，使菌体蛋白光解、变性而致细菌死亡。

（1）日光暴晒法：利用日光的热、干燥和紫外线作用达到消毒效果。常用于床垫、毛毯、衣服、书籍等物品的消毒。将物品放在直射阳光下暴晒6小时，并定时翻动，使物品各面均受到日光照射。

（2）紫外线消毒法：紫外线属于波长在100~400nm的电磁波，根据波长可分为A波、B波、C波和真空紫外线。消毒使用的是C波紫外线，其波长范围是200~280nm，杀菌作用最强的波段是253.7nm。

紫外线可杀灭多种微生物，包括杆菌、病毒、真菌、细菌繁殖体、芽孢等。其作用机制为：① 破坏菌体蛋白使其光解变性；② 使菌体脱氧核糖核酸（DNA）失去转化能力而死亡；③ 降低菌体内氧化酶活性；④ 使空气中的氧电离产生极强杀菌作用的臭氧。

由于紫外线辐射能量低，穿透力弱，因此主要适用于空气、物品表面和液体的消毒。

紫外线消毒器是采用臭氧紫外线杀菌灯制成的，主要包括紫外线空气消毒器、紫外线表面消毒器、紫外线消毒箱3种。

使用方法：① 物品表面消毒，最好使用便携式紫外线消毒器近距离移动照射方式，也可采用悬吊式紫外线灯照射，对小件物品可放在紫外线消毒箱内照射。一般照射剂量大于70μW/cm^2，有效距离25~60cm，消毒时间为20~30分钟。② 室内空气消毒，可选用间接照射法，首选高强度紫外线空气消毒器，不仅消毒效果可靠，而且可在室内有人活动时使用；若室内无人，也可采用悬吊式或移动式紫外线灯直接照射。室内安装悬吊式紫外线灯（30W紫外线灯，在1m处强度大于70μW/cm^2）的数量为不少于1.5W/m^3，有效距离不超过2m，消毒时间为30~60分钟。③ 液体消毒，可采用水内照射法或水外照射法。采用水内照射法时，紫外线光源应装有石英玻璃保护罩。无论采用何种方法，水层厚度均应小于2cm，并根据紫外线光源的强度决定水流速度。

注意事项：① 保持紫外线灯管清洁，一般每周1次用70%~80%乙醇布巾擦拭灯管表面的灰尘和污垢；② 注意防护，紫外线对人的眼睛和皮肤均有刺激作用，照射时人应离开房间；③ 由于紫外线的穿透力差，消毒物品时应将物品摊开或挂起，并定时翻动；④ 正确计时，消毒时间须从灯亮 5~7 分钟后开始计时，照射完毕后应开窗通风；⑤ 环境适宜，消毒室内空气时，室内应保持清洁干燥，减少尘埃和水雾，适宜温度为 20~40℃，相对湿度为 40%~60%；⑥ 定期检测灯管照射强度，如灯管照射强度低于 70μW/cm² 时，应予以更换，或使用时间超过 1 000 小时，应予以更换；⑦ 定期监测灭菌效果，定期进行空气培养，以检测消毒效果，一般每月 1 次。

（3）臭氧消毒法：臭氧在常温下为强氧化气体，主要依靠其强大的氧化作用广谱杀菌，可杀灭细菌繁殖体、病毒、芽孢、真菌，并可破坏肉毒杆菌毒素。主要用于空气、医院污水、诊疗用水、物品表面等的消毒。

注意事项：① 臭氧对人有毒，有人条件下，周围环境中臭氧浓度不能超过 0.1mg/m³；空气消毒时，人员必须离开，一般臭氧浓度为 5~30mg/m³，湿度 ≥70%，时间 30~120 分钟，消毒结束后开窗通风 ≥30 分钟方可进入。② 臭氧具有强氧化性，可损坏多种物品，包括使铜片出现绿色锈斑、橡胶老化、变色、弹性降低，织物漂白褪色等。③ 温湿度、有机物、水的浑浊度、酸碱度（pH）等多种因素可影响臭氧的杀菌作用。

3. 电离辐射灭菌法　利用放射性同位素 ⁶⁰Co 发射高能射线或电子加速器产生的 β 射线进行辐射灭菌。适用于不耐热的物品如金属、橡胶、精密仪器、生物制品、塑料制品等在常温下的灭菌，故又称"冷灭菌"。

注意事项：① 放射线对人体有伤害，物品必须使用机械传送；② 灭菌应在有氧环境下进行，以增强 γ 射线的杀菌作用；③ 湿度越高，杀菌效果越好。

4. 微波消毒法　微波是频率高、波长短、穿透力强的电磁波。在电磁波的高频交流电场中，物品中的极性分子发生极化进行高速运动，并且频繁改变方向，互相摩擦，使温度迅速升高，达到消毒作用。微波可以杀灭各种微生物，包括细菌繁殖体、病毒、真菌和细菌芽孢、真菌孢子等。常用于食物及餐具的消毒、医疗药品及耐热非金属材料器械的消毒。

注意事项：① 微波对人体有一定伤害，避免小剂量长期接触或大剂量接触；② 微波的热效应需要有一定的水分，用湿布包裹物品或待消毒物品含水量适当会提高消毒效果；③ 不用金属盛放物品，被消毒物品为小件或不太厚，物品高度不超过柜室高度的 2/3，宽度不超过转盘，不接触装置四壁。

5. 机械除菌法　指用机械的方法，如冲洗、刷、擦、扫、抹、铲除或过滤等以除掉物品表面、水中、空气中及人畜体表的有害微生物。这种方法虽不能杀灭病原微生物，但可大大减少其数量进而减少引起感染的机会。如医院内常见的层流通风、过滤除菌法均属于机械除菌法。层流通风主要使室外空气通过孔隙小于 0.2μm 的高效过滤器以垂直或水平两种气流呈流线状流入室内，再经等速流过房间后流出，使室内产生的尘粒或微生物随气流方向排出房间。

（二）化学消毒灭菌法

化学消毒灭菌法是利用化学药物使微生物的蛋白凝固变性，酶蛋白失去活性，抑制微生物的代谢、生长和繁殖，或破坏细胞膜的结构，改变其渗透性，干扰其生理功能等，从而达到消毒灭菌的作用。凡不适用于物理消毒灭菌的物品，都可选用化学消毒灭菌法。能杀灭传播媒介上的微生物使其达到消毒或灭菌要求的化学制剂称为化学消毒剂。

1. 化学消毒剂的使用原则

（1）根据物品性能及微生物特性，选择合适的消毒剂。

（2）严格掌握消毒剂的有效浓度、消毒时间和使用方法。

（3）消毒剂应定期监测，调整浓度，易挥发的应加盖。

（4）被消毒物品要洗净擦干，完全浸没在消毒剂中，并打开轴节和套盖。

（5）浸泡消毒后的物品，使用前用无菌生理盐水冲净，以免消毒剂刺激人体组织。

（6）消毒剂中不能放置纱布、棉花等物品，以防降低消毒效力。

（7）工作人员应熟悉消毒剂的毒副作用，做好防护工作。

2. 化学消毒剂的分类　各种化学消毒剂按其效力不同可分为4类。

（1）灭菌剂：能杀灭一切微生物（包括细菌芽孢），并达到灭菌要求的制剂，如戊二醛、过氧乙酸、过氧化氢、环氧乙烷、甲醛等。

（2）高效消毒剂：能杀灭一切细菌繁殖体（包括分枝杆菌）、病毒、真菌及其孢子等，对细菌芽孢也有一定杀灭作用的消毒制剂，如过氧化氢、碘酊、部分含氯消毒剂等。

（3）中效消毒剂：能杀灭分枝杆菌、真菌、病毒及细菌繁殖体等微生物的消毒制剂，如部分含氯消毒剂、碘类、醇类等。

（4）低效消毒剂：能杀灭细菌繁殖体和亲脂病毒的消毒制剂，如胍类、季铵盐类等。

3. 化学消毒剂的使用方法

（1）浸泡法：是将物品浸没于消毒剂中，在标准的浓度与时间内达到消毒灭菌作用的方法。被浸泡的物品和消毒剂的种类不同，消毒剂的浓度和浸泡时间也不同。适用于多数物品、器械的消毒，如锐利器械、内镜的消毒，注意浸泡时应打开物品的轴节或套盖，管腔内要灌满消毒剂。

（2）喷雾法：是用喷雾器将化学消毒剂均匀喷洒于空间或物体表面进行消毒的方法，常用于地面、墙壁、空气等的消毒。

（3）擦拭法：选择合适的消毒剂擦拭被污染物品的表面或进行皮肤、黏膜消毒的方法，如用含氯消毒剂擦拭桌、椅、墙壁等。宜选用易溶于水、渗透性强、无显著刺激性的消毒剂。

（4）熏蒸法：是在密闭空间内将一定浓度的化学消毒剂加热或加入氧化剂，使其产生气体进行消毒的方法，常用于手术室、换药室、病房内空气的消毒，以及精密贵重仪器，不能蒸煮、浸泡物品的消毒。

4. 常用化学消毒剂　临床常用化学消毒剂见表4-2-2。

消毒剂名称	消毒水平	适用范围及使用方法	注意事项
戊二醛	灭菌	① 适用于不耐热的医疗器械和精密仪器的消毒与灭菌 ② 常用浸泡法，使用前加入增效剂、pH调节剂和防锈剂，使溶液的pH在7.5～8.5，浓度为2%～2.5%；灭菌时间10h，消毒时间60min ③ 内镜消毒：支气管镜浸泡时间≥20min；其他内镜浸泡时间≥10min；特殊感染患者使用的内镜浸泡时间≥45min，灭菌≥10h	① 应密封、避光，置于阴凉、干燥、通风的环境中保存。盛装消毒剂的容器应加盖，定期检测浓度 ② 不适用于物体表面擦拭或喷雾消毒；注射器针头、手术缝合线或棉线类物品的消毒或灭菌 ③ 配制好的消毒剂最多可连续使用14日，戊二醛含量≥1.8% ④ 对皮肤、黏膜有刺激性，灭菌后的物品使用前用无菌蒸馏水冲洗擦干；接触溶液时，应注意防护
甲醛	灭菌	① 适用于不耐高温，对湿热敏感且易腐蚀医疗器械的灭菌，如电子仪器、光学仪器 ② 常用甲醛灭菌器进行低温甲醛蒸汽灭菌，气体浓度3～11mg/L，温度55～80℃，相对湿度80%～90%，时间30～60min	① 必须在密闭的灭菌箱中进行，不可采用自然挥发法或熏蒸 ② 对人体有一定的毒性和刺激性，运行时周围环境中甲醛浓度<0.5mg/m³，消毒后应去除残留甲醛气体，需设置专用排气系统 ③ 因有致癌作用，不用于空气消毒
环氧乙烷	灭菌	① 适用于不耐湿、不耐热医疗器械的灭菌，如电子仪器、光学仪器等 ② 根据物品种类、包装、装载量与方式等确定灭菌参数。灭菌时使用100%纯环氧乙烷或环氧乙烷和二氧化碳气体；小型环氧乙烷灭菌器灭菌参数：作用浓度为450～1 200mg/L，温度37～63℃，相对湿度40%～80%，作用时间1～6h	① 应存放于阴凉、通风、远离火源、静电、无转动的马达处，储存温度低于40℃，相对湿度60%～80% ② 物品灭菌前应彻底清洗干净，不可用生理盐水清洗（环氧乙烷难以杀灭无机盐中的微生物） ③ 消毒被血液、脓液等污染的物品时应延长作用时间 ④ 环氧乙烷易燃、易爆，且对人有毒，工作人员严格按照操作规程，并注意防护 ⑤ 消毒灭菌物品应在清除残留环氧乙烷后方可使用 ⑥ 每次消毒灭菌时，应进行效果监测及评价
过氧乙酸	灭菌 高效	① 适用于耐腐蚀物品、环境、室内空气等的消毒 ② 常用喷洒法、浸泡法、擦拭法 ③ 0.2%～0.4%溶液用于环境喷洒，作用时间30～60min；浸泡消毒用0.1%～0.2%（1 000～2 000mg/L）过氧乙酸溶液，作用时间30min；15%过氧乙酸溶液（7ml/m³）加热熏发，相对湿度60%～80%，室温熏蒸2h	① 稀释液应现用现配，使用时限≤24h ② 稳定性差，应贮存于通风阴凉处，远离可燃物质。用前应测定有效含量，原液浓度低于12%时不应使用 ③ 易氧化分解而降低杀菌力，溶液浓度过高时有刺激性及腐蚀性，应加强防护措施
过氧化氢	灭菌 高效	① 适用于普通物品表面消毒、食品用工具和设备消毒、空气消毒、皮肤伤口冲洗消毒、传染病疫源地消毒等；同时适用于不耐热、不耐湿的医疗器械、器具和物品的灭菌 ② 常用浸泡法、擦拭法、喷洒法等。物体表面：3%～4%过氧化氢，作用时间30min。皮肤伤口：使用1%～3%过氧化氢直接冲洗，作用时间3～5min	① 应储存于通风阴凉处，使用前测定有效含量 ② 不适用于不完全干燥的物品、液体或粉末、含纤维素或木质纸浆的物品、植入物等

消毒剂名称	消毒水平	适用范围及使用方法	注意事项
含氯消毒剂	高、中效	① 适用于餐具、环境、水、疫源地等的消毒 ② 常用浸泡法、擦拭法、喷洒法及干粉消毒法等 ③ 对细菌繁殖体污染的物品，用含有效氯500mg/L的消毒剂，浸泡10min以上；对乙型肝炎病毒、结核分枝杆菌、细菌芽孢污染的物品，用含有效氯2 000~5 000mg/L的消毒剂，浸泡或擦拭30分钟以上；如用喷洒法，对一般污染的物品表面，用含有效氯400~700mg/L的消毒液均匀喷洒，作用10~30min；对经血传播病原体、结核分枝杆菌等污染表面的消毒，用含有效氯2 000mg/L的消毒液均匀喷洒，作用>60min；用含有效氯10 000mg/L的含氯消毒剂干粉加入排泄物中搅拌，作用2~6h；按照有效氯50mg/L的用量加入医院污水中搅拌，作用2h后排放	① 密闭保存在阴凉、干燥处 ② 配制的溶液性质不稳定，应现配现用，有效期≤24h ③ 有腐蚀和漂白作用，不应用于金属制品、有色织物及油漆家具的消毒 ④ 消毒时如存在大量有机物，应延长作用时间或提高消毒剂浓度 ⑤ 消毒后的物品应及时用清水冲净
醇类	中效	① 适用于手、皮肤、物体表面及医疗器械的消毒 ② 常用擦拭法、浸泡法或冲洗法。卫生手消毒：2ml左右消毒剂，擦拭或揉搓至干燥或1min 外科手消毒：擦拭或揉搓至干燥，≥2min 皮肤消毒：擦拭，作用1~3min；注射部位皮肤消毒≤1min 普通物体表面消毒：擦拭，作用3min	① 易燃，密封保存于阴凉、干燥、通风、避光、避火处，定期测定 ② 不宜用于空气消毒；不宜用于脂溶性物体表面的消毒 ③ 原液使用，不宜稀释 ④ 禁止口服 ⑤ 对醇类过敏者慎用
含碘消毒剂（碘伏、复合含碘消毒剂）	中效	① 适用于外科手及皮肤消毒；手术切口部位、注射及穿刺部位皮肤及新生儿脐带部位皮肤消毒；黏膜冲洗消毒 ② 常用擦拭法、冲洗法手及皮肤消毒：消毒剂浓度2~10g/L 外科手消毒：擦拭或刷洗，作用3~5min 手部皮肤消毒：擦拭2~3遍，作用≥2min 口腔黏膜及创面消毒：1 000~2 000mg/L擦拭，作用3~5min 阴道黏膜及创面消毒：500~1 000mg/L，作用≤5min	① 避光密闭保存，置于阴凉、干燥、通风的地方 ② 外用消毒剂，禁止口服 ③ 皮肤消毒后无需乙醇脱碘 ④ 对二价金属制品有腐蚀性，不用于相应金属制品的消毒 ⑤ 对碘过敏者慎用
碘酊	中效	① 适用于手术部位、注射和穿刺部位皮肤及新生儿脐带部位皮肤消毒 ② 使用浓度为有效18~22g/L，擦拭2遍以上，作用1~3min，稍干后用75%~80%乙醇擦拭脱碘	① 避光、密闭保存于阴凉、干燥通风处 ② 不适用于黏膜、对醇类刺激敏感部位和破损皮肤消毒 ③ 对二价金属制品有腐蚀性，不用于相应金属制品的消毒 ④ 对碘过敏者、乙醇过敏者慎用
季铵盐类消毒剂	中、低效	① 适用于环境、物体表面与医疗器械表面、织物、手、皮肤与黏膜的消毒	① 室温、干燥、避光保存 ② 不适用于瓜果蔬菜类消毒

消毒剂名称	消毒水平	适用范围及使用方法	注意事项
		② 常用擦拭法、浸泡法、冲洗法、喷洒法等 ③ 环境、物体表面消毒一般用1 000~2 000mg/L消毒液，浸泡或擦拭消毒，作用时间15~30min；皮肤消毒，复方季铵盐消毒剂原液皮肤擦拭消毒，作用时间3~5min；黏膜消毒，采用1 000~2 000mg/L季铵盐消毒液，作用到产品说明的规定时间	③ 不能与肥皂、洗衣粉等阴离子表面活性剂同用 ④ 用于织物的消毒应注意吸附作用的影响
胍类消毒剂	中、低效	① 适用于外科手消毒、卫生手消毒、皮肤消毒、黏膜的消毒，细菌繁殖体污染的物体表面消毒 ② 常用擦拭法和冲洗法 ③ 外科手消毒、皮肤消毒：使用方法和作用时间遵循产品说明书 ④ 口腔黏膜、阴道黏膜、外生殖器消毒：应用浓度≤5 000mg/L，作用≤5min 物体表面消毒：2 000~45 000mg/L，时间≥10min	① 密闭存放于避光、阴凉、干燥处 ② 不适用于分枝杆菌、细菌芽孢污染物品的消毒 ③ 不能与阴离子表面活性剂，如肥皂混合使用或前后使用

三、医院清洁、消毒、灭菌工作

医院清洁、消毒、灭菌工作是指根据一定的规范、原则对医院环境、各类用品、患者分泌物及排泄物等进行消毒处理的过程，其目的是尽最大可能减少医院感染的发生。

（一）医院用品的危险性分类

医院用品的危险性是指物品污染后对人体造成危害的程度。通常根据其危害程度和人体接触部位的不同可分为3类。

1. 高度危险性物品 进入人体无菌组织、器官、脉管系统，或有无菌体液从中流过的物品或接触破损皮肤、黏膜的物品，如手术器械、穿刺针、腹腔镜、活检钳、心脏导管、植入物等，一旦被微生物污染，具有极高感染风险。

2. 中度危险性物品 与完整黏膜相接触，而不进入人体无菌组织、器官和血流，也不接触破损皮肤、黏膜的物品，如胃肠道内镜、气管镜、喉镜、体温计、呼吸机管道、麻醉机管道、压舌板等。

3. 低度危险性物品 与完整皮肤接触而不与黏膜接触的器材，如听诊器、血压计袖带等；病床围栏、床面、床头柜、被褥；墙面、地面；痰盂（杯）和便器等。

（二）消毒、灭菌方法的分类

根据消毒因子的浓度、强度和作用时间对微生物的杀灭能力，可将消毒灭菌方法分为4个作用水平。

1. 灭菌法 杀灭一切微生物包括细菌芽孢，达到无菌水平的方法。常用的方法包括热力灭菌、辐射灭菌等物理灭菌法，以及采用戊二醛、环氧乙烷、甲醛、过氧乙酸等灭菌剂的化学灭菌法。

2. 高水平消毒法 杀灭一切细菌繁殖体包括分枝杆菌、病毒、真菌及其孢子和绝大多数细菌芽孢的消毒方法。常用的方法包括采用含氯制剂、臭氧、过氧乙酸等及能达到灭菌效果的化学消毒剂，在规定的条件下，以合适的浓度和有效的作用时间进行消毒的方法。

3. 中水平消毒法 杀灭除细菌芽孢外的各种病原微生物的消毒方法。常用的方法包括煮沸消毒法、流动蒸汽消毒法，以及采用碘类、醇类、复方氯己定和季铵盐类的化合物等进行消毒的方法。

4. 低水平消毒法 只能杀灭细菌繁殖体（分枝杆菌除外）和亲脂病毒的消毒方法。常用的方法包括通风换气、冲洗等机械除菌法和采用苯扎溴铵、氯己定等化学消毒剂进行消毒的方法。

（三）选择消毒、灭菌方法的原则

1. 根据物品污染后导致感染的风险高低，选择相应的消毒或灭菌方法。

（1）高度危险性物品，应采用灭菌方法处理。

（2）中度危险性物品，应达到中水平消毒以上效果的消毒方法。

（3）低度危险性物品，宜采用低水平消毒方法，或进行清洁处理；遇有病原微生物污染时，针对所污染病原微生物的种类选择有效的消毒方法。

2. 根据物品上污染微生物的种类、数量选择消毒或灭菌方法。

（1）对受到致病菌芽孢、真菌孢子、分枝杆菌和经血传播的病原体 [乙型肝炎病毒（HBV）、丙型肝炎病毒等] 污染的物品，应采用高水平消毒或灭菌。

（2）对受到真菌、亲水病毒、螺旋体、支原体、衣原体等病原微生物污染的物品，应采用中水平及以上的消毒方法。

（3）对受到一般细菌和亲脂病毒等污染的物品，应采用中水平或低水平消毒方法。

（4）消毒物品存在较多有机物或微生物污染特别严重时，应加大消毒药剂的使用剂量和/或延长消毒时间。

3. 根据消毒物品的性质选择消毒或灭菌方法。

（1）耐热、耐湿的诊疗器械、器具和物品，应首选压力蒸汽灭菌法；耐热的油剂类和干粉类等应采用干热灭菌法。

（2）不耐热、不耐湿的物品，宜采用低温灭菌法，如环氧乙烷灭菌、过氧化氢低温等离子体灭菌或低温甲醛蒸汽灭菌等。

（3）金属器械的浸泡灭菌，应选择腐蚀性小的灭菌剂，同时注意防锈。

（4）物体表面消毒，应考虑表面性质，光滑表面宜选择合适的消毒剂擦拭或紫外线消毒灯近距离照射；多孔材料表面宜采用浸泡或喷雾消毒法。

（四）医院日常的清洁、消毒、灭菌

1. 预防性和疫源性消毒

（1）预防性消毒：指在未发现明显传染源的情况下，为预防感染的发生对可能被病原微生物污染的环境、物品、个体等进行消毒及对粪便和污染物的无害化处理。

（2）疫源性消毒：指有传染源或曾经存在病原微生物污染的情况下，为预防感染播散而进行的消毒，包括随时消毒和终末消毒。① 随时消毒是指直接在患者或带菌者周围进行，随时杀灭

或清除由传染源排出的病原微生物；② 终末消毒是指传染源已离开疫源地，杀灭其遗留下来的病原微生物，应根据消毒对象及其污染情况选择适宜的消毒方法。

2. 环境消毒　医院环境常被患者、隐性感染者或带菌者排出的病原微生物污染，构成感染的媒介。因此，医院环境的清洁与消毒是控制医院感染的基础。

（1）环境空气消毒：从空气消毒的角度，可将医院环境分为4类，其包括的内容及可采用的空气消毒方法如下所示。

1）Ⅰ类环境：包括层流洁净手术室、层流洁净病房和无菌药物制剂室等，采用层流通风法使空气净化。

2）Ⅱ类环境：包括普通手术室、产房、新生儿室、烧伤病房、ICU等，采用低臭氧紫外线灯制备的空气消毒器或静电吸附式空气消毒器进行空气消毒。

3）Ⅲ类环境：包括儿科病房、妇产科检查室、注射室、换药室、化验室、各类普通病房和诊室等，除可采用Ⅱ类环境中的空气消毒方法外，还可采用臭氧、紫外线灯、化学消毒剂熏蒸或喷雾、中草药空气消毒剂喷雾等空气消毒方法。

4）Ⅳ类环境：包括普通门（急）诊及其检查、治疗室；感染性疾病门诊和病区，可采用Ⅱ类和Ⅲ类环境中的空气消毒方法。

（2）环境表面消毒

1）地面：无明显污染，可用湿式清扫；被病原微生物污染，可用消毒剂湿拖擦洗或喷洒地面。

2）墙面：通常不需要常规消毒，被病原微生物污染时，可用化学消毒剂喷洒或擦拭。

3）各类物品表面：室内用品如桌子、椅子、床头柜、床栏、门把手、治疗车等的表面无明显污染时，每日要清洁消毒，当受到肉眼可见污染时应及时清洁消毒。

3. 被服类消毒　各科患者用过的被服可集中送到被服室，经环氧乙烷灭菌后，再送洗衣房清洗，备用。如无条件成立环氧乙烷灭菌间，可根据物品的不同，采用不同的消毒方法：① 棉织品如患者的床单、病员服经一般洗涤后高温消毒；② 毯子、棉胎、枕芯、床垫可用日光暴晒或紫外线消毒；③ 感染患者的被服应与普通患者的被服分开清洗和消毒；④ 工作人员的工作服及值班室被服应与患者的被服分开清洗和消毒。

4. 皮肤和黏膜消毒　皮肤和黏膜是人体的防御屏障，其表面有一定数量的微生物，有一些是致病性微生物或机会致病菌。皮肤和黏膜消毒时应注意：① 医务人员应加强手卫生，以避免交叉感染；② 患者皮肤、黏膜的消毒应根据不同的部位、病原微生物污染的情况选择相应的消毒剂。

5. 器械物品的清洁、消毒、灭菌　医疗器械及其他物品是导致医院感染的重要途径之一，必须根据医院不同种类危险性用品的消毒、灭菌原则进行清洁、消毒、灭菌。

6. 医院污物、污水的处理　医院污物主要指医疗废物和生活垃圾。① 医疗废物：在诊疗、卫生处理过程中产生的废弃物，包括感染性废物、病理性废物、损伤性废物、药物性废物、化学性废物等五类。② 生活垃圾：患者生活过程中产生的排泄物及垃圾。为防止医院感染发生，医院废弃物应严格管理，根据废弃物的种类实施不同的收集处理办法：黑色袋装生活垃圾，黄色袋装医疗废物，红色袋装放射性废物，专用的黄色锐器盒装损伤性废物。

医院污水包括医疗污水、生活污水和地面雨水，医院应建立集中污水处理系统并遵照相关规定按污水种类分开排放。

（五）医院清洁、消毒、灭菌的监测

消毒效果的监测是评价医院消毒设备运转是否正常、消毒剂是否有效、消毒方法是否合理、消毒是否达标的唯一手段。从事医院消毒效果监测的人员应经过专业培训，选择合适的采样时间并严格遵循操作规程。

1. 各类环境空气、物体表面、医务人员手的消毒卫生标准 Ⅰ类、Ⅱ类环境中不得检出金黄色葡萄球菌、大肠埃希菌及铜绿假单胞菌。Ⅲ类、Ⅳ类环境中不得检出金黄色葡萄球菌及大肠埃希菌。早产儿室、新生儿室、母婴同室及儿科病房的物品表面和医务人员的手，不得检出沙门菌、溶血性链球菌、金黄色葡萄球菌及大肠埃希菌。各类环境空气、物体表面卫生标准见表4-2-3。

▼ 表4-2-3　各类环境空气、物品表面菌落总数卫生标准

环境类别		空气平均菌落数[①]		物体表面平均菌落数
		CFU/皿	CFU/m³	CFU/cm²
Ⅰ类环境	洁净手术室 其他洁净场所	符合GB 50333—2013要求[②] ≤4.0（30min）[③]	≤150 ≤150	≤5 ≤5
Ⅱ类环境		≤4.0（15min）	—	≤5
Ⅲ类环境		≤4.0（5min）	—	≤10
Ⅳ类环境		≤4.0（5min）	—	≤10

注：① CFU/皿为直径9cm平板暴露法，CFU/m³为空气采样器法。
　　②《医院洁净手术部建筑技术规范》（GB 50333—2013），2014年6月1日起实施，其中规定，洁净手术部用房等级为四级，其菌落要求根据手术区和周边区而不相同。
　　③ 平板暴露法检测时的平板暴露时间。

2. 器械物品消毒效果监测 高度危险性医疗用品必须无菌，不得检出任何微生物。中度危险性医疗用品细菌菌落总数应≤20CFU/g或≤20CFU/100cm²，致病性微生物不得检出。低度危险性医疗用品细菌菌落总数应≤200CFU/g或≤200CFU/100cm²，致病性微生物不得检出。

3. 消毒剂的监测 定期测定消毒剂中的有效成分，使用中灭菌用消毒液"无菌生长；使用中皮肤黏膜消毒液染菌量：≤10CFU/ml，其他使用中消毒液染菌量≤100CFU/ml。

4. 餐具消毒效果的监测 采用灭菌滤纸片在消毒后、使用前进行检测，细菌总数≤5CFU/cm²，HBV表面抗原（HBsAg）阴性，未检出大肠埃希菌及致病菌为消毒合格。

5. 卫生洁具消毒效果监测 不得检出致病菌，HBsAg阴性。

6. 饮水消毒效果监测 细菌总数<100个/ml，大肠埃希菌<3个/L。

7. 洗衣房衣物、医用污物消毒效果监测 不得检出致病菌。

（六）消毒供应中心工作

消毒供应中心是医院内承担各科室所有重复使用诊疗器械、器具和物品清洗、消毒、灭菌，

以及无菌物品供应的部门，其工作质量与医院感染的发生密切相关，直接影响医疗护理质量和患者安全。医院消毒供应中心工作应遵循有关管理规范（WS 310.1—2016～WS 310.3—2016）。

1. 消毒供应中心的设置

（1）建筑原则：消毒供应中心的新建、扩建和改建，应遵循医院感染预防与控制的原则，遵守国家法律法规对医院建筑和职业防护的相关要求。建筑面积应符合医院建设方面有关规定，并兼顾未来发展规划的需要。

（2）基本要求：消毒供应中心宜接近手术室、产房和临床科室或与手术室有物品直接传递专用通道；周围环境应清洁、无污染源，区域相对独立，内部通风、采光良好。

2. 消毒供应中心的布局　应当遵循环境卫生学和医院感染管理，做到布局合理、分区明确、标识清楚、洁污分流、不交叉、不逆流，分为工作区域和辅助区域。

（1）工作区域：包括去污区、检查包装及灭菌区（含独立的敷料制备或包装间）和无菌物品存放区。工作区域划分应遵循的基本原则：① 物品由污到洁，不交叉、不逆流；② 空气流向由洁到污，去污区保持相对负压，检查包装及灭菌区保持相对正压。

去污区、检查包装及灭菌区和无菌物品存放区之间应设实际屏障；各区之间应设洁、污物品传递通道，并分别设人员出入缓冲间（带）。缓冲间（带）应设洗手设施，采用非手触式水龙头开关。无菌物品存放区内不应设洗手池。检查包装及灭菌区的专用洁具间应采用封闭式设计。

工作区域温度、相对湿度、机械通风的换气次数符合要求。

工作区域的天花板、墙壁应无裂隙，不落尘，便于清洗和消毒；地面与墙面踢脚及所有阴角均应为弧形设计；电源插座应采用防水安全型；地面应防滑、易清洗、耐腐蚀；地漏应采用防返溢式；污水应集中至医院污水处理系统。

（2）辅助区域：包括工作人员更衣室、值班室、办公室、休息室、卫生间等。

3. 消毒供应中心的设备、设施

（1）清洗消毒设备及设施：医院应根据消毒供应中心的规模、任务及工作量，合理配置清洗消毒设备及配套设施。

（2）应配有污物回收器具、分类台、手工清洗池、压力水枪、压力气枪、超声清洗装置、干燥设备及相应清洗用品等。

（3）宜配备机械清洗消毒设备。

（4）检查、包装设备：应配有带光源放大镜的器械检查台、绝缘性能检测仪、包装台、器械柜、敷料柜、包装材料切割机、医用热封机及清洁物品装载设备等。

（5）灭菌设备及设施：应配有压力蒸汽灭菌器、洁净蒸汽发生器、无菌物品装、卸载设备等。根据需要配备灭菌蒸汽发生器、干热灭菌和低温灭菌装置。各类灭菌设备应符合国家相关标准，并设有配套的辅助设备。

（6）储存、发放设施：应配备无菌物品存放设施和洁净密闭运送车及器具等。

（7）防护用品：根据工作岗位的不同需要，应配备相应的个人防护用品，包括圆帽、口罩、防水隔离衣/围裙、防刺伤手套、专用鞋、护目镜、防噪声耳塞、面罩等。去污区应配置洗眼装置。

4. 消毒供应中心的工作内容　包括回收、分类、清洗、消毒、干燥、器械检查与保养、包装、灭菌、储存及无菌物品发放。

（1）回收：重复使用的诊疗器械、器具和物品与一次性使用物品分开放置，直接置于封闭的容器中，由消毒供应中心集中回收处理。被朊病毒、气性坏疽及突发原因不明的传染性病原体污染的诊疗器械、器具和物品，使用者应双层包装并标明感染性疾病的名称，由消毒供应中心单独回收处理。不在诊疗场所对污染器械、器具和物品进行清点交接。回收运送工具每次使用后应清洗、消毒，干燥备用。

（2）分类：应在消毒供应中心的去污区进行诊疗器械、器具和物品的清点、核查；应根据器械的物品材质、精密程度等进行分类处理。

（3）清洗：清洗方法包括机械清洗、手工清洗。清洗步骤包括冲洗、洗涤、漂洗、终末漂洗。消毒剂和酶浓度比例达标，按规定及时更换。

（4）消毒：清洗后的器械、器具和物品应进行消毒处理，方法首选机械热力消毒，也可采用75%乙醇、酸性氧化电位水或其他取得国家许可的消毒剂进行消毒。

（5）干燥：首选干燥设备进行干燥处理；无干燥设备及不耐热的器械、器具和物品使用消毒低纤维絮擦布、压力气枪或≥95%乙醇进行干燥处理；管腔类器械使用压力气枪进行干燥处理。

（6）器械检查和保养：应采用目测或使用带光源的放大镜对干燥后的每件器械、器具和物品进行检查。要求器械表面及关节、齿牙处光洁，无血渍、污渍、水垢等残留物质和锈斑，功能完好，无损毁。应使用润滑剂进行器械保养，不应使用液状石蜡等非水溶性的产品作为润滑剂。

（7）包装：包括装配、包装、封包、注明标识等步骤。器械与敷料应分室包装。① 包装前应依据器械装配技术规程，核对器械的种类、规格和数量，拆卸的器械应组装。② 手术器械应摆放在篮筐或有孔盘中配套包装；盆、盘、碗等单独包装；轴节类器械不应完全锁扣；有盖的器皿应开盖；摆放的物品应隔开，开口朝向一致；管腔类物品应盘绕放置并保持管腔通畅；精细器械、锐器等应采取保护措施。③ 包装方法分为闭合式和密封式两种。手术器械如采用闭合式包装，2层包装材料分2次包装；密封式包装使用纸袋、纸塑料等；普通棉布包装材料应无破损，无污渍，一用一清洗；硬质容器的使用遵循操作说明。④ 封包：包外设有灭菌化学指示物；高度危险性物品包内放置化学指示物；如果透过包装材料可以直接观察包内灭菌化学指示物的颜色变化，则不必放置包外灭菌化学指示物；使用专用胶带或医用热封机封包，应保持闭合完好性，胶带长度与灭菌包体积、重量相适宜，松紧适度；纸塑袋、纸袋等密封包的密封宽度应≥6mm，包内器械距包装袋封口≥2.5cm；硬质容器应设置安全闭锁装置，无菌屏障完整性破坏后应可识别。⑤ 标识：需注明物品名称、数量、灭菌日期、失效日期、包装者等，具有可追溯性。⑥ 压力蒸汽灭菌包重量和体积符合规定。

（8）灭菌：根据物品的性质选择适宜有效的灭菌方法，耐热、耐湿的器械、器具和物品首选压力蒸汽灭菌；耐热、不耐湿，蒸汽或气体不能穿透的物品如油脂和粉剂等采用干热灭菌；不耐热、不耐湿的器械、器具和物品采用低温灭菌方法，如环氧乙烷灭菌、过氧化氢气体等离子体低温灭菌、低温甲醛蒸汽灭菌。灭菌后按要求卸载，并且待物品冷却，检查包外化学指示物变色情况及包装的完整性和干燥情况。

（9）无菌物品储存：灭菌后物品分类、分架存放在无菌物品存放区；一次性使用的无菌物品应去除外包装后进入无菌物品存放区；物品存放架或柜应距地面高度≥20cm，距离墙≥5cm，距天花板≥50cm。物品放置应固定位置，设置标识；定期检查、盘点、记录，在有效期内发放。

（10）无菌物品发放：接触无菌物品前应先洗手或手消毒；无菌物品发放时，应遵循"先进先出"的原则，确认无菌物品的有效性和包装的完整性；记录无菌物品出库日期、名称、数量、灭菌日期、失效日期、物品领用科室等；发放记录应具有可追溯性。运送无菌物品的器具使用后，应清洁处理，干燥存放。

5. 消毒供应中心的管理　应将消毒供应中心纳入医院建设规划，将其工作管理纳入医疗质量管理体系。消毒供应中心应建立健全岗位职责、操作规程、消毒隔离、质量管理、监测、设备管理、器械管理（包括外来医疗器械）及职业安全防护等管理制度和突发事件的应急预案；加强信息化建设；建立追溯制度；完善质量控制过程的相关记录；同时建立与相关科室联系制度。医院根据消毒供应中心的工作量及岗位需求合理配备具有执业资格的护士、消毒员和其他工作人员。所有人员均应接受相应的岗位培训，正确掌握预防与控制医院感染的相关标准、规范、知识与技能，同时根据专业发展，开展继续教育培训，更新知识。

第三节　无菌技术

一、概述

无菌技术（aseptic technique）是指在医疗护理操作过程中，防止一切微生物侵入人体和防止无菌物品、无菌区域被污染的操作技术。

（一）基本概念

1. 无菌区（aseptic area）　指经过灭菌处理且未被污染的区域。

2. 非无菌区（non-aseptic area）　指未经过灭菌处理或虽经过灭菌处理但又被污染的区域。

3. 无菌物品（aseptic supply）　指经过灭菌后保持无菌状态的物品。

4. 非无菌物品（non-aseptic supply）　指未经过灭菌处理或虽经过灭菌后又被污染的物品。

（二）无菌技术操作原则

1. 环境清洁、宽敞　① 操作环境应清洁、宽敞、定期消毒；② 操作台清洁、干燥、平坦，物品放置合理；③ 进行无菌技术操作前半小时停止清扫工作，减少走动，防止尘埃飞扬。

2. 工作人员仪表符合要求　无菌操作前工作人员应着装整洁，修剪指甲，洗手，戴口罩，必要时穿无菌衣，戴无菌手套。

3. 无菌物品管理有序规范　① 存放环境：适宜的室内环境要求温度低于24℃，相对湿度<70%，机械通风换气4~10次/h；无菌物品应存放于无菌包或无菌容器内，并置于高出地面20cm、距离天花板超过50cm、离墙远于5cm处的物品存放柜或架上，以减少来自地面、屋顶和

墙壁的污染。② 标识清楚：无菌包或无菌容器外需标明物品名称、灭菌日期；无菌物品必须与非无菌物品分开放置，并有明显标志。③ 使用有序：无菌物品通常按失效期先后顺序摆放取用；必须在有效期内使用，可疑污染、污染或过期应重新灭菌。④ 储存有效期：使用纺织品材料包装的无菌物品如符合存放环境要求，有效期宜为14日，否则一般为7日；医用一次性纸袋包装的无菌物品，有效期宜为30日；使用一次性医用皱纹纸、一次性纸塑袋、医用无纺布或硬质密封容器包装的无菌物品，有效期宜为180日；由医疗器械生产厂家提供的一次性使用无菌物品遵循包装上标识的有效期。

4. 操作中应保持无菌观念 ① 明确无菌区、非无菌区、无菌物品、非无菌物品，非无菌物品应远离无菌区；② 进行无菌操作时，操作者身体应与无菌区保持一定距离；③ 取放无菌物品时，操作者应面向无菌区；④ 取用无菌物品时应使用无菌持物钳，手臂须保持在腰部水平或治疗台面以上，不可跨越无菌区域，手不可接触无菌物品；⑤ 无菌物品一经取出，即使未使用，也不可放回无菌容器内；⑥ 不可面向无菌区谈笑、咳嗽、打喷嚏；⑦ 无菌物品疑有污染或已被污染，应予更换并重新灭菌；⑧ 一套无菌物品只供一位患者使用一次。

二、手卫生

在临床实践中医务人员的手经常直接或间接地与污染物品或患者接触，如不加强手卫生容易引起医院感染的发生。为保障患者安全，提高医疗护理质量，防止交叉感染，应加强医务人员手卫生的规范化管理，提高医务人员手卫生的依从性。

（一）概念

1. 手卫生（hand hygiene） 是医务人员洗手、卫生手消毒和外科手消毒的总称。

2. 洗手（hand-washing） 指医务人员用流动水和洗手液洗手，去除手部皮肤污垢、碎屑和部分致病菌的过程。

3. 卫生手消毒（antiseptic hand rubbing） 医务人员用手消毒剂揉搓双手，以减少手部暂居菌的过程。

4. 外科手消毒（surgical hand antisepsis） 外科手术前医护人员用流动水和洗手液揉搓冲洗双手、前臂至上臂下1/3，再用手消毒剂清除或者杀灭手部、前臂至上臂下1/3暂居菌和减少常居菌的过程。

（二）手卫生的管理与基本要求

《医务人员手卫生规范》（WS/T 313—2019）是医疗机构在医疗活动中管理和规范医务人员手卫生的行动指南。

1. 明确职责 医疗机构应明确医院感染管理、医疗管理、护理管理及后勤保障等部门在手卫生管理工作中的职责，加强对手卫生行为的指导与管理，将手卫生纳入医疗质量考核，提高医务人员手卫生的依从性。

2. 制定制度，配备设施 医疗机构应制定并落实手卫生管理制度，配备有效、便捷、适宜的手卫生设施。

3. 定期培训 医疗机构应定期开展手卫生的全员培训，使医务人员掌握手卫生知识和正确的手卫生方法，增强其无菌观念和自我保护意识，保证手卫生效果。

4. 加强监督 对照WHO"手卫生的五个重要时刻"（接触患者前、进行无菌操作前、接触患者体液后、接触患者后、接触患者周围环境后）开展对医务人员的指导和监督。

5. 加强监测 将手卫生纳入医疗质量考核，加强对手卫生效果和手卫生依从性的监测。医疗机构应每季度对手术部（室）、产房、导管室、洁净层流病区、骨髓移植病区、器官移植病区、重症监护病房、新生儿室、母婴同室、血液透析中心、烧伤病区、感染性疾病科病区、口腔科、内镜中心等部门工作的医务人员进行手卫生消毒效果的监测。当怀疑医院感染暴发与医务人员手卫生有关时，应及时进行监测，并进行相应病原微生物的检测。手消毒剂应符合国家有关规定和《手消毒剂通用要求》（GB 27950—2020）的要求。手卫生消毒效果应达到如下要求：① 卫生手消毒，监测的细菌菌落总数应 $\leq 10CFU/cm^2$；② 外科手消毒，监测的细菌菌落总数应 $\leq 5CFU/cm^2$。

（三）手卫生设施

包括洗手池、水龙头、流动水、清洁剂、干手用品、手消毒剂等。洗手与卫生手消毒设施要求、手卫生设施的设置应方便医务人员使用，并且符合国家有关规定。

1. 流动水洗手设施 有条件的医疗机构在诊疗区域均宜配备非手触式水龙头。手术室、产房、导管室、层流洁净病房、骨髓移植病房、器官移植病房、ICU、新生儿室、母婴同室、血液透析病房、烧伤病房、感染性疾病科、口腔科、消毒供应中心等重点部门必须配备非手触式水龙头。

2. 清洁剂 通常为肥皂或含杀菌成分的洗手液。肥皂应保持清洁与干燥，盛洗手液的容器宜一次性使用，重复使用的容器应每周清洁与消毒。洗手液有浑浊或变色时及时更换，并清洁、消毒容器。

3. 干手物品或者设施 如擦手纸或干手机。

（四）洗手

洗手可清除手上99%以上的各种暂住菌，可有效切断通过手传播感染的途径。

【目的】

清除手部的污垢和大部分暂住菌，切断经过手传播感染的途径。

【操作前准备】

1. 用物准备 流动水洗手设施、清洁剂、干手物品。

2. 环境准备 清洁、宽敞。

3. 护士准备 衣帽整洁，修剪指甲，取下手上饰物，卷袖过肘。

【操作步骤】

操作步骤	要点说明
1. 湿手 调节合适水流及水温，充分浸湿双手	● 水流不可过大，以防溅湿工作服

操作步骤	要点说明
2. 揉搓双手　以清洁剂涂抹双手，按六步洗手法揉搓双手（图4-3-1），至少持续15秒。具体揉搓步骤：① 掌心相对，手指并拢相互揉搓；② 掌心对手背沿指缝相互揉搓，两手交替进行；③ 掌心相对，双手交叉沿指缝相互揉搓；④ 弯曲各手指关节，在另一手掌心旋转揉搓，两手交替进行；⑤ 一手握另一手拇指旋转揉搓，两手交替进行；⑥ 指尖在另一掌心中旋转揉搓，两手交替进行，必要时揉搓腕部	● 注意指尖、指缝、拇指、指关节等处揉搓 ● 必要时增加手腕的清洗，要求握住手腕回旋揉搓手腕部及腕上10cm，两手交替进行
3. 冲净双手　从上至下彻底用流动水冲净双手	● 流动水可避免污水沾污双手 ● 冲净双手时注意指尖向下
4. 干手　用擦手纸擦干双手或在干手机下烘干双手	

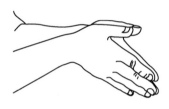

A.掌心相对，手
指并拢相互揉搓

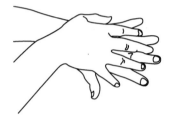

B.掌心对手背沿指缝
相互揉搓，两手交替进行

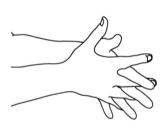

C.掌心相对，双手交
叉沿指缝相互揉搓

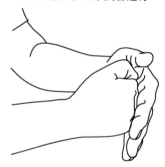

D.弯曲手指关节，在另一
掌心旋转揉搓，两手交替进行

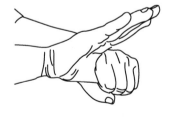

E.一手握另一手拇指
旋转揉搓，两手交替进行

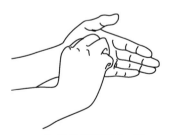

F.指尖并拢在另一掌
心中旋转揉搓，两手交替进行

▲ 图4-3-1　六步洗手法

【注意事项】

1. 当手部有血液或其他体液等肉眼可见的污染，或可能接触艰难梭菌、肠道病毒等对速干手消毒剂不敏感的病原微生物时，应用肥皂（皂液）和流动水洗手。当手部没有肉眼可见污染时，可用速干手消毒剂消毒双手来代替洗手，揉搓方法与洗手方法相同。

2. 洗手方法正确，双手的各个部位都应洗到并冲净，冲净双手时注意指尖向下。

3. 洗手指征

（1）接触患者前。

（2）清洁、无菌操作前，包括进行侵入性操作前。

（3）暴露患者体液风险后，包括接触患者黏膜、破损皮肤或伤口、血液、体液、分泌物、排泄物、伤口敷料等之后。

（4）接触患者后。

（5）接触患者周围环境后，包括接触患者周围的医疗相关器械、用具等物体表面后。

4. 戴手套不能代替手卫生，摘手套后应进行手卫生。

（五）卫生手消毒

医务人员接触污染物品或感染患者后，手常被大量细菌污染，仅一般洗手不能达到预防交叉感染的要求，必须在洗手后再进行卫生手消毒。

【目的】

清除致病性微生物，预防感染与交叉感染，避免污染无菌物品和清洁物品。

【操作前准备】

1. 用物准备　流动水洗手设施、清洁剂、干手物品、速干手消毒剂。

2. 环境准备　清洁、宽敞。

3. 护士准备　衣帽整洁，修剪指甲，取下手表、饰物，卷袖过肘。

【操作步骤】

操作步骤	要点说明
1. 洗手　按洗手步骤洗手并保持手的干燥	● 符合洗手的要点和要求
2. 取速干手消毒剂于掌心，均匀涂抹至整个手掌、手背、手指和指缝	● 保证消毒剂完全覆盖手部皮肤
3. 揉搓双手　按六步洗手法揉搓双手，直到手部干燥	● 揉搓时间至少15秒 ● 自然干燥

【注意事项】

1. 卫生手消毒前先洗手并保持手部干燥，遵循洗手的注意事项。

2. 速干手消毒剂揉搓双手时方法正确，注意手的各个部位都要揉搓到。

3. 若出现下列情况，应进行洗手，再进行卫生手消毒。

（1）接触患者的血液、体液和分泌物及被传染性致病微生物污染的物品后。

（2）直接为传染病患者进行检查、治疗、护理或处理传染病患者污物之后。

三、无菌技术基本操作方法

（一）无菌持物钳的使用

【目的】

取放和传递无菌物品，保持无菌物品的无菌状态。

【操作前准备】

1. 用物准备　合适的无菌持物钳、盛放无菌持物钳的容器。

2. 环境准备　清洁、宽敞、明亮，定期消毒。

3. 护士准备　衣帽整洁，修剪指甲，洗手，戴口罩。

（1）无菌持物钳的种类（图4-3-2）

1）卵圆钳：分直头和弯头两种，下端有两个卵圆形的小环，可用于夹取刀、剪、钳、镊、治疗碗、弯盘等。

2）三叉钳：结构和卵圆钳相似，下端较粗，呈三叉形，并以一定弧度向内弯曲，可用于夹取盆、盒、罐、骨科器械等。

3）镊子：分长镊子和短镊子两种，镊子尖端细小，使用时轻巧方便，可用于夹取棉球、缝针、纱布等。

（2）无菌持物钳的存放：每个容器只能放置一把无菌持物钳，目前临床主要使用干燥保存法，将盛有无菌持物钳的无菌干罐保存在无菌包内，在集中治疗前开包，4小时更换一次。

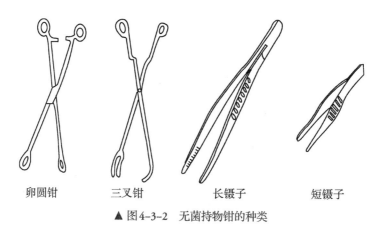

卵圆钳　　　三叉钳　　　长镊子　　　短镊子

▲ 图4-3-2　无菌持物钳的种类

【操作步骤】

操作步骤	要点说明
1. 查对　检查并核对名称、有效期及灭菌标识	● 确保在灭菌有效期内使用
2. 取持物钳	
（1）打开盛放无菌持物钳的容器盖	● 容器盖闭合时，不可从盖孔中取、放无菌持物钳

操作步骤	要点说明
（2）手持无菌持物钳上 1/3，钳端闭合，将钳移至容器中央，垂直取出，关闭容器盖	● 取、放时，钳端不可触及容器口边缘 ● 保持无菌持物钳的无菌状态
3. 用持物钳　保持钳端向下，在腰部以上视线范围内活动	● 防止无菌持物钳在空气中暴露过久而污染
4. 放持物钳　用后闭合钳端，打开容器盖，快速垂直放回容器（图4-3-3），关闭容器盖	● 第一次使用应记录打开日期、时间并签名，4小时内有效

【注意事项】

1. 严格遵守无菌操作原则。

2. 无菌持物钳只能夹取无菌物品，不可触及非无菌区及非无菌物品。

3. 不可用无菌持物钳夹取油纱布，防止油粘于钳端而影响消毒效果；不可用无菌持物钳换药或消毒皮肤，以防污染。

4. 如到远处夹取物品，应将无菌持物钳放入容器内一同移至操作处。

5. 无菌持物钳一经污染或疑有污染时，不得再放回容器内，应重新灭菌。

6. 无菌持物钳及无菌容器每4小时更换一次。

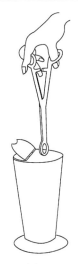

▲ 图4-3-3
取放无菌持物钳

（二）无菌容器的使用

【目的】

从无菌容器内取出无菌物品，使无菌物品保持无菌状态，用于无菌操作。

【操作前准备】

1. 用物准备

（1）无菌持物钳及其容器。

（2）无菌容器：常用的有无菌盒、罐、盘及储槽等。无菌容器内盛放灭菌器械、棉球、纱布等。

（3）记录纸、笔。

2. 环境准备　清洁、宽敞、明亮，定期消毒。

3. 护士准备　衣帽整洁，修剪指甲，洗手，戴口罩。

【操作步骤】

操作步骤	要点说明
1. 查对　检查并核对无菌物品名称、灭菌有效期及灭菌标识	● 确保在灭菌有效期内使用 ● 应同时检查无菌持物钳在有效期内
2. 打开容器盖　取物时，打开无菌容器盖，内面向上置于稳妥处或拿在手中（图4-3-4）	● 拿盖时，手不可触及盖的边缘及内面 ● 防止污染盖内面
3. 取出物品　用无菌持物钳从无菌容器内夹取无菌物品	● 无菌持物钳及物品不可触及容器边缘
4. 关闭容器盖　取物后立即将容器盖盖严	● 避免容器内无菌物品在空气中暴露过久

操作步骤	要点说明
5. 手持容器　手持无菌容器（如治疗碗）时应托住容器底部（图4-3-5）	● 第一次使用，应记录开启日期、时间并签名，24小时内有效

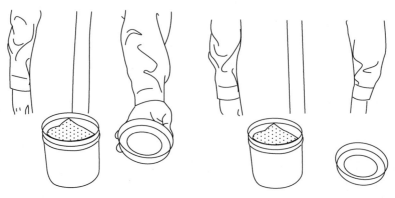

▲ 图4-3-4　打开无菌容器盖

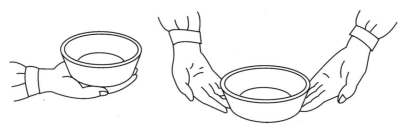

▲ 图4-3-5　手持治疗碗

【注意事项】

1. 严格遵循无菌操作原则。

2. 移动无菌容器时，应托住底部，手指不可触及无菌容器的内面和边缘。

3. 从无菌容器内取出的无菌物品，即使未使用，也不得再放回无菌容器内。

4. 无菌容器应定期消毒，一经打开，使用时间不超过24小时。

（三）无菌包的使用

【目的】

从无菌包内取出无菌物品，使无菌物品保持无菌状态，供无菌操作使用。

【操作前准备】

1. 用物准备

（1）无菌持物钳及其盛放容器、盛放无菌包内物品的容器或区域。

（2）无菌包：内放无菌治疗巾、敷料、器械等。无菌包灭菌前应妥善包好，将需灭菌的物品放于包布中央，用包布近侧一角盖住物品，左右两角先后盖上并将角尖向外翻折，盖上最后一角后用化学指示胶带贴妥（图4-3-6），再贴上注明物品名称及灭菌日期的标签，灭菌后注明灭菌时间。

（3）记录纸、笔。

2. 环境准备　清洁、宽敞、明亮，定期消毒。

3. 护士准备　衣帽整洁，修剪指甲，洗手，戴口罩。

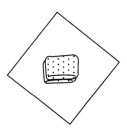

A. 灭菌物品放于包布中央

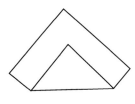

B. 用包布近侧一角盖住物品

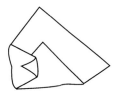

C. 盖住左角，角尖向外翻折

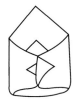

D. 盖住右角，角尖向外翻折

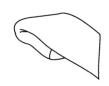

E. 盖上最后一角

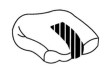

F. 贴化学指示胶带

▲ 图4-3-6　无菌包包扎法

【操作步骤】

操作步骤	要点说明
1. 查对　检查并核对无菌包名称、灭菌日期、灭菌标识，检查有无潮湿或破损	● 超过有效期或潮湿破损不可使用 ● 应同时检查无菌持物钳在有效期内
2. 根据包内物品取出的量使用无菌包	
▲取出包内部分物品	
（1）放置：将无菌包平放在清洁、干燥、平坦处	● 不可放在潮湿处，以免污染
（2）开包：手接触包布四角外面，依次解开四角	● 打开包布时，手不可触及包布内面
（3）取物：用无菌持物钳夹取所需物品，放在准备好的无菌区域内	● 取物品时，不可跨越无菌区
（4）回包：按原折痕包好	
（5）记录：注明开包日期及时间并签名	● 无菌包开启后，有效期为24小时
▲取出包内全部物品	
（1）开包：将无菌包托在手上打开，另一手打开包布四角并捏住	
（2）放物：稳妥地将包内物品放入事先准备的无菌区域内（图4-3-7）或递给术者	● 投放时，手托包布使无菌面朝向无菌区域
（3）整理：将包布折叠放妥	

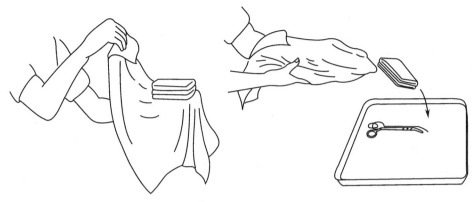

▲ 图4-3-7　一次性取出无菌包内物品

【注意事项】

1. 严格遵循无菌操作原则。

2. 打开包布时手只能接触包布四角的外面，不可触及包布内面，不可跨越无菌区。

3. 无菌包内物品未用完，应按原折痕包好，注明开包日期及时间，限24小时内使用。

4. 无菌包应定期消毒灭菌，有效期一般为7日；如包内物品超过有效期、被污染或包布受潮应重新灭菌。

（四）取用无菌溶液法

【目的】

从无菌溶液瓶里取无菌溶液，供无菌操作使用。

【操作前准备】

1. 用物准备

（1）无菌溶液、启瓶器、弯盘。

（2）盛装无菌溶液的容器。

（3）治疗盘内盛棉签、消毒溶液、笔。

2. 环境准备　清洁、宽敞、明亮，定期消毒。

3. 护士准备　衣帽整洁，修剪指甲，洗手，戴口罩。

【操作步骤】

操作步骤	要点说明
1. 清洁　取盛有无菌溶液的密封瓶，擦净瓶身	
2. 查对　检查并核对无菌溶液的名称、剂量、浓度及有效期，瓶盖有无松动，瓶身有无裂痕，溶液有无沉淀、混浊、絮状物或变色	● 确定溶液正确 ● 对光检查溶液质量 ● 应同时检查无菌棉签是否在有效期内
3. 打开瓶塞　用启瓶器撬开瓶盖，消毒瓶塞，待干后将瓶塞打开	● 手不可触及瓶口及瓶塞内面，防止污染

操作步骤	要点说明
4. 倒取溶液　手拿溶液瓶，瓶签朝向掌心，倒出少量溶液旋转冲洗瓶口后，再由原处倒出无菌溶液至无菌容器中（图4-3-8）	● 避免沾湿瓶签 ● 倾倒溶液时，勿使瓶口接触容器口周围
5. 盖上瓶塞　倒好溶液后立即塞好瓶塞	
6. 记录　在瓶签上注明开瓶日期及时间	● 已开启的溶液瓶内溶液只作为清洁溶液使用，有效期为24小时

【注意事项】

1. 严格遵循无菌操作原则。

2. 倾倒溶液时，不可直接接触无菌溶液瓶口；不可将物品伸入无菌溶液瓶内蘸取溶液；已倒出的溶液，虽未使用也不得倒回瓶内，以免污染剩余溶液。

（五）铺无菌盘法

【目的】

将无菌治疗巾铺在洁净、干燥的治疗盘内，形成无菌区域，放置无菌物品，供无菌操作使用。

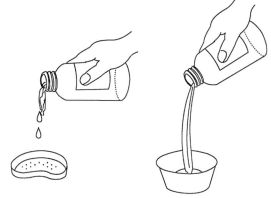

A. 冲洗瓶口　　B. 倒无菌溶液至无菌容器中

▲ 图4-3-8　倒取无菌溶液法

【操作前准备】

1. 用物准备

（1）盛有无菌持物钳的无菌罐、盛放治疗巾的无菌包、无菌物品。无菌包内治疗巾的折叠有两种方法：① 纵折法，治疗巾纵折两次，再横折两次，开口边向外（图4-3-9）；② 横折法，治疗巾横折后纵折，再重复一次（图4-3-10）。

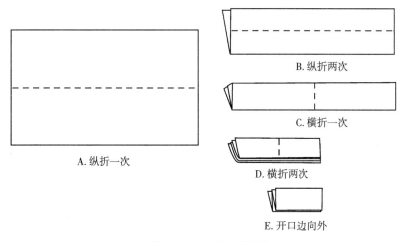

A. 纵折一次

B. 纵折两次

C. 横折一次

D. 横折两次

E. 开口边向外

▲ 图4-3-9　治疗巾纵折法

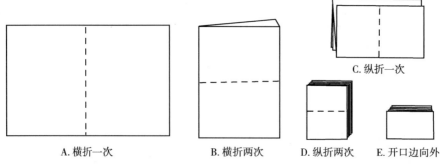

C.纵折一次

A.横折一次　　　　B.横折两次　　D.纵折两次　　E.开口边向外

▲图4-3-10　治疗巾横折法

（2）治疗盘、记录纸、笔。

2. 环境准备　清洁、宽敞、明亮，定期消毒。

3. 护士准备　衣帽整洁，修剪指甲，洗手，戴口罩。

【操作步骤】

操作步骤	要点说明
1. 查对　检查并核对无菌包及无菌物品名称、灭菌日期、有效期、灭菌标识，有无潮湿或破损	应同时检查无菌持物钳在有效期内
2. 取治疗巾　打开无菌治疗巾包，用无菌持物钳取出一块治疗巾放在治疗盘内	● 如包内治疗巾未用完则按原折痕包好，注明开包日期和时间，限24小时内使用
3. 铺治疗盘	
▲单层底铺法	
双手捏住无菌巾上层外面两角，轻轻抖开，将其双折铺于治疗盘上，将上层折成扇形，边缘向外（图4-3-11），放入无菌物品后，上层盖上，上下层边缘对齐。开口处向上翻折两次，两侧边缘分别向下折一次，露出治疗盘边缘	● 手不可触及无菌巾内面 ● 不可跨越无菌区 ● 保持物品无菌
▲双层底铺法	
双手捏住治疗巾一边外面两角，轻轻抖开，从远到近3折成双层底，上面呈扇形折叠，开口边向外（图4-3-12）放入无菌物品后，拉平扇形折叠层，盖于物品上，边缘对齐	● 手不可触及无菌巾内面 ● 不可跨越无菌区 ● 保持物品无菌
4. 记录　注明铺盘名称及时间，并签名	● 铺好的无菌盘4小时内有效

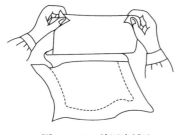

▲图4-3-11　单层底铺法

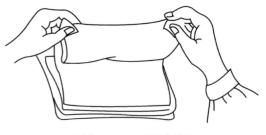

▲图4-3-12　双层底铺法

【注意事项】

1. 严格遵循无菌操作原则。

2. 铺无菌盘区域须清洁、干燥，无菌巾避免潮湿、污染。

3. 铺盘时非无菌区和身体应与无菌盘保持适当距离，手不可触及无菌巾内面，不可跨越无菌区。

4. 铺好的无菌盘应尽早使用，有效期不超过4小时。

（六）戴、脱无菌手套法

【目的】

进行严格医疗护理操作时确保无菌效果，预防经医务人员的手传播疾病和污染环境。

【操作前准备】

1. **用物准备**　无菌手套、弯盘。

2. **环境准备**　清洁、宽敞、明亮，定期消毒。

3. **护士准备**　衣帽整洁，修剪指甲，取下手表，洗手，戴口罩。

【操作步骤】

操作步骤	要点说明
1. 查对　检查并核对无菌手套号码、灭菌日期及包装是否完整	● 选择适合操作者手掌大小的号码
2. 取手套　将手套袋平放于清洁、干燥处并打开	● 手套放置（图4-3-13）
3. 戴手套	
▲分次戴法 （1）一手掀开手套袋开口处，另一只手捏住手套反折部分（手套内面）取出手套，对准五指戴上（图4-3-14）	● 戴手套时，防止手套外面（无菌面）触及任何非无菌物品
（2）未戴手套的手掀起另一只袋口，再以戴好手套的手指插入另一只手套的反折内面（手套外面），取出手套，同法戴好	● 已戴手套的手不可触及未戴手套的手及另一手套的内面（非无菌面）；未戴手套的手不可触及手套的外面戴好手套的手保持在腰部以上水平、视线范围
▲一次性戴法 （1）两手同时掀开手套袋开口处，分别捏住两只手套的反折部分，取出手套	● 要点同分次戴法
（2）将两手套五指对准，先戴一只手，再以戴好手套的手指插入另一只手套的反折内面，同法戴好（图4-3-15）	
4. 调整　将手套的翻边扣套在工作服衣袖外面，双手对合交叉检查是否漏气，并调整手套位置	
5. 脱手套　操作完毕，一手捏住另一手套的腕部外面，翻转脱下；再将脱下手套的手伸入另一只手套内，将其往下翻转脱下	● 注意勿使手套外面（污染面）接触皮肤
6. 处理　将用过的手套放入医疗废物袋内，按医疗废物处理	● 弃置手套后清洁双手

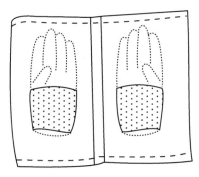

▲ 图4-3-13　无菌手套的放置

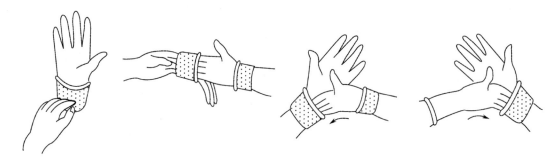

A.一手捏住一只手套的反折部分，B.戴好手套的手指插入另一　C.将一只手套的翻边扣　D.将另一只手套的翻边扣套
　另一手对准五指戴上手套　　只手套的反折内面　　　套在工作服衣袖外面　　在工作服衣袖外面

▲ 图4-3-14　分次戴无菌手套法

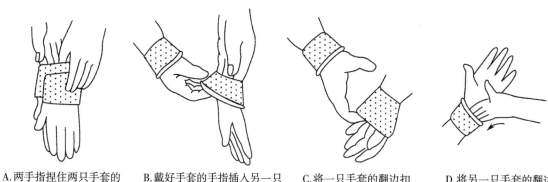

A.两手指捏住两只手套的　　B.戴好手套的手指插入另一只　C.将一只手套的翻边扣　　D.将另一只手套的翻边
　反折部分，对准五指　　　　手套的反折内面　　　　套在工作服衣袖外面　　扣套在工作服衣袖外面

▲ 图4-3-15　一次性戴无菌手套法

【注意事项】

1. 严格遵循无菌操作原则。

2. 注意修剪指甲以防刺破手套，选择适合手掌大小的手套尺码。

3. 戴手套后，手臂不可下垂，双手应始终保持在腰部或操作台面以上视线范围内的水平；如发现破损或可疑污染，应立即更换。

4. 脱手套时应翻转脱下，避免强拉。脱手套后应洗手。

5. 诊疗护理不同患者之间应该更换手套；一次性手套应一次性使用；戴手套不能替代洗手，必要时进行手消毒。

第四节　隔离技术

一、概述

隔离（isolation）是采用各种方法技术，防止病原体从患者及携带者传播给他人的措施。隔离的目的就是切断感染链，将传染源、高度易感人群安置在指定地点，暂时避免和周围人群接触。防止病原微生物在患者、工作人员及媒介物中扩散。隔离是预防医院感染的重要措施之一。

（一）基本概念

1. 清洁区（cleaning area）　指进行传染病诊治的病区中不易受到患者血液、体液和病原微生物等物质污染及传染病患者不应进入的区域。包括医务人员的值班室、卫生间、男女更衣室、浴室，以及储物间、配餐间等。

2. 潜在污染区（potentially contaminated area）　指进行传染病诊治的病区中位于清洁区与污染区之间，有可能被患者血液、体液和病原微生物等物质污染的区域。包括医务人员的办公室、治疗室、护士站、患者用后的物品及医疗器械等的处理室、内走廊等。

3. 污染区（contaminated area）　指进行传染病诊治的病区中传染病患者和疑似传染病患者接受诊疗的区域，以及被其血液、体液、分泌物、排泄物污染物品暂存和处理的场所。包括病房、处置室、污物间，以及患者入院、出院处理室等。

4. 两通道（two passages）　指进行呼吸道传染病诊治病区中的医务人员通道和患者通道。医务人员通道、出入口设在清洁区一端，患者通道、出入口设在污染区一端。

5. 缓冲间（buffer room）　指进行呼吸道传染病诊治的病区中清洁区与潜在污染区之间、潜在污染区与污染区之间设立的两侧均有门的小室，为医务人员的准备间。

6. 负压病区　指通过特殊通风装置，使病区（病房）的空气按照由清洁区向污染区流动，病区（病房）内的压力低于室外压力。负压病区（房）排出的空气需经处理，确保对环境无害。

7. 标准预防　指基于患者的血液、体液、分泌物、非完整皮肤和黏膜均可能含有感染性因子的原则，针对所有患者和医务人员采取的一组预防感染措施，包括手卫生，根据预期可能的暴露选用手套、隔离衣、口罩、护目镜或防护面罩，以及安全注射等；也包括穿戴合适的防护用品来处理患者环境中污染的物品与医疗器械等。

（二）建筑布局与隔离要求

1. 根据患者获得感染危险性的程度，将医院分为4个区域。

（1）低危险区域：包括行政管理区、教学区、图书馆、生活服务区等。

（2）中等危险区域：包括普通门诊、普通病房等。

（3）高危险区域：包括感染性疾病科（门诊、病房）等。

（4）极高危险区域：包括手术室、ICU、器官移植病房等。

2. 不同病区建筑布局与隔离要求

（1）呼吸道传染病病区的建筑布局与隔离要求：适用于经呼吸道传播疾病患者的隔离。

1）建筑布局：应设在医院相对独立的区域，分为清洁区、潜在污染区和污染区，设立两通道和三区之间的缓冲间；缓冲间两侧的门不应同时开启，以减少区域之间空气流通；经空气传播疾病的隔离病区，应设置负压病房，病房的气压宜为–30Pa，缓冲间的气压宜为–15Pa。

2）隔离要求：各区之间界线清楚，标识明显；病房内应有良好的通风设施；各区安装适量非手触式开关的流动水洗手池；不同种类传染病患者应分室安置，疑似患者应单独安置；受条件限制的医院，同种疾病患者可安置于一室，两病床之间距离不少于1.1m。

（2）感染性疾病病区的建筑布局与隔离要求：适用于主要经接触传播疾病患者的隔离。

1）建筑布局：应设在医院相对独立的区域，远离儿科病房、ICU和生活区。设单独入口、出口和入院、出院处理室。中小型医院可在建筑物的一端设立感染性疾病病区。

2）隔离要求：应分区明确，标识清楚；不同种类的感染性疾病患者应分室安置；每间病房不应超过4人，病床间距应不少于1.1m；病房应通风良好，采取自然通风或安装通风设施，以保证病房内空气清新；应配备适量非手触式开关的流动水洗手设施。

（3）普通病区的建筑布局与隔离要求

1）建筑布局：在病区的末端，应设一间或多间隔离病房。

2）隔离要求：感染性疾病患者与非感染性疾病患者宜分室安置。受条件限制的医院，同种感染性疾病、同种病原体感染患者可安置于一室，病床间距宜大于0.8m；病情较重的患者宜单人间安置；病房床位数单排不应超过3床、双排不应超过6床。

（4）门诊的建筑布局与隔离要求

1）建筑布局：普通门诊应单独设立出入口，设置问询、预检分诊、挂号、候诊、诊断、检查、治疗、交费、取药等区域，流程清楚，路径便捷；儿科门诊应自成一区，出入方便，并设预检分诊、隔离诊查室等；感染性疾病科门诊应符合国家有关规定。

2）隔离要求：普通门诊、儿科门诊、感染性疾病科门诊宜分开挂号、候诊；诊室应通风良好，应配备适量的流动水洗手设施和/或配备速干手消毒剂；建立预检分诊制度，发现传染病患者或疑似传染病患者，应到专用隔离诊室或引导至感染性疾病科门诊诊治；可能污染的区域应及时消毒。

（5）急诊科的建筑布局与隔离要求

1）建筑布局：应设单独出入口、预检分诊、诊查室、隔离诊查室、抢救室、治疗室、观察室等；有条件的医院宜设挂号、收费、取药、化验、X线检查、手术室等；急诊观察室床间距应不小于1.2m。

2）隔离要求：应严格预检分诊制度，及时发现传染病患者及疑似患者，及时采取隔离措施；各诊室内应配备非手触式开关的流动水洗手设施和/或配备速干手消毒剂；急诊观察室应按病房要求进行管理。

（三）隔离的管理

1. **建筑布局合理，符合隔离要求**　建筑布局符合医院卫生学要求，并具备隔离预防的功能，区域划分应明确、标识清楚。

2. **实施原则**　隔离的实施应遵循"标准预防"和"基于疾病传播途径的预防"原则。

3. **人员管理**　加强隔离患者的管理，严格执行探视制度。

4. **隔离与防护知识的培训**　加强医务人员隔离与防护知识培训，使其掌握常见传染病的传播途径、隔离方式和防护技术。

（四）隔离的原则

1. **隔离标志明确，卫生设施齐全**　① 隔离病区设有工作人员与患者各自的进出门、梯道，通风系统区域化；隔离区域标识清楚，入口处配置更衣、换鞋的过渡区，并配有必要的卫生、消毒设备等。② 隔离病房门外或患者床头安置不同颜色的提示卡（卡正面为预防隔离措施，反面为适用的疾病种类）以表示不同性质的隔离；门口放置用消毒剂浸湿的脚垫，门外设立隔离衣悬挂架（柜或壁橱），备隔离衣、帽子、口罩、鞋套及手消毒物品等。

2. **严格执行服务流程，加强三区管理**　明确服务流程，保证洁、污分开，防止人员流程、物品流程交叉导致污染：① 患者及患者接触过的物品不得进入清洁区。② 患者或穿隔离衣的工作人员通过走廊时，不得接触墙壁、家具等。③ 各类检验标本应放在指定的存放盘和架上。④ 污染区的物品未经消毒处理，不得带到他处。⑤ 工作人员进入污染区时，应按规定穿隔离衣，戴帽子、口罩，必要时换隔离鞋；穿隔离衣前，必须将所需的物品备齐，各种护理操作应有计划并集中执行以减少穿脱隔离衣的次数和洗手的频率。⑥ 离开隔离病区前脱隔离衣、鞋，并消毒双手，脱帽子、口罩。⑦ 严格执行探视制度，探陪人员进出隔离区域应根据隔离种类采取相应的隔离措施，接触患者或污染物品后均必须消毒双手。

3. **隔离病房环境定期消毒，物品处置规范**　① 隔离病房应每日进行空气消毒和物品表面的消毒，应用Ⅳ类环境的消毒方法，根据隔离类型确定每日消毒的频次。② 患者接触过的物品或落地的物品应视为污染，消毒后方可给他人使用；患者的衣物、书籍、钱币等消毒后才能交予家属。③ 患者的生活用品如脸盆、痰杯、餐具、便器个人专用，每周消毒；衣服、床单、被套等消毒后清洗；床垫、被、褥等定期消毒；排泄物、分泌物、呕吐物须经消毒处理后方可排放。④ 需送出病区处理的物品分类置于黄色污物袋内，袋外要有明显标记。

4. **实施隔离教育，加强隔离患者心理护理**　① 定期进行医务人员隔离与防护知识的培训，为其提供合适、必要的防护用品，使其正确掌握常见传染病的传播途径、隔离方式和防护技术，熟练掌握隔离操作规程；同时开展患者和探陪人员的隔离知识教育，使其能主动协助、执行隔离管理。② 了解患者的心理情况，合理安排探视时间，尽量解除患者因隔离而产生的恐惧、孤独、自卑等心理反应。

5. **掌握解除隔离的标准，实施终末消毒处理**　① 传染性分泌物三次培养结果均为阴性或已度过隔离期，医生开出医嘱后，方可解除隔离；② 对出院、转科或死亡患者及其所住病房、所用物品及医疗器械等进行的消毒处理，包括患者的终末处理、病房和物品的终末处理。

患者的终末处理：患者出院或转科前应沐浴，换上清洁衣服，个人用物须消毒后才能带离隔离区；如患者死亡，衣物原则上一律焚烧，尸体须用中效以上消毒剂进行消毒处理，并用浸透消毒剂的棉球填塞口、鼻、耳、阴道、肛门等孔道，一次性尸单包裹后装入尸袋内密封再送太平间。

病房及物品的终末处理：关闭病房门窗，打开床旁桌，摊开棉被，竖起床垫，用消毒剂熏蒸或用紫外线灯照射；打开门窗，用消毒剂擦拭家具、地面；体温计用消毒剂浸泡，血压计及听诊器放熏蒸箱消毒；被服类消毒处理后再清洗。

二、隔离种类及措施

隔离预防是指在标准预防的基础上实施两类隔离，一类是基于传染源特点切断疾病传播途径的隔离，另一类是基于保护易感人群的隔离。

（一）基于传染源特点切断疾病传播途径的隔离预防

1. 接触传播的隔离与预防　接触经接触传播疾病（如肠道感染、多重耐药菌感染、皮肤感染等）的患者，在标准预防的基础上，采用接触传播的隔离与预防。

（1）接触传播的隔离标志为蓝色。

（2）患者的隔离：根据感染性疾病的类型确定入住单人隔离室或同种患者同住一个隔离病房。限制患者的活动范围，减少转运，如需要转运，应采取有效措施，减少对其他患者、医务人员和环境表面的污染。患者接触过的一切物品，如被单、衣物、换药器械等应先灭菌，再进行清洁、消毒、灭菌。被患者污染的敷料应装袋标记后送焚烧处理。

（3）医务人员的防护：① 进入隔离病房，从事可能污染工作服的操作时，应穿隔离衣；离开病房前，脱下隔离衣，按要求悬挂，每日更换清洗与消毒；使用一次性隔离衣，用后按医疗废物管理要求进行处置。接触甲类传染病应按要求穿防护服，离开病房前，脱去防护服，防护服按医疗废物管理要求进行处置。② 接触隔离患者的血液、体液、分泌物、排泄物等物质时，应戴手套；离开隔离病房前、接触污染物品后应摘除手套，洗手和/或手消毒。手上有伤口时应戴双层手套。

2. 空气传播的隔离与预防　接触经空气传播疾病（如肺结核、水痘等）的患者，在标准预防的基础上，应采用空气传播的隔离与预防。

（1）空气传播的隔离标志为黄色。

（2）患者的隔离：① 安置单间病房，无条件时相同病原体感染者可同居一室，关闭通向走廊的门窗，尽量使隔离病房远离其他病房或使用负压病房；无条件收治时，应尽快转送至有条件收治呼吸道传染病的医疗机构，并注意转运过程中医务人员的防护。② 患者病情允许时，应戴外科口罩，定期更换，并限制其活动范围。③ 患者的口鼻分泌物须经严格消毒后再倾倒，患者专用痰杯要定期消毒，被患者污染的敷料应装袋标记后焚烧或进行消毒—清洁—再消毒处理。④ 应严格空气消毒。

（3）医务人员的防护：① 严格按照区域流程，在不同的区域，穿戴不同的防护用品，离开时按要求摘脱，并正确处理使用后的物品。② 进入确诊或可疑传染病患者房间时，应戴帽子、医用防护口罩；进行可能产生喷溅的诊疗操作时，应戴护目镜或防护面罩，穿防护服，当接触患者及其血液、体液、分泌物、排泄物等物质时应戴手套。③ 根据疫情防控需要，开展工作人员的症状监测，必要时为高风险人群接种经空气传播疾病的疫苗。

3. 飞沫传播的隔离与预防　接触经飞沫传播疾病（如百日咳、白喉、流行性感冒、病毒性腮腺炎、流行性脑脊髓膜炎等）的患者，在标准预防的基础上，应采用飞沫传播的隔离与预防。

（1）飞沫传播的隔离标志为粉色。

（2）患者的隔离：① 同空气传播患者的隔离措施① ~ ③；② 患者之间、患者与探视者之间相隔距离在1m以上，探视者应戴外科口罩；③ 加强通风，或进行空气消毒。

（3）医务人员的防护：① 严格按照区域流程，在不同的区域，穿戴不同的防护用品，离开时按要求摘脱，并正确处理使用后的物品；② 与患者近距离（1m以内）接触时，应戴帽子、医用防护口罩；进行可能产生喷溅的诊疗操作时，应戴护目镜或防护面罩，穿防护服；当接触患者及其血液、体液、分泌物、排泄物等物质时应戴手套。

4. 其他传播途径疾病的隔离与预防　对经生物媒介传播的疾病，如鼠、蚤引起的鼠疫等，应根据疾病的特性，采取相应的隔离与防护措施。

传染病的隔离是在标准预防的基础上，根据疾病的传播途径（接触传播、空气传播、飞沫传播和其他途径传播）采取相应的隔离与预防措施。医务人员的防护应根据接诊患者的不同，采取不同的防护措施，防护用品的选用应按照分级防护的原则。医务人员的分级防护要求如下所示。

（1）一般防护：适用于普通门（急）诊、普通病房的医务人员。防护要求：穿工作服，戴外科口罩，根据工作需要戴乳胶手套，认真执行手卫生。

（2）一级防护：适用于发热门诊与感染性疾病科医务人员。防护要求：穿工作服，戴外科口罩和帽子，穿隔离衣，戴乳胶手套，严格执行手卫生。

（3）二级防护：适用于进入疑似或确诊呼吸道传染病患者安置地或为患者提供一般诊疗操作的医务人员，以及转运患者的司机和医务人员。防护要求：穿工作服，戴医用防护口罩、帽子、手套、穿鞋套，根据医疗机构的实际条件选择穿隔离衣或防护服，根据工作需要戴护目镜或防护面罩，严格执行手卫生。

（4）三级防护：适用于为疑似或确诊呼吸道传染病患者进行产生气溶胶的操作如气管插管、气管切开、吸痰、支气管镜检查、心肺复苏、咽拭子采样等的医务人员。防护要求：穿工作服，戴医用防护口罩和帽子，穿防护服，戴防护面罩或护目镜，戴手套，穿鞋套，严格执行手卫生。

（二）基于保护易感人群的隔离预防

以保护易感人群作为制定措施的主要依据而采取的隔离称为保护性隔离，也称反向隔离。适用于抵抗力低下或极易感染的患者，如严重烧伤、早产儿、白血病、脏器移植及免疫缺陷患者等。在标准预防的基础上采取下列隔离措施。

1. 设置专用隔离室　患者应住单间病房隔离，室外悬挂明显的隔离标志。病房内空气应保持正压通风，定时换气，地面、家具等均应严格消毒。

2. 进出隔离室要求　凡进入病房的人员应穿戴灭菌后的隔离衣、帽子、口罩、手套及拖鞋；

未经消毒处理的物品不可带入隔离区；接触患者前、后及护理另一位患者前均应洗手。

3. 探陪要求 凡患呼吸道疾病者或咽部带菌者（包括工作人员）均应避免接触患者。原则上禁止探视患者，如确需探视者进入隔离室时，应采取相应的隔离措施。

4. 污物处理 患者的引流物、排泄物、被其血液及体液污染的物品，应及时分装密闭，标记后送指定地点。

三、隔离技术基本操作

（一）帽子、口罩的使用

使用帽子、口罩可以保护患者和工作人员，避免交叉感染，并防止飞沫污染无菌物品或清洁物品。

1. 帽子的使用 帽子可防止工作人员的头屑飘落、头发散落或被污染。

2. 口罩的使用 口罩能阻止对人体有害的可见或不可见物质吸入呼吸道，也能防止飞沫污染无菌物品或清洁物品。口罩的类型：① 一次性使用医用口罩，用于覆盖住使用者的口、鼻及下颌，为阻隔口腔和鼻腔呼出或喷出污染物提供物理屏障。一般诊疗活动中可佩戴一次性使用医用口罩，作为医护人员的一般防护用。② 医用外科口罩，用于覆盖住使用者的口、鼻及下颌，为防止病原体微生物、体液、颗粒物等的直接透过提供物理屏障。医护人员在手术部（室）工作或诊疗护理免疫功能低下患者、进行有体液喷溅的操作或侵入性操作时应戴医用外科口罩。③ 医用防护口罩，用于覆盖住使用者的口、鼻及下颌，为防止病原体微生物、体液、颗粒物等的直接透过提供物理屏障，在气体流量为85L/min情况下，对非油性颗粒物过滤效率≥95%，并具有良好的密合性。接触经空气传播传染病患者、近距离（≤1m）接触飞沫传播的传染病患者或进行产生气溶胶操作时，应戴医用防护口罩。

3. 注意事项

（1）使用帽子注意事项

1）进入污染区和洁净环境前、进行无菌操作应戴帽子。

2）帽子应遮住全部头发，并保持清洁。

3）被患者血液、体液污染时，应立即更换。

4）一次性帽子应一次性使用后放入医疗废物袋内集中处理。

（2）使用口罩注意事项

1）应根据不同的操作要求选用不同种类的口罩；一般诊疗活动，可佩戴医用普通口罩；手术室工作或护理免疫功能低下患者、进行体腔穿刺等操作时应戴外科口罩；接触经空气传播或近距离接触经飞沫传播的呼吸道传染病患者时，应戴医用防护口罩。

2）佩戴口罩前后都必须清洁双手；被患者血液、体液污染时，应立即更换。

3）医用防护口罩只能一次性使用。

4）戴上口罩后，不可用污染的手触摸口罩。

5）使用后的一次性口罩放入医疗废物袋内集中处理。

（二）护目镜、防护面罩的使用

护目镜和防护面罩能防止患者的血液、体液等具有感染性物质溅入人体眼内和面部。下列情况应使用护目镜或防护面罩：① 在进行诊疗、护理操作中，可能发生患者血液、体液、分泌物等喷溅时；② 近距离接触经飞沫传播的传染病患者时；③ 为呼吸道传染病患者进行气管切开、气管插管等近距离操作，可能发生患者血液、体液、分泌物喷溅时，应使用全面型防护面罩。

佩戴前应检查有无破损，佩戴装置有无松懈；戴上护目镜或防护面罩，调节舒适度；摘下护目镜或面罩时身体应前倾，捏住靠近头部或耳的一边摘掉，放入回收或医疗废物容器内。

（三）穿、脱隔离衣

隔离衣是用于保护医务人员免受血液、体液和其他感染性物质污染，或用于保护患者避免感染的防护用品，分为一次性隔离衣和布质隔离衣。根据患者的病情、隔离种类和隔离措施，确定是否穿隔离衣。

【目的】

保护医务人员和患者，防止病原微生物播散，避免交叉感染。

【操作前准备】

1. 用物准备 隔离衣一件、手消毒用物、挂衣架。

2. 环境准备 清洁、宽敞，符合隔离要求。

3. 护士准备 衣帽整洁、整齐；修剪指甲，取下手表；卷袖过肘，洗手，戴口罩。

【操作步骤】

操作步骤	要点说明
▲穿隔离衣	●应根据诊疗工作的需要选用隔离衣 ●隔离衣后应开口，能遮盖住全部衣服和外露的皮肤
1. 取隔离衣 手持衣领取下隔离衣（图4-4-1），衣领和隔离衣内面为清洁面，将隔离衣清洁面朝向自己，污染面向外，衣领两端向外折齐，对齐肩缝，露出肩袖内口（图4-4-2）	●取隔离衣时查看隔离衣是否完好、合适，有无穿过；确定清洁面和污染面
2. 穿好衣袖 一手持衣领，另一手伸入一侧袖内，举起手臂，使手露出袖口（图4-4-3）；换手持衣领，同法穿好另一衣袖（图4-4-4）	
3. 系好衣领 两手持衣领，双手由前向后理顺领边，系好衣领（图4-4-5）	●系衣领时污染的袖口不可触及衣领、面部和帽子
4. 系好袖口 扣好袖口或系上袖带（图4-4-6）	
5. 系好腰带 自一侧衣缝腰带下5cm处，将隔离衣一边逐渐向前拉，见到衣边则捏住（图4-4-7），再依法将另一边捏住（图4-4-8），两手在背后将衣边边缘对齐（图4-4-9），向一侧折叠，按住折叠处（图4-4-10），将腰带在背后交叉，回到前面打一活结系好（图4-4-11）	●后侧边缘须对齐，折叠处不能松散 ●手不可触及隔离衣的内面 ●如隔离衣后侧下部边缘有衣扣则扣上 ●穿好隔离衣后，双臂保持在腰部以上，视线范围内；不得进入清洁区；避免接触清洁物品

操作步骤	要点说明
▲脱隔离衣	
1. 解开腰带 解开腰带在前面打一活结（图4-4-12）	● 如隔离衣后侧下部边缘有衣扣，则先解开
2. 解开袖口 解开袖口，在肘部将部分衣袖塞入工作衣袖内（图4-4-13）	● 不可使衣袖外侧塞入袖内
3. 消毒双手 消毒清洗双手，擦干	● 消毒手时不能沾湿隔离衣
4. 解开领口（图4-4-14）	● 保持衣领清洁
5. 脱下衣袖 一手伸入另一袖口内，拉下衣袖过手（遮住手）（图4-4-15），再用衣袖遮住的手在外面拉下另一衣袖（图4-4-16），两手在袖内使袖子对齐；双臂逐渐退出（图4-4-17）	● 衣袖不可污染手及手臂 ● 双手不可触及隔离衣外面
6. 挂隔离衣 双手持衣领，将隔离衣两边对齐，挂在衣钩上；不再穿的隔离衣，脱下后清洁面向外，卷好投入医疗废物袋中或回收袋内 7. 洗手 脱去隔离衣后应洗手	

【注意事项】

1. 隔离衣的长短要适合，须全部遮盖工作服；如有破损，应补好后再穿；一次性隔离衣如有破损应及时更换。隔离衣应每日更换，若潮湿或污染应立即更换；接触不同病种的患者应更换隔离衣。

2. 穿脱隔离衣过程中避免污染衣领和清洁面，始终保持衣领清洁。

3. 穿好隔离衣后，双臂保持在腰部以上，视线范围内；只能在污染区活动，不得进入清洁区，避免接触清洁物品。

4. 消毒手时不能沾湿隔离衣，隔离衣也不可触及其他物品。

5. 脱下的隔离衣如挂在潜在污染区，清洁面向外；挂在污染区则污染面向外。

6. 穿隔离衣的指征

（1）接触经接触传播的感染性疾病患者如传染病患者、多重耐药菌感染患者等时。

（2）对患者实行保护性隔离时，如大面积烧伤、骨髓移植等患者的诊疗、护理，但应穿灭菌的隔离衣。

（3）可能受到患者血液、体液、分泌物、排泄物喷溅时。

（四）穿、脱防护服

防护服是临床医务人员在接触甲类或按甲类传染病管理的传染病患者时所穿的一次性防护用品。防护服应具有良好的防水性、抗静电性和过滤效率，无皮肤刺激性，穿脱方便，袖口、脚踝口应为弹性收口。防护服分连体式和分体式两种。

下列情况应穿防护服：① 临床医务人员在接触甲类或按甲类传染病管理的传染病患者时；② 接触经空气传播或飞沫传播的传染病患者，可能受到患者血液、体液、分泌物、排泄物喷溅时。

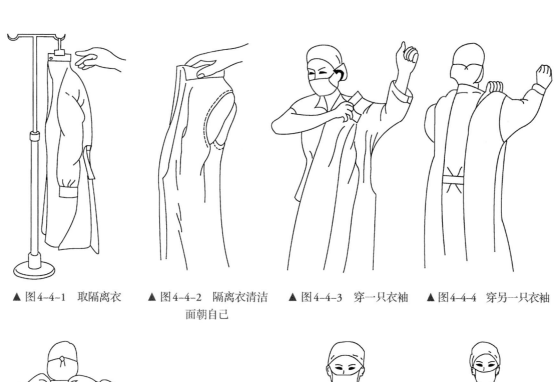

▲ 图4-4-1 取隔离衣　　▲ 图4-4-2 隔离衣清洁　　▲ 图4-4-3 穿一只衣袖　　▲ 图4-4-4 穿另一只衣袖
　　　　　　　　　　　　　　　　面朝自己

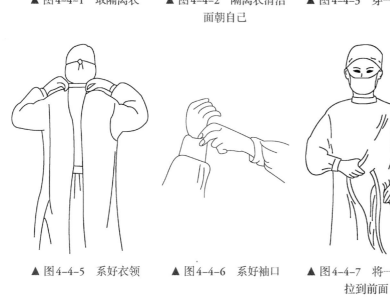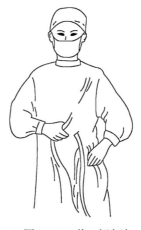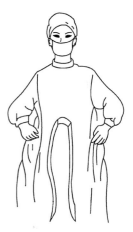

▲ 图4-4-5 系好衣领　　▲ 图4-4-6 系好袖口　　▲ 图4-4-7 将一侧衣边　　▲ 图4-4-8 将另一侧衣
　　　　　　　　　　　　　　　　　　　　　　　　　　拉到前面　　　　　　边拉到前面

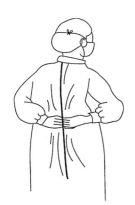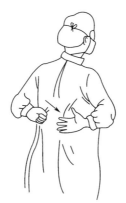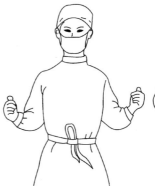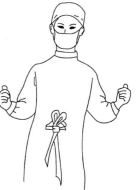

▲ 图4-4-9 将两侧衣边　　▲ 图4-4-10 将对齐的衣　　▲ 图4-4-11 系腰带　　▲ 图4-4-12 解开腰带在
　　　　　　在背后对齐　　　　　　　　边向一边折叠　　　　　　　　　　　　　　　　前面打一活结

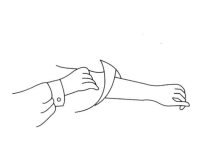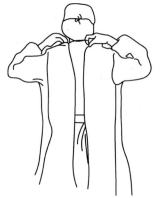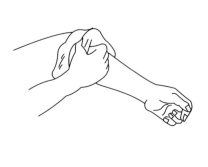

▲ 图4-4-13 解开袖口　　　　▲ 图4-4-14 解开领口　　　　▲ 图4-4-15 拉下衣袖

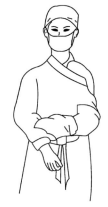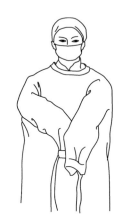

▲ 图4-4-16 一手在袖口内拉另　　　▲ 图4-4-17 双袖对齐，双臂逐
　　　　一衣袖的污染面　　　　　　　　　　渐退出隔离衣

【目的】

保护医务人员和患者，避免感染和交叉感染。

【操作前准备】

1. 用物准备　防护服一件，消毒手用物。

2. 环境准备　清洁、宽敞。

3. 护士准备　衣帽整洁；修剪指甲，取下手表；卷袖过肘，洗手，戴口罩。

【操作步骤】

操作步骤	要点说明
▲穿防护服	
1. 取衣　查对防护服	●查对防护服是否干燥、完好，大小是否合适，有无穿过；确定内面和外面
2. 穿防护服　穿下衣（图4-4-18）—穿上衣（图4-4-19）—戴帽子（图4-4-20）—拉上拉链（图4-4-21）—贴密封胶条	●无论是连体式还是分体式都遵循本顺序 ●防护服帽子要完全遮住一次性圆帽

操作步骤	要点说明
3. 脱防护服	● 勿使衣袖触及面部 ● 脱防护服前先洗手
▲脱连体防护服 （1）拉开拉链：撕掉密封胶条，将拉链拉到底（图4-4-22） （2）脱帽子：上提帽子使帽子脱离头部（图4-4-23） （3）脱衣服：先脱袖子（图4-4-24）、再脱下衣（图4-4-25），由上向下边脱边卷，污染面向里，全部脱下后卷成包裹状，置于医疗垃圾袋内	● 如戴手套，自两侧肩部下拉，拉至手肘处，双手在后边边拉边卷，污染面向里，或一手在后抓住帽顶，另一手自肩部下拉，手在衣袖内边脱边卷，最后连同手套一起脱下 ● 脱防护服过程中双手不能触及防护服外面及内层工作服
▲脱分体防护服 （1）撕掉密封胶条，拉开拉链到底 （2）脱帽子：上提帽子使帽子脱离头部 （3）脱上衣：先脱袖子，再脱上衣，将污染面向里放入医疗垃圾袋内 （4）脱下衣：由上向下边脱边卷，污染面向里，脱下后置于医疗垃圾袋内 （5）处理：将脱下的防护服丢入医疗垃圾袋内，洗手	 ● 脱防护服后洗手

【注意事项】

1. 防护服只能在规定区域内穿脱，穿前检查有无潮湿、破损，长短是否合适。

2. 接触多个同类传染病患者时，防护服可连续使用；接触不同的疑似患者时应更换防护服。

3. 防护服如有潮湿、破损或污染，应立即更换。

（五）避污纸的使用

避污纸是备用的清洁纸片，做简单隔离操作时，用避污纸垫着拿取物品，保持双手或物品不被污染，以省略消毒程序；如用清洁的手拿污染的物品、开关电灯或用污染的手拿取清洁的物品时。取避污纸时，应从页面中间抓取，不可掀页撕取，避污纸用后随即丢入医疗废物袋内；使用过程中注意保持避污纸清洁以防交叉感染。

（六）鞋套、防水围裙的使用

1. 鞋套的使用　从潜在污染区进入污染区时和从缓冲间进入负压病房时应穿鞋套。鞋套应具有良好的防水性能，并一次性使用，离开使用区域时应及时脱掉，发现破损应及时更换。

2. 防水围裙的使用　可能受到患者的血液、体液、分泌物及其他污染物质喷溅、进行复用医疗器械的清洗时，应穿防水围裙。防水围裙分为重复使用的和一次性使用的。重复使用的围裙，每班使用后应及时清洗与消毒；一次性使用的围裙应一次性使用，受到明显污染时应及时更换。

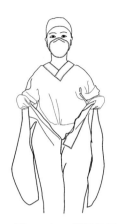

▲ 图4-4-18　穿防护服
（穿下衣）

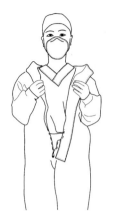

▲ 图4-4-19　穿防护服
（穿上衣）

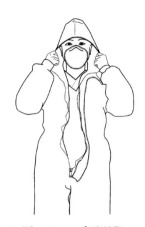

▲ 图4-4-20　穿防护服
（戴帽子）

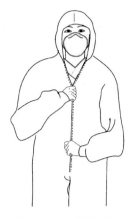

▲ 图4-4-21　穿防护服
（拉上拉链）

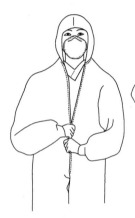

▲ 图4-4-22　脱防护服
（拉开拉链）

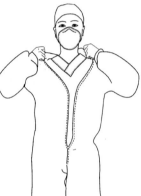

▲ 图4-4-23　脱防护服
（脱帽子）

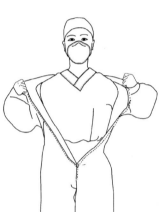

▲ 图4-4-24　脱防护服
（脱袖子）

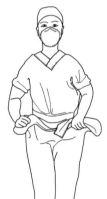

▲ 图4-4-25　脱防护服
（脱下衣）

相关链接

手卫生依从性监测方法

1. 采用直接观察法　在日常医疗护理活动中，不告知观察对象时，随机选择观察对象，观察并记录医务人员手卫生时机及执行的情况，计算手卫生依从率，以评估手卫生的依从性。

2. 观察人员　由受过专门培训的观察员进行观察。

3. 观察时间与范围　根据评价手卫生依从性的需要，选择具有代表性的观察区域和时间段；观察持续时间不宜超过20分钟。

4. 观察内容　观察前设计监测内容及表格。主要包括：① 每次观察记录观察日期和起止时间、观察地点（医院名称、病区名称等）、观察人员；② 记录观察的每个手卫生时机，包括被观察人员类别（医生、护士、护理员等）、手卫生指征、是否执行手卫生及手卫生的方法；③ 可同时观察其他内容，如手套佩戴情况、手卫生方法的正确性及错误原因；④ 观察人员可同时最多观察3名医务人员。1次观察1名医务人员不宜超过3个手卫生时机。

5. 计算手卫生依从率，并进行反馈。手卫生依从率=（手卫生执行时机数/应执行手卫生时机数）×100%。

6. 优点　可观察详细信息，如洗手、卫生手消毒、手套的使用、揉搓方法和影响消毒效果的因素。

7. 缺点　工作量大、耗时，需要合格的观察员，存在选择偏倚、霍桑效应和观察者偏倚。

（陈 英 林 婷）

学习小结

医院感染的预防与控制是保证医疗护理质量和医疗护理安全的重要内容，也是医院及医院活动的所有人员的共同责任。消毒灭菌、手卫生、无菌技术、隔离技术等是目前预防和控制感染的关键措施。在日常诊疗工作中，第一是应树立主动预防医院感染的意识；第二是保证医院医疗用品的消毒灭菌质量，切实加强清洁、消毒、灭菌及其效果监测和医务人员手卫生等工作；第三要严格执行无菌操作技术和隔离操作技术；第四加强重点部门、重点环节、高危人群与主要感染部位的医院感染管理；同时还要加大监管力度，确保预防和控制措施落到实处。

综上所述，预防和控制医院感染是一项科学、细致的工作，任何一个环节处理不当即可能造成感染的发生，危及患者健康。所以，广大护士需要不断学习相关知识，掌握基本的医院感染控制方法，工作中尽职尽责，从各个环节来降低感染发生率，朝着"零感染"的目标努力。

复习思考题

1. 医院感染发生原因及条件有哪些？

2. 患者陈某，男性，18岁，因"被毒蛇咬伤呼之不应30分钟，伴流涎"来我院急诊科就诊。体格检查：神志昏迷，呼之不应，呼吸停止，颈动脉搏动消失，双侧瞳孔散大，直径5mm，对光反射消失。立即给予心肺复苏，应用肾上腺素1mg静脉注射，每3分钟加用1次，电除颤1次。8分钟后，患者恢复自主心跳，无自主呼吸，给予经口气管插管术，术后接呼吸机通气，进行后续的如抗蛇毒血清治疗等高级生命支持，入住ICU。请问：

（1）呼吸机管道应采用何种水平的消毒、灭菌方法？

（2）手卫生的指征有哪些？

（3）ICU环境空气、物品表面菌落总数卫生标准是怎样的？

3. 单项选择题

（1）患者李某，男性，15岁，因烧伤病入院，Ⅲ度烧伤面积达60%。对该患者应采用

A. 呼吸道隔离

B. 消化道隔离

C. 保护性隔离

D. 接触隔离

E. 血液隔离

（2）下列关于戴、脱无菌手套的操作，**错误**的是

A. 戴手套前先将手洗净擦干

B. 戴手套前核对手套袋外的手套号码、灭菌日期

C. 诊疗护理不同患者之间可不换手套

D. 戴好手套后，两手置腰部水平以上

E. 脱手套时，将手套口翻转脱下

（3）以下有关穿脱隔离衣的操作，**错误**的是

A. 如果隔离衣已经被穿过，隔离衣的衣领和内面视为清洁面

B. 使用过的隔离衣如未潮湿、破损，可每周更换1次

C. 必须完全盖住工作服

D. 隔离衣潮湿后立即更换

E. 隔离衣挂在潜在污染区，污染面向外

（4）护士在下列情况中应进行卫生手消毒的是

A. 接触患者前

B. 无菌操作前

C. 外科手术前

D. 接触传染病患者的分泌物后

E. 手接触普通患者的环境之后

（5）在传染病病区，以下区域属于潜在污染区的是

A. 医护人员的值班室

B. 配餐室

C. 患者的病房

D. 患者标本的存放处

E. 护士站

（6）以下关于洗手的说法**错误**的是

A. 有效洗手可清除手部大部分暂居菌

B. 涂抹洗手液后双手至少揉搓15s

C. 揉搓洗手液后冲净双手时应指尖向下

D. 戴手套可替代洗手，摘手套后可不洗手

E. 接触患者之前应洗手

单项选择题答案：

1C 2C 3E 4D 5E 6D

第五章

护士职业防护

学习目标

知识目标	1. 掌握　职业防护的相关概念；锐器伤后的血清学检测结果与处理原则。 2. 熟悉　职业防护的有害因素及对人体的影响；常见生物性职业暴露、物理性职业暴露、化学性职业暴露的原因。 3. 了解　护理职业防护的管理及意义。
能力目标	1. 能根据血源性病原体暴露的预防措施，在进行血液、体液暴露相关操作时采取有效的防护措施。 2. 能根据化疗药物暴露的预防措施，在应用时采取有效的防护措施，并能正确处理化疗药物暴露。 3. 能根据汞泄漏暴露的预防措施，在应用含汞设备时采取有效的防护措施，并能正确处理汞泄漏。
素质目标	1. 能自觉遵守职业安全相关制度，树立严谨求实的工作态度。 2. 能建立安全意识，在护理工作中做好自身防护。

随着社会的进步，人们的健康意识普遍提高，护士作为普通公民，也应该关注、爱护自己的健康，才能更好地为患者服务。因此，在病原微生物相对集中的医院，护士必须增强防护意识，采取适当的防护措施，保障自身的职业安全。

> **🔔 问题与思考**
>
> 一位患有乙型肝炎的孕妇晚间急诊生产，某助产士为其接生，分娩快结束时手套破裂，助产士未予更换，结束后发现手指有伤口，并接触了患者的羊水和血液，导致助产士非常紧张。请思考：
>
> 1. 该助产士属于哪一种类型的职业暴露？
> 2. 该助产士应该如何处理？

第一节 概述

医院是治疗患者的场所，医院环境中存在各种职业性有害因素。护士由于其工作的特殊性，在为患者提供各项检查、治疗和护理时，不得不暴露于各种职业危险因素中。近年来，职业防护已成为护理人员极为关注的重要话题，护士不仅应增强健康意识，增强对各种职业性有害因素的认识，更应该掌握处理及防范各种职业性有害因素的基本知识和技能，以减少职业伤害。在做到关爱患者的同时，也要保护自身安全，维护自身健康。

一、职业防护的相关概念

1. **职业暴露**（occupational exposure） 是指从业人员由于职业关系而暴露在有害因素中，从而有可能损害健康或危及生命的一种状态。护理职业暴露（occupational exposure of nursing）是指护士在从事诊疗、护理工作的过程中，接触有毒、有害物质或病原微生物，以及受到心理、社会等因素的影响，而损害健康或危及生命的职业暴露。

2. **护理职业风险**（nursing occupational risk） 是指护士在护理过程中可能发生的一切不安全事件。

3. **职业伤害**（occupational injury） 是指由职业性有害因素引起的各种损伤，轻则影响健康，重则损害身体，甚至导致严重的伤残或死亡。

4. **职业防护**（occupational protection） 是针对可能造成机体损害的各种职业性有害因素采取的有效措施，以避免职业伤害的发生，或将损害降低到最低程度。护理职业防护（occupational protection of nursing）是指在护理工作中针对各种职业性有害因素采取的有效措施，以保护护士免受职业性有害因素的损害，或将损害降低到最低程度。

5. **标准预防**（standard precaution） 是基于患者的血液、体液、分泌物、非完整皮肤和黏膜均可能含有感染因子的原则，针对医院所有患者和医务人员采取的一组预防感染的措施。

二、国内外护理职业防护现状

（一）国际护士职业防护现状

护理工作是一项充满职业风险的工作，自1984年发现的首例关于针刺伤造成人类免疫缺陷病毒感染的病例报道后，医护人员的职业暴露及防护开始受到广泛关注，国外大量研究均表明护理人员是职业暴露发生最多的群体。而护士的职业防护主要通过立法、颁布相关指南、改进防护方法、提升防护管理、完善职业教育与培训等方面的举措来开展。

1. **立法及相关指南现状** 20世纪40年代美国疾病预防控制中心（Centers for Disease Control and Prevention，CDC）颁布了第一部关于职业安全的应用指南《在医疗机构中实施预防措施避免血液、体液暴露的指南》。1993年美国CDC发布了针对医疗保健工作者防止结核病的指南及《预防血源性病原体职业感染的策略》等众多指南及规范。此后，英国、加拿大、日本、澳大利亚等国家都制定了针刺伤发生后的处理流程，从而对职业暴露、职业安全进行管理。2000年，美国国会通过了针刺安全及防护法案，把医护人员的职业安全问题提升到法律的高度。此外美国针对医务人员血源性职业暴露立法规定：根据每位暴露者的情况由劳动赔偿委员会作出决定进行职业伤害赔偿。

2. 改进防护方法，提升防护管理　随着人们对职业防护的重视，护士职业防护的方法与用具不断被发明及改进。20世纪90年代初，继美国之后，日本、加拿大、西班牙等国相继采用了血液暴露防治通报网络系统（Exposure to Prevention Information Network，EPINET）来开展职业防护工作。美国还设有职业安全卫生管理局（Occupational Safety and Health Administration，OSHA）和专业的护士职业防护联盟（American Association of Occupational Health Nurses，AAOHN），致力于维护护理人员的职业健康与安全。

此外，美国在护士职业暴露的防护方面有三项规定。第一，CDC的标准预防原则，护士应把所有患者的血液、体液都视为有传染性，在可能暴露于这些物质时，必须采取个人防护措施，并严格遵守针刺伤预防原则。第二，美国OSHA在1992年发布了标准预防的执行管理规定，要求医院必须提供足够的手套、隔离衣、面罩、眼罩等个人保护性设备；并且配备专门的感染控制人员（每250张床配置1人），向医护人员提供标准预防知识的培训并为其进行培训效果评价，制定暴露后管理计划等。第三，制定医院必须使用安全性产品的法律。

3. 完善职业教育与培训　国外已经将职业安全防护教育和预防策略纳入医学教育课程设置，在校护生及在职护士都不断接受教育，以增强防护意识。对医务工作者进行职业防护教育已被多数国家认为是减少职业暴露的主要措施。

（二）国内护士职业防护现状

我国的护理人员职业防护研究起步比较晚，范围较为局限，多以单独的科室为研究范围，研究方法也多以经验和体会为主。目前国内护理人员职业防护不足之处包括职业防护意识欠缺、职业防护知识教育不完善、职业防护管理不到位以及防护用具不到位等。同时，国内护理人员职业防护的优势也在不断突显，主要有以下几点：

1. 职业防护已开始逐步受到重视　各级医院逐渐建立健全各项职业防护相关管理制度，对医护人员的职业安全实行规范化和制度化管理，用规章制度指导医疗护理工作。制度包括医院感染管理制度、消毒隔离制度、消毒隔离技术与标准、医疗废物管理制度、无菌技术操作原则等。医院感染监控科定期检查督促制度执行情况，提高了医护人员的职业防护整体素质。

2. 医院感染控制初见成效　国内很多医院已经建有医院感染控制办公室，负责院内医院感染暴发调查、细菌学监测、医护人员消毒隔离实施情况；初步制定了传染病和医源性感染按照程序逐级上报制度，在保护患者的同时也保证了医护人员的自身安全。

3. 职业暴露后处理流程初步建立　医院制定了职业暴露后的紧急处理流程，使得医护人员在发生职业暴露后有据可依并能沉着冷静地处理问题，从而减轻伤害。如锐器伤的应急处理流程、药物溢出处理流程等。

4. 流程改造被逐步重视　目前，很多医院已意识到需要对以往不科学的工作流程与分工进行改造，并纷纷采取行动做好防护工作。如建立静脉药物集中配置（pharmacy intravenous admixture service，PIVAS）中心、化疗中心，采用锐器盒和速干手消毒剂等，用先进的理念和设备将护理人员工作中经常面对的职业伤害"拒之门外"，一定程度上降低了护理人员职业伤害的发生率。

5. 护理人员职业防护研究规模和方法不断改进 研究人员广泛采用调查、测量和质性访谈等方法收集资料。与传统的单一问卷调查法相比，结构式和半结构式访谈可获得第一手资料，而测量法可提高数据的精确度，使护理防护研究更加精确和深入。此外，关于护理人员职业防护的研究规模正逐渐扩大，跨地区甚至跨国家的合作型研究呈现增多趋势。

6. 重视心理社会因素 目前，国内的护理人员职业防护突破了以往生物、物理、化学伤害因素的局限。护理人员的工作压力、疲惫感、职业紧张、脑体并重的劳动特点等，都已成为新的研究热点，心理社会因素日益受到关注；并且在研究生物、物理、化学因素导致躯体疾病的基础上，了解其长期暴露对护理人员心理健康的影响，成为新的研究方向。

7. 防护立法增多，并强调落实 2003年，我国成立了中国职业安全健康协会。国务院于2008年颁布了《护士条例》，此外，我国还出台了《放射工作卫生防护管理办法》《使用有毒物品作业场所劳动保护条例》《放射性同位素与射线装置安全和防护条例》等一系列相关法律法规，这无疑为医护人员安全执业提供了强劲的法律后盾。

三、护理职业防护的意义

1. 科学有效规避护理职业风险 通过职业防护知识的学习、职业防护技能的规范化培训，可以增强护士对职业伤害的防范意识，自觉履行职业规范要求，有效控制职业性有害因素，科学有效地规避护理职业风险。

2. 提高护士职业生命质量 护理职业防护不仅可以避免职业性有害因素对护士的伤害，而且还可以控制由环境和行为引发的不安全因素。护理职业防护可以维护护士的身体健康，减轻心理压力，增强社会适应能力，从而提高护士的职业生命质量。

3. 提高护理职业安全感 良好安全的护理工作环境，不仅可使护士产生愉悦的心情，而且可以增加其职业满意度、安全感及成就感，形成对职业选择的认同感。同时，和谐安全的工作氛围可以缓解护士的心理压力，改善其精神卫生状况，提高其职业适应能力。

第二节　护理职业防护的管理

护士是医务人员职业暴露最多的人群。为了维护护士的职业安全，规范护士的职业安全防护工作，预防护理工作中的职业暴露并且在发生职业暴露之后能够得到及时有效的处理，必须了解护理职业暴露的有害因素，并依据和参照国家相关法律法规和行业标准，充分做好护士职业防护的管理工作。

一、护理职业暴露的有害因素

（一）生物性因素

生物性因素主要是指医务人员在从事诊断、治疗、护理及检验等工作的过程中，意外接触、吸入或食入的病原微生物或含有病原微生物的污染物。医院是病原微生物聚集的场所，因此生物性因素是影响护理职业安全最常见的有害因素。护理工作环境中常见的生物性因素有细菌、病毒、真菌或寄生虫等。

1. **细菌**　细菌是属原核生物界的一种单细胞微生物。护理工作环境中常见的致病菌有葡萄球菌、链球菌、肺炎球菌、大肠埃希菌等，以及存在于重症监护病房、新生儿室、血液科病房、呼吸科病房等重点科室的多重耐药菌，如耐甲氧西林金黄色葡萄球菌、耐万古霉素肠球菌等。这些细菌广泛存在于医务人员和患者频繁接触的物体表面，如心电监护仪、呼吸机、听诊器、计算机键盘和鼠标、电话机、床挡、床头桌、门把手等，以及患者的餐具、被服、生活垃圾中，可通过呼吸道、消化道、血液及皮肤等途径感染护士。细菌的致病作用取决于其侵袭力、毒素类型、侵入机体的数量及侵入途径。

2. **病毒**　病毒是一种结构简单的微生物。乙型肝炎病毒（HBV）、丙型肝炎病毒（HCV）、人类免疫缺陷病毒（HIV）、严重急性呼吸综合征冠状病毒（SARS-CoV）及新型冠状病毒（SARS-CoV-2）等，其传播途径以血液和呼吸道传播较为常见。护士因职业伤害感染的疾病中，最常见的是乙型肝炎、丙型肝炎、艾滋病等，分别由HBV、HCV、HIV等病毒所致。

3. **真菌**　真菌是一种真核细胞型微生物，广泛分布于自然界，种类繁多，多达10余万种。大多数真菌对人无害，有些甚至有益于人体健康。能感染人体并引起人类疾病的真菌有300余种，包括致病真菌、机会致病真菌、产毒真菌及致癌真菌。与职业伤害有关的真菌主要是一些致病或产毒真菌，种类较少。近年来，由于滥用抗菌药物引起菌群失调，应用激素和某些药物导致免疫力低下等，由真菌感染引起的疾病明显上升。真菌可引起各种类型的变态反应性疾病，如荨麻疹、特应性皮炎与哮喘等。

4. **寄生虫**　人体寄生虫包括寄生的原虫、蠕虫和昆虫。血吸虫是蠕虫的一种，是最重要的与职业因素相关的人体寄生虫，目前我国血吸虫病的流行情况已经得到显著控制，但仍然不容忽视。昆虫属于节肢动物，据估计，传染病有2/3是以昆虫为媒介，它可通过直接或间接的方式对被寄生人造成危害。直接危害包括吸血、引起变态反应等，间接危险主要指其传播其他致病微生物，如致病菌和病毒等。

5. **其他**　如梅毒螺旋体（TP），属于血源性病原体，可引起血源性传播疾病梅毒。

（二）物理性因素

在日常护理工作中，常见的物理性有害因素有锐器伤、放射性损害、噪声、温度性损害等。

1. **锐器伤**　锐器伤是护理人员所面临的最严重职业性有害因素之一，是导致血源性传播疾病的最主要因素，其中最常见、危害性最大的是艾滋病、梅毒、乙型肝炎和丙型肝炎。同时，锐器伤也可对护士造成极大的心理损害，产生焦虑和恐惧，甚至影响护理职业生涯。

2. **放射性损害**　最常见的放射性损害是辐射。根据辐射的效应不同，分为电离辐射和非电离辐射。电离辐射是指α、β、γ、X和中子等射线，常存在于手术室和重症监护病房（ICU）的X线摄片、计算机体层成像（CT）、荧光透视法、骨密度测量和介入放射治疗等。电离辐射的直接影响有白细胞减少、不良生育、放射病、致癌、致畸等。非电离辐射有微波、激光、磁场、超声、紫外线和红外线。如用于空气消毒的紫外线灯，可致皮肤红斑效应，造成起疱、脱皮及致癌，还可引起急性角膜结膜炎。在为患者进行放射性诊断和治疗的过程中，如果护士自我防护不当，可造成机体免疫功能损伤，严重者可导致免疫系统功能障碍或致癌。

3. 噪声　噪声包括监护室中仪器设备工作时发出的声音，如呼吸机、心电监护仪的自动报警等；工作人员治疗操作时产生的声音，如帮助患者叩背、吸痰等。据测定，ICU噪声远超出WHO推荐的白天不高于35dB、夜间不高于30dB的噪声标准。噪声对人体的危害是多方面的，对人体听觉、中枢神经系统及人的情绪都会产生不良影响，长时间的噪声刺激可使护士出现失眠、头痛、精力不集中等症状，影响工作，甚至引起医疗差错。

4. 温度性损害　常见的温度性损害有烫伤、烧伤及灼伤。

（三）化学性因素

化学性因素是指医务人员在从事诊断、治疗、护理及检验等工作的过程中，通过多种途径接触到的化学物质。在日常工作中，护士长期接触化疗药物、汞、多种消毒剂及麻醉废气等，可造成身体不同程度的损害。

1. 化疗药物　常用化疗药物有环磷酰胺、铂类药物、多柔比星、氟尿嘧啶、紫杉类药物等。长期接触化疗药物，在防护不当的情况下药物可通过皮肤、呼吸道等途径，给护士带来一些潜在损害。长期小剂量接触可因蓄积作用而产生远期影响，其对护理人员健康造成的不利影响包括骨髓抑制、白细胞下降、脱发、消化道症状、角膜损伤、皮肤过敏、皮炎、眩晕、肝肾功能损害、细胞遗传物质染色体和DNA的损害、月经异常、不良妊娠，甚至癌症等。

2. 汞　常用的医疗设备如水银血压计、水银体温计等，其中的汞是医院常见而又极易被忽视的化学性有害因素。2007年，中美合作开展医疗环境中含汞产品与废物研究，结果显示一支水银体温计被打碎后，如果外泄的汞全部蒸发，可使一间密闭的15m²大、3m高的房间空气中汞浓度达到22.2mg/m³，远远高于国家规定的最大容许浓度0.01mg/m³。如果对漏出的汞处理不当，泄漏汞可对人体产生神经毒性和肾毒性作用。

3. 消毒剂　常用消毒剂有醛类（如甲醛、戊二醛）、过氧化物类（如过氧乙酸）及含氯消毒剂等。这些消毒剂对人体皮肤黏膜、呼吸道、神经都有一定的伤害，如戊二醛可引起皮炎、结膜炎、鼻炎，甲醛可引起皮肤干燥。含氯消毒剂作为当前医院消毒工作中最常见的消毒剂，具有腐蚀性和难闻的氯味，浓度高时可对皮肤、黏膜产生刺激性。环氧乙烷是一种广谱灭菌剂，易燃易爆，有一定毒性。使用时，若操作不当造成泄漏可导致环氧乙烷过量吸入引起急性中毒，表现为呼吸道刺激症状、头晕、虚弱、恶心呕吐、胸痛、神经毒性反应等。WHO将其列为一类致癌物，并认为其可能有生殖毒性。

4. 麻醉废气　吸入麻醉药具有较好的可控性、安全性，已经在手术麻醉中广泛使用。目前，三种最常用的卤化物吸入麻醉药（异氟烷、七氟烷、地氟烷），均被确认是温室气体。虽然我们普遍使用的是紧闭式麻醉装置，但在使用过程中不可避免出现泄漏情况，从而造成手术室的空气污染。护理人员长期存在于微量麻醉废气污染的环境中，可出现疲劳、易怒、头痛、注意力不集中、应变能力差等情况，还可能造成肝功能、肾功能及造血系统的损害。严重者可致癌、致突变及影响生育能力等。

（四）心理社会因素

护士职业的心理社会因素是特指在护理工作中，可导致或增加护士心理紧张、心理应激或人际问题，甚至引发身心疾病的各种因素。心理社会危险因素在护理工作中广泛存在。新的医学模式和整体护理观使护理工作的时间和空间范围明显扩大，工作环境的复杂化使护士在执业过程中潜在的职业性心理社会因素不断增多。

1. 工作环境氛围 护理工作中，护士心理性危害主要由精神压力、工作紧张、频繁轮班、生活缺乏规律等引起。长期超负荷的工作、紧张的工作氛围及暴力事件使护士工作情绪受挫，差错事故增加，从而使护士产生心理疲惫，进而引发一系列心理健康问题。

2. 患者投诉机制使用不当 患者投诉是一个提高服务的直接作用力，但如果使用不当，便增加了护士的工作难度和心理压力，可使护理人员产生严重的身心问题。

二、护理职业防护管理体系

目前，我国针对护理职业防护尚无统一的管理体系，不同医院根据各自特色形成了具有个性化的管理模式，如SHEL模式管理[包括软件（software）、硬件（hardware）、临床环境（environment）、人件（liveware）4个部分]、基于国际医疗卫生机构认证联合委员会（JCI）标准的职业安全防护管理体系、基于行为安全的护理职业暴露管理、流程再造护理管理等。这些管理模式已被应用于不同临床科室的护士职业暴露防护，并取得优良效果。虽然管理模式不尽相同，但核心要素可归纳为以下几点。

1. 建立职业安全管理体系 医疗机构应建立与完善职业暴露的监测体系，职业安全管理分为三级管理，即医院职业安全管理委员会、职业安全管理办公室、科室职业安全管理小组三级管理，明确职责，系统开展职业安全管理工作。

2. 健全完善职业安全制度

（1）健全职业安全制度：建立与完善职业暴露后的保护与保障机制，如职业暴露风险评估标准、上报制度、处理程序等；并严格遵守职业安全制度，保障护士的职业安全。

（2）规范护理操作行为：制定与完善预防各种职业暴露的工作流程，并规范护理操作行为，如预防血源性病原体职业暴露、锐器伤及化疗药物暴露等的操作流程，使护理职业防护工作有章可循，从而减少各种职业暴露的机会。

3. 增强护士职业安全意识

（1）安全知识培训：各级卫生行政管理部门要充分认识到护理职业暴露的危险性和严重性，以及做好护士职业防护的重要性和迫切性，提供一定的人力、物力、政策及技术支持，做好岗前培训和定期在职培训与考核，并把护理职业安全作为学校教育和毕业后教育的考核内容之一。

（2）安全文化建设：将护理职业安全纳入护理风险管理，营造安全文化氛围，将护理安全文化与人性化管理系统融合起来，建立和强化护士的安全文化观念和意识。

4. 提供护理职业防护设备　按照安全、有效、科学、方便、经济的原则，采取按需分配、分级防护的原则提供防护用品。

（1）配备安全防护设备用品

1）常用的防护设施及设备：层流净化设备、感应式洗手设施、生物安全柜等。

2）个人防护用品：医用外科口罩、医用防护口罩、全面型呼吸器、面罩、面屏、护目镜、手套、帽子、防水围裙、一次性防渗透隔离衣、防护服、鞋套、靴套等。

3）安全用具：如带自动激活装置的安全型针具、无针静脉输液系统和锐器回收器等。

（2）建立静脉药物调配中心：建立符合中华人民共和国国家标准《洁净室及相关受控环境　性能及合理性评价》（GB/T 29469—2012）的操作环境，并配备经过培训的药师和护士。根据药物特性，采取有效的防护措施，严格按照操作程序配制化疗药物及抗生素等，保证临床用药的安全性和合理性，以减少药物对护士的损害和环境污染。

5. 积极推进实施标准预防　护理工作中应采取标准预防措施，既要预防和控制血源性传播疾病的损害，也要防止非血源性传播疾病的损害；既要保护医务人员，也要保护患者。护士必须正确掌握分级防护标准、防护措施及各种防护用品的使用方法，避免防护不足或防护过度。

6. 建立职业安全信息系统　建立职业安全信息化管理系统，根据暴露护士情况及时采取补救措施，并进行追踪、随访，同时加强对护士心理健康的关注。

第三节　常见护理职业暴露及防护

在护理工作中，护士可能接触到各种各样的有害因素，本节就每类有害因素中最常见的职业暴露及防护措施进行介绍。

一、生物性职业暴露与防护

生物性职业暴露中最常见的有经空气、飞沫传播病原体职业暴露，直接接触病原体职业暴露及血源性病原体职业暴露。

（一）生物性职业暴露的原因及应对

1. 经空气、飞沫传播病原体职业暴露　常见的经空气、飞沫传播的呼吸道传染病主要有肺结核、流行性感冒、麻疹、流行性脑脊髓膜炎、风疹、水痘、流行性腮腺炎、支原体肺炎、严重急性呼吸综合征（SARS）和人感染高致病性禽流感等。其流行病学最显著的特点是突然暴发、迅速蔓延、波及面广、危害性大及人群普遍易感等。

（1）原因

1）距离：护士与患者近距离接触而吸入病原体引发疾病，如飞沫传播是一种近距离（1m以内）的传播；传染源产生带有病原微生物的飞沫核（＞5μm）在空气移行短距离后移植到宿主的上呼吸道而导致传播，仅累及传染源周围的密切接触者，SARS、百日咳、病毒性腮腺炎等常经此种方式传播。另外，空气传播是长期停留在空气中的含有病原微生物的飞沫颗粒（大多≤5μm）或含有传染因子的尘埃引起的病原微生物在空气中播散，可以被医务人员吸入而引发疾病，如结核病、水痘、麻疹等。

2）环境：医院是各种病毒、细菌的集中地，呼吸道传染病可通过空气、飞沫或接触呼吸道分泌物等途径传播。通风环境和通气能力差，器械物品未做好消毒灭菌、患者用物未正确处理等，均是空气、飞沫传播的易感环节之一。

3）防护意识：护士防护意识不强，如在为患者进行各项治疗护理操作时未戴口罩，接触患者的分泌物后未按要求洗手等，均能导致经空气、飞沫传播病原体的职业暴露。

4）患者个体行为：患者个体行为也是空气、飞沫传播的易感环节。如肺结核患者在咳嗽、打喷嚏、大声谈笑时未用双层纸巾遮住口鼻，其喷射出带菌的飞沫可将肺结核传染给健康人，是飞沫感染最常见的方式。另外，呼吸道感染患者随地吐痰，痰液干燥后痰菌随灰尘形成带菌尘埃，日常医疗护理活动或人员流动时常可将尘埃掀起，护士可通过吸入而引起感染。

（2）应对

1）立即做好医务人员医学观察，了解医务人员身体健康状况，填写医学观察登记表，上报医院感染科与当地疾病预防控制机构，根据情况预防用药。

2）按要求做好医务人员呼吸道消毒隔离工作。

3）注射疫苗预防。

4）流行性感冒（以下简称"流感"）职业暴露后应对

A. 应急处理：及时向护士长或医院感染科汇报，一般需隔离7日，体温恢复正常后解除隔离。如发生甲型流感，可服用金刚烷胺或金刚乙胺或服用中草药进行预防，保护接触者。室内可用乳酸2~4ml/100m³加热蒸发，使乳酸细雾散于空气中杀死病毒。

B. 流感流行时处理措施：立即报告当地卫生行政部门；医院增设门诊专科，增加抗流感药物供应，对医务人员采取预防保护措施；备足金刚烷胺或抗病毒的中草药及一些抗菌药物和对症治疗药；所分离的流感病毒应速送国家流感中心进行鉴定和分析。

2. 直接接触病原体职业暴露　直接接触传播指在没有外界因子参与下直接与传染源接触的一种传播途径，常见于皮肤性疾病，如疥疮的暴发流行主要发生于护士与洗衣房女工等。

（1）原因

1）皮肤黏膜暴露：护士在为患者进行护理活动时，经常近距离接触带有各种病原微生物的血液、体液、分泌物、排泄物等。当皮肤黏膜不完整、破损且护士未做防护时，极易受到经直接接触传播的感染性疾病侵袭。

2）环境：医院中的某些环境或液体也是重要的传染源，如空气调节器、气体过滤瓶、注射器械等，常适宜病原体的生长繁殖，称为"环境储源"，为接触传播的易感环节。

3）防护意识：医务人员自身防护意识，在直接接触传播疾病的预防控制中具有重要作用。如医务人员在诊疗、护理患者前后，尤其是在给患者换尿片、处理患者粪便，或直接接触患者分泌物、血液、口腔黏膜、疱疹患者疱液等高危操作后未认真洗手或消毒，均可导致直接接触感染。

4）基础设施：医院基础设施可以满足护理工作的需要，对预防接触感染，降低其危险性具有很大作用。如洗手消毒设施符合卫生学要求，保证数量和设置的合理性等。

（2）应对

1）皮肤黏膜处理：接触暴露后，护士应保持镇静，立即迅速、敏捷地按常规脱去被污染的手套、帽子、口罩、工作服等。污染的衣物立即放入专用袋中，送指定地点清洗消毒（用2 000mg/L含氯消毒剂浸泡半小时）。皮肤污染部位用肥皂液和流动水清洗，并用0.5%聚维酮碘（碘伏）消毒剂或0.2%过氧乙酸揉搓或浸泡双手1~3分钟等，被暴露的黏膜，必须迅速反复用生理盐水冲洗，若液体溅入眼睛，连续冲洗10分钟，冲洗后应避免揉擦。

2）报告制度：报告科室护士长及医院感染科，了解患者的病史，是否存在传染性疾病的高危因素，并进行相关的医疗处理。

3）记录：记录发生的时间、地点、过程及采取措施和患者目前的状况等。

4）免疫接种：对医务人员进行流感、腮腺炎、麻疹、风疹等免疫接种，可提高医务人员呼吸道的特异性免疫力，是预防接触传播经济、有效的重要措施。

3. 血源性病原体职业暴露　血源性病原体（bloodborne pathogen）是指存在于血液和某些体液中的能引起人体疾病的病原微生物，如 HBV、HCV、HIV 及 TP 等。血源性病原体职业暴露是指护士在从事护理工作中，通过眼、口、鼻及其他黏膜、破损的皮肤（破损皮肤包括皮炎、倒刺、割伤、擦伤、磨伤及痤疮等）或非胃肠道，接触含有血源性病原体的血液或其他潜在传染性物质的状态。血液中的血源性病原体浓度最高，4μl 血液所含有的 HBV 足以使受伤者感染乙型肝炎；被 HCV 和 HIV 污染的锐器刺伤，感染的概率分别为 1.8% 和 0.33%；其他依次为伤口分泌物、精液、阴道分泌物、羊水等。目前已经证实有 20 余种病原体可通过破损的皮肤和黏膜进入体内。因此，必须通过采取综合性防护措施，减少护士感染 HBV、HCV、HIV 及 TP 等的机会。

（1）原因

1）锐器伤：锐器伤是护士血源性病原体职业暴露的主要原因，主要是被污染的针头刺伤或其他锐器伤。双手回套针帽、拔除注射针头、整理用过的针头、采血是最常见的暴露环节。

2）黏膜暴露：操作时发生意外，患者的血液、分泌物溅入护士的眼睛、鼻腔或口腔中；在为患者实施心肺复苏时直接对患者施行口对口人工呼吸。

3）皮肤暴露：在进行接触血液、体液的操作时未戴手套；手部皮肤存在破损，在接触患者的血液或体液时，未戴双层手套等。

（2）应对：发生职业暴露之后及时采取应对措施，有助于防止职业暴露的进一步损害。

1）皮肤黏膜处理：立即轻轻由近心端向远心端挤压，尽可能挤出损伤处的血液，用流动水清洗伤口10分钟以上，再用0.5%安尔碘消毒（如果为皮肤黏膜暴露，则用流动清水或灭菌生理盐水反复冲洗）。

2）报告：填写职业暴露登记表，上报预防保健科，包括发生的时间、地点、过程及采取措施和患者目前的状况等。

3）实施预防措施：预防保健科对被暴露者进行血清学检测，必要时采取预防性用药。

4）建立医务人员职业暴露报告系统：医院感染控制部门建立职业暴露报告系统，以便医务人员在黏膜接触高传染性患者的血液、体液、排泄物后能向有关部门及时报告，并能及时进行咨询和处理；同时收集这些数据，定期分析发生职业暴露的原因，从而寻求有效的预防措施，以减少医务人员职业感染的危险性。

医疗护理工作中发生血源性病原体职业暴露不可完全避免，各级医疗管理部门、医疗器械生产部门和医务人员应共同努力，预防和降低护士职业暴露的危险性。

（二）生物性职业暴露的预防措施

1. 强化职业安全意识

（1）教育培训

1）设置职业安全教育课程：护理院校应开设护士职业防护课程，以培养护士的安全防护意识和方法；医院在职教育应将职业安全教育纳入护理教学计划。

2）加强临床护士的职业防护培训：教育与培训是保证医务人员理解和实践相关法规、政策等工作程序的前提条件。学习改变观念，观念改变行为，只有通过持续不断地学习，让医务人员认识职业暴露的危害，他们才会在工作中重视职业暴露的预防，知晓职业暴露的预防方法，并在工作中发生职业暴露时进行正确的处理。

（2）安全文化：把预防病原体感染纳入护理风险管理；营造安全文化氛围，将护理安全文化与人性化管理系统融合起来；建立和强化护士安全文化观念和意识。

2. 加强职业暴露管理

（1）建立职业安全和预防病原体职业暴露的管理制度。

（2）制定预防病原体职业暴露发生和发生后的管理机制和措施，以及实施流程。

（3）建立预防病原体职业暴露的专项培训、考核和评价制度。

3. 做好个人安全防护　护士在执行可能发生职业暴露的操作时，应做好个人防护，实施标准预防。行手卫生，且根据预期可能的暴露选用手套、隔离衣、口罩、护目镜或防护面屏等。常见预期暴露风险的个人防护措施见表5-3-1。

▼ 表5-3-1　常见预期暴露风险的个人防护措施

预期暴露风险	个人防护措施
接触患者前后及周围环境后	手卫生
直接接触血液、体液、分泌物、排泄物、黏膜及破损皮肤	手卫生、外科口罩、手套
有体液喷溅到身体的风险	手卫生、外科口罩、手套、隔离衣或防护服
有体液喷溅到身体和面部的风险	手卫生、外科口罩、护目镜或面屏、手套、隔离衣或防护服

（1）手卫生：护士在接触患者前后及周围环境后要行手卫生，特别是接触血液、排泄物、分泌物及污染物品后，无论是否戴手套均需洗手，必要时进行手消毒。最广泛认可的测量手卫生时机的框架是WHO的手卫生5个时刻，这5个时刻如下所示。

1）时刻1：接触患者前，以防止医疗保健相关的微生物在患者身上定植。

2）时刻2：进行清洁或无菌操作前，以防止患者内源性微生物或医务人员手上或环境中的微生物导致的医院感染。

3）时刻3：接触患者体液后，以减少医务人员微生物的感染或定植，以及减少微生物从同一患者定植部位向清洁部位传播的风险。

4）时刻4：接触患者后，尽量减少微生物向医疗环境中传播的风险及减少医务人员手部污染以保护医务人员。

5）时刻5：接触患者周围环境后，因为手接触患者物品可造成手部的污染。

（2）戴手套：当护士接触患者的血液、体液、有创伤的皮肤黏膜或进行体腔及血管的侵入性操作，接触和处理被患者体液污染的物品和锐器时，必须戴手套，手部有破损时应戴双层手套。

（3）戴口罩：应根据不同的操作要求选用不同种类的口罩。一般诊疗活动，可佩戴医用普通口罩；手术室工作或护理免疫功能低下患者、进行体腔穿刺等操作时应戴外科口罩；接触经空气传播或近距离接触经飞沫传播的呼吸道传染病患者时，应戴医用防护口罩。

（4）护目镜：在诊疗、护理操作过程中，有可能发生患者的血液、体液喷溅到护士面部时，如吸痰、气管插管等操作，应戴护目镜或面屏，以保护眼睛和面部。

（5）穿隔离衣或防护服：接触传染病患者、多重耐药菌患者时，或护理过程中可能受到患者血液、体液、分泌物、排泄物喷溅时，应穿隔离衣，必要时穿防护服。

（6）严格执行安全注射：安全注射（safe injection）是指注射时不伤及患者和护士，并且保障注射所产生的废弃物不对社会造成损害。因此，要确保提供安全注射所需要的条件，并严格遵守安全操作规程。

4. 做好医疗废物处理　按照医疗废物分类目录，将其分别置于符合中华人民共和国环境保护行业标准《医疗废物专用包装袋、容器和警示标志标准》（HJ 421—2008）的防渗漏、防锐器穿透的专用包装袋或者容器内。盛装的医疗废物达到包装袋或者容器的3/4时，应当使用有效的封口方式，使包装袋或者容器的封口紧实、严密，放到指定地点，并由专人运送处理。

二、物理性职业暴露与防护

在临床护理工作过程中，最常见的物理性职业暴露是锐器伤。锐器伤（sharp instrument injury）是一种由医疗锐器，如注射器针头、各种穿刺针、缝合针、手术刀、剪刀及安瓿等造成的皮肤损伤。锐器伤后的主要危害包括感染、疾病、残疾甚至死亡，是常见的一种职业伤害，污染锐器的损害是导致护士发生血源性传播疾病最主要的职业暴露因素。

（一）锐器伤的原因及应急处理流程

1. 原因

（1）人员因素

1）防护意识薄弱：护士自身对锐器伤的危害性认识不足，缺乏必要的防护知识和技能，是发生锐器伤不可忽视的重要原因；另外，医院和社会对防护知识的宣传和重视力度不够也是发生锐器伤的原因。

2）身心疲劳：各种因素导致的护士疲劳、工作匆忙，对标准预防措施的遵守程度低；焦虑等负性心理状态。

（2）防护用品因素：安全器具使用率低，防护用具不能就近获取；锐器回收器配备数量不足，规格不适宜，放置位置不合理；锐器回收器内的医疗废物过满等。

（3）工作环境因素

1）环境不符合要求：环境采光不良、拥挤、嘈杂等。

2）患者不合作：在护理工作中遇到一些极度不配合的患者（如酗酒者、精神病患者），护士在操作中易产生紧张情绪，导致操作失误而发生锐器伤。

3）发生意外：在操作过程中患者突然躁动也极易发生锐器伤。

（4）操作行为因素：双手回套针帽是导致锐器伤最常见的危险操作行为。除此之外，还有用手直接接触锐器；锐器传递不规范；处理各种针头及整理、清洗锐利医疗器械动作过大；将各种锐器随意丢弃；操作时未采取防护措施，注意力不集中，操作流程不规范等，都与锐器伤的发生有密切关系。

（5）职业防护培训因素：医院开展职业安全防护教育不到位，培训时间不足或培训形式单一。

（6）制度保障因素：医院未建立、修订和完善预防锐器伤的相关制度、规范、流程、标准及预案等。

2. 锐器伤的应急处理流程 锐器伤后及时、正确、有效的处理措施极为关键，能极大地降低职业暴露后的感染率。锐器伤一旦发生后，应急处理流程如下所示。

（1）应先保持镇定，戴手套者迅速、敏捷地按常规脱去手套。

（2）伤口处理过程：立即用手在伤口周边轻轻挤压，尽可能挤出伤口的血液，但禁止在伤口局部挤压，以免产生虹吸现象，把污染血液吸入血管，增加感染机会。然后再用肥皂液和流动水进行反复冲洗；如有黏膜暴露，用生理盐水反复冲洗。最后用75%乙醇或0.5%聚维酮碘（碘伏）消毒伤口，并进行包扎。

（3）及时上报：及时在信息系统内填写锐器伤登记表，并尽早报告科室负责人及医院感染管理科。

（4）评估患者和受伤护士：根据患者血液中病原微生物（如病毒、细菌）的种类和受伤护士伤口的深度、范围及暴露时间进行评估。

（5）血清学检测与处理原则：被污染的锐器损害后，根据评估结果及时进行受伤者免疫状态的血清学检测，并于24小时内采取相应的处理措施。锐器伤后的血清学检测结果与处理原则见表5-3-2。

▼ 表5-3-2　锐器伤后的血清学检测结果与处理原则

检测结果	处理原则
患者HBsAg（+），受伤护士已接种过乙型肝炎疫苗且抗-HBs≥10mIU/ml	不需要进一步处理
患者HBsAg（+），受伤护士未接种疫苗或已接种过疫苗但抗-HBs<10mIU/ml	①应24h内注射乙型肝炎免疫球蛋白（HBIg），同时接种乙型肝炎疫苗（未接种者于当日、第1个月、第6个月分别接种；已接种者应加强接种） ②于暴露当日检测HBV-DNA、HBsAg、抗-HBs、HBeAg、抗-HBe、抗-HBc和肝功能，酌情在第3个月、第6个月复查
患者梅毒抗体（+），受伤护士梅毒血清学试验（-）	专家评估后首选青霉素治疗，连续用药2~3周，于暴露后24h内检测梅毒螺旋体抗体，在停药后第1个月、3个月复查
患者抗-HCV（+），受伤护士抗-HCV（-）	于暴露当日检测抗-HCV和ALT，在第3~6周检测抗-HCV和HCV-RNA，第4~6个月复查
患者抗-HIV（+），受伤护士抗-HIV（-）	①尽早启动HIV暴露后预防［（post-exposure prophylaxis，PEP），使用抗反转录病毒药物（ARV）］的应急处理方案：请专家评估暴露级别及传染源的严重程度；如有需要，针刺伤后1~2h内采用PEP治疗，连续治疗28d；②于暴露后24h、4周、8周、12周、6个月、12个月时检测抗-HIV；③给受伤护士提供心理疏导和社会支持，并做好保密工作 ④如果接受PEP治疗期间，一旦发现传染源的结果为抗-HIV（-），应停止PEP治疗

注：HBsAg，乙型肝炎表面抗原；HBV，乙型肝炎病毒；HCV，丙型肝炎病毒；HIV，人类免疫缺陷病毒；ALT，丙氨酸转氨酶。

（二）锐器伤的预防措施

1. 强化职业安全意识

（1）教育培训：医院和科室应定期对护士进行预防锐器伤的重要性等安全意识培训，特别是新上岗护士和实习护士；每年对护士进行正确、标准的安全工作流程培训；培训护士正确使用安全型护理用具；每年进行血源性传播疾病的流行病学知识培训。

（2）安全文化：把预防锐器伤和预防血源性病原体感染纳入护理风险管理；营造安全文化氛围，将护理安全文化与人性化管理系统融合起来；组织多种形式的活动，建立和强化护士安全文化观念和意识。

2. 加强锐器使用管理

（1）建立职业安全和预防锐器伤的管理制度。

（2）制定各类预防锐器伤发生和发生后的管理机制和措施，以及实施流程。

（3）建立各类预防锐器伤的专项培训、考核和评价制度。

3. 使用安全型穿刺针具　选择带自动激活装置的安全型针具，如无针静脉输液系统、安全型静脉留置针、安全型采血针、自毁式注射器等。

4. 保证工作环境安全

（1）采光：操作时保证环境光线充足、明亮、舒适。

（2）空间：操作台应平展、宽敞，物品摆放有序。

（3）物品：操作前，应确保各种用具、工具、辅助用品在护士的可及范围内，避免手持锐器远距离移动。

（4）评估：评估患者的合作程度，为不配合的患者进行穿刺操作时，应有他人协助；操作前评估所负责患者的血清学检测结果，穿刺时采取标准预防措施；为有明确血源性传播疾病的患者做穿刺操作时应戴双层手套。

5. 规范护理操作行为

（1）护士应操作镇定，严格执行各项穿刺操作的规范和流程。

（2）手术中需传递锐器时，应将锐器（缝合针、手术刀、手术剪等）置于弯盘或托盘中进行无接触式传递。

（3）使用无菌穿刺针具过程中，如必须回套针帽，应单手或使用辅助工具回套针帽。

（4）应将锐器回收器放置在操作可及区域内。

6. 正确处理污染锐器

（1）穿刺针、注射器针头等锐器一旦打开，无论是否使用均要按照损伤性废物处理；严禁将使用后的穿刺针故意弯曲、折断；严禁将使用后的针头回套针帽；严禁徒手分离注射器针头及刀片（手刀、备皮刀等）；严禁二次分拣使用后的针头；严禁徒手接触使用后的刀片、安瓿等锐器。

（2）应将使用后的穿刺针、安瓿、刀片等锐器直接放入防渗漏且防锐器穿透的锐器回收器，尺寸以能容纳各种锐器为宜，并加盖管理，只装3/4满，以减少刺伤的机会。封存好的锐器回收器要有清晰的标识。

（3）严格执行医疗废物分类标准，锐器不应与其他医疗废物混放。

7. 建立信息管理系统

（1）建立锐器伤预防信息管理系统。

（2）在系统中建立预防锐器伤的相关制度和流程。

（3）建立锐器伤的登记、报告制度和流程，准确收集、分析数据信息。

（4）定期维护、升级系统，保障信息发布的及时性、同步性和全面性。

8. 加强护士健康管理

（1）积极关心受伤护士，做好心理疏导，及时有效地采取预防补救措施。

（2）对已发生锐器伤者，应定期进行血源性和体征性追踪检测与记录。

（3）由设备或工具等因素造成的锐器伤，应及时向有关部门反馈，减少或避免再次发生损害。适当调整护士工作强度和心理压力，实行弹性排班制，加强诊疗高峰期的人力配备，以减轻护士的工作压力，提高工作效率和质量，减少锐器伤的发生。

三、化学性职业暴露与防护

护理工作中化学性职业暴露最常见的是化疗药物职业暴露及汞泄漏职业暴露。

（一）化疗药物职业暴露

1. 化疗药物职业暴露原因及应对

（1）原因

1）配制药物：没有清洁密封瓶表面，未正确使用生物安全柜，未严格遵守操作规程及配制药物时不戴任何防护器具等，都会增加药物直接与皮肤接触的机会。

2）滴注药物：输液袋外层药物污染；静脉滴注药物前的排气或输液管连接不紧密等导致药液溢出。

3）处理废弃物：处理用过的密封瓶、注射器等废弃物不规范，导致其污染环境、物体表面或仪器设备。

4）接触污染物：因患者的粪便、尿液、呕吐物、唾液及汗液中均含有低浓度的化疗药物，当其污染被服后，如果处理不当，也可使护士发生化疗药物暴露。

（2）应对：当药品泼溅到皮肤时，立刻脱去污染的防护物，以流动的肥皂水和大量清水彻底清洗被药品喷溅到的皮肤。如溅入眼睛则需以大量清水或生理盐水冲洗眼睛至少15分钟，并立即就医。处理得当后，应及时总结经验，建立相关档案。对工作中的失误进行检讨，从中吸取经验，避免将来再次出现相似错误。

2. 化疗药物职业暴露的预防措施　化疗药物防护应遵循两个基本原则，分别为减少与化疗药物的接触和减少化疗药物污染环境。

（1）强化职业安全意识

1）教育培训：医院和科室应定期对护士进行预防细胞毒性暴露的重要性及标准安全工作流程等培训；从事化疗药物相关工作的护士必须经过药学基础、化疗药物操作规程及废弃物处理等专项培训，熟练掌握负压调配技术，通过专业理论和技术操作考核，并定期接受继续医学教育培训。

2）安全文化：把预防化疗药物暴露纳入护理风险管理，将护理安全文化与人性化管理系统融合起来，建立和强化护士安全文化观念和意识。

（2）加强药物安全管理

1）建立预防化疗药物暴露的管理制度。

2）制定化疗药物暴露和暴露后的管理机制和措施。

3）建立预防化疗药物暴露的专项培训、考核和评价制度。

（3）建立安全操作环境：静脉药物调配中心内设有化疗药物配制专用洁净区。其环境、功能要求、洁净度等级及总体布局等，参照《洁净室及相关受控环境性能及合理性评价》（GB/T 29469—2012）实施与评价。

（4）配备专用防护设备：根据我国《静脉治疗护理技术操作规范》（WS/T 433—2013）规定，化疗药物配制室应为相对独立的空间，应在Ⅱ级或Ⅲ三级垂直层流生物柜内配制，使用化疗药物的环境中可配备溢出包，内含防水隔离衣、一次性口罩、乳胶手套、面罩、护目镜、鞋套、吸水垫及垃圾袋等，以防止含有药物微粒的气溶胶对护士造成损害，并避免环境污染，使之达到安全处理化疗药物的防护要求。

（5）药物配制防护要求：化疗药物配制时的防护措施与要求见表5-3-3。

▼ 表5-3-3　化疗药物配制时的防护措施与要求

防护措施	要求
穿戴防护用品	佩戴N95口罩、护目镜或面屏、一次性帽子，穿防渗透防护服、鞋套，戴双层无粉乳胶手套或丁腈手套，手套应每30min更换1次或被污染后随时更换
清洁药瓶	用75%乙醇清洁密封瓶或安瓿外表面
防止药物溢出	溶解药物时，应将溶媒沿瓶壁缓慢注入安瓿或密封瓶内，待药粉浸透后，在水平位置上摇匀，全面溶解混匀后无明显泡沫时，再抽取
规范配制药物	① 抽取安瓿药物时，注射器针尖斜面或侧孔应朝下，紧靠安瓿颈口抽取药物；抽取瓶装药物时，应插入双针头，保证瓶内等压，禁止向密封瓶内补气和用力抽拉针栓。② 抽取药液时以不超过注射器容量3/4为宜，抽取药液后，在瓶内进行排气或排液后再拔出针头，勿使药液排到空气中。将抽出的药液核对无误后注入输液袋（瓶）内，清洁加药口和输液袋外表面，将输液袋单独包装后传出
操作后处理	操作结束后，用水冲洗和擦拭操作台。空密封瓶、安瓿及注射器置于自封袋，再弃于特定医疗废物袋内。脱去手套后彻底冲洗双手并行淋浴

（6）静脉给药防护要求：护士应佩戴医用外科口罩、双层无粉乳胶手套或丁腈手套，静脉给药时宜采用全密闭式无针输液系统，并在输液袋上挂"化疗药物"标识。

（7）药物溢出处理流程：打开化疗药物防溢箱，并放置警示牌。① 护士应佩戴N95口罩、面罩，穿防护服、鞋套，戴双层无粉乳胶手套或丁腈手套。② 将吸水介质覆盖于溢出区域上，迅速吸干药液防止扩散，封于自封袋中。再用一次性纱布或吸水介质依次蘸取含氯消毒剂、清水和75%乙醇，由外向内擦拭溢出处，并将废弃物封于自封袋中，再装入有化疗药物标识的医疗废物专用袋。③ 脱去防护用品，先脱去第一层手套，再依次脱去面罩、防护服、口罩、鞋套、内层手套，置于医疗废物专用袋并封口，由专人处理。④ 当药品泼溅到皮肤时，立刻脱去污染的防护物，以流动的肥皂水和大量清水彻底清洗被药品喷溅到的皮肤。如溅入眼睛则需以大量清水或生理盐水冲洗眼睛至少15分钟，并立即就医。

（8）污染物品处理要求：在存储、配制和应用化疗药物的所有区域都应配备专用的废弃物收集容器；所有在接收、存储和应用过程中有可能接触化疗药物的一次性物品，包括防护用品，都应视为化疗药物废弃物。如一次性注射器、输液器、针头、废弃安瓿及密封瓶等，使用后必须放置在有化疗药物标识的专用容器中；被化疗药物污染的被服等应放入专用袋内，按照中华人民共和国卫生行业标准《医院医用织物洗涤消毒技术规范》（WS/T 508—2016）进行处理。

（二）汞泄漏职业暴露

汞是对人体健康损害极大，而且对环境污染持久的有毒物质，如临床常用的水银血压计、水银体温计等含有汞。

1. 汞泄漏的原因及应对

（1）原因

1）血压计使用方法不当：如给血压计加压时，打气过快过猛；使用完毕忘记关闭汞槽开关；关闭汞槽开关前，未使血压计右倾45°；血压计汞槽开关轴心和汞槽吻合不良等，均可导致汞泄漏。

2）体温计使用方法不当：如盛放体温计的容器不合乎要求；未按时收回体温计，或在收回体温计时未按规范放入容器内；甩体温计方法不正确；患者不慎摔破或折断体温计等均可导致汞泄漏。

（2）应对

1）暴露人员管理：① 一旦发生汞泄漏，室内人员应转移到室外，如果有皮肤接触，立即用水清洗；② 打开门窗通风，关闭室内所有热源。

2）收集漏出汞滴：① 穿戴防护用品，如戴防护口罩、乳胶手套，穿防护围裙或防护服、鞋套；② 用一次性注射器抽吸泄漏的汞滴，也可用纸卷成筒回收汞滴，放入盛有少量水的容器内，密封好并注明"废弃汞"字样，送交医院专职管理部门处理。

3）处理散落汞滴：对散落在地缝内的汞滴，取适量硫黄粉覆盖，保留3小时，硫和汞能生成不易溶于水的硫化汞；或用20%三氯化铁5~6g加水10ml，使其呈饱和状态，然后用毛笔蘸其溶液在汞残留处涂刷，生成汞和铁的合金，消除汞的损害。

4）处理污染房间：① 关闭门窗；② 用碘 $1g/m^3$ 加乙醇点燃熏蒸或用碘 $0.1g/m^3$ 撒在地面 8~12小时，使其挥发的碘与空气中的汞生成不易挥发的碘化汞，可以降低空气中汞蒸气的浓度；③ 熏蒸结束后开窗通风。

2. 汞泄漏的预防措施

（1）强化职业安全意识

1）教育培训：医院和科室应定期对护士进行预防汞泄漏的重要性及标准的安全工作流程等培训，培训护士正确使用含汞设备，特别是新上岗护士和实习护士。

2）安全文化：把预防汞泄漏纳入护理风险管理，将护理安全文化与人性化管理系统融合起来，建立和强化护士安全文化观念和意识。

（2）加强含汞设备管理：① 建立预防汞泄漏的管理制度；② 制定预防汞泄漏和泄漏后的管理机制和措施；③ 建立预防汞泄漏的专项培训、考核和评价制度。

（3）配备安全医疗设备：推荐使用电子血压计、电子体温计。使用含汞医疗设备的科室应配备体温计甩降器及汞泄漏处置包（内备有防护口罩、乳胶手套、防护围裙或防护服、鞋套、硫黄粉、三氧化铁、小毛笔及收集汞专用的密闭容器等）等。

（4）规范使用含汞设备

1）规范血压计的使用：① 使用血压计前，需要检查汞槽开关有无松动，是否关闭，玻璃管有无裂缝、破损。在有汞泄漏的可能时，轻轻拍击盒盖顶端使汞液归至零位线以下。② 在使用过程中，应平稳放置，切勿倒置，充气不可过猛过高，测量完毕，应将血压计右倾45°，使汞全部进入汞槽后再关闭汞槽开关。③ 血压计要定期检查，每半年检测1次，如有故障及时送修。

2）规范体温计的使用：① 盛放体温计的容器应放在固定的位置，容器应表面光滑无缝，垫多层塑料膜，不应该垫纱布，以便于观察和清理泄漏的汞。② 使用前应检查体温计有无裂缝、破损，禁止将体温计放在热水中清洗，以免引起爆炸。③ 测量体温时应详细告知患者使用体温计的注意事项和汞泄漏的危害，用毕及时收回。甩体温计时勿碰触硬物，可使用体温计甩降器。④ 测量口腔温度和直肠温度时不要用水银体温计。⑤ 婴幼儿和神志不清患者禁止测量口腔温度，测量时护士应守在床旁并及时收回体温计。

相关链接 | **多功能静脉药物调配机器人**

多功能静脉药物调配机器人是我国研发的一款具备国际领先技术和自主知识产权的智能机器人。它可以进行安瓿瓶切割、消毒、掰断、抽吸，西林瓶消毒、注射、摇匀等操作，不仅实现了百级净化封闭环境下的全配药流程自动化，同时还实现了药物配伍检测、医疗垃圾分类、多信息综合监控等功能；具有配药精度高、适应性强、自动化程度高、可追溯性强、整机尺寸小、移动灵活等特点，保证全流程严密、精确、规范、安全，解决了人工操作难以避免的职业伤害、药物交叉污染等难题。

（薛晶晶）

学习小结

在"人人享有健康"的今天，护士不仅需要照顾患者，同时也需要关注自身健康。护理工作环境中存在着多种职业性有害因素，常见的有生物性因素、物理性因素、化学性因素、心理社会因素。护士在为患者提供护理活动的过程中，极可能会受到职业性有害因素的损伤。因此，护士应充分掌握职业防护的相关概念，了解目前国内外护理职业防护现状，加深对职业性有害因素的认识，增强自我防护意识。在此基础上护士须能准确识别医院中常见的护理职业暴露，如血源性病原体职业暴露、锐器伤、化疗药物职业暴露及汞泄漏等。了解常见职业暴露发生的原因，熟知从强化意识、加强管理、规范行为等方面采取预防措施，并能够在发生职业暴露后第一时间启动正确的应急处理流程，将职业伤害降至最低，从而维护自身身心健康。

**复习
思考题**

1. 试述护理职业暴露、护理职业风险、职业伤害及护理职业防护的**概念**。
2. 职业暴露的有害因素有哪些?
3. 简述锐器伤的应急处理流程。
4. 单项选择题

（1）在日常护理工作中，职业伤害常见的物理因素有

A. 甲醛
B. 麻醉废气
C. 紫外线
D. 过氧化氢
E. 体温计中的汞

（2）患者，男性，24岁。因大量饮酒后不省人事，由家属送入急诊就医。接诊护士应该采取的防护措施**不包括**

A. 穿工作服和工作鞋
B. 戴外科口罩
C. 戴帽子
D. 戴防护眼罩
E. 洗手

（3）下列预防针刺伤的措施，**错误**的是

A. 使用后的锐器直接投入锐器盒
B. 有条件时使用针头处理设备进行辅助处理
C. 重复使用注射器时，应该及时用双手将针头套回针帽，以防扎伤别人
D. 推荐使用具有高安全性能的注射器
E. 使用后的针筒分离完针头后应投入装医疗废物的黄色垃圾袋内

（4）护理人员在配制化疗药物时，若不慎溅入眼睛，应用流动的水或者生理盐水冲洗眼睛至少

A. 3分钟
B. 5分钟
C. 10分钟
D. 15分钟
E. 30分钟

（5）王护士手部皮肤有破损，在其为艾滋病患者进行静脉输液时，要戴

A. 无菌手套
B. 薄膜手套
C. 双层乳胶手套
D. 耐热手套
E. 清洁手套

单项选择题答案：1C　2D　3C　4D　5C

第六章　　患者舒适与安全

　　舒适与安全是人类的基本生理需要之一，体位、活动、环境、心理、卫生状况等都可能影响到舒适的感觉。在正常状况下，个体可通过自身的调节来满足机体舒适的需要，但在患病状态下，个体正常的平静和安宁被打破，休息和睡眠受到影响，安全感降低甚至消失，机体就会处于不舒适状态。活动也是每一个个体所必需的，通过适当的活动，可以增强机体各系统的功能，使个体能够较好地适应身体内外环境的变化，维持机体的健康状态；但处于患病状态时，机体的活动能力受到限制，从而对患者的身心均造成一定的不良影响。因此，护理人员在对患者进行护理的过程中，应能及时发现患者在舒适、休息、睡眠、活动等方面存在的问题，并能根据患者的情况，通过采取必要的措施，兼顾休息与活动，满足患者的舒适、安全及休息、活动等方面的需求。

> 📖 **问题与思考**
>
> 患者王某，男性，55岁，因"脑出血"出现左侧肢体偏瘫，术后左侧下肢可以遵照嘱咐进行肌肉收缩，但不能移动或抬起，也没有关节活动。请思考：
>
> 1. 按照徒手肌力评定，该患者左下肢目前肌力为几级？判断依据是什么？
> 2. 该患者由于偏瘫不能下床活动，护士应如何协助该患者进行活动锻炼？
> 3. 该患者卧床期间护士应如何促进其舒适？

第一节　舒适

舒适是患者住院需求的重点内容之一，与医疗护理密切相关，许多护理措施都是为了满足舒适的需要。因此，护理人员应明确舒适的概念，能及时找出影响舒适的因素，掌握不舒适患者的护理原则。

一、概述

（一）舒适的定义

舒适（comfort）是指个体身心处于轻松自在、满意、没有焦虑、没有疼痛的健康和安宁状态的一种自我感觉。由于文化背景和生活经历的差异，不同的个体对舒适可产生不同的理解和体验。

舒适包括4个方面：① 生理舒适，指个体身体上的舒适；② 心理舒适，指信仰、信念、自尊、生命价值等内在自我意识层面需求的满足；③ 社会舒适，指个体、家庭、生活的相互关系和谐为个体带来的舒适感觉；④ 环境舒适，指围绕个体的外界事物，如音响、光线、颜色、温度、湿度等符合机体需求，使其产生舒适的感觉。以上4个方面相互联系、互为因果，当某个方面发生问题时，个体就会感到不舒适。

（二）影响舒适的因素

由于舒适与不舒适之间没有截然的分界线，两者之间呈现动态变化，护理人员在日常护理工作中应充分了解造成患者不舒适的原因，用动态的观点评估患者舒适与不舒适的程度，采取合适的措施增进患者的舒适感。常见的影响舒适的因素如下。

1. 身体因素

（1）疾病原因：由疾病导致的疼痛、恶心、呕吐、头晕、咳嗽、腹胀、发热等症状造成机体不适。

（2）姿势和体位不当：活动受限导致不适当的姿势，或由疾病导致的被迫体位，造成关节、四肢过度屈曲或伸展，使得局部肌肉、关节疲劳、麻木、疼痛等，从而影响生理功能，引起不适。

（3）压力和摩擦：如使用约束带或石膏、绷带、夹板过紧，造成局部皮肤和肌肉受压，引起疼痛等不适。

（4）个人卫生：意识不清、长期卧床、身体虚弱等患者生活不能自理或自理能力下降，若缺乏良好的护理，可出现口腔异味、皮肤污垢、瘙痒等不适。

2. 心理因素

（1）焦虑或恐惧：由于对疾病的恐惧，担心疾病的预后，担忧患病对家庭、经济、工作造成的影响，患者往往会出现焦虑、烦躁、紧张、失眠等不适表现。

（2）自尊受损：如被医护人员忽视、冷落，担心得不到关心和照顾或操作时身体隐私部位暴露过多、缺少遮挡等，都可使患者感觉得不到重视和尊重，导致自尊心受挫。

（3）面对压力：对必须面对的手术和治疗感到担心，缺乏康复的信心。

3. 社会因素

（1）缺乏支持系统：如住院后与家属隔离，家属不能及时探视或被亲朋好友忽视，缺乏经济支持等。

（2）生活习惯改变：疾病导致自理能力下降、原有的生活习惯被打乱，会造成患者一时的适应不良。

（3）角色适应不良：因担心家庭、工作等，患者不能很好地进入角色，导致不能安心养病，从而影响疾病的康复。

4. 环境因素

（1）不适宜的物理环境：如病室内通风不良、有异味刺激、温度过高或过低、同室病友的呻吟、仪器的噪声、被褥不整洁、床垫软硬不当等都可使患者感到不适。

（2）不适宜的社会环境：如新入院患者常因来到一个陌生的环境，缺乏安全感而产生紧张、焦虑的情绪。

二、促进患者舒适的护理

不舒适会造成个体焦虑而影响健康，而患者由于上述因素的影响经常处于不舒适的状态。护理人员需认真细致地评估导致患者不舒适的原因，及时采取针对性的措施，帮助患者缓解或解除不适，满足患者对舒适的需求。

（一）预防为主，促进舒适

造成患者不舒适的原因有多方面，护理人员应熟悉影响舒适的4个方面因素，对于共性的问题应做到预防在先，如帮助新入院患者尽快熟悉环境，保持病室安静、空气清新，做好基础护理等；而对于由个体差异导致的具体不适症状，护理人员应根据具体情况采取针对性措施，如协助重症患者保持个人卫生、采取舒适的卧位、缓解疼痛等。

（二）加强观察，发现诱因

舒适和不舒适都是患者的主观感觉，很难客观评估，尤其是对于重症患者。护理人员应通过细致的观察和科学的分析，认真倾听患者的主诉和家属提供的线索，结合患者的面部表情、体位、睡眠情况等非语言行为，评估患者不舒适的程度，及时发现引起不舒适的原因。

（三）采取措施，去除诱因

对于患者的不适，应针对造成不适的原因采取有效的措施。如腹部手术的患者，将其安置于半坐位可缓解切口疼痛，减轻不适；对口腔有异味导致食欲减退者，应及时给予口腔护理等。

（四）互相信任，心理支持

护理人员应以良好的服务态度和熟练的专业技术赢得患者和家属的信任，采用有效的沟通方式，并能经常听取患者对治疗和护理的意见，鼓励他们积极主动地参与护理活动，尽快康复。对于心理压力明显的患者，应深入了解压力的来源，配合家属给予相应的心理疏导，缓解压力。

相关链接 | 舒适护理理论的起源与发展

弗洛伦斯·南丁格尔强调病房必须舒适、干净、整洁、安静且空气清新，她所在时期可以被称为舒适护理理论的萌芽时期。1995年美国阿克伦大学护理学院柯卡芭教授在《舒适护理的艺术》一文中将这一实践上升到理论，正式提出舒适护理的概念。柯卡芭教授的贡献在于把舒适护理和整体护理联系起来，认为舒适护理应作为整体护理艺术的过程和追求的结果。

中国台湾学者1998年提出了舒适护理模式，认为舒适护理应从生理、心理、社会及精神4个方面给予患者全方位的舒适。

舒适护理理论在近年来得到了广泛的关注和应用，它强调个体化的护理方案，致力于提升患者在生理、心理、社会和精神等各个层面的舒适度。这一理论的应用，不仅凸显了护理工作的专业性与人文关怀精神，也为患者的康复与健康提供了有力的支持。因此，护理人员应深入学习和掌握舒适护理理论的核心内容和实践方法，将其贯穿于日常护理工作的始终。同时，还应积极探索和创新舒适护理的新模式、新方法，以满足患者的健康需求，为患者提供更加优质、高效的护理服务。

第二节　协助患者保持舒适的体位

体位（position）也称卧位（lying position），是患者休息和接受检查、治疗时所采取的卧床姿势，正确的体位对提高患者的舒适度、预防长期卧床导致的并发症均有良好的作用。护理人员应熟悉各种体位的基本要求及安置方法，能根据患者的病情、治疗情况并结合患者的意愿协助其采取正确、安全、舒适的体位。

一、体位的性质

根据以下标准，可以将体位分为不同的类别。

（一）体位的自主性

1. 主动体位　指患者能根据自身的意愿和习惯，自主采取的最舒适并能随意改变的体位，常见于病情较轻、术前、疾病恢复期的患者。

2. 被动体位　指患者自身没有变换体位的能力，只能躺在被安置的体位，常见于昏迷、瘫痪、极度衰弱的患者。

3. 被迫体位　指患者意识清醒，也有变换体位的能力，但为了减轻疾病带来的痛苦或因治疗的需要不得不采取的体位，如破伤风患者被迫采取角弓反张位、肺心病患者由于呼吸困难而被迫采取端坐位。

（二）体位的平衡性

1. 稳定性体位　支撑面较大、重心低、平衡稳定。处于此类体位的患者，感觉轻松、舒适（图6-2-1）。

2. 不稳定性体位　支撑面较小、重心高、平衡性较差。处于此类体位的患者容易因肌肉紧张而疲劳、不舒适，如两腿并齐伸直，两臂在胸前的侧卧位（图6-2-2）。

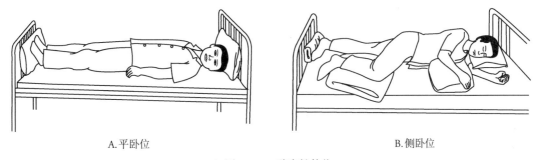

A.平卧位　　　　　　　　　　　　　　　　　　B.侧卧位

▲ 图6-2-1　稳定性体位

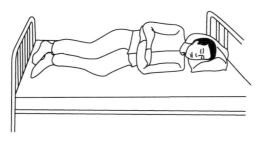

▲ 图6-2-2　不稳定性体位

二、舒适体位及其基本要求

舒适体位是指患者卧床时，身体各部位皆处于合适的位置并感觉轻松自在，达到完全放松的目的。维持舒适体位应做到以下几点。

1. 卧床姿势应符合人体力学的要求，尽量扩大支撑面，降低重心，将体重平均分布于身体各负重部位，关节处于正常的功能位置，在身体空隙的部位垫以软枕、靠垫等，以起到使患者全身放松，充分休息的作用。

2. 长期卧床患者应至少每2小时变换一次体位，在改变体位时可进行关节活动范围练习，以增进舒适度，防止坠积性肺炎、深静脉血栓等并发症的发生，但如有骨折、关节损伤等禁忌证则应避免。

3.应加强受压部位局部皮肤的护理，在改变体位时可给予受压部位皮肤适当的按摩以防止压力性损伤的发生。

4.在护理操作的过程中，应根据需要适当地遮盖患者的身体，注意保护患者的隐私，促进其身心舒适。

三、常用体位

（一）仰卧位（supine position）

也称平卧位，是一种自然的休息姿势。患者仰卧时，头下垫枕，两臂置于身体两侧，两腿自然伸直。根据病情、检查或治疗的需要，仰卧位又可分为以下三种。

1.去枕仰卧位

（1）姿势：患者仰卧，去枕，将枕头横立于床头；患者头偏向一侧，两臂置于身体两侧，两腿自然伸直（图6-2-3）。

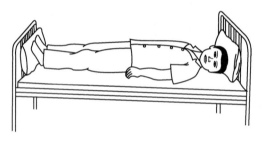

▲ 图6-2-3 去枕仰卧位

（2）适用范围：① 昏迷或全身麻醉尚未清醒的患者。采用去枕仰卧位时头偏向一侧，使口腔分泌物顺口角流下，可预防因口腔分泌物或呕吐物被误吸入气管而引起窒息或肺部并发症的发生。② 椎管内麻醉或腰椎穿刺后的患者。采用去枕仰卧位可预防因颅内压降低而引起的头痛。

2.中凹卧位

（1）姿势：患者仰卧，两臂置于身体两侧，头胸部抬高10°~20°，下肢抬高20°~30°，为使患者保持稳定和舒适，可在膝下垫以软枕（图6-2-4）。

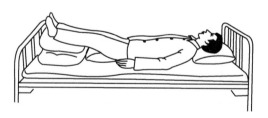

▲ 图6-2-4 中凹卧位

（2）适用范围：休克患者。头、胸部抬高有利于保持气道通畅，改善通气功能，从而改善缺氧症状；下肢抬高可促进静脉血液回流，增加心输出量，从而缓解休克症状。

3. 屈膝仰卧位

（1）姿势：患者仰卧，头下垫枕，两臂置于身体两侧，两膝屈起并稍向外分开（图6-2-5）。

（2）适用范围：① 腹部检查。有利于腹部肌肉放松，便于检查。② 导尿和会阴冲洗等。暴露操作部位，便于操作。使用屈膝仰卧位时应注意保暖和保护患者隐私。

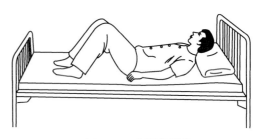

▲ 图6-2-5　屈膝仰卧位

（二）侧卧位（side-lying position）

1. 姿势　患者侧卧，两臂屈肘，一手放在胸前，一手放在枕边，下腿稍伸直，上腿弯曲，必要时可在两膝之间、胸腹部、背部放置软枕，以扩大支撑面，增加稳定性，促进患者的舒适和安全（图6-2-6）。

2. 适用范围

（1）检查：肛门、胃镜、肠镜等检查，便于暴露操作部位，方便操作。

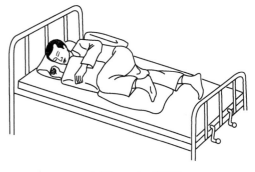

▲ 图6-2-6　侧卧位

（2）灌肠：患者侧卧，臀部尽量靠近床沿，以便于插管和灌液。

（3）臀部肌内注射：采用侧卧位注射时，患者应上腿伸直，下腿弯曲，以便充分放松注射侧臀部的肌肉。

（4）预防压力性损伤：与平卧位交替采用，以避免局部组织长期受压，预防压力性损伤的发生。

（三）半坐卧位（semi-Fowler position）

1. 姿势

（1）摇床法：患者仰卧，根据需要的高度摇起床头支架，抬高上半身，再摇起膝下支架，以防止患者下滑。必要时，床尾可放一软枕，垫于患者足底，支撑患者，增加舒适感。放平时，应先摇平膝下支架，再摇平床头支架（图6-2-7）。

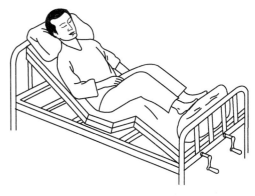

▲ 图6-2-7　半坐卧位——摇床法

（2）靠背架法：将患者上半身下的床垫抬高，在垫褥下放一靠背架，下肢屈起，用大单包裹住枕芯垫于两膝下，大单两端系于床沿以防患者下滑，床尾足底垫软枕。放平时先取走膝下软枕，再取走床头靠背架，助患者小心躺下（图6-2-8）。

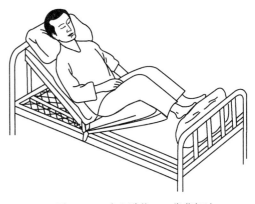

▲ 图6-2-8　半坐卧位——靠背架法

使用靠背架时切忌将上半身抬得过高，以防止靠背架支撑不牢致患者受伤。

2. 适用范围

（1）颜面部及颈部手术后的患者：采取半坐卧位可减少局部出血。

（2）心肺疾病引起的呼吸困难者：采取半坐卧位时由于重力作用，部分血液滞留于下肢和盆腔脏器内，可减少静脉回心血量，从而减轻肺淤血和心脏负担；同时，半坐卧位可使膈肌下降，胸腔容量扩大，从而减轻腹腔内脏器对心肺的压力，使肺活量增加，有利于改善呼吸困难。

（3）腹腔、盆腔手术后或有炎症的患者：采取半坐卧位，可使腹腔渗出液流入盆腔，防止感染向上蔓延引起膈下脓肿，从而促使感染局限。这是因为盆腔腹膜抗感染能力较强，而吸收能力较弱，可以防止炎症扩散和毒素吸收，减轻中毒。此外，腹部手术后的患者采取半坐卧位可减轻腹部切口缝合处的张力，缓解疼痛，促进舒适，有利于切口愈合。

（4）恢复期体质虚弱的患者：采取半坐卧位，可使患者逐渐适应体位的改变，有利于向站立姿势过渡。

（四）端坐位（sitting position）

1. 姿势　患者坐起，在半坐卧位的基础上用床头支架将床头抬高70°~80°，使患者能向后倚靠；若患者虚弱，可在床上放一跨床小桌，桌上放一软枕，让患者伏桌休息；同时，膝下支架抬高15°~20°，必要时加床挡，以确保患者安全（图6-2-9）。

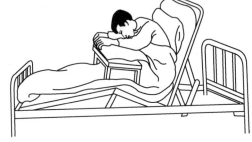

▲ 图6-2-9　端坐位

2. 适用范围　左心衰竭、心包积液、支气管哮喘发作的患者。患者由于极度呼吸困难而被迫采取日夜端坐位。

（五）俯卧位（prone position）

1. 姿势　患者俯卧，头偏向一侧，两臂屈曲置于头部两侧，两腿伸直，胸下、髋部及踝部各放一软枕支撑（图6-2-10）。

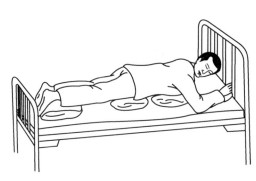

▲ 图6-2-10　俯卧位

2. 适用范围

（1）腰背部检查或配合胰胆管造影检查时。

（2）脊椎手术或腰背、臀部有伤口，不能平卧或侧卧的患者。

（3）胃肠胀气导致腹痛时，患者采取俯卧位可使腹腔容积增大，从而缓解由胃肠胀气所致的腹痛。

（六）头低足高位（trendelenburg position）

1. 姿势　患者仰卧，头偏向一侧，床尾抬高15°~30°，为增加安全感，可将一软枕横立于床头，以防碰伤头部（图6-2-11）。因处于这种体位会使患者感到不适，不宜长时间使用，孕妇、高血压、心肺疾病患者慎用，高颅压患者禁用。

2. 适用范围

（1）体位引流：可用于肺部引流，使痰液易于咳出。

（2）十二指肠引流：需同时采取右侧卧位，以利于胆汁引流。

（3）妊娠时胎膜早破：采用头低足高位可预防脐带脱垂。

（4）跟骨牵引或胫骨结节牵引：头低足高位可利用人体重力作为反牵引力。

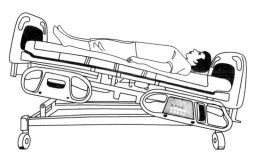

▲ 图6-2-11　头低足高位

（七）头高足低位（dorsal elevated position）

1. 姿势　患者仰卧，床头抬高15°~30°，或根据病情需要而定，将软枕横立于床尾，以防足部触碰床尾而引起不适（图6-2-12）。

2. 适用范围

（1）颅骨牵引：采取头高足低位可以利用人体重力作为反牵引力。

（2）颅脑疾病或颅脑手术后患者：预防脑水肿，缓解高颅压症状。

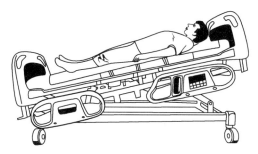

▲ 图6-2-12　头高足低位

（八）膝胸卧位（knee-chest position）

1. 姿势　患者跪卧，两小腿平放于床上，稍分开，大腿和床面垂直，胸部尽量贴近床面，腹部悬空，背部伸直，臀部抬起，头转向一侧，两臂屈肘置于头部两侧（图6-2-13）。

2. 适用范围

（1）肛门、直肠、乙状结肠镜检查及相应的治疗。

（2）矫正胎位不正或子宫后倾。

（3）促进产后子宫复原。

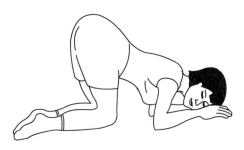

▲ 图6-2-13　膝胸卧位

（九）截石位（lithotomy position）

1. 姿势　患者仰卧于检查床上，两腿分开放于支腿架上（支腿架上放置软垫），臀部向前尽量靠近床沿，两手放于身体两侧或胸前（图6-2-14）。采取截石位时应注意患者的遮挡和保暖。

2. 适用范围

（1）会阴、肛门部位的检查、治疗或手术，

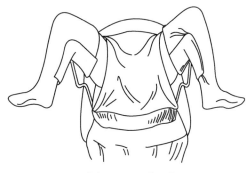

▲ 图6-2-14　截石位

如膀胱镜、妇产科检查、阴道灌洗等。

（2）产妇分娩。

四、变换体位的方法

长期卧床患者的局部组织持续受压，导致血液循环障碍，容易发生压力性损伤；呼吸道分泌物不易咳出，容易发生坠积性肺炎；同时，长期卧床患者由于缺乏适当的活动，也容易出现消化不良、便秘、肌肉萎缩等症状。因此，护理人员应督促长期卧床患者经常更换体位，对于活动能力较弱或无自主活动能力者，护理人员应协助其定时变换卧位，促进舒适，预防并发症的发生。

（一）协助患者移向床头法

【目的】

协助滑向床尾而不能自己移动的患者移向床头，增进患者舒适。

【操作前准备】

1. 评估患者并解释

（1）评估：① 患者的年龄、体重、健康状况、需要变换体位的原因；② 患者的神志、生命体征、躯体和四肢的活动度、伤口及引流情况等；③ 患者的心理状态及合作程度。

（2）解释：向患者及家属解释移向床头的目的、方法、配合要点等。

2. 患者准备

（1）患者及家属了解移向床头的目的、过程及配合要点。

（2）患者及家属情绪稳定，愿意配合。

3. 用物准备　视情况准备软枕。

4. 环境准备　环境安静整洁、室温适宜、光线充足，必要时进行遮挡。

5. 护士准备　衣帽整洁，修剪指甲，洗手，戴口罩。

【操作步骤】

操作步骤	要点与沟通
1. 核对　床号、姓名、住院号、腕带等信息	● 确认患者
2. 解释　操作的目的、方法及配合要点	● 护士：×××，您好！我是您的责任护士×××，由于您目前一直处于卧床状态，身体有点滑到床尾了，我现在帮您往床头挪一挪，希望您能跟我配合
3. 准备　固定床脚轮，放平床头支架或靠背架，枕头横立于床头，将各种导管安置妥当，必要时将盖被折叠至床尾或一侧	● 避免移动中由于床的移动造成意外 ● 避免撞伤患者头部，避免移动患者时牵拉导管导致脱落
4. 移动	
▲一人协助患者移向床头法（图6-2-15）	● 适用于体重较轻且能较好配合的患者
（1）协助患者屈膝仰卧，嘱患者双手握住床头栏杆或搭于护士肩部	● 护士：×××，请用您的双手抓住床头的栏杆，如果够不着请放在我的肩膀上

操作步骤	要点与沟通
（2）护士靠近床边，两腿弯曲，适当分开呈半蹲姿势，一手托住患者的肩背部，另一手托住患者的臀部	● 节省体力
（3）护士托起患者，并嘱咐患者两脚蹬床面，同时挺身，一起移向床头	● 护士：×××，等下我喊"一二三"，请您配合我，一起用力往上蹬 ● 患者身体应被抬离床面，切忌拖拉患者，以免皮肤擦伤
▲二人协助患者移向床头法	● 适用于体重较重或病情较重的患者
（1）协助患者屈膝仰卧	
（2）两位护士分别站于床的两侧，两腿弯曲，适当分开。两人一手交叉托住患者颈肩部，另一手交叉握住托住患者臀部，同时抬起患者，移向床头	● 动作应协调、轻、稳，患者身体应被抬离床面，不可拖拉硬拽患者，确保患者舒适和安全
5.整理 放回枕头，协助患者取舒适卧位，整理床单位	

（二）协助患者翻身侧卧法

【目的】

1. 协助活动能力较弱或无自主活动能力的患者更换体位，促进患者舒适。

2. 便于检查、治疗和护理，如整理床单位，进行背部皮肤护理等。

3. 预防并发症的发生，如压力性损伤、坠积性肺炎等。

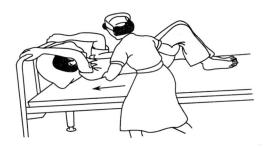

▲ 图6-2-15　一人协助患者移向床头法

【操作前准备】

1. 评估患者并解释

（1）评估：① 患者的年龄、体重、健康状况、需要翻身侧卧的原因；② 患者的神志、生命体征、躯体和四肢的活动度、伤口及引流情况等；③ 患者的心理状态及合作程度。

（2）解释：向患者及家属解释翻身侧卧的目的、方法、配合要点等。

2. 患者准备

（1）患者及家属了解翻身侧卧的目的、过程及配合要点。

（2）患者及家属情绪稳定，愿意配合。

3. 用物准备　视情况准备软枕、床挡、遮挡屏风等。

4. 环境准备　环境安静整洁，室温适宜，光线充足，必要时进行遮挡。

5. 护士准备　衣帽整洁，修剪指甲，洗手，戴口罩。

【操作步骤】

操作步骤	要点与沟通
1. 核对　床号、姓名、住院号、腕带等信息	● 确认患者
2. 解释　操作的目的、方法及配合要点	● 护士：×××，您好！我是您的责任护士×××，您右侧躺了近2小时了，我现在帮您翻个身，希望您能跟我配合
3. 准备　固定床脚轮，将各种导管安置妥当，必要时将盖被折叠至床尾或一侧；协助患者仰卧，两手放于腹部	● 避免翻身时牵拉导管致脱落或扭曲受压 ● 方便操作
4. 翻身 ▲一人协助患者翻身侧卧法（图6-2-16）	● 适用于体重较轻的患者
（1）先将患者肩部、臀部向护士侧床沿移动，再同法移动双下肢，协助患者屈膝	● 使患者尽量靠近护士，以缩短力臂，达到节力的目的 ● 切忌拖拉患者，以免擦伤皮肤
（2）护士一手托住患者肩部，一手扶患者膝部，轻轻将患者转向对侧，使患者背向护士	● 必要时拉起床挡，防止坠床
▲二人协助患者翻身侧卧法（图6-2-17）	● 适用于体重较重或病情较重的患者
（1）两位护士站于床的同侧，一人托住患者颈肩部和腰部，另一人托住患者臀部和腘窝，两人同时将患者抬起移向近侧	● 需注意保护患者的头部 ● 两人动作应协调、轻、稳 ● 切忌拖拉患者，以免擦伤皮肤
（2）两位护士分别扶住患者的肩部、腰部和臀部、膝部，轻轻将患者翻转向对侧	● 应注意观察患者背部的皮肤情况，并给予相应的护理
▲二人协助患者轴线翻身法	● 适用于脊椎受损或脊椎手术后，但无颈椎损伤的患者
（1）两位护士站于床的同侧，移动患者，将患者平稳移近床边	
（2）两位护士分别托住患者的肩、腰部和腰、臀部，使患者躯干保持在同一平面上，以滚轴式轻轻翻至对侧侧卧	● 注意不能让患者身体屈曲，以免脊柱发生错位
▲三人协助患者轴线翻身法	● 适用于有颈椎损伤的患者
（1）移动患者：第一操作者站于患者床头，一手固定患者头颈部，移去枕头，一手沿纵轴向上略加牵引，使头颈随躯干一起缓慢移动；第二操作者将双手伸至对侧分别托住患者的肩部和腰部；第三操作者将双手伸至对侧分别托住患者的腰部和臀部。使头、颈、肩、腰、髋保持在同一水平面上，将患者移向近侧	● 同样注意不能让患者身体屈曲，以免脊柱发生错位
（2）三人同时用力，使患者头颈、躯干保持在同一平面上以滚轴式翻至对侧	● 翻身角度不宜超过60°
5. 安置　按侧卧位的要求在患者背部、胸前及两膝间放置软枕，肢体各关节处于功能位，必要时加用床挡	● 注意观察患者背部的皮肤情况，并给予相应的护理
6. 整理　各种导管保持通畅，整理床单位	
7. 记录　翻身时间，皮肤情况等	

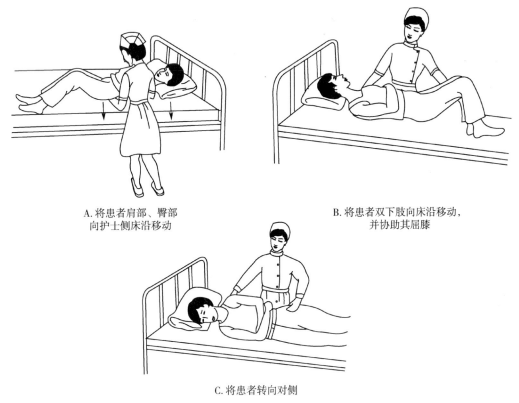

A.将患者肩部、臀部
向护士侧床沿移动

B.将患者双下肢向床沿移动，
并协助其屈膝

C.将患者转向对侧

▲ 图6-2-16 一人协助患者翻身侧卧法

【健康教育】

1. 向患者及家属说明更换体位的目的和意义，鼓励其积极主动地参与。

2. 教会患者更换体位时配合的要点，同时教会家属协助患者更换体位的正确方法和注意事项。

【注意事项】

1. 协助患者更换体位时应注意观察，并根据患者的病情和皮肤受压情况确定翻身间隔的时间。如发现患者皮肤有红肿或破损，应及时处理，并酌情增加翻身次数，记录于翻身卡上，同时做好交接班工作。

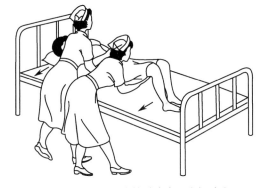

▲ 图6-2-17 二人协助患者翻身侧卧法

2. 协助患者更换体位时应先将患者身体抬离床面后再行进一步操作，切忌拖、拉、推、拽等动作，以免造成人为的皮肤擦伤；若为两人以上协助翻身，应注意动作的协调、轻、稳。

3. 协助有特殊情况的患者更换体位时应给予特殊处理。

（1）若患者身上带有各种导管，翻身或移动前应先将导管妥善安置，变换体位后仔细检查，防止导管发生扭曲、折叠、受压、移位、脱落等情况，以保持管道通畅。

（2）为手术后患者翻身前，应先检查伤口敷料是否干燥、有无脱落，如敷料潮湿或已脱落则应先换药再翻身，翻身后注意伤口不可受压。

（3）颅脑手术后的患者，应注意翻身时不可剧烈翻转头部以免引起脑疝，导致患者突然死亡。

（4）行牵引的患者，翻身时不可放松牵引。

（5）石膏固定或有较大伤口的患者，翻身后应使用软垫支撑，防止肢体或伤口的受压。

4. 协助患者更换体位时护士应注意节力原则，如翻身时应让患者尽量靠近护士，使重力线通过支撑面来保持平衡，同时缩短重力臂而起到安全、省力的作用。

第三节　休息与活动

休息与活动是人的基本生理功能之一，是人类生存和发展的基本需要，对维持机体健康有着重要的作用。在疾病状态下，很多因素将会影响患者休息，造成患者的活动受限，从而影响机体各个系统的功能及患者的心理状态。因此，护理人员应熟知影响休息与活动的因素，正确判断影响休息、造成活动受限的原因，根据具体情况采取恰当的措施协助患者休息，并满足患者活动的需要，从而发现并解决患者休息与活动方面存在的问题，以增进舒适，促进身心健康。

一、休息与睡眠

充分的休息不仅可以使身体放松，恢复体力，还可以减轻心理压力，使人感到轻松愉快。休息不足则会导致疲乏、困倦、注意力分散等躯体症状，长期休息不足甚至会出现紧张、焦虑、烦躁、易怒等情绪，严重时还会造成机体免疫力下降，导致身心疾病的出现，尤其在患病期间，休息显得更为重要。睡眠是休息的一种重要形式，通过睡眠可以使体力和精力得到快速恢复，保持良好的觉醒状态，这样个体才能精力充沛地从事各项工作。

（一）休息

1. 休息的意义　休息（rest）是指通过改变当前的活动方式，使身心处于一种没有紧张和焦虑的松弛状态，包括身体和心理两方面的放松。充足的休息对维持健康具有重要的意义，具体表现在：① 休息可以缓解压力和精神紧张，减轻或消除疲劳；② 休息可以维持机体生理调节的规律性；③ 休息可以促进机体正常的生长发育；④ 休息可以减少能量的消耗；⑤ 休息可以促进蛋白质的合成和组织修复。休息的方式因个体年龄、健康状况、工作性质、生活习惯等因素而有所不同，无论采取何种休息方式，只要达到缓解疲劳、减轻压力、精力恢复、促进身心舒适等的目的，就是有效的休息。

2. 休息的条件

（1）身体方面：要获得有效的休息需确保身体舒适，包括各组织器官功能良好；皮肤完整无破损；关节肌肉活动正常；身体各部位无疼痛、无感觉异常、无活动受限；各部位清洁无异味、卧位舒适等。任何一方面出现异常或不适都会影响休息的质量。

（2）心理方面：个体的心理和情绪状态同样会影响休息的质量。患病状态下可能会出现的害怕、焦虑、抑郁、烦躁、沮丧等负性情绪会直接影响患者的休息和睡眠形态。

（3）环境方面：环境性质可以决定心理状态，医院环境中的空间、温湿度、光线、色彩、声音、护患关系等对患者的休息和疾病的康复均有不同程度的影响。

（4）睡眠方面：睡眠的时间和质量都会直接影响休息的效果，患者入院后由于生活形态和方式等的改变，会出现不同程度的睡眠问题，包括睡眠时间的不足和质量的下降，从而影响患者休息和疾病的康复。

3. 促进患者有效休息的措施

（1）增加身体的舒适度：及时评估导致身体不舒适的因素，如疼痛、恶心、呕吐、咳嗽、饥饿、寒冷、口渴、体位、排泄、个人卫生等。护理人员在协助患者休息时，应帮助患者调整舒适的姿势和体位，做好个人清洁卫生，减轻或消除各种原因造成的不适。对于存在交流障碍的患者，如昏迷、意识不清、失语、儿童、老年患者等，护理人员应加强观察，及时发现并解除影响休息的因素。

（2）促进心理的放松：护理人员细心观察患者是否存在心理紧张、焦虑等问题，及时评估患者心理问题产生的原因，建立良好的护患关系；同时调动患者家属、朋友等社会支持系统，帮助患者缓解紧张焦虑情绪，排解心中的压抑和苦闷，保持健康的心理状态。

（3）确保环境的和谐：医院环境的布局、工作流程等要以患者为中心，充分考虑到患者的舒适与方便。① 为患者提供舒适的床单位、合理的空间、适宜的光线、必要的遮挡，同时保持适宜温度、湿度及空气的流通；② 保持病室安静，医务人员做到走路轻、说话轻、开关门轻、操作轻；③ 医护活动时间应相对集中，情况允许的前提下尽量在白天进行，避免占用患者晚上的休息时间；④ 多人房间应提醒每位患者及陪护人员注意保持安静，尊重其他患者的生活习惯；⑤ 合理安排探视时间；⑥ 危重患者治疗措施较多，为避免较多的治疗或抢救影响其他患者的休息，危重患者与普通患者应分开安置。

（4）保证充足的睡眠：护理人员应全面评估影响患者睡眠的因素及个人的睡眠习惯，制定促进睡眠的措施，确保患者睡眠的时间和质量，以达到有效的休息。

（二）睡眠

1. 睡眠的生理机制和特点　觉醒和睡眠是昼夜节律性的生理活动，是人类生存的必要条件。

（1）睡眠的生理机制：睡眠中枢位于脑干尾端，此部位各种刺激性病变均可引起过度睡眠，破坏性病变则可引起睡眠减少。睡眠中枢向上传导冲动作用于大脑皮质，与控制觉醒的脑干网状结构上行激动系统的作用相拮抗，从而调节睡眠与觉醒的相互转化。

（2）睡眠的生理特点：睡眠是一种循环发生的周期现象。睡眠时视、触、嗅、听等感知觉减退或消失，骨骼肌反射和肌肉紧张度减弱，自主神经功能出现一系列变化，如血压下降、心率减慢、呼吸变慢、代谢率降低、尿量减少、唾液分泌减少、汗液增多、胃液分泌增多等。

2. 睡眠的时相和周期　睡眠是一种周期发生的知觉的特殊状态，由不同的时相组成，通过各时相的周期性出现，使人的体力和精力得到恢复。

（1）睡眠的时相：根据睡眠过程中脑电波的变化和机体活动功能的改变，可将睡眠分为慢波睡眠和快波睡眠两个时相。

1）慢波睡眠（slow wave sleep，SWS）：又称正相睡眠（orthodox sleep，OS）或非快速眼动睡眠（non-rapid eye movement sleep，NREM sleep）。

慢波睡眠分为四个时期。① 入睡期（Ⅰ期）：此期为觉醒与睡眠之间的过渡时期，是所有睡眠时期中睡得最浅的一期，很容易惊醒或被唤醒。此期只维持几分钟，但生理活动速度开始降低，新陈代谢逐渐减慢，生命体征各项指标均降低。② 浅睡期（Ⅱ期）：入睡几分钟后进入浅睡期，此期仍可听到声音，仍然容易被唤醒。此期持续10~20分钟，身体各器官活动逐渐减慢，肌肉逐渐放松。③ 中睡期（Ⅲ期）：由Ⅱ期进入，此期肌肉完全放松，生命体征各项指标数值继续下降，身体很少移动，很难被唤醒。此期持续15~30分钟。④ 深睡期（Ⅳ期）：此期身体完全放松且无法移动，难以被唤醒，腺垂体分泌大量生长激素，促进机体生长和组织修复。此期持续15~30分钟。

在慢波睡眠中，机体的耗氧量下降，但脑的耗氧量不变，同时，腺垂体分泌生长激素增多。因此，慢波睡眠有利于促进机体的生长和体力的恢复。长期睡眠不足的情况下，慢波睡眠，尤其是深睡眠将明显增加，以补偿之前的睡眠不足。

2）快波睡眠（fast wave sleep，FWS）：又称异相睡眠（paradoxical sleep，PS）或快速眼动睡眠（rapid eye movement sleep，REM sleep）。

快波睡眠的特点是眼球转动很快，脑电波非常活跃，与觉醒时很难区分，但很难被唤醒。此期各种感觉进一步减退，骨骼肌反射和肌肉紧张度进一步减弱，肌肉几乎完全放松，但有间断的阵发性表现，如眼球快速运动、躯体抽动、血压升高、心率加快、呼吸过速等。此期脑的耗氧量增加，脑血流量增多且脑内蛋白质合成加快，快波睡眠与幼儿神经系统的发育成熟有密切关系，能够促进学习记忆和精力恢复，但生长激素分泌减少。

做梦是快波睡眠的重要特征之一，充满感情色彩的梦境可以舒缓精神压力，使人们面对内心深处的感受，消除意识中令人忧虑的事情。因此，快波睡眠对精神和情绪上的平衡最为重要，在快波睡眠时相自然醒来会觉得睡眠充足，精力充沛，但某些疾病也容易在此期发作，如心绞痛、哮喘、阻塞性肺气肿缺氧发作等，可能与快波睡眠期会出现间断的阵发性表现有关。睡眠各阶段的变化见表6-3-1。

▼ 表6-3-1 睡眠各阶段生理特点和变化

睡眠分期		特点	生理表现	脑电图特点
慢波睡眠	Ⅰ期	可被外界的声响惊醒	肌肉逐渐放松，呼吸均匀，脉搏减慢	低电压α节律，频率为8~12次/s
	Ⅱ期	进入睡眠状态，但仍然容易被惊醒	肌肉松弛，呼吸均匀，脉搏减慢，血压、体温下降	出现快速、宽大的睡眠梭形波，频率为14~16次/s
	Ⅲ期	睡眠逐渐加深，需要巨大的声响才能被唤醒	肌肉十分松弛，呼吸均匀，心跳缓慢，血压、体温继续下降	睡眠梭形波与δ波交替出现

睡眠分期		特点	生理表现	脑电图特点
慢波睡眠	Ⅳ期	深睡期，很难被唤醒，可出现梦游睡行症和遗尿	全身松弛，无任何活动，脉搏、体温继续下降，呼吸缓慢均匀，体内分泌大量生长激素	缓慢而高的δ波，频率为1~2次/s
快波睡眠		眼肌活跃，眼球迅速转动，梦境往往在此期出现	心率、血压、呼吸大幅度波动，大量分泌肾上腺素，眼球快速转动，除眼肌外，全身肌肉松弛，很难被唤醒	不规则的低电压波形，与Ⅰ期相似

（2）睡眠周期：正常情况下，睡眠周期是慢波睡眠与快波睡眠交替出现，不断重复的过程。

1）睡眠周期路径：正常睡眠时，从慢波睡眠的入睡期（Ⅰ期）进入浅睡期（Ⅱ期），经中睡期（Ⅲ期）到深睡期（Ⅳ期），再经深睡期返回中睡期和浅睡期，再从浅睡期进入快波睡眠，持续约10分钟后，再次进入浅睡期，为一个睡眠周期，如此循环往复（图6-3-1）。

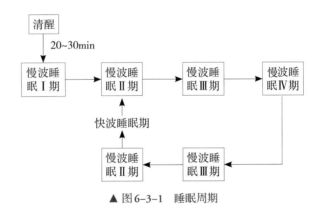

▲ 图6-3-1 睡眠周期

在睡眠周期的交替进行中，入睡只能从慢波睡眠的Ⅰ期进入，但可以从任何一期被唤醒，醒后再继续睡眠时，不会回到被唤醒的那个睡眠时相中，而是又从最初状态开始。因此，在夜间，若个体的睡眠经常被中断，个体将无法获得深睡眠和快波睡眠，睡眠质量将大大下降，个体不得不通过增加睡眠总时数来弥补缺乏的深睡眠和快波睡眠，以至于会造成睡眠形态发生紊乱。

2）睡眠周期时长：每一个睡眠周期都含有60~120分钟不等的有顺序的睡眠时相，平均是90分钟，在成人夜晚6~8小时的睡眠中，平均包含4~6个睡眠周期。每一时相持续的时间并非一成不变，刚入睡时，慢波睡眠的中睡期和深睡期时间大约占90分钟，快波睡眠不超过30分钟；随着睡眠的加深，进入深夜，快波睡眠时间会延长到60分钟，而慢波睡眠的中睡期和深睡期时间会相应缩短；越到睡眠后期，快波睡眠持续的时间越长。

睡眠周期在白天小睡时也会出现，各期时间长短依小睡的时间而定。上午小睡是后半夜睡眠的延续，快波睡眠所占的比例较大，下午小睡时，慢波睡眠所占的比例较大，会影响晚上睡眠时慢波睡眠时间的长短。

为了帮助患者获得最佳的睡眠质量，护理人员应熟悉睡眠的规律和特点，在全面评估患者睡眠的需要和影响睡眠因素的基础上制定措施，促进患者良好睡眠。

3. 睡眠的评估

（1）睡眠需要的评估：睡眠的需要因人而异，不同的年龄、不同的健康状况、不同的职业特点所需的睡眠时间不一样。如出生一周以内的新生儿睡眠时长在20小时以上，婴儿为14~15小时，幼儿为12~14小时，学龄儿童为10小时左右，青少年为8~9小时，成人一般为7~8小时，老年人睡眠时间更短。个体处于妊娠、术后、疲劳、患病状态时睡眠的需要量会明显增加；体力劳动者比脑力劳动者需要的睡眠时间长；劳动强度大、工作时间长的人需要的睡眠时间也长。

睡眠各期所占的比例也会随年龄的变化而变化。快波睡眠和深睡眠的比例随年龄的增长而减少，在婴儿期大于儿童期，青年期和老年期逐渐减少；而入睡期和浅睡期的时间则随年龄的增长而增加。总之，随着年龄的增长，总的睡眠时间减少，深睡眠比例减少，睡眠过程中醒来的次数增多。

（2）影响睡眠因素的评估

1）年龄因素：睡眠时间通常与年龄成反比，随着年龄的增长，个体的睡眠时间逐渐减少。

2）生理因素：睡眠是一种周期性现象，与昼夜节律有关。昼夜节律是指机体根据内在的生物性规律，在24小时内规律地运行和活动，相当于人体的生物时钟，每日24小时周期性规律运转，反映机体在生理与心理方面的起伏和变化，如激素分泌、体温、代谢等都呈现周期性变化。这种变化随个体疾病和情绪的不同而有所改变。

如果睡眠不能与昼夜节律协同一致，如长期频繁的夜间工作或航空时差，会造成生物节律失调，产生疲劳与不适。适度的疲劳虽有助于入睡，但是过度疲劳反而会使入睡困难。另外，内分泌的变化也会影响睡眠，女性在月经期会感到疲劳，需要通过增加睡眠时间来补充体力；而绝经期女性由于内分泌的变化则会引起睡眠紊乱，适当补充激素可以改善睡眠质量。

3）疾病因素：疾病会影响原有的睡眠节律和形态，患病的人通常需要更多的睡眠时间来促进机体的恢复，但躯体疾病造成的不适、疼痛等症状均会影响正常的睡眠。此外，约80%的失眠与精神疾病有关，如神经衰弱、焦虑症、抑郁症等。

4）心理因素：不良的心理反应和强烈的情绪变化均可影响正常睡眠，如焦虑、紧张、愤怒、恐惧等。因此，住院患者由于生病及住院产生的心理和情绪变化，如对疾病的担心、经济的压力、角色的转换等都可能造成患者睡眠障碍。

5）环境因素：环境的改变会直接影响睡眠状况，医院环境的复杂性和特殊性是影响患者睡眠的重要因素之一。有研究显示，在新环境中，慢波睡眠和快波睡眠的比例会发生变化，表现为入睡时间延长，快波睡眠减少，觉醒次数增加等。另外，患者睡眠时的体位、各种管道、有无输液治疗，以及灯光、声音、温湿度、空气质量等均会影响患者睡眠的质量。

6）药物因素：应用β受体阻滞剂可出现失眠、睡眠中断及噩梦等不良反应；应用利尿药会导致夜尿增多而影响睡眠；镇静催眠药短期内能加速入睡，增加睡眠量，提高睡眠质量，但若长期使用会导致白天嗜睡、疲乏、精神出现混乱等不良反应。长期不适当地使用催眠药，可产生药物依赖或出现戒断反应，加重原有的睡眠障碍。

7）食物因素：含L-色氨酸较多的食物，如肉类、乳制品、豆类能促进入睡，是天然的催眠药。少量饮酒能促进放松，有助于睡眠，但大量饮酒会抑制脑干维持睡眠的功能，干扰睡眠结构，降低睡眠质量。浓茶、咖啡中含有咖啡因，饮用后使人兴奋难以入睡，且入睡后容易中途醒来，总睡眠时间缩短，睡眠不好的人应限制摄入，尤其在睡前应避免饮用。

8）个人习惯：睡前洗热水澡、喝牛奶、听音乐等习惯有助于睡眠，但一些不健康的睡前习惯则会影响睡眠，如饥饿、过度进食、过度饮水等。另外，睡前任何对身心强烈的刺激也都会影响睡眠，如看恐怖电影、听恐怖故事、剧烈活动、受严厉的批评、过度兴奋等。

9）生活方式：长期处于紧张忙碌的工作状态，生活无规律，缺乏适当运动，或长期处于单调乏味的生活环境中，缺少必要的刺激，都会影响睡眠的质量。

（3）睡眠障碍的评估：睡眠障碍是指睡眠质和量的异常，或在睡眠时出现某些临床症状，也包括影响入睡或保持正常睡眠能力的障碍，如睡眠减少或睡眠过多、异常的睡眠行为等。

1）失眠（insomnia）：失眠是临床最常见的睡眠障碍，以入睡困难及维持睡眠困难为主要表现，是睡眠时间或质量不能满足正常需求的一种主观体验。根据引起失眠的原因可分为原发性失眠和继发性失眠。原发性失眠即失眠症；继发性失眠是由心理、生理或环境因素引起的短暂失眠。失眠可引起焦虑、抑郁、烦躁等心理，并导致精神活动效率下降。其共同特征为：① 患者主诉失眠，包括难以入睡、易醒、多梦、早醒、醒后不易再睡或醒后不适等；② 睡眠量和质的不足引起患者的苦恼或影响社会及职业功能。

2）发作性睡病（narcolepsy）：是指不可抗拒的突然发生的睡眠，同时伴有猝倒、睡眠瘫痪和入睡幻觉，是一种特殊形式的睡眠障碍。其特点是不能控制的短时间嗜睡，发作时患者可由清醒状态直接进入快波睡眠，但脑电图呈正常的睡眠波形。通常睡眠程度不深，易唤醒，醒后若没有持续的刺激则会继续入睡，一日可发作数次至数十次不等，持续时间一般为十余分钟，通常在安静的环境、单调的工作、餐后较易发作。

猝倒是发作性睡病最危险的并发症，约70%的患者会出现猝倒现象，即发作时意识清晰，但躯干和肢体肌张力突然降低而致猝倒，从而导致严重的跌伤，一般持续1~2分钟。另外，约有25%的发作性睡病患者会出现生动、充满色彩的幻觉和幻听。

发作性睡病属于快波睡眠障碍，医护人员应做到正确认识和处理。对于发作性睡病患者，应选择药物治疗，而不应将其简单地视为懒惰、不负责任或情绪不稳定；对有发作性睡病史的患者，护士应指导其学会自我保护，识别发作前兆，尽量减少意外发生，同时应告诚患者禁止从事高空、驾驶等工作，避免危险的发生。

3）睡眠过度（hypersomnia）：表现为过多的睡眠，可持续几小时或几日，难以被唤醒；可发生于多种脑部疾病，如脑外伤、脑血管疾病、脑炎、蝶鞍处的肿瘤等，也可见于糖尿病、镇静剂过量等，以及严重的抑郁、焦虑等心理疾病时，患者通过睡眠逃避工作生活的紧张和压力。

4）睡眠呼吸暂停（sleep apnea）：是指以睡眠过程中呼吸反复停顿为特征的一组综合征，表现为时睡时醒，同时伴有动脉血氧饱和度降低、低氧血症、高血压及肺动脉高压。睡眠呼吸暂停可分为中枢性和阻塞性睡眠呼吸暂停两种类型。中枢性睡眠呼吸暂停是由中枢神经系统功能不良造成的，可能是与快波睡眠有关的脑干呼吸机制失调所致。阻塞性睡眠呼吸暂停通常发生在严重、频繁、用力地打鼾后，通常与鼻至喉之间的通道狭窄导致气流受阻有关，肥胖、甲状腺功能减退出现黏液水肿也是导致阻塞性睡眠呼吸暂停可能发生的原因。睡眠呼吸暂停是心血管疾病的危险因素，与高血压之间存在因果关系，护士应指导患者采取正确的睡眠姿势，以确保呼吸道通畅。

5）睡行症（sleep walking，SW）：又称夜游症、梦行症或梦游症，系中枢神经延缓成熟所致，多见于儿童，以男性多见，随着年龄的增长症状逐渐消失。该症发作时患者可于睡眠中在床上爬动或下地走动，甚至到室外活动，面无表情，走路不稳，有时喃喃自语，数分钟后又上床睡觉，正常醒来后对所进行的活动没有记忆。对于睡行症患者，应采取相应的防护措施，将室内危险物品移开，睡觉前锁好门窗，避免发生危险。

6）梦魇（nightmare）：是指睡眠时出现噩梦，梦中见到可怕的景象或遇到可怕的事情，如突然自高空坠落等，不自主地呼叫或呻吟出声，突然惊醒，醒后情绪紧张、心悸、出冷汗等，事后可依然入睡。梦魇通常由白天受到惊吓、胸前受压、呼吸道不畅、晚餐过饱引起胃部膨胀感等所致，常发生于快波睡眠期，长期服用抑制快波睡眠期睡眠的药物突然停药后也可出现。梦魇多为暂时性的，一般不会导致严重后果，但若持续梦魇，则可能为精神疾病的症状，应予以重视。

7）夜惊（night terrors）：是指睡眠中突然惊醒，两眼直视，表情紧张恐惧，呼吸急促，心率加快，有时伴有大声呼叫，历时1~2分钟后又复入睡，醒后对经历不能回忆。有研究显示，夜惊常发生在睡眠开始后15~30分钟内，属于慢波睡眠期，脑电图上显示觉醒的α节律，是一种"觉醒障碍"。

8）遗尿（enuresis）：是指5岁以上的儿童仍不能控制排尿，在夜间经常出现不自主地排尿，可分为原发性遗尿和继发性遗尿。前者指从婴儿期以来一直未能建立排尿控制，后者指曾经能自行控制排尿，形成正常排尿习惯后又出现遗尿。对遗尿的患者应做好心理安慰，保护患者的隐私和自尊心，不要到处宣扬，也不能歧视、指责患者。

4. 促进住院患者的睡眠

（1）住院患者睡眠状况的评估

1）睡眠评估的重点：① 患者对睡眠时间和睡眠质量的个性化需求；② 睡眠障碍的症状、类型、持续时间、发生原因、对患者的主要影响。

2）睡眠评估的方法：① 询问患者的个人睡眠情况；② 观察有无睡眠不足、睡眠过多或异常睡眠行为的表现；③ 必要时应用量表或脑电图评估，以明确患者的睡眠问题。

3）睡眠评估的内容：① 患者每日需要的睡眠时间及常规就寝时间；② 平时是否午睡及午睡的时间和时长；③ 睡眠习惯，如对食物、个人卫生、卧具、光线、声音、温度等的要求；④ 入睡持续的时间；⑤ 睡眠深度；⑥ 是否打鼾；⑦ 夜间醒来的次数、原因；⑧ 是否有睡眠障碍或睡眠异常行为及严重程度；⑨ 睡眠效果；⑩ 睡前是否需服用药物或需要其他辅助入睡措施。

（2）住院患者睡眠的特点：住院患者身心状态较健康时有不同程度的变化，加上住院本身就是一个应激源，因此，住院患者的睡眠会受到或多或少的影响，主要表现在以下两方面。

1）睡眠节律改变：表现为昼夜节律去同步化，又称节律移位，是指患者正常的昼夜节律遭到破坏，睡眠与昼夜节律不协调；具体表现为白天昏昏欲睡，夜间失眠，觉醒阈值降低，极易被惊醒，继而出现焦虑、沮丧、不安、烦躁等症状。

2）睡眠质量改变：睡眠质量是各睡眠时相持续的时间、睡眠深度及睡眠效果三方面协调一致的综合体现。对住院患者睡眠质量的影响主要为睡眠剥夺、睡眠中断和诱发补偿现象，具体表现为：① 入睡时间延长、睡眠持续时间缩短、睡眠次数增多、总睡眠时数减少，尤其是快波睡眠减少。② 睡眠中断、睡眠时相转换次数增多，不能保证睡眠的连续性。睡眠转换次数增多会造成交感神经和副交感神经刺激的改变，尤其在快波睡眠期间，容易出现致命的心律失常。③ 慢波睡眠的中睡期、深睡期和快波睡眠减少时，会在下一个睡眠周期中得到补偿，特别是慢波睡眠的深睡期会优先得到补偿，同时分泌大量生长激素，以弥补因觉醒时间增加造成的能量消耗。但如此会导致快波睡眠不足的症状更为严重，患者会出现知觉及人格方面的紊乱，称为诱发补偿现象。

（3）促进住院患者睡眠的护理措施

1）满足患者身体舒适的需要：可在睡前帮助患者做好晚间护理，如协助患者洗漱、排便、更衣、整理床单位等，帮助患者采取舒适的卧位，检查身体各部位的伤口、引流管等是否有引起不舒适的情况，并及时给予处理。对疼痛的患者，可根据医嘱适当给予镇痛药。到就寝时间关闭大灯，尽量减少病室环境与治疗活动对患者睡眠产生的干扰。

2）减轻患者的心理压力：护理人员应加强观察，及时了解患者的心理变化，判断影响睡眠的原因，采取适当的措施解决患者的睡眠问题。当患者感到焦虑不安，无法入睡时，不要强迫患者入睡，可尽量转移患者对失眠问题的关注，指导其做一些放松活动来促进睡眠，并针对不同的患者给予个性化的护理措施。

3）创造良好的睡眠环境：① 调节病室内适宜的温湿度，通常冬季温度保持在18~22℃，夏季保持在25℃左右，湿度保持在50%~60%；② 将治疗处置的声音、电话铃声、仪器报警声、卫生间流水声、开关门声等噪声降到最低限度；③ 工作人员避免穿响底鞋，降低说话和走路的声音；④ 夜间拉上病室的窗帘，熄灭大灯，为防止患者夜间起床走路时跌倒可开地灯，夜里有操作尽量开床头小灯，以免影响其他患者休息；⑤ 保证空气的清新和流通，及时清理病室中的呕吐物、排泄物等，以避免异味刺激影响睡眠。

4）建立良好的睡眠习惯：护士可与患者共同讨论分析影响睡眠的生理、心理、环境、生活方式等因素，鼓励患者建立良好的生活方式和睡眠习惯，消除影响睡眠的因素。良好的睡眠习惯包括：① 根据人体生物节律调整作息时间，合理安排日间活动，白天适当锻炼，晚间固定就寝时间，不要熬夜，也不要在非睡眠时间卧床；② 睡前可进食少量易消化的食物，防止过于饥饿影响睡眠，但睡前不可暴饮暴食，也应避免饮用咖啡、浓茶等含咖啡因的饮料；③ 睡前可以根据个人爱好选择短时间的阅读、听音乐、做放松操等促进睡眠，视听内容要轻松、柔和，避免激烈的音乐、运动等使身心受到强烈刺激而影响睡眠。

5）合理使用催眠药：护士应掌握催眠药的种类、药理作用、使用方法、对睡眠的影响及副作用，并注意观察患者在服药期间的睡眠情况及身心反应，避免长期使用产生耐受性和依赖性。

二、活动

（一）活动的意义

凡具有生命的生物体均有着与生俱来的活动能力，活动对维持健康的意义具体表现在以下四个方面。

1. 增强运动系统的强度和耐力　适当的活动可保持良好的肌张力，保持关节的弹性和灵活性，预防骨质疏松的发生；强度大的活动还可消耗脂肪，控制体重。

2. 提高机体心肺功能　适当的运动可加速血液循环，增加血氧交换，提高肺循环功能，增加肺活量。

3. 预防便秘　适当活动能促进肠蠕动，有利于粪便的排出，预防便秘的发生。

4. 缓解压力　活动能促进身心放松，有助于睡眠。

（二）活动的种类

活动包括强身健体的体育运动和轻松愉快的娱乐活动，本节所讨论的活动主要指运动。运动的分类方法主要有三种，个人可以根据不同的目的、身体状况、环境条件等因素，结合不同年龄阶段的身心发育特点来选择合适的运动方式。

1. 根据运动方式分类

（1）主动运动：又称自由运动，是指个体在没有外力辅助的情况下主动活动关节所完成的一种运动。在不同的年龄阶段，机体有不同的主动运动项目，如婴幼儿期选择爬、走、跳，成年期选择散步、慢跑、游泳等。

（2）被动运动：相对于主动运动而言，是指全靠外力帮助所完成的运动，这种外力可以借助康复器具，也可以借助他人或自身健侧肢体，如人工或器械按摩、由他人协助进行的肢体活动等。

2. 根据耗氧情况分类

（1）有氧运动：是指人体在氧气充分供应的情况下进行的体育运动。在运动过程中，人体吸入的氧气与需求能达到生理上的平衡，其特点是强度低、有节奏、不中断、时间长，有利于增强心肺耐力。常见的有氧运动有游泳、慢跑、快走、骑自行车、打太极拳、跳绳、球类运动等。

（2）无氧运动：相对于有氧运动而言，是指肌肉在"缺氧"的状态下高速剧烈运动。无氧运动大部分是负荷强度高、瞬间性较强的运动，其最大特征是运动时氧气的摄取量非常低，所以难以持续很长时间，而且消除疲劳的时间也慢。常见的无氧运动有短距离赛跑、举重、投掷、跳高、跳远等。

3. 根据肌肉收缩方式分类

（1）等长运动：是一种静力性肌肉收缩的运动，肌肉收缩时，肌力明显增加但肌长度基本无变化，没有明显的关节活动，因此又称为静力性运动。特别适用于制动的肢体和软弱的肌肉及神经损伤后的早期练习，以预防肌肉萎缩，如膝关节制动后的股四头肌锻炼。

（2）等张运动：是指肌肉收缩时，肌力基本不变，但肌长度改变，同时伴随有明显的关节活动，因此又称动力性运动。等张运动的特点是肌肉运动符合大多数日常活动的肌肉运动方式，同时有利于改善肌肉的神经控制，如屈肘举哑铃、引体向上等。等长运动和等张运动均属于主动运动的一种。

（三）影响患者活动的因素

当身体的活动力减弱或身体任何一部分由于某种原因而受到限制时就会影响到患者的活动。活动受限的常见原因通常包括以下三个方面。

1. 生理因素

（1）疼痛：某些慢性病引起的疼痛往往会限制患者相应部位的活动，如类风湿性关节炎患者常为了避免疼痛而造成关节活动范围缩小；手术后患者因切口疼痛也会主动或被动地限制活动以减轻疼痛。

（2）神经系统功能障碍：可造成暂时性或永久性运动功能障碍，如重症肌无力、脑卒中、脊髓损伤等患者，由于中枢神经功能损伤，运动神经无法支配相应肌肉而造成机体出现明显的活动受限或运动障碍。

（3）运动系统的器质性损伤：如关节脱位、骨折、扭伤、挫伤等往往导致受伤肢体直接或间接的活动受限，身体活动能力下降。

（4）残障：如肢体的先天性畸形、失明等可造成机体活动受限。

（5）疾病：疾病造成的严重营养不良或极度肥胖所致的全身无力、心肺疾病引起供氧不足、乏力等，均可使患者的活动能力下降或受到限制。

2. 精神心理因素

（1）心理障碍：如癔症的患者，躯体本身并没有器质性病变，神经功能、肌肉骨骼状态均完好，但是由于心理障碍或臆想某部分躯体不能活动而导致该部分躯体失去活动能力。

（2）情绪变化：如当个体承受的压力超过其适应范围时，会出现情绪低落、焦虑，对活动缺乏热情，甚至产生厌倦或恐惧的心理，发生情绪性活动能力下降。另外，患者的社会支持系统，如家属的态度和行为也会影响患者的心理状态和行为，进而影响其活动状况。

3. 医疗因素　在患者治疗过程中，有时会采取限制活动的措施。如骨折患者在牵引和使用石膏绷带后活动受到限制；为防止意识不清患者因躁动而出现意外，须对其加以约束；另外，某些疾病的急性期要求患者绝对卧床休息也限制了其活动。

（四）活动受限对患者的影响

活动受限对机体的生理、心理、社会交往各方面都会产生影响，活动受限的程度越重，影响就越深。活动受限对患者各系统的影响可参照图6-3-2。

1. 对皮肤的影响　活动受限者由于长期卧床和躯体移动障碍，受压部位的皮肤易发生压力性损伤（详情请参见本书第七章）。

2. 对运动系统的影响　骨骼、关节、肌肉长期处于活动受限的状态，会导致以下情况。

（1）肌肉萎缩：不仅肌肉形态上变小，其运动强度、耐力、协调性均变差。

（2）骨质疏松：活动受限导致骨钙和矿物质流失，骨的结构改变，严重时会发生病理性骨折；同时，如钙质沉积于肾内或关节内，会导致肾结石和关节僵硬。

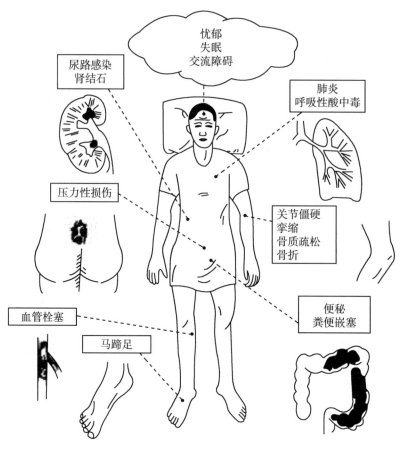

▲ 图6-3-2　活动受限的并发症

（3）关节僵硬：钙质沉积、关节长期处于某一位置而发生关节僵硬、挛缩、变形，出现垂腕、足下垂、髋关节外翻、关节活动范围缩小等并发症。

3. 对循环系统的影响　长期卧床、活动受限对循环系统的影响主要有以下两方面。

（1）直立性低血压：患者从卧位到坐位、直立位，或长时间站立时出现血压突然下降超过20mmHg（1mmHg＝0.133kPa），并伴有头晕、视力模糊、乏力、恶心等现象，称为直立性低血压。发生这种现象的原因一方面是长期卧床造成的肌张力下降，肌肉收缩促进静脉血回流的能力降低，静脉血滞留在下半身，循环血容量减少；另一方面是患者长期卧床，神经血管反射能力降低，突然改变体位时，血管不能及时收缩以维持血压，从而出现冷汗、苍白、眩晕等低血压表现。

（2）深静脉血栓：静脉血栓形成的三大主要因素分别是静脉血液淤积、血液高凝状态和静脉壁内膜损伤。长期卧床、活动受限的患者此三大因素均存在：① 由于机体活动量减少，下肢静脉血液淤积；② 机体活动量减少也导致血容量的相对不足，其中血浆的减少比血细胞减少得要多，因此出现血液黏稠度增高；③ 由于缺少肢体活动，血流缓慢，下肢深静脉血液循环不良，如果超过机体组织受损的代偿时间，就会发生血管内膜损伤，进一步促进血栓形成。血栓形成后，肢体可出现疼痛、肢端冰冷苍白、皮肤溃疡水肿等，严重时可造成坏疽。如果血栓整体或部分脱落，形成栓子，随血流走行，会引起栓塞，如果栓塞于肺部血管，则会导致肺栓塞，危及生命。

患者卧床的时间越长，发生深静脉血栓的危险性就越高，特别是肥胖、脱水、贫血及休克的卧床患者。因此，对于有活动能力而由于病情的影响需长期卧床者，应鼓励其卧床期间在床上进行四肢和躯体的功能锻炼，并随时评估患者病情，尽可能早期下床活动。

4. 对呼吸系统的影响　活动受限对呼吸系统的影响，主要表现为影响呼吸道分泌物排出、呼吸运动减弱，最终导致坠积性肺炎和二氧化碳潴留的发生。

（1）呼吸运动减弱：活动受限使胸廓的扩张受阻，呼吸运动受到限制；另外呼吸肌运动能力减弱，也使呼吸运动减弱，进而影响肺通气功能。

（2）呼吸道分泌物蓄积：长期卧床、活动受限的患者无力进行深呼吸和有效咳嗽，致使呼吸道内分泌物难以排出，痰液流向肺的深部，造成坠积性肺炎的发生。

（3）缺氧和二氧化碳潴留：活动受限患者由于分泌物蓄积，肺底长期处于充血、淤血状态，肺扩张受阻，有效通气减少，影响气体的正常交换，二氧化碳潴留，严重时出现呼吸性酸中毒。

（4）肺不张：由于肺通气不足，分泌物蓄积在细支气管而引起局部堵塞。肺泡表面活性物质分泌减少加重堵塞，导致远端肺泡塌陷，引起肺不张。

5. 对消化系统的影响　由于活动量的减少和疾病的消耗，消化系统的主要表现有以下两个方面。

（1）食欲下降：长期卧床、活动受限的患者常出现食欲减退、厌食，摄入的营养物质减少，导致负氮平衡，甚至出现严重的营养不良。

（2）便秘：长期卧床引起胃肠道蠕动减慢，加之患者食欲减退导致摄入的水分和膳食纤维减少，患者经常出现便秘，同时辅助排便的腹肌和肛提肌无力则更加重了便秘，严重时可导致粪便嵌塞，使排便更加困难。

6. 对泌尿系统的影响　长期卧床者由于排尿姿势的改变，影响其正常的排尿活动，可出现以下情况。

（1）排尿困难和尿潴留：正常情况下，站姿或坐姿、蹲姿排尿时能使会阴部肌肉放松，有利于排尿。长期卧床的患者，由于排尿习惯和姿势的改变，有的会出现排尿困难；若长期存在排尿困难，膀胱高度膨胀造成膀胱逼尿肌过度伸展，机体对膀胱胀满刺激的感觉性会变差，形成尿潴留。

（2）尿路结石和尿路感染：由于机体活动量减少，尿液中的钙、磷浓度增加，再加上同时伴有尿潴留，进而可形成尿路结石；另外，由于排尿困难，尿液对泌尿道的冲洗作用减少，细菌繁殖，致病菌可沿着尿道上行，造成泌尿系统感染。

7. 对心理状态的影响　长期卧床患者容易出现焦虑、恐惧、失眠、挫折感等情绪和情感的变化。由于卧床，生活需要依赖他人照顾，正常的社会交往也受到限制，有的患者对事物缺乏兴趣，可能产生认知的改变，如出现定向力障碍，不能辨别时间、地点等。在行为上，有的患者变得亢进，事事处于敌对好斗状态，有的患者变得消极、胆怯畏缩，遇事没有主见、缺乏自信，再加上面临经济的压力，对患者的心理会产生很大的影响。

（五）满足患者活动的需要

1. 活动前评估　评估可从以下几个方面进行：① 患者的年龄、性别、文化程度、职业等一般资料；② 心肺功能；③ 关节功能状态；④ 肌肉收缩功能；⑤ 日常生活活动能力；⑥ 活动耐力；⑦ 目前患病情况；⑧ 患者社会心理状态等。

肌肉收缩的力量用肌力表示，通常用徒手肌力评定（manual muscle test）来判断肌力的大小，一般分为6级。

0级：无肌肉收缩。

1级：有轻微收缩，但不能引起关节活动。

2级：在减重状态下能进行关节全范围运动。

3级：能对抗重力进行关节全范围运动，但不能对抗阻力。

4级：能对抗重力和一定阻力，进行关节全范围运动。

5级：能对抗重力和充分阻力，进行关节全范围运动。

日常生活活动能力可通过观察患者的穿衣、行走、修饰、如厕等活动的完成情况来进行综合评价，一般分为5级。

0级：完全能独立，可自由活动。

1级：需要使用辅助器械。

2级：需要他人的帮助、监护或指导。

3级：既需要帮助，也需要辅助器械。

4级：完全不能活动，全部依赖他人。

2. 协助患者活动　在充分评估的前提下，护理人员可根据患者的不同年龄、身心发育特点和疾病情况选择适宜的活动方式，与患者一起制定活动计划，以提高措施的针对性。

（1）选择合适的体位：在病情允许的前提下，督促或协助患者经常更换体位，具体措施参见本章第二节。

（2）关节活动范围练习

1）定义：关节活动范围（range of motion，ROM）也称关节活动度，是指关节活动时可达到的最大弧度。关节活动范围练习简称为ROM练习，是通过应用主动或被动的练习，恢复和改善关节功能，维持正常关节活动范围的一种锻炼方法。

2）操作方法：根据各关节的活动形式和范围，患者的颈、肩、肘、腕、手指、髋、膝、踝、脚趾关节可进行屈曲、伸展、内收、外展、内旋、外旋等活动练习（表6-3-2、表6-3-3）。图6-3-3以肩关节活动范围为例说明各种关节活动形式的操作方法。

▼ 表6-3-2　各关节的活动形式和范围

关节	活动度	关节	活动度
颈椎		胸腰椎	
屈曲	0°～45°	屈曲	0°～80°
伸展	0°～45°	伸展	0°～30°
侧屈	0°～45°	侧屈	0°～40°
旋转	0°～60°	旋转	0°～45°

关节	活动度	关节	活动度
肩		**手**	
屈曲	0°～170°	掌指关节屈曲	60°～90°
后伸	0°～60°	指间关节屈曲	0°～（80°～90°）
外展	0°～170°	指间关节外展	0°～50°
水平外展	0°～40°	**髋**	
水平内收	0°～130°	屈曲	0°～120°
内旋	0°～70°	伸展	0°～30°
外旋	0°～90°	外展	0°～40°
肘和前臂		内收	0°～35°
屈曲	0°～（135°～150°）	内旋	0°～45°
旋后	0°～（80°～90°）	外旋	0°～45°
旋前	0°～（80°～90°）	**膝**	
腕		屈曲	0°～135°
掌屈	0°～80°	**踝**	
背伸	0°～70°	背屈	0°～15°
尺偏	0°～30°	跖屈	0°～50°
旋转	0°～45°	内翻	0°～35°
		外翻	0°～20°

▼ 表6-3-3　各关节活动形式注解

活动形式	注解
屈曲（flection）	关节弯曲或头向前弯
伸展（extension）	关节伸直或头向后仰
内收（adduction）	移向身体中心
外展（abduction）	远离身体中心
内旋（internal rotation）	自外旋向中心
外旋（external rotation）	自中心向外旋转
伸展过度（hyperextension）	超过一般的活动范围

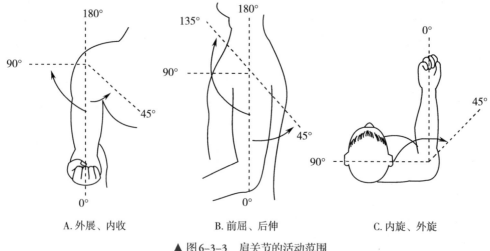

A. 外展、内收　　　　　　　　　B. 前屈、后伸　　　　　　　　　C. 内旋、外旋

▲ 图6-3-3　肩关节的活动范围

3）注意事项：① 操作前应全面评估患者情况，制定合理的运动计划，循序渐进进行练习。② 操作时应让患者采取放松自然的姿势，尽量靠近操作者。③ 运动过程中随时观察患者的反应，及时发现异常情况并汇报医生给予处理。④ 运动中应注意比较两侧关节的活动情况，以了解原来的关节活动范围，避免伸展过度而损伤关节；操作时操作者的手应做成环状或支架以支撑关节及关节远端的肢体（图6-3-4）。⑤ 为骨折、脱位、肌腱断裂等患者进行ROM练习时应在医生或康复师的指导下进行，避免发生再次损伤。⑥ 对心脏病患者，应特别注意运动过程中有无胸痛症状，并注意心率、血压等方面的变化，避免因剧烈活动而诱发心脏病发作。⑦ 指导患者利用健侧肢体帮助患侧肢体进行运动。⑧ 及时给予记录，为后续练习制定计划提供依据。

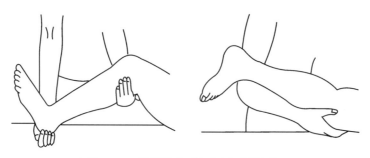

▲ 图6-3-4　以手做成环状或支架支撑腿部

（3）肌力练习

1）等长运动（isometric exercise）：可增加肌肉张力而不改变肌肉长度，其主要优点是不引起明显的关节运动，可在肢体被固定的早期应用，以预防肌肉萎缩，也可在关节内损伤、积液、炎症时应用。一般认为，等长运动中，肌肉收缩的维持时间应在6秒以上，所增加的静力负荷可视参加锻炼者的具体情况而定。

2）等张运动（isotonic exercise）：可采用渐进抗阻训练（progressive resistant training），逐渐增大阻力。在进行此训练前，应先测定训练肌肉连续做10次等张运动的最大负荷量（10RM），先后用10RM的50%、75%、100%进行运动练习，10次抗阻训练为一组，共做三组，每组之间间隔1分钟，每日练习一次。每周需复测10RM的值以便及时调整负荷量。

肌力锻炼前、后应做充分的准备活动，合理掌握肌肉的运动量及频率，以达到肌肉适度疲劳而不出现明显疼痛为原则，循序渐进，避免拉伤肌肉。有轻度高血压、冠心病或其他心血管疾病者慎用肌力练习，严重者应禁用。

（4）日常生活活动：进行相应的日常生活活动如进食、呼吸、排泄等训练，可采用便于患者掌握的分解动作来进行，详情可参见本书第七章至第十一章的内容。

相关链接 | **等速运动**

等速运动（isokinetic exercise）又称可调节抗阻运动或恒定角速度运动，是指利用专门的训练设备，依据训练运动过程中肌力大小的变化，相应调节运动的外加阻力，使整个关节运动依预先设定的速度运动；运动过程中肌肉收缩时被测试对象的肢体移动的角速度不变，只是引起肌张力的增高，输出的力矩增加。

等速运动的概念最早于1967年由美国两位学者Hislop和Perrine提出，由此发展而来的等速肌力测试和等速肌力训练技术（简称等速技术）逐渐形成。应用等速技术在肌肉力量测试和肌肉力量训练上具有安全性、客观性和重复性3个特点。近几十年来，等速肌力测试和训练技术在运动医学、康复医学的临床和科研中得到广泛应用和不断发展，对康复医学起了很大的推动作用。

第四节　患者安全

安全（safety）是机体基本生理需要之一，也是个体生存的基本条件。由于患病，患者机体虚弱，在日常生活中更容易发生意外伤害。因此，护理人员应具有全面评估个体及环境安全状况的能力，掌握保证患者安全的措施，努力为患者提供一个安全的治疗和休息环境，以满足患者安全的需要。

一、影响安全的因素
（一）患者因素

包括患者的年龄、感觉功能、目前的健康状况等。年龄可影响个体对周围环境刺激的感知能力，也会对个体能否采取相应的自我保护行为造成影响。良好的感觉功能可以帮助人们了解周围的环境，识别和判断自身行为的安全性，因此，任何一种感觉异常或障碍都会妨碍个体辨别周围环境中现存或潜在的危险因素而使其容易受到伤害。患病状态下，身体虚弱、行动受限、机体免疫力下降等均是容易造成患者受伤的安全隐患。

（二）医院环境因素

医院的基础设施、物品配置、设备性能等也是影响患者安全的因素。另外，熟悉周围环境的人与物才能较好地进行沟通交流，从而获取各种信息和支持，增加安全感。相反，陌生的环境容易使人产生焦虑、害怕等心理反应，缺乏安全感。

（三）诊疗方法

一些特殊的诊疗方法，如侵入性的诊断检查和治疗、外科手术等可造成皮肤的损伤和潜在的感染；某些药物治疗引起的副作用、给药不当引起的毒性反应等均是造成患者不安全的因素。

（四）医护人员的因素

主要是指医护人员配备数量的多少及其素质的高低对患者安全的影响。充足的人员配备有利于满足日常工作中基础护理、病情监测等的需要；医护人员的素质包括思想素质、业务素质和职业素质等，若医护人员的业务素质未达到医护职业的要求，就可能因某些行为差错或过失而造成患者身心伤害。

二、医院常见的不安全因素及防范

安全环境（secure environment）是指平安而无危险、无伤害的环境。医院环境中存在多种安全隐患，护理人员应全面掌握这些因素，在工作的各个环节把好关，以确保患者的安全。

（一）物理性损伤及防范

1. 机械性损伤　住院患者最常见的机械性损伤类型是跌倒和坠床。护理人员应根据不同患者的具体情况，及时识别环境中容易引起跌倒或造成坠床的因素并给予妥善处理，具体措施如下所示。

（1）对于意识不清、躁动不安、婴幼儿等较易发生坠床的患者，应酌情使用床挡、约束带等保护用具来加以保护。

（2）对于年老虚弱、偏瘫等行动不便者，下床活动时应给予协助，如给予搀扶，使用拐杖、轮椅等辅助器具等。同时可将患者常用的物品放于容易拿取处，以防取放物品时发生跌倒。

（3）保持地面整洁干燥，尽量移开障碍物，在浴室、厕所、水房、湿滑的地面等容易滑倒的地方放置警示牌；在病室走廊、浴室、厕所等患者常去的地方设置扶手，以供患者步态不稳时使用；浴室和厕所应设置呼叫铃并教会患者使用，以便患者在必要时呼救。

（4）长期卧床患者下床前应按照"抬高床头—半坐位—床上坐起—床边行走—远距离行走"的顺序进行下床活动训练，以避免突然下床行走而造成直立性低血压、跌倒等。

2. 温度性损伤　包括用热和用冷时引起的损伤。医院内常见的患者温度性损伤有热水袋、热水瓶导致的烫伤，易燃易爆物品如氧气、乙醚等导致的烧伤，各种电器如烤灯、高频电刀导致的灼伤，应用冰袋、冰枕等导致的冻伤等。护理人员在护理过程中应注意以下内容。

（1）在进行热疗和冷疗时，应做好交接班，严格按操作规程进行，熟练掌握操作要点和注意事项，及时观察局部皮肤变化并听取患者的主诉，如发现不适应立即给予处理；对婴幼儿、意识不清或感觉迟缓的患者，在热疗期间最好有专人陪伴。

（2）对于易燃易爆物品应强化管理，加强用电管理，定期检修电路及各种电器设备；加强防火教育，制定防火措施，护理人员在自己熟悉各类灭火器用法的前提下，教会患者和家属使用灭火器并告知患者在发生火灾时应如何识别安全通道。

3. 压力性损伤　常见的有长期受压导致的压力性损伤；高压氧舱治疗不当导致的气压伤；输液不当导致的肺水肿等。其防范措施可参见第七章的相关内容。

4. 放射性损伤　常见的有放射性皮炎、皮肤溃疡等，严重者可导致死亡。在患者进行放射性治疗时应正确使用防护设备，保持放射部位皮肤清洁干燥并避免一切物理性和化学性刺激（如外用刺激性药物、用肥皂擦洗、搔抓、紫外线照射等），同时正确掌握放射性治疗的时间和剂量，并保证照射区域标记准确无误以减少不必要的身体暴露。

（二）化学性损伤及防范

化学性损伤在医院内通常是由药物使用不当所引起的，如药物剂量过大、配伍不当甚至用错药物等。因此，护理人员应具备相应的药理知识，掌握药物管理制度；用药时严格执行"三查七对"，注意药物间的配伍禁忌，同时观察患者用药后的反应，并向患者及家属讲解安全用药的有关知识。

（三）生物性损伤及防范

生物性损伤包括微生物及昆虫对人体的伤害。病原微生物侵入机体后可诱发各种疾病，直接威胁患者的安全，护理人员应严格执行消毒隔离制度，遵守无菌技术操作原则，加强对危重患者的护理，增强患者的抵抗力。

昆虫如蚊、蝇、虱、蚤、蟑螂等的叮咬造成的伤害也较多见。昆虫叮咬不仅影响患者的休息和睡眠，还可导致过敏性损伤，甚至传播疾病，应采取有力措施消灭医院内的各种昆虫，加强防范。

（四）心理性损伤及防范

患者对疾病的认识和态度、与周围人群的情感交流、医护人员对患者的行为和态度等均可影响患者的心理，甚至导致心理性损伤的发生。护理人员应注重患者的心理护理，对患者进行有关疾病知识的健康教育，引导患者采取积极乐观的态度对待疾病；同时，护理人员应注意自身的言行，以高质量护理行为取得患者信任，建立起良好的护患关系，并协助患者与病友和其他医务人员建立和谐的人际关系。

三、保护患者安全的措施

（一）保护具的应用

保护具（protective device）是在特殊情况下用来限制患者身体或身体某部位的活动，以达到维护患者安全与治疗效果的各种器具。

【适用范围】

1. 小儿患者　小儿尤其是6岁以下的患儿认知及自我保护能力尚未发育完善，容易发生坠床、跌倒、撞伤、烫伤等意外或不配合治疗的行为。

2. 发生坠床概率高的患者　如全身麻醉未清醒、躁动不安、意识不清、年老者等。

3. 眼部有疾患或特殊手术者　如失明患者、白内障摘除术后患者等。

4. 精神病患者　如躁狂症患者、有自我伤害倾向的患者等。

5. 长期卧床、极度消瘦、虚弱等容易发生压力性损伤者。

【使用原则】

1. **知情同意原则**　使用前应向患者及家属说明使用保护具的原因、目的和方法，取得患者及家属的同意后方可使用。

2. **短期应用原则**　如为约束器具，只可短期使用，且使用时必须保持患者肢体关节处于功能位，同时要保证患者的舒适和安全。

3. **随时评价原则**　应用约束器具时应随时评价使用效果，了解并发症的发生情况，如观察约束部位的皮肤有无破损、血液循环有无障碍、有无意外伤害发生、患者的心理状况等，根据实际情况定时放松约束带，并做好相应的记录；若患者或家属要求解除约束带，在解释、劝说无效的情况下应给予解除。

【常用保护具的使用方法】

1. **床挡**　也称床栏，主要用于预防患者坠床。常见的床挡根据设计不同可有多种样式，如多功能床挡（图6-4-1）、半自动床挡（图6-4-2）和围栏式床挡（图6-4-3）。其中多功能床挡使用时将床挡插入两边床沿，不用时插于床尾，必要时还可在进行胸外心脏按压时垫于患者身下；半自动床挡一般固定于床沿两侧，可按需进行升降；围栏式床挡亦固定于床两侧，床挡中间有一活动门，使用时将门关上即可。

2. **约束带**　主要用于限制躁动患者的身体或失控的肢体活动，防止患者自伤或干扰医疗措施的执行。根据使用部位的不同，约束带可分为腕部约束带、肩部约束带、膝部约束带、约束手套（图6-4-4）、约束衣（图6-4-5）等。随着设计和材料的不断改进，约束带变得越来越简便和实用，有条件的医院或病区配有专用的约束带成品，如腕部约束带、约束手套等，也有些病区利用床单、宽绷带等制成约束带。但无论使用何种约束带，均应注意约束的松紧以不影响血液循环为宜，且要注意皮肤和骨隆突处的保护。

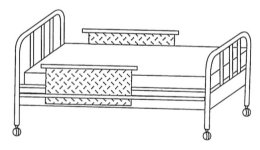

▲ 图6-4-1　多功能床挡

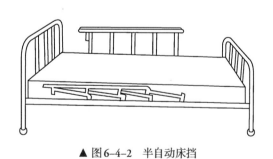

▲ 图6-4-2　半自动床挡

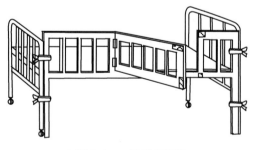

▲ 图6-4-3　围栏式床挡

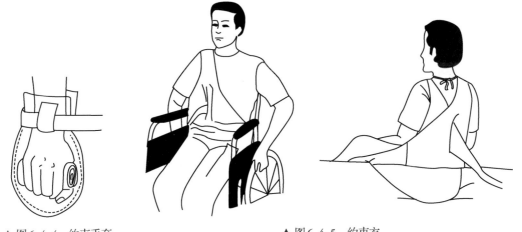

▲ 图6-4-4 约束手套　　　　　　　　　　　　　　▲ 图6-4-5 约束衣

（1）腕部约束带：常用于固定手腕，也可用于固定脚踝。如使用成品约束带，将约束带棉质部位套于手腕或脚踝并将尼龙搭扣扣好，将系带系于床沿即可；如使用宽绷带自制，则需先将手腕或脚踝用棉垫包裹，再用宽绷带套在棉垫外打成死结（活结容易在患者挣扎过程中越收越紧，影响血液循环而导致并发症的发生），然后将带子系于床沿。

（2）肩部约束带：用于固定肩部，限制患者坐起。肩部约束带可用宽布或大单制成，如使用宽布，则将宽布制成成品（图6-4-6），使用时，先在腋下垫棉垫，然后将袖筒套于患者肩部，将两条较宽的长带系于床头，两袖筒上的细带在胸前打结固定（图6-4-7）；如使用大单，则将大单斜折成长条置于患者颈下，将长条的两端由腋下经肩前绕至肩后，从横于颈下的大单上穿出，系于床头横栏上（图6-4-8），切忌将大单直接置于患者胸部后从腋窝下穿出，以免患者在挣扎坐起时引起胸部压迫导致窒息的发生。

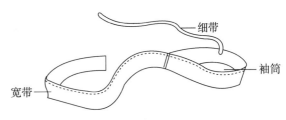

▲ 图6-4-6 肩部约束带

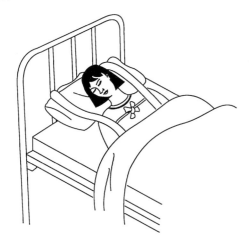

▲ 图6-4-7 肩部约束带固定法

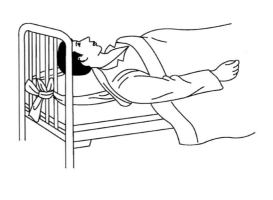

▲ 图6-4-8 肩部大单固定法

（3）膝部约束带：用于固定膝部，限制患者下肢活动。膝部约束带亦可用宽布或大单制成，如使用宽布，则将宽布制成双头带（图6-4-9），使用时，先在两膝和腘窝处垫棉垫，然后将双头带横放于患者两膝上，宽带下的两头系带各固定一侧膝关节，宽带两端系于床沿（图6-4-10）；如使用大单，则将大单斜折成30cm左右宽的长条横放于腘窝

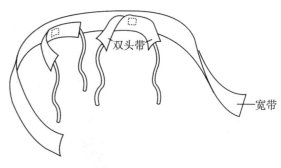

▲ 图6-4-9 膝部约束带

下，长条的两端向内侧压盖在膝上后穿过腘窝下的横带，然后拉向外侧系于床沿（图6-4-11）。

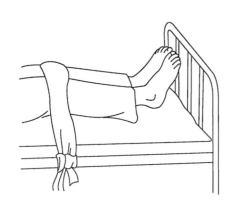

▲ 图6-4-10 膝部约束带固定法

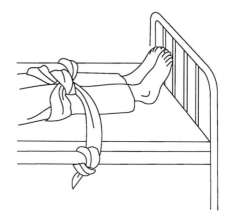

▲ 图6-4-11 膝部大单固定法

3. 支被架 主要用于防止盖被压迫肢体瘫痪、昏迷患者不能活动的下肢而造成足下垂、压力性损伤等，也可用于烧伤患者进行暴露疗法时的保暖。支被架为一半圆形带栅栏的架子，由铁条、木条或其他材料制成，使用时，将架子罩于需防止受压的肢体，盖好盖被即可（图6-4-12）。

【注意事项】

1. 严格掌握保护具的使用指征，始终维护患者的自尊。

2. 使用保护具时应将患者肢体置于功能位，协助患者定时更换体位，以保证患者的安全和舒适。

3. 使用约束带时，带下必须放置衬垫，为避免影响血液循环，松紧通常以能伸入1～2个手指为标准。约束期间，随时观察受约束部位的皮肤和血液循环，发现异常及时处理，必要时可行局部按摩，以促进血液循环；约束带需定时松解，根据情况每2

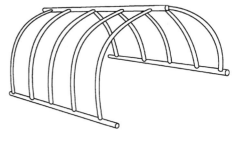

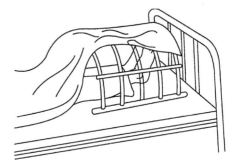

▲ 图6-4-12 支被架

小时松解一次或结合患者意愿给予松解。

4. 使用保护具的过程中应将呼叫器摆放在患者易于拿取的位置，或有专门陪护人员，以确保患者能随时与医务人员取得联系，保障患者的安全。

5. 患者使用保护具的原因、开始使用和解除的时间、使用过程中的情况等均应及时记录。

（二）辅助器的应用

【目的】

辅助身体有残障或各种原因导致的行动不便者进行活动，保障患者的安全。

【常用辅助器的使用方法】

1. **拐杖**　适用于短期或长期残障者离床活动。

（1）拐杖的选择：拐杖有腋拐、前臂拐、肘拐等多种类型（图6-4-13），使用拐杖最重要的是长度合适、安全稳妥。为保证患者安全，拐杖的长度应与患者的身高相适宜；此外，拐杖底面应较宽，有较深的凹槽并具有一定的弹性。

（2）患者的姿势：身体直立，双肩放松，若使用腋拐，则腋窝与拐杖顶垫间相距2~3cm，拐杖底端应侧离足跟15~20cm，握紧把手时手肘应可以弯曲。

（3）协助走路的方法

1）两点式：同时出右拐和左脚，然后出左拐和右脚。

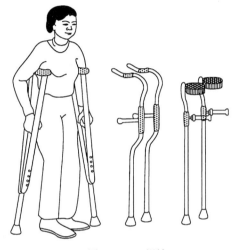

▲ 图6-4-13　拐杖

2）三点式：两拐杖和患肢同时迈出，然后再迈出健肢。

3）四点式：为最安全的步法，先出右拐杖，然后左脚跟上，接着出左拐杖，右脚再跟上，始终为三点着地。

4）跳跃式：先将两侧拐杖向前，然后将身体跳至两拐杖中间处。此法行进较快，常为永久性残疾人使用。

2. **手杖**　适用于不能完全负重的残障者或老年人。手杖可为木制和金属制，木制手杖长短固定、不能调节；金属手杖可依身高来调节长短。使用者亦可根据自身情况选择单脚手杖或多脚手杖等不同类型（图6-4-14）。手杖底端的橡胶底垫应有吸力、弹性好、面宽、有凹槽，以加强手杖的摩擦力和稳定性，预防跌倒。选择手杖时，手杖顶应位于大转子的高度，肘关节屈曲20°~30°，手握手柄时应感觉舒适，具体计算方法：患者直立位时为地面至尺骨茎突的垂直距离；患者仰卧位时为尺骨茎突至足跟的距离再加2.5cm。使用时，请患者用健侧手臂用力握住，辅助行走。

3. **助行架**　适用于上肢健康，下肢功能较差的患者。

（1）步行式助行架：又称讲台架或Zimmer架，是一种三边形（前面或后面和左右两侧）的金属框架，没有轮子，由手柄和支脚提供支撑，适用于下肢功能轻度损害的患者。使用时，提起

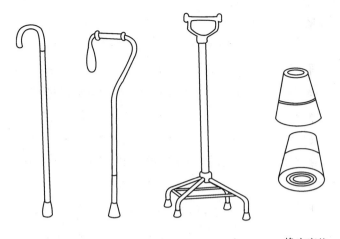

橡皮底垫

▲图6-4-14 手杖

助行架放于身体前方地面，然后向前迈一步，落在助行架两后足连线水平附近，若一侧下肢较弱则先迈弱侧下肢。

（2）轮式助行器：是一种由轮子、手柄和支脚提供支撑的双臂操作助行器（图6-4-15），适用于下肢功能障碍，且不能抬起助行架步行的患者。使用时不用将助行架提起和放下，可推行移动。

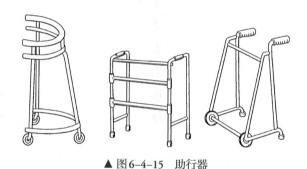

▲图6-4-15 助行器

【注意事项】

1. 辅助器使用者应意识清醒，身体状态良好、稳定。手臂、肩部或背部无伤痛，且活动不受限制，否则可能会影响手臂的支撑力。

2. 正确选用辅助器。不合适的辅助器或错误的使用姿势不仅会引起背部肌肉劳损、酸痛，更可能造成神经损伤、腋下和手掌挫伤、跌倒等并发症。

3. 使用辅助器时，患者应穿着合脚、防滑的鞋子，衣服要宽松、合身。

4. 调整完拐杖或手杖后，应将所有螺母拧紧，将橡胶底垫紧贴拐杖或手杖底端。经常检查辅助器底端，以确定橡皮底垫的凹槽能产生足够的吸力与摩擦力。

5. 练习使用辅助器时应选择较大的场地，避免拥挤和注意力分散，同时保持地面干燥，无障碍物。

（毛智慧 蒋慧玥）

学习小结

　　舒适是人的基本生理需求，但患者由于受到疾病、环境、心理社会等因素的影响，经常处于舒适与不舒适的动态变化中，护理人员应熟悉造成患者不舒适的因素，协助患者保持舒适的体位，增加患者的舒适度，从而促进患者康复。休息与活动是人类生存的基本需要，休息不充分、活动受到限制的患者身心均会受到不同程度的影响。因此，患者在保证休息的同时，也需要通过适当的活动和锻炼以防止各种并发症的发生。护理人员应能熟知促进有效休息、协助患者活动的方法，掌握关节活动范围练习，准确评估影响患者休息和活动的原因，有针对性地为患者制定休息和活动计划，促进有效休息，指导正确的活动，促使患者早日康复。

　　另外，住院患者的安全会受到多种因素影响，护理人员应能识别引起不安全的因素，做好安全防范，并能熟练地为患者选择合适的保护具和辅助器，以确保住院患者的安全。

复习思考题

1. 试述以下情况时，应将患者置于何种体位：导尿、休克、胎膜早破、支气管哮喘急性发作、妇科检查。

2. 促进住院患者睡眠的护理措施有哪些？

3. 医院常见的不安全因素有哪些？请举例说明。

4. 单项选择题

（1）患者，女性，50岁，因肺炎入院，出现高热，咳嗽，咳痰，浑身无力。现在造成患者不舒适的主要原因属于

A. 身体因素

B. 心理因素

C. 环境因素

D. 社会因素

E. 以上都是

（2）影响舒适的身体方面因素**不包括**

A. 姿势不当

B. 活动受限

C. 身体不洁

D. 焦虑、恐惧

E. 身体不适

（3）为支气管哮喘患者安置的端坐位，其性质属于

A. 主动卧位

B. 被动卧位

C. 被迫卧位

D. 稳定卧位

E. 不稳定卧位

（4）两人协助患者翻身侧卧法，正确的是

A. 适用于体重较轻的患者

B. 适用于病情较重的患者

C. 两位护士分别站在床的两侧

D. 一人托头及腰部，另一人托臀及足部

E. 两人同时抬起患者移向远侧

（5）**不适宜**采取端坐位的患者是

A. 左心衰竭

B. 心包积液

C. 休克

D. 支气管哮喘

E. 急性肺水肿

单项选择题答案：1A　2D　3C　4B　5C

第七章

患者的清洁与卫生

学习目标

知识目标	1. 掌握	压力性损伤和剪切力的概念；压力性损伤发生的原因、高危人群及易患部位；压力性损伤各期的临床表现及预防护理措施；常用的口腔护理溶液及其作用。
	2. 熟悉	头发护理、皮肤护理的目的、评估要点及操作中的注意事项；口腔护理、会阴部护理的目的、评估内容及操作注意事项；晨晚间护理的目的和内容。
	3. 了解	了解灭头虱、头虮的方法。
能力目标		1. 能正确运用所学知识为患者进行头发护理、皮肤护理、口腔护理、会阴部护理、晨晚间护理及健康教育。
		2. 能正确运用所学知识指导或为患者采取有效措施预防压力性损伤的发生。
		3. 能正确运用所学知识正确实施压力性损伤的治疗和护理。
素质目标		在临床护理工作中能够具有慎独精神，以患者为中心，认真做好清洁卫生工作，同时注重爱伤观念的融入。

  清洁卫生是人的基本需要之一，是维持个体舒适、安全、健康的重要保证。在日常生活中，健康人具有保持身体清洁的能力；但当个体患病时，由于受到病情限制，患者自理能力降低，从而无法满足自身清洁卫生的需要，这就会对患者的生理和心理产生负面影响。因此，护士应为其提供适宜的清洁卫生措施，确保患者在住院期间身心处于最佳状态，同时使患者能够了解清洁卫生的重要性，掌握清洁卫生的方法，从而养成良好的卫生习惯，促进健康。护士应该做好患者的清洁卫生护理，包括头发护理、皮肤护理、口腔护理、会阴部护理和晨晚间护理。

🔔 **问题与思考**

  患者李某，女性，65岁，身高165cm，体重45kg。2日前因车祸致颅脑损伤入院。诊断：颅骨骨折，硬脑膜外血肿。患者昏迷卧床，今晨护士做晨间护理时发现其骶尾部皮肤呈紫红色，面积约2cm×2cm，触之较硬，压之不褪色。请思考：

  1. 患者骶尾部皮肤出现了什么并发症？

  2. 针对此并发症应采取哪些护理措施？

  3. 如何预防此并发症的发生？

第一节　头发护理

头部是人体皮脂腺分布最多的部位之一。皮脂腺分泌的皮脂与汗液及环境中的灰尘等形成污垢黏附在头皮和头发上，不仅使细菌容易繁殖，刺激皮肤产生头痒问题，还会堵塞毛孔，造成毛发衰弱状态，产生脱发等问题；另外，污垢还会散发难闻气味，从而造成患者身心不适。而经常梳头、洗发及按摩头皮，不仅可以保持头发的清洁卫生，还可以促进头皮血液循环，增进上皮细胞营养，利于头发和头皮的生长代谢。同时，清洁整齐的头发对维护患者良好个人形象、增强其自信十分重要。因此，对于不能自行完成头发护理的患者，护士应予以适当的护理措施。

一、评估

（一）头发与头皮状况

观察头发的分布、长度、清洁状况，有无光泽，发质的脆性与韧性，头发末梢有无分叉，头皮有无皮屑、抓痕、皮疹，询问患者头皮有无瘙痒等情况。健康的头发分布均匀、有光泽、整洁，头皮清洁、无损伤。头发的生长和脱落与个体遗传因素、营养状况、内分泌状况、压力及某些药物的使用等因素有关。

（二）患者对头发护理知识的了解情况

与患者及家属交流沟通，了解其对头发护理重要性及护理方法的了解程度。

（三）患者病情、自理能力及治疗情况

掌握患者病情、意识状态、肢体活动度、自理能力，判断是否存在阻碍患者进行头发清洁的因素，并选择适宜的头发护理措施；询问了解患者的心理合作程度。

二、头发的清洁护理

对于长期卧床、肌张力降低、关节活动受限或共济失调的患者，护士应协助其完成头发的清洁和梳理。护士提供头发护理时，应根据患者的个人习惯，采取适宜的护理方式。

（一）床上梳发

【目的】

1. 保持头发整齐。

2. 按摩头皮，促进头部血液循环，有利于头发的生长与代谢。

3. 促进患者舒适、得体，维护患者自尊与自信。

【操作前准备】

1. 评估患者并解释

（1）评估：患者的头发及头皮状态、病情、自理能力、合作程度。

（2）解释：向患者及家属解释梳发的目的、方法及配合要点。

2. 患者准备

（1）了解床上梳发的目的、方法及配合要点。

（2）根据病情，采取平卧位、坐位或半坐卧位。

3. 用物准备　梳子、治疗巾、纸袋，必要时备发夹、橡皮圈（套）、30%乙醇；速干手消毒剂、生活垃圾桶、医用垃圾桶。

4. 环境准备　宽敞，光线充足。

5. 护士准备　衣帽整洁，修剪指甲，洗手，戴口罩。

【操作步骤】

操作步骤	要点与沟通
1. 核对　护士备齐用物，携用物至患者床旁，核对患者床号、姓名、腕带	● 确认患者 ● 护士：您好！请问您叫什么名字？×××，您好！我是您的责任护士×××，由于您最近一直卧床，无法自己梳理头发，现在我来帮您梳理头发好吗？如果在梳理过程中出现不适，请您随时告诉我，也希望您尽量配合我
2. 体位　根据病情协助患者取平卧位、坐位或半坐卧位	
3. 铺治疗巾　对于坐位或半坐卧位患者，铺治疗巾于患者肩上；对于平卧位患者，铺治疗巾于枕上	● 避免碎发和皮屑掉落在枕头或床单上
4. 梳头　将头发从中间分成两股，护士一手握住其中一股头发，一手持梳子，由发根逐渐梳向发梢	● 尽量使用圆钝齿的梳子，以防损伤头皮；如发质较粗或卷发，可选用齿间较宽的梳子；如遇长发或头发打结不易梳理时，可将头发绕在示指上，也可用30%乙醇湿润打结处，再小心梳理开；避免过度牵拉而引起患者疼痛
5. 编辫子　根据患者的喜好，将长发编辫或扎成束	● 发辫不可扎得太紧，避免疼痛
6. 操作后处理	
（1）将脱落的头发置于纸袋中，撤去治疗巾	● 将纸袋弃于生活垃圾桶内
（2）协助患者取舒适卧位，整理床单位	● 促进患者舒适，保持病室整洁
（3）整理用物	● 护士：×××，您看这个发型可以吗？头发梳好精神多了，谢谢您的配合
（4）洗手	● 减少病原菌传播
（5）记录执行时间及护理效果	● 利于评价

【健康教育】

1. 指导患者了解经常梳头可以促进头部血液循环，有益于头发生长代谢，使其意识到梳头的重要性并掌握正确的梳头方法。

2. 保持良好的个人外观，有利于改善自身心理状态，保持乐观心情。

【注意事项】

1. 护士应尊重患者的个人喜好与习惯。

2. 对于将头发编成辫的患者，每日至少将发辫松开一次，经梳理后再编好。

3. 头发梳理过程中，用指腹按摩头皮，以促进头部血液循环。

4. 不要强行梳拉，以免造成不适或疼痛。

（二）床上洗发

洗发的频率取决于个人日常习惯和头发卫生状况。对于出汗较多、皮脂腺分泌旺盛的患者，应适当增加洗发次数。长期卧床患者，应每周洗发一次。

根据患者的健康状况、自理能力和年龄，选择不同的洗发方式。身体状况较好的患者，可在浴室内采用淋浴的方法洗发；不能淋浴的患者，可协助其坐于床旁椅上行床边洗发；卧床患者可行床上洗发。护士在实际工作中应以确保患者安全、舒适及不影响治疗为原则，综合考虑各方面因素选择适宜的洗发方式，目前临床工作中多采用洗头车床上洗头法。

【目的】

1. 去除头皮屑和污垢，清洁头发，减轻异味，减少感染机会。

2. 按摩头皮，促进头部血液循环及头发生长代谢。

3. 使患者舒适、得体，维护其自尊和自信。

【操作前准备】

1. 评估患者并解释

（1）评估：患者的头发卫生状况、病情、意识状态、心理状态及合作程度。

（2）解释：向患者及家属解释洗发的目的、方法、注意事项及配合要点。

2. 患者准备

（1）了解洗发的目的、方法、注意事项及配合要点。

（2）按需给予便器，协助患者排便。

3. 用物准备

（1）治疗盘内备：橡胶单、浴巾、毛巾、别针、眼罩或纱布、耳塞或棉球（以不吸水棉球为宜）、量杯、洗发液、梳子。

（2）治疗盘外备：橡胶马蹄形卷或自制马蹄形垫、水壶（内盛43~45℃热水或按患者习惯准备）、脸盆或污水桶、手消毒剂，需要时可备电吹风；生活垃圾桶、医用垃圾桶。扣杯法洗头另备搪瓷杯、橡胶管。

4. 环境准备　移开床旁桌、椅，关好门窗，室温调至（24±2）℃。

5. 护士准备　衣帽整洁，修剪指甲，洗手，戴口罩。

【操作步骤】

操作步骤	要点与沟通
1. 核对　护士备齐用物，携用物至患者床旁，再次核对	● 确认患者 ● 护士：您好！请问您叫什么名字？ ×××，您好！我是您的责任护士×××，由于您最近几日一直卧床，头发不清洁，现在我来帮您洗发好吗？如果在洗发过程中有不适，请随时告诉我，也希望您尽量配合我
2. 围毛巾　将衣领松开向内折，把毛巾围于颈下，用别针固定	

操作步骤	要点与沟通
3. 铺橡胶单　铺橡胶单和浴巾于枕上	● 保护床单、枕头及盖被不被沾湿
4. 体位，放置洗发用具	
▲马蹄形垫床上洗发（图7-1-1） 协助患者取仰卧位，上半身斜向床边，将枕头垫于患者肩下。置马蹄形垫于患者颈下，使患者颈部枕于马蹄形垫隆起处，头部置于水槽中。马蹄形垫下端置于脸盆或污水桶中	● 如无马蹄形垫，可自制马蹄形卷替代（图7-1-2）
▲扣杯式床上洗发（图7-1-3） 协助患者取仰卧位，将枕头垫于患者肩下。将脸盆置于浴巾上，盆底垫一条毛巾，倒扣搪瓷杯，杯上垫一块四折的毛巾。协助患者头部枕于毛巾上，脸盆内置一根橡胶管，下接污水桶	● 利用虹吸原理，将污水引入桶内
▲洗头车床上洗发（图7-1-4） 协助患者取仰卧位，上半身斜向床边，头部枕于洗头车的头托上，将接水管置于患者头下	
5. 保护眼耳　用耳塞或棉球塞好双耳，用纱布或眼罩遮盖双眼	● 防止水流入眼睛和耳内
6. 洗发	
（1）松开头发，用温水充分湿润头发	● 确保水温适宜
（2）将适量洗发液均匀涂在头发上，由发际至脑后反复揉搓，同时用指腹轻轻按摩头皮	● 按摩可促进头部血液循环
（3）一手抬起头部，另一手洗净脑后部头发	
（4）温水冲洗头发，直至冲净	● 残留洗发液会刺激头发和头皮，并使头发变得干燥
7. 擦干头发　解下颈部毛巾，擦干头发。取下眼部的纱布和耳内的棉球。用毛巾包好头发，擦干面部	● 及时擦干头发，避免患者着凉
8. 操作后处理	
（1）撤去洗发用物	
（2）将枕头移回床头，协助患者取适宜卧位	
（3）吹干头发，梳理成型	
（4）协助患者取舒适卧位，整理床单位	● 护士：×××，谢谢您的配合，头发已经洗好了，是不是舒服多了？您休息一会吧！有需要可以按床旁呼叫器
（5）整理用物	
（6）洗手	● 减少病原菌传播
（7）记录执行时间及护理效果	● 利于评价

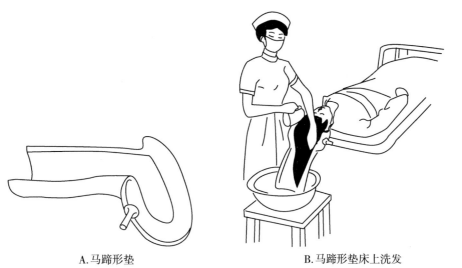

A.马蹄形垫   B.马蹄形垫床上洗发

▲ 图7-1-1　马蹄形垫床上洗发

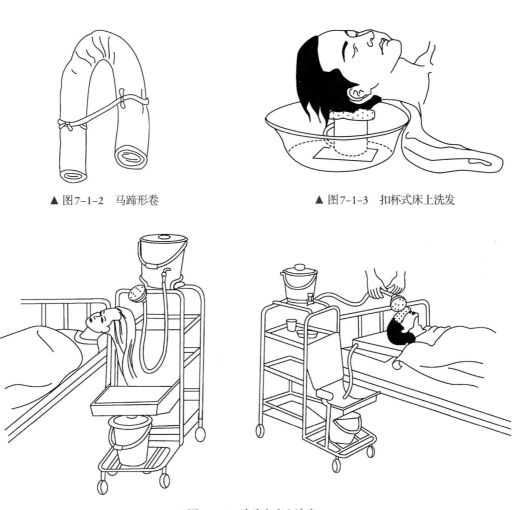

▲ 图7-1-2　马蹄形卷   ▲ 图7-1-3　扣杯式床上洗发

▲ 图7-1-4　洗头车床上洗发

【健康教育】

1. 告知患者及家属经常洗头可促进头部血液循环及头发生长，并能保持良好的外观形象，维护其自尊和自信。

2. 指导家属掌握卧床患者洗发的知识和适宜方法。

【注意事项】

1. 护士在操作过程中，应运用人体力学原理，身体尽量靠近床边，保持良好的姿势，避免疲劳。

2. 操作中随时与患者交流，观察病情变化，如面色、脉搏及呼吸有异常时应停止操作。

3. 洗发时间不宜过久，以免引起患者头部充血或疲劳不适。

（三）灭头虱、虮法

虱子是一类体型很小的昆虫，其产生与卫生不良、环境拥挤或接触感染者有关，可通过衣服、床单、梳子及刷子等传播。根据生长部位不同，可分为头虱、体虱和阴虱。头虱生长于头发和头皮，呈卵圆形，浅灰色。其卵（虮）外观似头屑，实为固态颗粒，粘连于头发，不易去掉。虱子寄生于人体后导致皮肤瘙痒，抓伤后可致感染，同时还可传播疾病，如流行性斑疹伤寒、回归热等。若发现患者感染虱、虮，应立即采取灭虱、虮的措施。

【目的】

消灭头虱、虮，预防患者间传染和疾病传播。

【操作前准备】

1. 评估患者并解释

（1）评估：患者的年龄、病情、意识状态、心理状态、合作程度及头虱、虮情况。

（2）解释：向患者及家属解释灭头虱、虮的目的、方法、注意事项及配合要点。

2. 患者准备

（1）了解灭头虱、虮的目的、方法、注意事项及配合要点。

（2）必要时劝说患者剪头发，剪下的头发应用纸袋包裹焚烧。

3. 用物准备

（1）治疗盘内备：洗头用物、治疗巾2~3块、篦子（齿内嵌少许棉花）、治疗碗（内盛灭虱药液）、纱布数块、塑料帽子、隔离衣、布口袋（或枕套）、纸袋、清洁的衣裤、大单、被套、枕套。

（2）治疗盘外备：常用灭虱、虮药液，手消毒剂，生活垃圾桶，医用垃圾桶。

1）30%含酸百部酊剂：取百部30g放入瓶中，加50%乙醇100ml，再加入纯乙酸1ml，盖严，48小时后方可使用。

2）30%百部含酸煎剂：取百部30g，加水500ml煎煮30分钟，以双层纱布过滤，将药液挤出。将药渣再加水500ml煎煮30分钟，再以双层纱布过滤，挤出药液。将两次药液合并浓缩至100ml，冷却后加入纯乙酸1ml，即可制得30%百部含酸煎剂。

4. 环境准备　关好门窗，室温调至（24±2）℃。

5. 护士准备　穿好隔离衣，修剪指甲，洗手，戴口罩、手套。

【操作步骤】

操作步骤	要点与沟通
1. 核对 携用物至患者床旁，再次核对	● 确认患者 ● 护士：您好！请问您叫什么名字？×××，您好！我是您的责任护士×××，因为头虱和虮会导致头痒、传播疾病，现在我来帮您灭头虱和虮。这个过程中如果有不适，请随时告诉我，也希望您尽量配合我
2. 擦拭药液 按洗发法做准备。将头发分成若干小股，用纱布蘸灭虱药液，按顺序擦遍头发，并反复揉搓10分钟，使之浸湿全部头发	● 灭虱药充分发挥作用
3. 戴帽子包住头发	● 避免挥发，保证作用
4. 篦虱和虮 24小时后取下，用篦子篦去死虱和虮，并清理头发	● 如仍有活虱须重复用药
5. 消毒 灭虱完毕后，协助患者更换衣裤、被服，将污衣裤和被服放入布口袋内，扎好口袋，按隔离原则处理	● 防止虱虮传播
6. 操作后处理	
（1）整理床单位，整理用物	
（2）除去篦子上的棉花，用火焚烧，将梳子和篦子消毒后用刷子刷净	● 彻底消灭虱、虮，避免传播
（3）洗手	● 减少致病菌传播
（4）记录执行时间及护理效果	● 利于评价

【健康教育】

1. 指导患者经常检查头部卫生情况，观察头发有无虱、虮，如有，应采用措施去除。

2. 指导患者日常生活中应避免与感染虱、虮者接触。如本身有虱、虮，用物应单独使用，并经常洗头，注意自身用物的清洁消毒，做好个人卫生。

【注意事项】

1. 操作中应注意防止药液溅入面部及眼睛。

2. 用药过程中注意观察患者局部及全身反应。

3. 护士在操作过程中，应注意保护自己，免受传染。

相关链接 | **百部、乙酸和乙醇在灭虱、虮中的作用**

百部外用具有杀虫、止痒、灭虱的功能。其有效成分为多种生物碱，游离的生物碱一般不溶或难溶于水，同乙酸结合生成的盐能溶于水及含水乙醇。将乙醇或醋加入百部酊剂和煎剂中，能提高百部的溶解度，破坏虮的黏附性，并可使虮蛋白变性。50%乙醇对百部的有效成分提取较多，且对虮外膜渗透力较强。温度在35℃时虮的发育最快，故以35℃药液处理虮，可加快虮中毒。

第二节　皮肤护理

皮肤是身体最大的器官，包括表皮、真皮及皮下组织，具有保护机体、调节体温、感觉、吸收、分泌及排泄等功能。完整的皮肤具有天然屏障作用，可避免微生物的入侵。皮肤的新陈代谢迅速，其代谢产物如皮脂、汗液及表皮碎屑等会与外界细菌和尘埃结合形成污垢，黏附于皮肤表面，如不及时清除，可刺激皮肤，降低皮肤抵抗力，破坏其屏障作用，成为细菌入侵的门户，造成感染。因此，护士有责任为患者提供皮肤清洁护理措施，以维持皮肤完整性，促进舒适，预防感染，防止压力性损伤及其他并发症的发生；同时还可以维护患者自身形象，促进康复。

一、评估

（一）皮肤的基本状况

健康的皮肤应是温暖、柔嫩、光滑、不干燥、不油腻的，且无发红、破损、肿块及其他疾病征象。患者自我感觉清爽、舒适、无任何刺激感，处于对冷热等刺激感觉正常的状态。皮肤状况可反映个体的健康状态，护士在评估患者皮肤时，应仔细检查皮肤的颜色、温度、柔软性、弹性、厚度、完整性、感觉及清洁度，同时应注意体位、环境（如室温）、汗液量、皮脂分泌、水肿和色素沉着等因素对评估准确性的影响。

1. **颜色**　肤色与种族和遗传有关。身体的不同部位或同一部位也会因姿势和环境影响而存在差别。临床上常见的异常皮肤颜色如下所示。

（1）苍白：常见于休克或贫血患者，由血红蛋白减少所致。

（2）发绀：即皮肤黏膜呈青紫色，常见于口唇、耳郭、面颊及肢端，常与血液中去氧血红蛋白量增高或存在异常血红蛋白衍生物有关。若在皮肤上轻轻施压，使皮肤呈苍白状，除去压力后，正常情况下，皮肤在1秒内恢复原来的颜色。而患者如有发绀现象，受压处皮肤颜色先从边缘恢复，且恢复速度较正常慢。

（3）发红：由毛细血管扩张充血，血流速度加快及红细胞含量增多所致。生理情况下见于运动、饮酒后；病理情况下见于发热性疾病，如大叶性肺炎、肺结核及猩红热等。

（4）黄染：即皮肤黏膜发黄。黄疸时患者皮肤黏膜乃至体液和其他组织黄染，是由胆管阻塞、肝细胞损伤或溶血性疾病造成血中胆红素浓度增高所导致的。早期或轻微黄疸常见于巩膜黄染，较明显时才见于皮肤。

（5）色素沉着：多种原因导致的基底层黑色素增多造成局部或全身皮肤色泽加深。

2. **温度**　皮肤温度有赖于真皮层的血液循环量，提示有无感染和循环障碍。如局部炎症或全身发热时，血液循环量增多，局部皮肤温度增高；休克时，末梢循环差，皮肤温度降低。另外，皮肤温度受室温影响，并伴随皮肤颜色的变化。皮肤苍白提示环境较冷或有循环障碍；皮肤发红提示环境较热或有炎症存在。

3. **柔软性与弹性**　皮肤柔软性与弹性受皮肤的液体含量、皮下脂肪量、质地、饱满性、弹力纤维和肌纤维的特性等因素的影响。检查皮肤弹性时可从前臂内侧提起一些皮肤，放松时皮肤复原很快，则表明弹性良好。一般老年人或脱水患者皮肤弹性较差。

4. **厚度**　身体各部位的皮肤厚度不尽相同，如手掌、脚掌皮肤较厚，而眼睑、大腿内侧皮肤较薄；同时也受年龄及性别等因素的影响，婴儿皮肤平滑、柔软、较薄，老年人皮肤则干燥、粗糙；男性皮肤较女性皮肤厚。

5. **完整性**　是指皮肤有无破损、斑点、丘疹、水疱或硬结。护士应注意观察皮肤有无损伤及损伤的部位、范围等。

6. **感觉**　皮肤内含有丰富的神经末梢，可有触觉、温度觉和痛觉，可通过触诊评估皮肤的感觉功能。用适度的压力触摸患者皮肤，询问其感受，并要求患者描述对护士手指温度的感觉。若对温度、压力及触摸存在感觉障碍，表明皮肤有广泛性或局限性的损伤。如皮肤有瘙痒感，可能是因为皮肤干燥或有过敏情况等。

7. **清洁度**　可通过嗅体味和观察皮肤的湿润、污垢及皮脂分泌情况来评估清洁度。

评估中应注意不易触及的隐匿部位，如女性乳房下及会阴部、男性阴囊部位。对感觉功能障碍、机体活动障碍及供血不足的患者，应加强评估。根据发现的皮肤问题，应向患者解释所需要的皮肤护理，并指导患者学习相关护理方法。

（二）患者对皮肤护理知识的了解情况

与患者及家属交流沟通，了解其对皮肤护理知识及护理方法的了解程度。

（三）患者病情、自理能力及治疗情况

掌握患者的病情、意识状态、肢体活动度、自理能力，判断是否存在阻碍患者进行皮肤清洁的因素，选择适宜的皮肤护理措施；询问了解患者的心理合作程度。

二、皮肤的清洁护理

（一）皮肤清洁卫生指导

1. **选择适宜的清洁方法**　皮脂积聚会刺激皮肤，阻塞毛孔或形成污垢，护士应指导患者要经常沐浴。沐浴可清除积聚的油脂、汗液、死亡的表皮细胞及一些细菌。另外，沐浴有助于刺激皮肤的血液循环。热水浴可促使表皮小动脉扩张，为皮肤供应更多血液和营养。同时，沐浴使人感觉清新、放松，增进自信。特别是对于出汗较多的患者，经常沐浴并保持皮肤干爽可防止因潮湿而致的皮肤破损。但对于皮肤干燥的患者，应酌情减少沐浴次数。此外，护士在协助患者沐浴过程中，可观察皮肤状况和身体情况，并评估患者心理、社会需求，有助于建立良好的护患关系。

沐浴的范围、方法和提供协助的程度取决于患者的活动能力、健康状况及个人习惯等。应鼓励患者自行沐浴，预防因机体长期不活动而引起的并发症。一般全身状况良好者可行淋浴或盆浴。妊娠7个月以上的孕妇禁用盆浴。传染病患者应根据病情、病种按隔离原则进行沐浴。对于活动受限的患者宜采用床上擦浴。对存在体力依赖或认知障碍的患者，护士为其进行皮肤护理时应更加注意观察皮肤状况。

无论何种沐浴方式，护士均应遵循以下原则：① 提供私密空间，关闭门窗或拉上隔帘。为患者擦浴时，仅暴露正在擦洗的部位，注意适时遮盖身体其他部位，保护隐私。② 保证安全，

沐浴区域应配备必要的安全设施，如防滑地面、扶手、呼叫器等；护士在离开患者床单位时，须妥善安放床挡（特别是不能自理或意识丧失的患者），应将呼叫器放在患者易取处。③ 注意保暖，关闭门窗，调节室温，避免空气对流。洗浴过程中尽量减少身体暴露，避免着凉。④ 提高患者自理能力，鼓励患者尽可能地参与沐浴过程，按需给予协助。⑤ 预测患者需求，提前将换洗的清洁衣服和卫生用品置于床边或浴室内。

2. 正确选择清洁用品　护士应根据患者皮肤状况、个人喜好和清洁用品的性质、使用目的及效果选择洗浴用品和护肤用品。① 浴皂可有效清洁皮肤。皮肤容易过敏者，应使用低过敏性浴皂；皮肤特别干燥或破损者，应使用温水清洗，避免使用浴皂。② 润肤剂可在体表形成油脂面，防止水分蒸发，具有软化作用。常用润肤剂有羊毛脂和凡士林类护肤品。③ 爽身粉可减少皮肤摩擦，吸收多余水分，以减少细菌生长。

进行皮肤清洁护理时可选用1~2种浴皂和润肤剂。在考虑患者喜好时，对于不宜使用的清洁用品应向其说明原因，取得理解。

（二）淋浴和盆浴

适用于病情较轻，能够自行完成洗浴的患者。护士根据患者的需要和病情选择适当的洗浴方法，确定洗浴时间和频率，并根据其自理能力适当给予协助。

【目的】

1. 去除皮肤污垢，保持清洁，促进舒适与健康。

2. 促进皮肤血液循环，增强皮肤排泄功能，预防感染及压力性损伤等并发症的发生。

3. 促进患者身心放松，增加活动机会。

4. 提供观察病情和建立良好护患关系的机会。

【操作前准备】

1. 评估患者并解释

（1）评估：患者皮肤的卫生状况、洗浴习惯、年龄、病情、意识、自理能力、心理状态及配合程度。

（2）解释：向患者及家属解释沐浴的目的、方法、注意事项及配合要点。

2. 患者准备

（1）了解沐浴的目的、方法、注意事项及配合要点。

（2）根据需要协助患者排便。

3. 用物准备　脸盆、毛巾、浴巾、浴皂、洗发液、清洁衣裤、拖鞋、手消毒剂。生活垃圾桶、医用垃圾桶。

4. 环境准备　调节室温至22℃以上，水温以保持在41~46℃为宜，浴室内设有呼叫器、扶手、浴盆，地面有防滑设施。

5. 护士准备　衣帽整洁，修剪指甲，洗手，戴口罩。

【操作步骤】

操作步骤	要点与沟通
1. 备物 检查浴盆和浴室是否清洁，将用物放在患者易取处	● 防止致病菌传播 ● 防止患者取物时出现意外性跌倒
2. 解释与指导 协助患者入室。嘱患者穿好浴衣和拖鞋。指导患者使用冷、热水开关及呼叫器的方法。嘱患者进、出浴室时扶好安全扶手。浴室勿闩门，将"正在使用"标记挂于门外	● 护士：您好！请问您叫什么名字？×××，您好！我是您的责任护士×××，由于您身上出汗多，今日安排您洗浴可以吗？如果在洗浴过程中有不适，请您及时按呼叫器，我就在门外，会随时帮助您 ● 防止患者出现意外性跌倒，避免患者受凉或意外性烫伤，发生意外时护士能及时入内，在保证安全的前提下，保护隐私
3. 沐浴 患者沐浴时，护士应在可呼唤到的地方，并每隔5分钟询问患者情况，注意观察其在沐浴过程中的反应	● 如为盆浴，先调好水温，水位不可超过心脏水平，以免引起胸闷 ● 必要时可在旁守护，防止发生意外，确保安全 ● 患者使用呼叫器时，护士应先敲门再进入浴室，以保护隐私
4. 操作后处理	
（1）如为盆浴，协助患者移出浴盆，并擦干皮肤	● 浴盆浸泡时间不应超过20分钟，时间过久易导致疲倦
（2）协助患者穿好清洁衣裤和拖鞋，返回病室，取舒适卧位	● 保暖，避免受凉
（3）清洁浴盆或浴室，将用物放回原处。将"未用"标记挂于门外	● 防止致病菌通过潮湿物品传播
（4）洗手	● 减少致病菌传播
（5）记录执行时间及效果	● 利于评价

【健康教育】

1. 指导患者经常检查皮肤卫生情况，确定沐浴的次数和方法。

2. 正确选择洗浴用品和护肤用品。

3. 指导患者避免意外跌倒和晕厥的方法。

【注意事项】

1. 沐浴应于进食1小时后进行，以免影响消化功能。

2. 指导患者使用呼叫器的方法，如在沐浴过程中感到虚弱无力、眩晕，应立即呼叫寻求帮助。

3. 若遇患者发生晕厥，应立即抬出浴室，取平卧位，保暖并通知医生配合处理。

（三）床上擦浴

适用于病情较重、卧床、活动受限（如石膏固定、牵引）及身体衰弱而无法自行沐浴的患者。

【目的】

1. 同淋浴和盆浴的目的。

2. 协助患者活动肢体，预防肌肉挛缩和关节僵硬等并发症发生。

【操作前准备】

1. 评估患者并解释

（1）评估：患者的皮肤卫生状况、年龄、病情、意识、心理状态及配合程度。

（2）解释：向患者及家属解释床上擦浴的目的、方法、注意事项及配合要点。

2. 患者准备

（1）了解床上擦浴的目的、方法、注意事项及配合要点。

（2）病情稳定，全身状况较好。

（3）根据需要协助患者排便。

3. 用物准备

（1）治疗盘内备：浴巾2条、毛巾2条、浴皂、小剪刀、梳子、浴毯、50%乙醇、护肤用品（润肤剂、爽身粉）。

（2）治疗盘外备：脸盆2个、水桶2个（一桶盛50~52℃热水，按年龄、季节和个人喜好适当调节水温；另一桶接盛污水）、清洁衣裤和被服、手消毒剂。另备便盆、便盆巾和屏风。生活垃圾桶、医用垃圾桶。

4. 环境准备 调节室温至24℃以上，关好门窗，拉上窗帘或用屏风遮挡。

5. 护士准备 衣帽整洁，修剪指甲，洗手，戴口罩。

【操作步骤】

操作步骤	要点与沟通
1. 核对 护士备齐用物，携用物至患者床旁，将用物放在易取、稳妥处。核对和询问患者有无特殊用物需求	●确认患者 ●护士：您好！请问您叫什么名字？×××，您好！我是您的责任护士×××，由于您这几日一直卧床，身上出汗多，今日我协助您擦浴身体，清洁一下好吗？如果在擦浴过程中有不适，请您随时告诉我
2. 按需给予便盆	●温水擦浴时易引起排尿和排便反射
3. 关闭门窗，屏风遮挡	●防止室内空气对流，减少患者机体热量散失及避免受凉 ●保护隐私，保证身心舒适
4. 体位 根据患者病情放平床头及床尾支架，协助患者靠近护士侧，取舒适卧位，并保持身体平衡	●确保患者舒适，避免护士在操作中身体过度伸展，减少肌肉紧张和疲劳
5. 盖浴毯 松开盖被，移至床尾。浴毯遮盖患者	●浴毯可保暖和保护隐私
6. 备水 将脸盆和浴皂放在床旁桌上，倒入适量温水（约2/3）	●温水可促进身体舒适和肌肉放松，避免受凉
7. 擦洗面部和颈部	
（1）将一条浴巾铺在患者枕上，另一条浴巾盖在患者胸部。护士将毛巾折叠成手套状并包在手上（图7-2-1），彻底浸湿毛巾	●避免擦浴时弄湿床单和枕头 ●折叠毛巾可保持温度，避免毛巾边缘过凉而刺激皮肤

操作步骤	要点与沟通
（2）先擦洗眼部，由内眦至外眦，用毛巾的不同部位轻轻擦洗	● 防止眼部分泌物进入鼻泪管 ● 避免使用浴皂，避免刺激眼部 ● 避免引起交叉感染
（3）询问患者擦洗面部是否使用浴皂。按顺序洗净并擦干前额、面颊、鼻翼、耳后、下颌直至颈部	● 因面部皮肤暴露在外，碱性浴皂容易使面部皮肤干燥 ● 注意擦净耳郭、耳后及皮肤褶皱处 ● 擦洗顺序：温水润湿—使用浴皂—温水擦净—浴巾擦干
8. 擦洗上肢和双手	
（1）协助脱衣：先脱近侧，后脱对侧。如有肢体外伤或活动障碍，则先脱健侧，后脱患侧。盖好浴毯	● 先脱健侧，以免患侧关节过度活动
（2）移去近侧上肢浴毯，将浴巾纵向铺于上肢下面	
（3）护士一手支托患者前臂及肘部，另一手按温水润湿—使用浴皂—温水擦净—浴巾擦干的顺序，从远心端向近心端擦洗直至腋窝	● 擦洗力量要足以刺激肌肉组织，以促进皮肤血液循环 ● 注意洗净腋窝等皮肤褶皱处 ● 碱性残留皂液可破坏皮肤正常菌群生长
（4）将浴巾对折，放于床边处。置脸盆于浴巾上。协助患者将手浸于脸盆中，洗净后擦干。根据情况修剪指甲。操作后移至对侧，同法擦洗对侧上肢	● 浸泡可使皮肤角质层软化，便于清除指甲下污垢
9. 擦洗胸腹部	
（1）根据需要换水，测试水温	
（2）将浴巾盖在患者胸部，将浴毯向下折叠至患者脐部。护士一手略掀起浴巾一边，用另一包有毛巾的手擦洗胸部。擦洗女性患者乳房时需环形用力，注意擦净乳房下皮肤皱褶处	● 尽量减少不必要的暴露，以保护隐私 ● 皮肤分泌物和污物容易沉积于皮肤皱褶处，乳房下方的皮肤摩擦后易出现破损 ● 擦洗过程中浴巾始终盖在患者胸部，以保护隐私并避免受凉
（3）将浴巾纵向盖在患者胸、腹部（可使用两条浴巾）。将浴毯向下折叠至会阴部。护士一手略掀起浴巾一边，用另一包有毛巾的手擦洗腹部一侧，同法擦洗腹部另一侧	● 注意洗净脐部及腹股沟皮肤皱褶处，此部位常有潮湿分泌物聚集，容易刺激皮肤，导致皮肤破损 ● 擦洗过程中浴巾始终盖在患者腹部，以保护隐私并避免受凉
10. 擦洗背部	
（1）协助患者取侧卧位，背向护士。将浴巾纵向铺在患者身下	
（2）暴露患者背部和臀部，将浴毯盖在肩部和腿部	● 保暖，减少身体不必要的暴露
（3）依次擦洗后颈部、背部至臀部	
（4）进行背部按摩	
（5）协助穿衣：先穿对侧，后穿近侧；如有肢体外伤或活动障碍，应先穿患侧，后穿健侧	● 先穿患侧，可减少肢体关节活动
（6）将浴毯盖于患者胸、腹部。换水	

操作步骤	要点与沟通
11. 擦洗下肢、足部、会阴部及肛门	
（1）协助患者平卧	
（2）将浴毯盖在对侧腿部，确保遮盖会阴部位。将浴巾纵向铺于近侧腿部下面	
（3）依次擦洗踝部、膝关节、大腿，洗净后彻底擦干，同法擦洗对侧	● 从远心端向近心端擦洗，以促进静脉回流
（4）移盆于足下，盆下垫浴巾	
（5）一手托起患者小腿部，将双脚放于盆内，浸泡后擦洗足部，后擦干足部。根据情况修剪趾甲，使用润肤剂。换水	● 确保足部接触盆底，以保持稳定 ● 浸泡可软化角质层 ● 确保洗净趾间，减少潮湿分泌物刺激
（6）用浴巾盖好上半身，用浴毯盖好下肢，只暴露会阴部。擦洗会阴及肛门后擦干（见本章第四节"会阴部护理"）	● 保护隐私
（7）协助患者穿好清洁裤子	
12. 梳头	
13. 操作后处理	
（1）整理床单位，按需更换床单。整理用物，放回原处	● 为患者提供清洁环境 ● 护士：×××，谢谢您的配合，擦浴完是不是感觉很舒服？您休息一会吧！需要帮助时可以按床旁呼叫器
（2）洗手	● 减少致病菌传播
（3）记录执行时间及效果	● 利于评价

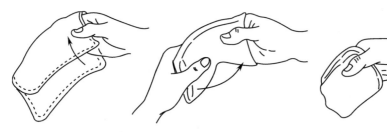

▲ 图7-2-1 包毛巾法

【健康教育】

1. 向患者及家属解释皮肤清洁的意义、方法及床上擦浴的注意事项。

2. 指导患者及家属经常观察皮肤，预防感染和压力性损伤等并发症的发生。

【注意事项】

1. 注意保暖，维持适宜的室温和水温，天冷时可在被内操作。一般擦浴应在15～30分钟内完成。

2. 关心尊重患者，减少翻动次数，动作敏捷、轻柔，并保护隐私。

3. 擦浴过程中应密切观察患者病情变化及皮肤情况，如出现寒战、面色苍白、脉速等表现应立即停止操作，并给予适当处理。

4. 擦浴过程中注意保护伤口和各种管路，以免伤口受压、管路扭曲或折叠。

5. 遵循节力原则，操作时尽量靠近患者。

（四）背部按摩

背部按摩可刺激皮肤和肌肉组织，促进血液循环，提高皮肤的抵抗力，促进舒适，预防压力性损伤发生。背部按摩通常在沐浴后进行。

【目的】

1. 促进背部血液循环，预防压力性损伤等并发症发生。

2. 观察病情，满足患者身心需要。

3. 促进舒适，减轻患者体位性疲劳。

【操作前准备】

1. 评估患者并解释

（1）评估：患者的背部皮肤状况、年龄、病情、意识、心理状态及配合程度。

（2）解释：向患者及家属解释背部按摩的目的、方法、注意事项及配合要点。

2. 患者准备

（1）了解背部按摩的目的、方法、注意事项及配合要点。

（2）病情稳定，全身状况较好。

（3）根据需要协助患者排便。

3. 用物准备　毛巾、浴巾、50%乙醇、脸盆（内盛温水）、手消毒剂、屏风。生活垃圾桶、医用垃圾桶。

4. 环境准备　调节室温至24℃以上，关好门窗，拉上窗帘或用屏风遮挡。

5. 护士准备　衣帽整洁，修剪指甲，洗手，戴口罩。

【操作步骤】

操作步骤	要点与沟通
1. 核对　护士备齐用物，携用物至患者床旁，核对患者	●确认患者 ●护士：您好！请问您叫什么名字？×××，您好！我是您的责任护士×××，我刚才帮您擦洗身体了，接下来为您按摩一下背部，这样会促进血液循环并缓解背部酸痛，会很舒服的。如果在按摩过程中有不适，请及时跟我说
2. 备水　将盛有温水的脸盆置于床旁桌或椅上	
3. 体位　协助患者取俯卧位或侧卧位，背向护士，患者身体靠近床沿	●保护隐私，并使患者放松

操作步骤	要点与沟通
4. 按摩	
▲俯卧位背部按摩	
（1）铺浴巾：暴露患者背部、肩部、上肢及臀部受压部位。将身体其他部位用盖被盖好。将浴巾纵向铺于患者身下	● 减少不必要的身体暴露
（2）全背按摩：两手掌蘸50%乙醇，以手掌大、小鱼际环形按摩背部。从骶尾部开始，沿脊柱两侧向上按摩至肩部，肩胛部位用力应稍轻；再沿背部两侧向下按摩至髂嵴部位（图7-2-2）。如此有节律地按摩数次	● 促进肌肉组织放松，促进皮肤血液循环 ● 手掌紧贴皮肤，按摩持续至少3分钟
（3）用拇指指腹蘸50%乙醇，由骶尾部沿脊柱旁按至肩部、颈部，再向下按摩至骶尾部	● 持续3~5分钟
（4）用手掌大、小鱼际蘸50%乙醇紧贴皮肤按摩其他受压部位，按摩力度由轻至重，再由重至轻	
（5）背部轻叩3分钟	
▲侧卧位背部按摩	
（1）同俯卧位背部按摩（1）~（5）	
（2）按摩一侧髋部后，协助患者转向另一侧，按摩另一侧髋部	
5. 更换衣服 用浴巾擦净背部乙醇后协助穿衣	● 过多乙醇会刺激皮肤
6. 操作后处理	
（1）协助患者取舒适卧位	● 舒适卧位可增加背部按摩效果 ● 护士：×××，谢谢您的配合，背部按摩结束了，是不是感觉很舒服？您休息一会吧！需要帮助时可以按床旁呼叫器
（2）整理床单位	
（3）整理用物	
（4）洗手	● 减少致病菌传播
（5）记录执行时间及效果	● 利于评价

【健康教育】

1. 向患者及家属讲解背部按摩对预防压力性损伤的重要性。

2. 指导患者及家属经常自行检查皮肤，在卧位或坐位时采用减压方法，对受压处皮肤进行合理按摩；有计划、适度地活动全身。

3. 教育患者保持皮肤和床褥的清洁卫生，鼓励患者参与自我护理。

【注意事项】

1. 操作过程中，注意观察病情变化，如有异常立即停止操作。

2. 按摩力度适中，避免用力过大造成不适或皮肤损伤。

3. 操作时，护士应遵循节力原则。

三、压力性损伤的预防与护理

（一）压力性损伤的概念

压力性损伤（pressure injury）是位于骨隆突处、医疗或其他器械下的皮肤和/或软组织的局部损伤。可表现为皮肤完整或开放性溃疡，可伴有疼痛。

压力性损伤是长期卧床患者或躯体移动障碍患者皮肤易出现的严重问题，具有发病率高、病程发展快、难

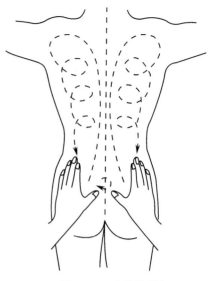

▲ 图7-2-2　全背按摩法

以治愈及治愈后易复发的特点，一直是医疗和护理领域的难题，引起医疗机构的广泛关注。虽然近年来医疗护理服务水平有很大提高，但从全球范围看，压力性损伤的发生率并无下降趋势。

压力性损伤本身并不是原发病，大多是由于一些原发病未能很好地护理而造成的皮肤损伤。一旦发生压力性损伤，不仅增加患者的痛苦，加重病情，延长疾病康复的时间，还可能导致继发感染引起败血症而危及生命。因此，必须加强患者的皮肤护理，预防和减少压力性损伤的发生。目前将压力性损伤患病率和发生率作为监测压力性损伤预防和干预效果的标准。

（二）压力性损伤发生的原因

压力性损伤形成是一个复杂的病理过程，是局部和全身因素综合作用而致的皮肤组织损伤。

1. 力学因素　压力性损伤可由垂直压力引起，也可由摩擦力和剪切力引起，通常是2~3种力联合作用所致。

（1）垂直压力：对局部组织的持续性垂直压力是引起压力性损伤的最重要原因。当持续性垂直压力超过正常的毛细血管压（16~32mmHg）时，即可阻断毛细血管对组织的灌注，致使氧气和营养物质供应受损，代谢废物排泄受阻，导致组织缺血、缺氧、溃烂或坏死。压力性损伤的形成与压力强度和持续时间有密切关系。压力越大，持续时间越长，压力性损伤发生概率就越高。垂直压力通常见于长时间采用卧位或坐位者。

（2）摩擦力：摩擦力是由两层相互接触的物体表面发生相对移动而产生的。当其作用于皮肤时，易损伤皮肤的保护性角质层而使皮肤屏障功能受损，致使病原微生物入侵皮肤。摩擦力主要来自皮肤与衣裤或床单表面之间的逆行阻力摩擦，尤其当床面不平整（如有皱褶或渣屑）时，皮肤受到的摩擦力就会增加。患者在床上活动或坐轮椅时，皮肤会受到床单和轮椅表面的逆行阻力摩擦。搬运患者时，拖拉动作也会产生摩擦力而使皮肤受到损伤。皮肤被擦伤后，再受汗液、尿液、粪便等浸渍，而易发生压力性损伤。

（3）剪切力：剪切力是由两层组织相邻表面间的滑行而产生的进行性相对移位所致。由压力

和摩擦力相加而成，与体位有密切关系。比如当患者取半坐卧位时，骨骼及深层组织由于重力作用向下滑行，而皮肤及表层组织由于摩擦力仍停留在原位，从而导致两层组织间产生牵张而形成剪切力（图7-2-3）。剪切力产生后，从筋膜下及肌肉内穿出供应皮肤的毛细血管被牵拉、扭曲、撕裂而阻断局部皮肤、皮下组织、肌肉层等全层组

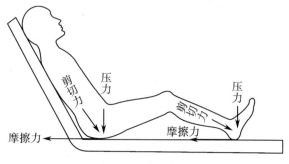

▲ 图7-2-3　剪切力形成图

织的血液供应，引起深层组织坏死，形成剪切力性溃疡。由剪切力造成的严重损伤早期不易被发现，且多表现为口小底大的潜行伤口。

2. 局部潮湿或排泄物刺激皮肤　如经常受到汗液、尿液及各种引流液等的刺激导致皮肤软化而致抵抗力下降，屏障功能降低；同时，尿液和粪便中的化学物质使皮肤酸碱度发生改变，致使表皮角质层的保护能力下降，皮肤组织破溃，易继发感染。皮肤潮湿会增加摩擦力而加重皮肤损伤。此外，过度擦洗会清除保护皮肤的天然润滑剂，致使皮肤易损性增加。

3. 营养状况　营养状况是影响压力性损伤形成的重要因素之一。全身出现营养障碍时，蛋白质合成减少，出现负氮平衡，皮下脂肪减少，肌肉萎缩。局部组织一旦受压，骨隆突部位皮肤既受外界压力，又受骨隆突本身对皮肤的挤压力，受压处皮肤因缺乏肌肉和脂肪组织保护而致血液循环障碍，形成压力性损伤。过度肥胖者卧床时体重对皮肤的压力较大，因而容易发生压力性损伤。机体脱水时皮肤弹性差，受压力或摩擦力时容易变形和受损。水肿时皮肤弹性和顺应性下降，易受损伤，同时组织水肿使毛细血管和细胞间距增加，氧和代谢产物在组织细胞的溶解和运送速度减慢，影响皮肤血液循环而容易发生压力性损伤。贫血使血液运送氧气能力降低，一旦出现循环障碍，更易造成组织缺氧而引发压力性损伤。

4. 年龄　老年人皮肤松弛、干燥、弹性差，皮下脂肪萎缩、变薄，皮肤抵抗力降低，皮肤血流速度下降且血管脆性增加，导致皮肤易损性增加。

5. 体温升高　体温升高使机体新陈代谢率增高，组织细胞对氧的需求增加。此时局部组织受压，使得已有的组织缺氧更加严重。因此，伴有高热的严重感染患者存在组织受压时，压力性损伤发生率升高。

6. 器械使用　当长期使用医疗器械，如心电监护、吸氧面罩、气管切开导管、各种约束装置及矫正器时，可在医疗器械使用的部位产生压力和/或造成局部温湿度改变，致使局部皮肤组织耐受性下降，从而发生不同程度的压力性损伤。

7. 机体活动和/或感觉障碍　机体活动障碍多由神经损伤、手术麻醉或制动造成，机体自主活动能力减退甚至丧失，导致局部组织长期受压，血液循环障碍而发生压力性损伤。感觉受损可造成机体对伤害性刺激反应障碍，使得保护性反射迟钝，长时间受压后局部组织坏死而发生压力性损伤。

8. 急性应激因素　急性应激使机体对压力的敏感性增高，导致压力性损伤发生率增加。此

外，急性应激可引起体内代谢紊乱，应激激素大量释放，中枢神经系统和神经内分泌传导系统发生紊乱，机体内环境的稳定性被破坏，机体组织承压能力减退，从而引发压力性损伤。

（三）压力性损伤的分期

依据美国国家压力性损伤咨询委员会（National Pressure Injury Advisory Panel，NPIAP）/欧洲压力性损伤咨询委员会（European Pressure Ulcer Advisory Panel，EPUAP）压力性损伤分类系统，压力性损伤分为1~4期、深部组织损伤和不可分期（图7-2-4）。

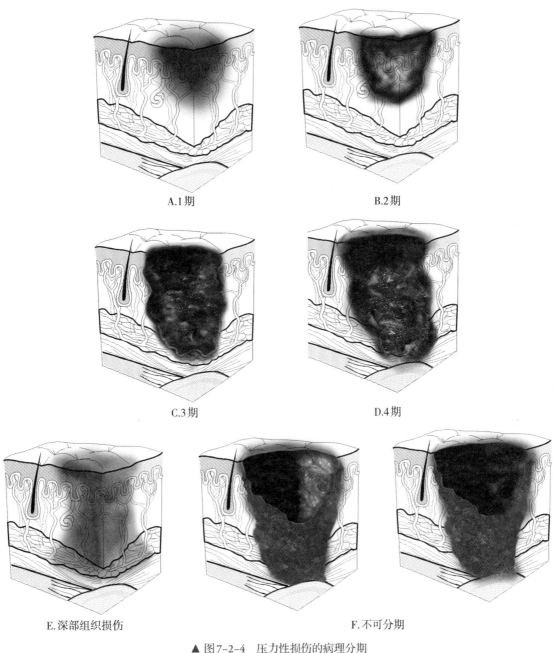

A.1期　　　　　　　　　　　　　　　　B.2期

C.3期　　　　　　　　　　　　　　　　D.4期

E.深部组织损伤　　　　　　　　　　　　F.不可分期

▲ 图7-2-4　压力性损伤的病理分期

1. 1期 为指压不变白的红斑，皮肤完整。局部皮肤完好，出现压之不褪色的局限性红斑，通常位于骨隆突处。与周围组织相比，该区域可有疼痛、坚硬或松软，皮肤温度升高或降低。肤色较深者因不易观察到明显红斑而难以识别，可根据其颜色与周围皮肤不同来进行判断。

2. 2期 为部分皮层缺损。部分表皮缺损伴真皮层暴露，表现为浅表开放性溃疡，创面呈粉红色、无腐肉；也可表现为完整或破损的浆液性水疱。

3. 3期 为全层皮肤缺损。全层皮肤缺损，可见皮下脂肪，但无筋膜、肌腱/肌肉、韧带、软骨/骨骼暴露。可见腐肉和/或焦痂，但未掩盖组织缺失的深度。可以出现潜行或窦道。此期因解剖学位置不同而表现各异，鼻、耳、枕骨和踝部因皮下组织缺乏可表现为表浅溃疡；臀部等脂肪丰富部位可发展成深部伤口。

4. 4期 为全层皮肤和组织缺损。全层皮肤或组织缺损，伴骨骼、肌腱或肌肉外露。创面基底部可有腐肉和焦痂覆盖，常伴有潜行或窦道。与3期类似，此期压力性损伤的深度取决于解剖位置，可扩展至肌肉和/或筋膜、肌腱或关节囊，严重时可导致骨髓炎。

5. 深部组织损伤 皮肤完整或破损，局部出现持续的指压不变白，皮肤呈深红色、栗色或紫色，或表皮分离后出现暗红色伤口或充血性水疱。可伴疼痛、坚硬、糜烂、松软、潮湿、皮肤温度升高或降低，肤色较深者难以识别深层组织损伤。

6. 不可分期 全层皮肤和组织缺损，因创面基底部被腐肉和/或焦痂掩盖而无法确认组织缺失程度。需去除腐肉和/或焦痂后方可判断损伤程度。

（四）压力性损伤的评估和预防

综合、动态、客观、有效地评估压力性损伤发生的高危人群、危险因素及易患部位，对压力性损伤的预防起到了积极作用；对高危人群采取针对性的护理措施是有效预防压力性损伤的关键。

1. 评估

（1）高危人群：压力性损伤发生的高危人群包括慢性神经系统疾病患者、老年患者、肥胖患者、糖尿病患者、姑息治疗患者、长时间手术患者、使用医疗器械患者、脊髓损伤患者、转运途中患者、新生儿和儿童。

（2）危险因素：护士可通过评分方式对危险因素进行定性和定量的综合分析，由此判断压力性损伤发生的危险程度。其目的是筛查压力性损伤发生的高危人群，根据分析结果制定并采取有效的预防措施。常用的评估表有 Braden 量表、Norton 量表、Waterlow 量表及 Andersen 危险指标计分法等。

1）Braden 量表：是目前国内外常用的方法之一（表7-2-1），评估简便、易行。总分值范围为6~23分，评分≤18分，提示有压力性损伤发生的危险，建议采取预防措施，分值越少，提示压力性损伤发生的危险性越高。

2）Norton 量表：也是目前公认的用于预测压力性损伤发生的有效评分方法（表7-2-2），特别适用于老年患者。总分值范围为5~20分，分值越少，提示压力性损伤发生的危险性越高。评分≤14分，提示已发生压力性损伤。此评估表缺乏营养状态的评估，因此临床使用时需补充相关内容。

项目	分值			
	1分	2分	3分	4分
感觉：对压力相关不适的感受能力	完全受限	非常受限	轻度受限	未受损
潮湿：皮肤暴露于潮湿环境的程度	持续潮湿	潮湿	有时潮湿	很少潮湿
活动力：身体活动程度	限制卧床	坐位	偶尔行走	经常行走
移动力：改变和控制体位的能力	完全无法移动	严重受限	轻度受限	未受限
营养：日常食物摄取状态	非常差	可能缺乏	充足	丰富
摩擦力和剪切力	有问题	有潜在问题	无明显问题	无

▼ 表7-2-2　Norton量表

身体状况		精神状况		活动能力		灵活程度		失禁情况	
良好	4分	思维敏捷	4分	可以走动	4分	行动自如	4分	无失禁	4分
一般	3分	无动于衷	3分	需协助	3分	轻微受限	3分	偶尔失禁	3分
不好	2分	不合逻辑	2分	坐轮椅	2分	非常受限	2分	经常失禁	2分
极差	1分	昏迷	1分	卧床	1分	不能活动	1分	大小便失禁	1分

（3）易患部位：压力性损伤好发于长期受压及缺乏脂肪组织保护、无肌肉包裹或肌层较薄的骨隆突处。卧位不同，受压点不同，好发部位也不同（图7-2-5）。

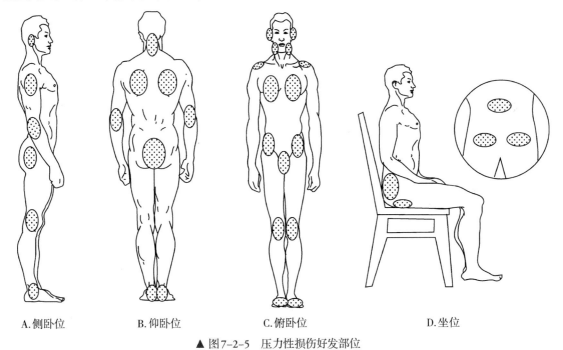

A.侧卧位　　　　　　B.仰卧位　　　　　　C.俯卧位　　　　　　D.坐位

▲ 图7-2-5　压力性损伤好发部位

1）仰卧位：好发于枕外隆凸、肩胛部、肘部、脊椎体隆突处、骶尾部及足跟部。

2）侧卧位：好发于耳郭、肩峰、肋骨、肘部、髋部、膝关节内外侧及内外踝处。

3）俯卧位：好发于面颊部、耳郭、肩部、女性乳房、男性生殖器、髂嵴、膝部及足尖处。

4）坐位：好发于坐骨结节处。

器械相关压力性损伤多发生于器械与皮肤长期接触处，即器械直接压迫的皮肤之下，尤其以脂肪组织较少的部位最为严重，颜面部和颈部因皮下脂肪较少，更容易造成器械相关压力性损伤。器械相关压力性损伤常因医疗器械固定使接触部位皮肤破损隐秘而难以被及时发现。常见器械如呼吸面罩，经外周静脉穿刺的中心静脉导管（又称外周中心静脉导管）、吸氧管等管路，石膏和夹板等矫形器械设备。

2. 预防　绝大多数压力性损伤是可以预防的，但一些患者由于特殊的自身条件出现压力性损伤在所难免，如严重负氮平衡的恶病质患者、翻身不利于颅内压稳定的神经外科患者、改变体位可引起缺氧的成人呼吸窘迫综合征患者。因此，并非所有的压力性损伤均可预防。但是，科学精心的护理可将压力性损伤的发生率降至最低程度。为此，要求护士在工作中做到"六勤"，即勤观察、勤翻身、勤按摩、勤擦洗、勤整理及勤更换。交接班时，护士应严格细致地交接患者的局部皮肤情况和护理措施的执行情况。

预防的关键在于加强管理，消除危险因素，主要措施如下所示。

（1）评估皮肤和组织：皮肤和组织评估对于压力性损伤的预防、分期、诊断及治疗至关重要。评估时需检查有无红斑，若有红斑需鉴别红斑范围和分析红斑产生原因。此外，评估时还应评估皮肤温度、硬度、水肿和疼痛情况。评估时除采用直接观察法外，还可使用水分测量装置及超声、激光多普勒血流测定等多种皮肤评估新技术作为辅助手段。

（2）采取预防性皮肤护理措施：保护皮肤和预防皮肤损伤的措施主要包括以下几项。① 保持皮肤清洁，避免局部不良刺激；② 使用隔离产品，保护皮肤不受潮；③ 避免用力按摩或用力擦洗易患部位皮肤，防止造成皮肤损伤；④ 失禁患者使用高吸收性失禁产品，并定期检查失禁情况，及时处理排泄物；⑤ 使用硅胶泡沫敷料等皮肤保护用品，保护易患部位皮肤；⑥ 摆放体位时避免红斑区域受压。

（3）改善机体营养状况：营养不良既是导致压力性损伤发生的原因之一，也是直接影响压力性损伤病理过程和愈合的因素。因此，对于压力性损伤高危人群，可采用营养筛选工具进行全面营养评估，制订个体化营养治疗计划。合理膳食是改善患者营养状况，促使创面愈合的重要措施。在病情允许的情况下，对于压力性损伤高危人群，应提供高热量、高蛋白、高维生素饮食，保证正氮平衡，提高机体抵抗力和组织修复能力，以促进创面愈合。维生素C和锌对伤口愈合具有重要作用，也应适当补充。另外，对于水肿患者应限制水和盐的摄入，对于脱水患者应及时补充水和电解质。

（4）进行体位变换：体位变换可间歇性解除局部组织承受的压力，使压力再分布，从而减轻受压程度。经常翻身是最简单而有效地解除压力的方法，可使骨隆突部位轮流承受身体重量，从而减少对局部组织的压力。翻身的时间间隔应根据病情及局部受压处皮肤状况而定，一般每2小时翻身一次，必要时每30分钟翻身一次。翻身时须根据人体力学原理，合理摆放患者体位以减轻局部压力，避免推、拉、拽等动作，从而避免皮肤受到摩擦力和剪切力作用，同时护士应掌握翻身技巧以省力。变换卧位的同时应注意观察受压部位的皮肤情况，并填写床头翻身记录卡（表7-2-3）。体位变换后需合理摆放体位，使骨隆突处压力最小化，并特别注意足跟处的减压，同时还需注意镇静中的新生儿或婴儿头部受压部位的改变，以及避免皮肤与医疗设备直接接触。手术患者需注意不同手术体位压力点的变化。长期卧床患者可采用30°斜侧卧位，避免骶尾部和大转子受压；且在病情允许的情况下床头抬高角度限制于30°内，避免身体下滑而形成剪切力；长期坐位患者，除注意维持其稳定性及全范围活动性外，还应注意保持合适坐姿以减轻剪切力和压力对皮肤和软组织的作用。

▼ 表7-2-3　翻身记录卡

姓名：		床号：	
日期/时间	卧位	皮肤情况及备注	执行者

（5）选择和使用合适的支撑面：合适的支撑面有利于压力再分布，能够调整组织负荷和微环境情况，如泡沫床垫、气垫床、减压坐垫、医用级羊皮垫等。选择支撑面时要考虑患者制动的程度、对微环境控制和剪切力降低的需求、患者的体型和体重，以及压力性损伤发生的危险程度等因素。需要注意的是，尽管使用支撑面，仍需不断进行体位变换以预防压力性损伤发生。

（6）鼓励患者早期活动：早期活动可降低因长期卧床造成患者临床情况恶化的风险，活动频率和活动强度需根据患者耐受程度和发生压力性损伤的危险程度决定。因此，对长期卧床患者，应每日进行主动或被动的全关节活动范围练习，以维持关节的活动性和肌肉张力，促进肢体血液循环，避免压力性损伤发生；病情许可时，鼓励患者尽早离床活动，预防压力性损伤发生。

（7）健康教育：保证患者和家属的知情权，使其了解自身皮肤尤其是压力性损伤易发部位的皮肤状态及压力性损伤的危害；教会其预防压力性损伤的知识和技能，如减压用品的选择、营养与膳食、翻身方法及皮肤清洁技巧等，从而鼓励患者和家属有效参与或独立采取预防压力性损伤的措施。

（五）压力性损伤的治疗与护理

当发生压力性损伤时，采取以全身治疗为辅、局部治疗与护理为主的综合性治疗措施。

1. 全身治疗　积极治疗原发病，增进营养和进行全身抗感染治疗等。良好的营养是创面愈合的重要条件，因此应提供平衡饮食，增加蛋白质、维生素及微量元素的摄入。对长期不愈的压力性损伤患者，可静脉滴注复方氨基酸溶液。对低蛋白血症患者，可静脉补充血浆或人血白蛋白，以提高血浆胶体渗透压，改善皮肤血液循环。对不能进食的患者，可采用全胃肠外营养治疗，保证每日营养物质的供给以满足机体代谢需要（参见第十章"患者的饮食与营养"）。此外，按医嘱给予抗感染治疗，预防败血症的发生。同时应加强心理护理，消除不良心境，促进身体早日康复。

2. 局部治疗与护理　对压力性损伤局部的进展要进行动态监测，并采取针对性的治疗和护理措施。

（1）压力性损伤评估及愈合监测：全面的压力性损伤评估是制定压力性损伤治疗和护理方案的前提。初始评估后，每周还需至少评估一次，评估内容主要包括压力性损伤的部位、分期、大小（长、宽、深）、颜色、组织类型、创缘、窦道、潜行、瘘管、渗出、气味及伤口周围情况等。在更换敷料时需根据创面情况、渗出液变化和有无感染迹象等判断压力性损伤是否改善或恶化，及时调整治疗方案。

医疗专业人员辅以压力性损伤评估工具和数字成像对压力性损伤愈合过程进行精确测量和描述，为进一步治疗提供依据。常用于评估压力性损伤愈合过程的量表包括 Bates-Jensen 伤口评价工具（Bates-Jensen Wound Assessment Tool，BWAT）、压力性损伤愈合评价量表（Pressure Ulcer Scale for Healing，PUSH）和压力性损伤状态工具（Pressure Sore Status Tool，PSST）等。

（2）疼痛评估与处理：无论在静息状态，还是在进行治疗和护理操作时，压力性损伤均可出现痛感，因而，做好压力性损伤相关性疼痛的评估、预防和管理，尤其是预防和减轻治疗及护理操作所致的疼痛至关重要。如长期卧床患者要保持床单平整无皱褶，在为患者变换卧位时可使用吊带或转运床单以减少摩擦力和剪切力，同时在摆放体位时还需注意避开压力性损伤部位和避免采用导致压力增加的体位；选择敷料时应避免对皮肤产生机械性损伤，要选择更换频率低、易去除的敷料。在伤口治疗和护理操作开始前还需根据患者情况采取充分的个性化疼痛控制措施。

（3）使用伤口敷料：湿性伤口愈合理论提出，适度湿润、密闭、微酸（接近于皮肤pH）、低氧或无氧且接近于体温的伤口环境是创面愈合的适宜环境。随着湿性伤口愈合理论的提出及对创面愈合病理生理过程的深入研究，不断改进的湿性敷料目前已广泛应用于压力性损伤的临床治疗。常用的湿性敷料包括水胶体敷料、透明膜敷料、水凝胶敷料、藻酸盐类敷料、泡沫敷料、高吸收性敷料等。在临床应用时需根据压力性损伤的分期，伤口渗出物的性质和量，创面基底组织状况，压力性损伤周围情况，压力性损伤大小、深度和部位，是否存在瘘管和/或潜行等因素，并结合每种类型敷料各自的优缺点和临床适应证进行选择。

（4）伤口护理：包括清洗和清创。

1）清洗：每次更换敷料时需清洗伤口以清除伤口表面和/或敷料的残留物。伤口清洗液需根据伤口类型进行选择，无创面感染时多选用对健康组织无刺激的生理盐水进行冲洗；对确诊感染、疑似感染或疑似严重细菌定植的压力性损伤，要根据创面细菌培养及药物敏感试验结果选择带有表面活性剂和/或抗菌剂的清洗液。清洗时要避免交叉感染，并注意窦道、潜行或瘘管的处理。

2）清创：常用的清创方法包括外科清创、保守锐性清创、自溶性清创、生物性清创和机械性清创。依据患者的病情和耐受性、局部伤口坏死组织情况和血液循环情况选择不同的清创方法。对于免疫缺陷、供血障碍和全身败血症期间未采用抗生素治疗的患者，清创应慎重。

（5）药物治疗：为控制感染和增加局部营养供给，可在局部创面使用碘伏、胰岛素等药物治疗，或采用具有清热解毒、活血化瘀、去腐生肌的中草药治疗。

（6）其他措施：如生物敷料、生长因子、生物物理方法和手术治疗等可用于压力性损伤治疗。

压力性损伤是全身、局部因素综合作用下引起的皮肤组织变性、坏死的病理过程。护士只有认识到压力性损伤的危害性，了解其病因及发生发展规律，掌握其防治技术，才能自觉、有效地做好防治工作。护理中应树立"预防为主，立足整体，重视局部"的观念，使压力性损伤护理走向科学化、制度化、程序化及人性化。

相关链接 | **压力性损伤概念的演变**

压力性损伤最早称为"褥疮（bed-sore）"，来源于拉丁文"decub"，意为"躺下"，易误解是"由躺卧引起的溃疡"。实际上，压力性损伤可发生于躺卧或长期坐位（如轮椅）的患者，并非仅由躺卧引起。引起压力性损伤最基本、最重要的因素是由压迫造成的局部组织缺血缺氧，故也称之为"压力性溃疡"。

2009年、2014年和2019年，由美国国家压力性损伤咨询委员会（National Pressure Injury Advisory Panel，NPIAP）、欧洲压力性损伤咨询委员会（European Pressure Ulcer Advisory Panel，EPUAP）及泛太平洋压力损伤联盟（Pan Pacific Pressure Injury Alliance，PPPIA）共同制定和出版了《压力性损伤的预防与治疗：快速参考指南》。该指南使用明晰的科学方法，对当时已有的研究作出鉴定，以证据为基础，制定压力性损伤预防与治疗的循证推荐意见，供全球医疗从业者使用。同时，制定了更为全面的版本，即《压力性损伤的预防与治疗：临床实践指南》。该指南分析探讨更为详细，对压力性损伤研究领域的已有假设与知识进行严格评估，并对制定《压力性损伤的预防与治疗：快速参考指南》的各种方法加以阐述。我国也在该指南的指导下，研究制定了关于压力性损伤的相关理论与临床实践方法。

伴随着学者们对压力性损伤的不断研究，2016年NPIAP对压力性损伤定义及分期进行了重新界定。NPIAP将"压力性溃疡"这一术语改为"压力性损伤"，指出其是发生在皮肤和/或潜在皮下软组织的局限性损伤，通常发生在骨隆突处或皮肤与医疗设备接触处。剧烈和/或长期的压力或压力联合剪切力可导致压力性损伤。

相关链接 | **伤口敷料与伤口愈合理论的历史演变**

史前时期人们就已懂得进行伤口包扎，中国的神农氏发现了一些可以给伤口止血的草本植物。1973年在长沙马王堆出土的西汉《五十二病方》中就有用酒清理创伤的记载，这是目前已知我国最古老的医学方书。明代医药学家李时珍在《本草纲目》中记载，三七外敷伤口可止血消肿止痛。公元前3500年，古埃及人开始利用棉纤维、马鬃缝合伤口。公元前1700年，古埃及关于外科创伤的医学文献中提到使用纸莎草覆盖伤口，并对创面愈合过程进行了详细描述。18世纪前，人们用自然物品，如树叶及泥土等作为伤口敷料，以减轻伤口疼痛，促进伤口愈合。可以看出，中西方对于伤口的处理及伤口敷料的选择主要凭经验，对于容易感染的伤口，这些纯天然零添加的植物未必能奏效，甚至可能产生新的感染。那时的人们一旦受伤也意味着很可能要面临死亡。

18世纪末，巴斯德（Pasteur）开始细菌学研究，使用干敷料盖住伤口以保持伤口干燥，有利于伤口的快速愈合；并提出无菌理念与细菌感染控制观念，成为主要的伤口护理原则，开创了干性愈合的先河。1867年，李斯特（Lister）发明的棉纱布在伤口护理上取得良好疗效。但是，干性愈合存在的问题也日益显露：伤口脱水、结痂；阻碍上皮细胞爬行，生物活性物质丢失；敷料与伤口新生肉芽组织粘连，更换时易致再次损伤，延长愈合时间；渗漏快速，需频繁更换敷料，增加护理工作量。1962年，英国温特（Winter）博士突破了巴斯德和李斯特时代的理论局限，他通过猪体组织研究发现伤口在适度湿润的环境下，细胞再生能力及游移速度较快，有利于伤口的迅速愈合，愈合时间较暴露伤口缩短50%。1963年，欣曼（Hinman）在人体上得到同样的结果。1974年，全球第一块密闭性敷料诞生了，伤口湿性愈合理论的提出开始挑战传统的伤口愈合理念。进入21世纪后，材料学和工业学的快速发展使得创面敷料发生了划时代的变化，使用更方便、性能更优良的新型医用敷料应运而生，更多不同材质的伤口敷料被积极用于临床。

第三节　口腔护理

口腔护理（oral care）是护士根据患者的病情和口腔卫生状况，指导或协助患者每日进行的常规口腔清洁。口腔为消化道的起始部分，具有咀嚼、吞咽、消化、发音、感觉等功能。口腔内有牙齿、舌等器官，其前壁为唇、侧壁为颊、顶为腭、底为黏膜和肌肉等结构。在正常情况下，口腔内的微生物群处于平衡状态，这对口腔健康起着至关重要的作用；但当机体处于疾病状态时，由于机体抵抗力降低，可能伴有进食、刷牙、漱口等活动受限的情况，从而导致口腔内致病微生物大量繁殖，引起口腔不洁、口臭、龋齿，甚至是局部口腔炎症或溃疡等并发症。良好的口腔卫生可避免或改善以上情况，促进患者舒适和健康。因此，护士应认真评估患者口腔状况，提供适宜的口腔护理措施，促进口腔正常功能的恢复或维持口腔健康。

一、评估

口腔评估的目的是确定患者现存或潜在的口腔卫生问题，以制定护理计划，实施恰当的护理措施，预防或减少口腔疾患的发生。

（一）口腔的基本状况

评估内容包括口唇、口腔黏膜、牙龈、牙齿、舌、腭、唾液及口腔气味等。

（二）患者对口腔卫生保健知识的了解情况

患者对口腔日常清洁和预防口腔疾患等知识的认知程度，如口腔清洁用具的选择、刷牙方法、牙线使用方法、义齿的清洁等。

（三）患者病情、自理能力及治疗情况

评估患者完成口腔清洁的活动能力及自理程度。记忆功能减退或丧失的患者，可能需要他人的提醒或指导才能完成口腔清洁活动。对怀疑自我照顾能力的患者，应鼓励其发挥自身潜力，减少依赖，并增强其自我照顾能力。

（四）特殊口腔问题

如义齿佩戴者，取下义齿前，应先检查义齿佩戴是否合适，有无连接过紧，是否说话时容易滑下；取下义齿后，检查义齿内套有无结石、牙斑及食物残渣，以及义齿表面有无破损和裂痕等。另外，患者因口腔或邻近器官疾病的治疗、手术等戴有特殊装置或管道时，应注意观察佩戴情况、对口腔功能的影响及是否存在危险因素。

评估时，可采用口腔护理评估表（表7-3-1）。评估内容包括12项，每项状况分为好、一般和差，分别记为1分、2分和3分，总分为12~36分。分数越高，表明口腔卫生状况越差，越需要加强口腔护理。

▼ 表7-3-1　口腔护理评估表

部位	分值		
	1分	2分	3分
唇	润滑，质软，无裂口	干燥，有少量痂皮，有裂口，有出血倾向	干燥，有大量痂皮，有裂口，有分泌物，易出血
黏膜	湿润，完整	干燥，完整	干燥，黏膜破损或有溃疡面
牙龈	无出血及萎缩	轻微萎缩，出血	有萎缩，容易出血、肿胀
牙/义齿	无龋齿，义齿合适	无龋齿，义齿不合适	有许多空洞，有裂缝，义齿不合适，齿间流脓液
牙垢/牙石	无牙垢或有少许牙石	有少量至中量牙垢或中量牙石	大量牙垢或牙石
舌	湿润，少量舌苔	干燥，有中量舌苔	干燥，有大量舌苔或覆盖黄色舌苔
腭	湿润，无或少量碎屑	干燥，有少量或中量碎屑	干燥，有大量碎屑
唾液	中量，透明	少量或过多量	半透明或黏稠
气味	无味或有味	有难闻气味	有刺鼻气味
损伤	无	唇有损伤	口腔内有损伤
自理能力	完全自理	部分依赖	完全依赖
健康知识	大部分知识来自实践，刷牙有效，使用牙线清洁牙齿	有许多错误观念，刷牙有效，未使用牙线清洁牙齿	有许多错误观念，很少清洁口腔，刷牙无效，未使用牙线清洁牙齿

二、口腔的清洁护理

（一）口腔卫生保健指导

向患者讲解口腔卫生的重要性，指导患者养成良好的口腔卫生习惯，以提高口腔的健康水平。保健指导内容如下所示。

1. 正确选用口腔清洁用具　牙刷是进行口腔清洁的基本工具，应尽量选用刷头较小、刷毛质地柔软的牙刷，且至少每隔3个月更换1次。牙膏应选择无腐蚀性的，以免损伤牙齿。药物牙膏能抑制细菌生长，具有预防龋齿、治疗牙周病及牙齿过敏的作用；含氟牙膏可以增强牙齿的抗龋能力，可根据需要适量选用。

2. 采用正确的刷牙方法　刷牙可清除食物残渣，有效减少牙齿表面与牙龈边缘的牙菌斑，有助于减少口腔中的致病因素，同时具有按摩牙龈的作用，可增强组织抗病能力。刷牙通常在晨起和临睡前进行，每次餐后也建议刷牙。目前提倡的刷牙方法是颤动刷牙法（图7-3-1）。刷牙齿内外侧时，牙刷毛面与牙齿成45°，使刷毛进入牙龈沟和牙缝内，进行短距离的快速环形颤动刷洗，每次刷2~3颗牙齿，刷完一处再刷相邻部位。刷前排牙齿的内侧时，可把牙刷竖起来，用刷毛面的顶部以环形颤动方式刷洗；刷牙齿咬合面时，使刷毛毛端深入裂沟进行前后来回颤动刷洗。刷完牙齿后，再由内向外刷洗舌面，轻轻去除食物残渣和细菌。每次刷牙时间应不少于3分钟。

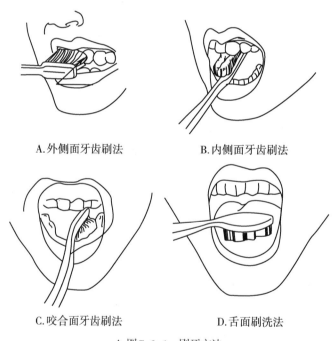

A.外侧面牙齿刷法　　　　　B.内侧面牙齿刷法

C.咬合面牙齿刷法　　　　　D.舌面刷洗法

▲ 图7-3-1　刷牙方法

（二）义齿的清洁护理

牙齿缺失者需要佩戴义齿，以促进食物咀嚼、便于交谈，维持良好的口腔外形和个体外貌。日间持续佩戴义齿时，应于餐后取下并清洗积聚的食物碎屑等，其方法与刷牙相同。夜间休息时，应将义齿取下，使得牙龈充分休息，并使用小型的牙刷清洁口腔内残存的牙齿和牙龈，防止细菌繁殖。当患者不能自行清洁义齿时，护士戴好手套，协助患者取下义齿，做好义齿清洁及口腔护理。将义齿刷洗后，浸没在贴有标签的冷水杯中保存，每日换水一次。注意不可将义齿浸于热水或乙醇中，以免变色、变形与老化。佩戴时，护士应提前为患者进行口腔清洁，并湿润义齿以减少摩擦。

相关链接 | **护牙健齿，助力健康生活**

每年的9月20日是"全国爱牙日"。其设立宗旨是通过爱牙日活动，广泛开展群众性口腔卫生知识的普及教育，增强群众口腔保健的意识和能力，提高口腔健康水平。2018—2023年"全国爱牙日"的主题都是"口腔健康 全身健康"，每年提出不同的副主题，从刷牙漱口方法、均衡饮食等方面促进各群体口腔健康并乐享生活。口腔健康是全身健康的基础，越来越多的人意识到口腔健康对生活质量的影响。护理人员有责任和义务在口腔健康宣传、口腔健康相关生活质量研究等方面发挥作用。同时，全身疾病也会对口腔健康产生影响，出现相应口腔表征，需要做好口腔健康护理，积极治疗全身性疾病。

（三）特殊口腔护理

对于高热、昏迷、危重、禁食、口腔疾患、术后及生活不能自理的患者，护士应协助进行特殊口腔护理（special oral care），一般每日2~3次。根据病情，可酌情增加次数。

【目的】

1. 保持口腔清洁、湿润、舒适，预防口腔感染等并发症。

2. 去除口腔异味，增进食欲，保持口腔正常功能。

3. 评估口腔状况，如黏膜、舌苔、牙龈等，提供病情变化的动态信息。

【操作前准备】

1. 评估患者并解释

（1）评估：患者的口腔卫生状况、年龄、病情、意识、自理能力、心理状态及配合程度。

（2）解释：向患者及家属解释口腔护理的目的、方法、注意事项及配合要点。

2. 患者准备

（1）了解口腔护理的目的、方法、注意事项及配合要点。

（2）取舒适、安全及易于操作的体位。

3. 用物准备

（1）治疗盘内备：无菌口腔护理包（内置方盘或弯盘、棉球、镊子或弯止血钳2个、压舌板、治疗巾）、水杯、吸水管、棉签、纱布数块、液状石蜡、手电筒。必要时备开口器。

（2）治疗盘外备：口腔护理溶液（表7-3-2）、口腔外用药（按需准备，常用的有口腔溃疡膏、西瓜霜、维生素B_2粉末、锡类散等）、手消毒剂。生活垃圾桶、医用垃圾桶。

4. 环境准备 宽敞，光线充足。

5. 护士准备 衣帽整洁，修剪指甲，洗手，戴口罩。

名称	浓度	作用及适用范围
生理盐水		清洁口腔，预防感染
复方硼酸溶液		轻度抑菌、除臭
过氧化氢溶液	1%~3%	防腐、防臭，适用于口腔感染有溃烂、坏死组织者
碳酸氢钠溶液	1%~4%	碱性溶液，适用于真菌感染
氯己定溶液	0.02%~0.20%	清洁口腔，广谱抗菌
呋喃西林溶液	0.02%	清洁口腔，广谱抗菌
醋酸溶液	0.1%	适用于铜绿假单胞菌感染
硼酸溶液	2%~3%	酸性防腐溶液，抑菌、除臭
甲硝唑溶液	0.08%	适用于厌氧菌感染

【操作步骤】

操作步骤	要点与沟通
1. 核对　护士备齐用物，携用物至患者床旁，核对患者	●确认患者 ●护士：您好！请问您叫什么名字？×××，您好！我是您的责任护士×××，您今日是术后的第一日，刀口还很疼吧，由于您还不能吃饭喝水，口腔内会滋生病原微生物而引起感染。如果您愿意的话，让我帮您做特殊口腔护理吧，就是用生理盐水棉球擦洗您的牙齿和口腔黏膜，帮助清洁口腔，让您更舒适些。在擦洗过程中如有不适，请您向我示意好吗
2. 体位　协助患者取侧卧位或仰卧位，头偏向一侧，面向护士	●利于分泌物及多余水分由口角流出，防止反流造成误吸
3. 铺巾置盘　铺治疗巾于患者颌下，置弯盘于口角旁（图7-3-2）	●防止浸湿床单位或患者衣服
4. 湿润口唇	●防止口唇干裂者直接张口时破裂出血
5. 漱口　协助患者用吸水管吸水漱口，将漱口水吐入弯盘	
6. 口腔评估　嘱患者张口，护士一手拿手电筒，另一手拿压舌板观察口腔情况。昏迷患者或牙关紧闭者可用开口器帮助张口	●观察口腔内有无溃疡、出血点及特殊气味等 ●开口器应从磨牙处放入，牙关紧闭的患者不可用暴力使其张口，以免造成误伤 ●有活动义齿者，卸下义齿并用冷水刷洗，浸于冷水中备用
7. 按顺序擦拭　用弯止血钳夹取含有漱口溶液的无菌棉球，拧干棉球	

操作步骤	要点与沟通
（1）用压舌板轻轻撑开左侧颊部，嘱患者咬合上、下颌牙齿，擦洗左侧牙齿外侧面。沿齿缝纵向擦洗牙齿，按顺序由磨牙洗向中切牙。同法擦洗右侧牙齿外侧面 （2）嘱患者张开上、下颌牙齿，按顺序擦洗牙齿左上内侧面、左上咬合面、左下内侧面、左下咬合面、弧形擦洗左侧颊部。同法擦洗右侧 （3）擦洗硬腭、舌面及舌下	● 将止血钳前端用棉球包裹，以免止血钳触碰口腔黏膜和牙龈 ● 每次更换一个棉球，一个棉球只能擦洗一个部位 ● 力度适宜，尤其是对凝血功能障碍的患者，应避免碰伤黏膜和牙龈 ● 勿过深，以免触及咽部引起恶心
8. 再次漱口　协助患者漱口，用纱布擦净口唇	● 保持口腔清爽
9. 再次评估口腔状况	● 确定口腔清洁是否有效
10. 润唇　口唇涂液状石蜡或润唇膏，酌情涂药	● 防止口唇干燥、破裂 ● 如有口腔溃疡，可局部涂口腔溃疡膏
11. 操作后处理 （1）撤去弯盘及治疗巾 （2）协助患者取舒适卧位，整理床单位 （3）整理用物 （4）洗手 （5）记录口腔状况及护理效果	● 护士：×××，您配合得很好！现在感觉舒服一些了吧，您休息一会吧！需要帮助时可以按床旁呼叫器 ● 减少致病菌传播 ● 利于动态评价

【健康教育】

1. 向患者及家属讲解保持口腔卫生的重要性。

2. 介绍口腔卫生的相关知识，如清洁用具的选择、刷牙方法及义齿护理等，同时根据患者存在的问题进行针对性的指导。

【注意事项】

1. 昏迷患者禁忌漱口，以免误吸；擦洗时棉球不可过湿，防止水分过多导致误吸；注意夹紧棉球，勿将棉球遗留在口腔内。

2. 对长期使用抗生素及激素的患者，评估口腔时应注意观察口腔内有无真菌感染。

3. 传染病患者的用物须按消毒隔离原则进行处理。

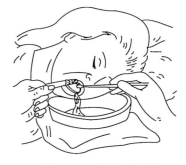

▲ 图7-3-2　特殊口腔护理铺巾置盘

第四节　会阴部护理

会阴部护理（perineal care）是为会阴部及周围皮肤进行的清洁和护理。会阴部因结构复杂，由皮肤、黏膜、阴毛等组成，且有孔道与外界相通，是人体最容易被污染的部位。当个体患病时，机体抵抗力降低，再加上会阴部温暖、潮湿，且阴毛较密，使得致病菌易于繁殖。因此，会阴部清洁护理对预防感染及增进患者舒适十分必要，对于生殖系统和泌尿系统炎症、大小便失禁、留置导尿、产后及会阴部术后患者尤为重要。

当患者自理能力受限导致需要他人来清洁会阴部时，常伴有难以启齿的羞耻感，因此护士应注意观察患者的言行及表情、动作等非语言行为，在护理时充分考虑患者的自尊心，保护患者的隐私。

一、评估

（一）会阴部情况

观察患者会阴部皮肤黏膜完整性、会阴部清洁程度、有无感染症状、有无异味、有无伤口或切口及分泌物情况，有无尿失禁或留置导尿。评估患者日常会阴部清洁的习惯。

（二）患者对会阴部卫生知识的了解情况

评估患者对会阴部清洁重要性的了解程度，清洁方法及清洁用品的选用是否正确等。

（三）患者病情、自理能力及治疗情况

评估患者有无大小便失禁、留置导尿、泌尿生殖系统炎症或手术等情况。根据患者自理能力确定其是否需要他人协助，以及需要协助的程度。

二、会阴部的清洁护理

（一）便器使用方法

常用便器包括便盆和尿壶。临床上便盆使用较广泛（图7-4-1），尿壶多用于卧床的男性患者。

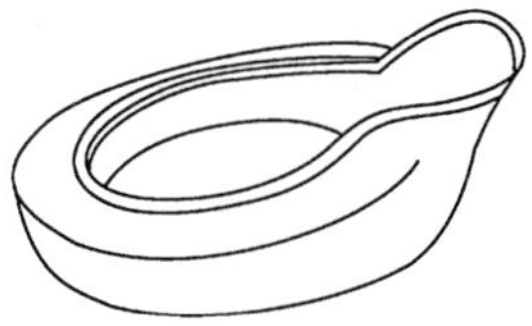

▲ 图7-4-1　便盆

【目的】

满足患者排便需要，增进舒适。

【操作前准备】

1. 评估患者并解释

（1）评估：患者的自理能力、年龄、病情、意识、心理状态及配合程度。

（2）解释：向患者及家属解释便盆的使用方法、注意事项及配合要点。

2. 患者准备　了解便盆的使用方法、注意事项及配合要点。

3. 用物准备　便盆、便盆巾、卫生纸、一次性臀垫、手消毒剂。生活垃圾桶、医用垃圾桶。

4. 环境准备　关闭门窗，屏风遮挡。

5. 护士准备　衣帽整洁，修剪指甲，洗手，戴口罩。

【操作步骤】

操作步骤	要点与沟通
1. 核对　护士携便盆至患者床旁，核对患者	●确认患者 ●护士：您好！请问您叫什么名字？×××，您好！我是您的责任护士×××，由于您现在卧床，不能自己下床排便，我为您提供便器好吗？如有不适，请随时告诉我
2. 遮挡　关闭门窗，用屏风或隔帘遮挡	●保护隐私

操作步骤	要点与沟通
3. 铺单　铺一次性臀垫于患者臀下，协助患者脱裤，屈膝	● 保护床单位，防止排泄物污染床单 ● 如果患者全身状态稳定，可以抬高床头增加舒适度
4. 置便盆　对于能够配合的患者，嘱其双脚蹬床面，抬起背部和臀部，护士一手托患者腰骶部，另一手将便盆置于臀下（图7-4-2A）。若患者不能配合，先协助患者侧卧，置便盆于患者臀部后，护士一手紧按便盆，另一手协助患者恢复平卧位（图7-4-2B）；或两人协力抬起患者臀部放于便盆上	● 不可强行塞、拉便盆，防止损伤骶尾部皮肤 ● 注意保护患者安全，防止坠床 ● 便盆开口端朝向患者足部
5. 尊重患者意愿，酌情守候床旁或暂离病室	● 离开病室前，应将卫生纸、呼叫器放在患者易取处
6. 擦肛门　排便完毕，协助擦净肛门	
7. 取出便盆　嘱患者双腿用力蹬床面，将臀部抬起，护士一手抬起患者腰骶部，另一手取出便盆，盖便盆巾	● 盖便盆巾，注意不要让人看见，也是一种保护个人隐私的方法
8. 操作后处理 （1）协助患者穿裤、洗手、取舒适卧位 （2）整理床单位	● 护士：×××，您休息一会吧！需要帮助时可以按床旁的呼叫器
（3）撤去屏风，开窗通风换气	● 保证良好的病室环境
（4）及时处理排泄物，冷水冲洗便盆。必要时留取标本送检	● 热水易使蛋白质凝固而不易洗净
（5）洗手	
（6）记录执行时间和排泄情况	● 利于动态评价

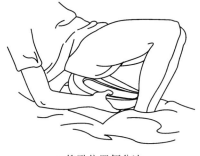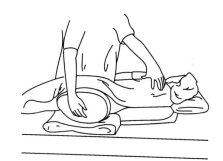

A.仰卧位置便盆法　　　　　　　B.侧卧位置便盆法

▲ 图7-4-2　便盆使用法

【健康教育】

指导患者及家属正确使用便盆，切忌硬塞、硬拉便器，以免损伤骶尾部皮肤。

【注意事项】

1. 尊重和保护患者隐私。

2. 便盆应清洁完整，不可使用破损便盆，防止皮肤损伤。

（二）会阴部清洁护理

对于泌尿生殖系统感染、大小便失禁、会阴部分泌物过多或尿液浓度过高引起皮肤刺激或破损、留置导尿、产后及各种会阴部手术后的患者，护士应协助进行会阴部清洁护理。

由于会阴部的各个孔道相邻，易发生交叉感染。尿道口是最清洁的部位，而肛门是相对最不清洁的部位。因此，进行操作时应先清洁尿道口周围，最后擦洗肛门。

【目的】

1. 清洁会阴，去除异味，预防和减少感染。

2. 防止皮肤破损，促进伤口愈合。

3. 促进舒适，增进健康。

【操作前准备】

1. 评估患者并解释

（1）评估：患者会阴部的清洁程度、皮肤黏膜状况、有无伤口、流血及流液情况；有无失禁或留置导尿管；年龄、病情、意识、心理状态及配合程度。

（2）解释：向患者及家属解释会阴部清洁护理的目的、方法、注意事项及配合要点。

2. 患者准备

（1）患者了解会阴部清洁护理的目的、方法、注意事项及配合要点。

（2）会阴部清洗前避免憋尿。

3. 用物准备

（1）治疗盘内备：一次性大棉签、无菌溶液、大量杯、一次性手套、一次性臀垫、毛巾、浴巾、浴毯、卫生纸。

（2）治疗盘外备：水壶（内盛温水，以不超过40℃为宜）、便盆、手消毒剂。生活垃圾桶、医用垃圾桶。

4. 环境准备 关闭门窗，用屏风遮挡。

5. 护士准备 衣帽整洁，修剪指甲，洗手，戴口罩。

【操作步骤】

操作步骤	要点与沟通
1. 核对 备齐用物至患者床旁，核对患者	●确认患者 ●护士：您好！请问您叫什么名字？×××，您好！我是您的责任护士×××，由于您现在卧床，不能自己清洁会阴部，我帮您擦洗好吗？擦洗过程中如有不适，请随时告诉我
2. 遮挡 关闭门窗，用屏风或隔帘遮挡	●保护隐私
3. 垫巾脱裤 将一次性臀垫置于患者臀下，协助患者脱对侧裤腿，盖在近侧腿部，暴露会阴部	●暴露会阴部 ●必要时用浴毯盖住近侧腿部
4. 体位 协助患者取屈膝仰卧位，将盖被反折到髂前上棘附近，盖住对侧腿部	●注意保暖、增进舒适

操作步骤	要点与沟通
5. 备水　脸盆内放温水，将脸盆和卫生纸放在床旁桌上，将毛巾放于脸盆内	● 黏膜比皮肤怕热，水温应低于洗澡水温度 ● 必要时遵医嘱使用消毒剂代替温水
6. 戴一次性手套	● 被触摸隐私部，患者会感到害羞。分开阴唇及把持阴茎时需戴手套，同时使用纱布 ● 预防交叉感染
7. 擦洗会阴部	
▲男性（图7-4-3） （1）擦洗大腿上部：清洗并擦干两侧大腿内侧1/3	
（2）擦洗阴茎头部：轻提阴茎，由尿道口向外环形擦洗阴茎头部。更换毛巾，反复擦洗，直至擦净阴茎头部	● 擦洗方向为从污染最小处至污染最大处，防止致病菌向尿道口传播 ● 留置导尿管者，用消毒液棉球由尿道口处向远端擦洗
（3）擦洗阴茎体部：沿阴茎体由上向下擦洗，特别注意阴茎下皮肤	
（4）擦洗阴囊部：轻托阴囊，擦洗阴囊下皮肤皱褶处	● 皮肤皱褶处易存留分泌物，造成致病菌滋生和繁殖 ● 擦洗力度适宜，防止阴囊部位受压引起患者疼痛
▲女性（图7-4-4） （1）擦洗大腿上部：清洗并擦干两侧大腿内侧1/3 （2）擦洗阴阜 （3）擦洗阴唇部位：一手轻轻合上阴唇，另一手轻轻擦洗阴唇外黏膜部分，从会阴部向肛门方向擦洗	
（4）擦洗尿道口和阴道口部位：充分分开阴唇，暴露尿道口和阴道口。从会阴部向肛门方向轻轻擦洗各个部位，彻底擦净阴蒂、尿道口及阴道口周围部分	● 减少粪便中的致病菌向尿道口传播 ● 每擦一处，更换毛巾的不同部位 ● 留置导尿管者，用消毒液棉球由尿道口处向远端擦洗
（5）置便盆 （6）冲洗：一手持装有温水的大量杯，另一手持一次性大棉签，边冲水边擦洗会阴部。从会阴部冲洗至肛门部，冲洗后，将会阴彻底擦干 （7）整理：撤去便盆、一次性臀垫	
8. 擦洗肛门及肛周　协助患者取侧卧位，擦洗肛门，并从肛门后部向臀部擦拭	● 特别注意肛门部位的皮肤情况。必要时在擦洗肛门前，可先用卫生纸擦净
9. 观察　观察会阴部及其周围部位的皮肤状况	
10. 涂软膏　如患者有大小便失禁，可在肛门和会阴部涂凡士林或氧化锌软膏	● 防止皮肤受到尿液和粪便中有毒物质的刺激，保护皮肤
11. 协助患者穿好衣裤	
12. 操作后处理 （1）协助患者取舒适卧位，整理床单位 （2）整理用物 （3）洗手	
（4）记录执行时间及护理效果	● 利于动态评价

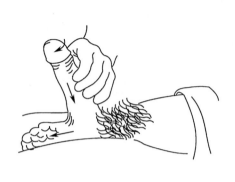

▲ 图7-4-3 男性患者会阴部擦洗

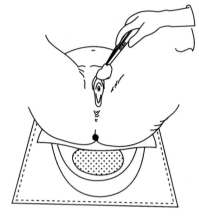

▲ 图7-4-4 女性患者会阴部擦洗

【健康教育】

1. 指导患者经常检查会阴部卫生状况，及时做清洁护理。

2. 指导患者掌握清洁会阴部的方法，预防感染。

【注意事项】

1. 会阴部擦洗时，每擦洗一处需变换毛巾部位。若用棉球擦洗，每擦洗一处应更换一个棉球。

2. 如会阴部有切口或伤口，应保证溶液及用物无菌，擦洗后应用无菌技术处理切口或伤口。

3. 操作中减少暴露，保护患者隐私，并注意保暖。

4. 留置导尿管者，由尿道口向远端用消毒棉球擦洗。

第五节 晨晚间护理

晨晚间护理是个体日常生活中必不可少的生活护理活动，而患者由于受到疾病限制，如病情危重、昏迷、瘫痪、高热、大手术后或年老体弱等，自理能力受限，不能独立完成这些日常生活活动。因此，护士应根据患者的病情及日常生活习惯，于晨起和临睡前提供护理措施，协助其完成晨晚间护理，以满足其日常清洁和舒适需求，这已成为优质护理服务的重要组成部分。

一、晨间护理

晨间护理（morning care）是指患者晨间醒来后为其提供的基础护理措施，一般于晨间诊疗工作前完成，以促进患者身心舒适，预防并发症。对于能够自理的患者，护士应鼓励其自行完成，以增强患者康复的信心；对于病情较重、不能离床活动的患者，护士应协助完成。

（一）目的

1. 促进患者清洁和舒适，预防压力性损伤及肺炎等并发症。

2. 了解病情，为诊断、治疗及修订护理计划提供依据。

3. 提供心理和健康指导，满足患者心理需要，促进护患沟通。

4. 保持病室和床单位的整洁和美观。

（二）内容

1. 清洁、整理床单位，实施湿式扫床，预防交叉感染，必要时更换被服。

2. 根据患者护理级别，协助其排便、洗漱，维持清洁卫生及自我形象。眼睑不能闭合的患者，应保持角膜湿润，防止角膜感染。

3. 根据患者病情及自理能力，协助完成饮食护理。

4. 合理安置患者体位，检查其皮肤受压情况，并进行背部及骨隆突处皮肤的按摩。如发现皮肤黏膜异常，及时处理并上报。

5. 根据需要指导患者有效咳嗽，予以叩背等措施协助排痰，必要时吸痰。

6. 检查留置管道，保持管路通畅，固定妥当，保证安全。

7. 进行晨间沟通，询问夜间睡眠、疼痛及呼吸状况，肠道功能、肌肉骨骼功能等的恢复情况。

8. 酌情开窗通风，保持病室空气清新。

二、晚间护理

晚间护理（evening care）是指患者晚间入睡前为其提供的护理措施，以促进其清洁而舒适地入睡。

（一）目的

1. 保证病室安静、清洁，为患者提供良好的夜间睡眠条件，促进其入睡。

2. 了解病情，满足患者身心需要，增进护患沟通。

3. 做好皮肤护理，预防压力性损伤发生。

（二）内容

1. 整理床单位，必要时更换垫巾、床单、被套等。

2. 根据患者的护理级别，协助排便、洗漱，必要时给予会阴冲洗、足浴等。

3. 协助患者取舒适卧位，检查全身皮肤受压情况，观察有无早期压力性损伤迹象，合理按摩背部及骨隆突部位。

4. 进行导管护理，检查导管有无折叠、扭曲或受压，妥善固定并保持通畅。

5. 遵医嘱给予疼痛患者镇痛措施。

6. 保持病室安静，病室内电视机及时关闭，督促家属离院。夜间巡视时，护士应注意做到"四轻"，即走路轻、说话轻、操作轻、关门轻，以免噪声影响患者睡眠。

7. 调暗病室照明灯光，调节室温，促进患者睡眠。危重病室保留廊灯，利于夜间观察患者病情变化。

8. 保持病室空气流通，调节室温，适当增减盖被。

9. 经常巡视病室，了解患者睡眠状况，对于睡眠不佳的患者按失眠给予相应的护理；同时观察病情变化，并酌情处理。

（王 妍 程 蕾）

学习小结

清洁卫生是人的基本需要之一，是维持个体舒适、安全、健康的重要保证。护士应能够准确评估患者对清洁卫生知识和方法的了解与运用程度，同时结合其病情、年龄、意识、自理能力及心理合作程度等选择提供适宜的清洁卫生措施。患者的清洁卫生内容包括头发护理、皮肤护理、口腔护理、会阴部护理和晨晚间护理。

头发护理是每日清洁卫生的一项重要内容，护士应能够为患者熟练地实施床上梳发和床上洗发护理技术，保持其头发清洁和良好的个人形象。

压力性损伤是长期卧床患者容易出现的严重皮肤问题，皮肤护理有助于维持皮肤的完整性，促进舒适，有效预防压力性损伤的发生。因此，护士应熟练掌握压力性损伤的定义；能够准确应用压力性损伤危险因素评估表评估压力性损伤发生的高危人群；能够熟练实施皮肤的清洁及按摩等护理技术，预防压力性损伤的发生；能够根据临床表现区分压力性损伤的不同分期并给予相应的治疗与护理措施。

口腔卫生保健能够改善和预防患者因疾病等因素引起的菌群失调、口腔不洁、口腔炎症或溃疡、口臭、龋齿等并发症。护士应能够熟练地使用口腔护理评估表来评估患者口腔情况并准确选用口腔护理溶液，为其实施特殊口腔护理；同时能够为患者提供口腔卫生保健知识，使其意识到口腔护理的重要性，养成良好的口腔卫生习惯。

会阴部护理和晨晚间护理是优质护理服务的重要内容，对于促进患者身心舒适至关重要。对于危重、昏迷及瘫痪等自理能力受限的患者，护士应为其提供会阴部清洁、晨间护理及晚间护理的具体措施，增强与患者的交流沟通，及时了解患者需求，促进健康。

1. 患者张某，男性，75岁。脑出血后长期卧床。护士为其翻身时发现其骶尾部皮肤呈紫红色，部分皮肤上出现多个大小不等的水疱。请问：

   （1）根据患者临床表现，判断压力性损伤属于哪期？

   （2）目前应给予哪些治疗和护理措施？

   （3）如何预防压力性损伤的发生？

2. 患者李某，男性，40岁。肝性脑病伴肺部感染住院治疗，应用抗生素治疗2周。今晨护士观察其口腔时发现在左侧颊部有乳白色片状分泌物，不易拭去。请问：

   （1）该患者口腔出现了什么问题？

   （2）护士应为患者选择何种口腔护理溶液？

   （3）护士为其进行口腔护理时应注意哪些事项？

3. 单项选择题

   （1）在床上洗头时，下列情况中处置**不对**的是

   A. 注意室温

   B. 注意水温

   C. 用棉花塞两耳并戴上眼罩

   D. 避免沾湿衣服和床铺

   E. 患者的面色有异，需要停止片刻再进行

   （2）下列**不属于**压力性损伤诱发因素的是

   A. 石膏夹板内衬垫放置不当

   B. 皮肤受汗液、尿液等潮湿刺激

   C. 局部组织长期受压

   D. 肌肉萎缩

   E. 全身营养缺乏

   （3）为预防长期卧床患者压力性损伤的发生，**错误**的方法是

   A. 鼓励常翻身

   B. 受压处多按摩

   C. 骨隆突处可垫水褥

   D. 不用经常调节夹板的松紧度

   E. 保持皮肤清洁干燥

   （4）为危重患者进行口腔护理，取下的活动义齿应放入

   A. 热水中

   B. 生理盐水中

   C. 75% 乙醇中

   D. 冷水中

   E. 碳酸氢钠溶液中

   （5）下列关于会阴部清洁护理的描述，正确的是

   A. 留置导尿管者，由阴唇向尿道口用棉球擦洗

   B. 操作过程中需尽量暴露，以便擦洗充分

   C. 若患者有会阴部手术切口，应避免擦洗

   D. 女性月经期仅擦洗，禁忌冲洗

   E. 使用棉签进行擦洗时，每擦洗一处需更换一个棉签

   单项选择题答案：1E　2D　3D　4D　5E

第八章

生命体征的评估及护理

学习目标

知识目标	1. 掌握　体温过高、稽留热、弛张热、间歇热、间歇脉、脉搏短绌、潮式呼吸、间停呼吸、呼吸困难等概念；体温、脉搏、呼吸、血压的正常值。
	2. 熟悉　体温、脉搏、呼吸、血压的生理变化及影响因素；有效咳嗽、胸部叩击及体位引流的相关知识。
	3. 了解　体温的形成与调节，体温计的种类及构造；脉搏的产生；血压的形成；呼吸运动的调节。
能力目标	1. 能正确测量和记录体温、脉搏、呼吸、血压。
	2. 能为异常体温、脉搏、呼吸、血压患者制定护理措施。
	3. 能正确评估缺氧患者的缺氧类别、缺氧程度，正确实施氧气疗法。
素质目标	在生命体征测量和护理操作过程中，具备慎独精神，保证测量数值的客观准确，体现出对患者的尊重和关爱。

　　生命体征（vital signs）通常包括体温、脉搏、呼吸和血压，它是机体内在活动的一种客观反映，是衡量机体身心状况的重要指标。正常情况下，生命体征在一定范围内相对稳定。而在病理情况下，生命体征会发生不同程度的改变。通过对患者生命体征的评估，可以发现其存在的健康问题，了解机体重要脏器功能情况，对疾病的诊断、治疗、判断预后及护理提供依据。因此，生命体征的观察及护理是临床护理中极为重要的内容之一。

> ✎ **问题与思考**
>
> 　　患者王某，女性，35岁，因近两日发热、咳嗽、咳痰伴左侧胸痛而收入院。入院后体格检查显示体温39.9℃，脉搏118次/min，呼吸26次/min，血压130/80mmHg，患者面色潮红、虚弱无力、口唇干燥，入院后体温持续4日不退，24小时体温差在1℃左右，患者烦躁不安。请思考：
> 　　1. 生命体征的正常值是多少？此患者的生命体征出现了哪些异常？
> 　　2. 判断此患者的发热程度，该患者发热属于哪种热型？
> 　　3. 如何对该患者进行护理？

第一节 体温的评估及护理

体温（body temperature）分为体核温度和体表温度。体核温度是指机体核心部分（即胸腔、腹腔、内脏和大脑）的平均温度，其特点是温度相对恒定。体表温度也称皮肤温度，是皮肤、皮下组织及脂肪的温度，可受环境温度及衣着情况的影响，体表温度低于体核温度。基础体温是指人体在持续较长时间（通常6~8小时）的睡眠后醒来，尚未进行任何活动之前所测量到的体温。

一、正常体温及生理变化

（一）体温形成

人体不断进行三大营养物质——糖、脂肪、蛋白质的代谢，这些物质经过氧化分解产生能量，其中50%左右的能量转化为热能用来维持体温，并不断地散发到体外；其余的能量储存于三磷酸腺苷（ATP）内，供机体利用，最后仍转化为热能散发到体外。

（二）产热与散热

1. 产热过程 机体的产热过程是组织细胞新陈代谢的过程，机体在安静时主要由内脏产热，其中肝脏产热量最高；当机体在活动时，主要由骨骼肌运动产热。另外，食物氧化、交感神经兴奋、肾上腺素、甲状腺素等也参与产热调节过程。

2. 散热过程 人体主要通过皮肤进行散热，当环境温度低于皮肤温度时，机体大部分热量通过辐射、传导和对流的方式向外界散热，呼吸和排泄也能散发小部分热量。当环境温度等于或高于皮肤温度时，蒸发成为人体唯一的散热形式。

（三）正常体温及生理变化

1. 正常体温 由于体核温度不易测量，临床上一般用直肠、口腔和腋下等处的温度来代表体温。其中，直肠温度最接近人体深部温度，但口腔、腋下温度测量更为常见、方便。所谓的正常体温是指一个温度范围，而不是一个具体的温度点。正常体温的范围见表8-1-1。

▼ 表8-1-1 正常成人体温范围及平均值　　　　　　　　　　　　　　　　　　　　单位：℃

部位	正常范围	平均值
腋下温度	36.0~37.0	36.5
口腔温度	36.3~37.2	37.0
直肠温度	36.5~37.7	37.5

2. 生理变化 在生理情况下，体温可随着昼夜、年龄、性别、情绪等因素而发生变化，但这种变化波动小，一般不会超过1℃。

（1）昼夜变化：体温在一昼夜之间呈周期性波动，在清晨2—6时最低，午后2—6时最高。体温的这种昼夜周期性波动，称为昼夜节律或日节律，与下丘脑的生物钟功能有关。

（2）年龄：新生儿特别是早产儿，由于体温调节中枢发育不完善，体温易受环境因素的影响，因此应注意防寒保暖。儿童和青少年新陈代谢旺盛，体温略高于成人。老年人由于代谢率低，活动量减少，体温较低，应注意保暖。

（3）性别：在相同状态下，成年女性的体温平均比男性高0.3℃。此外，成年女性的基础体温随月经周期而变动，即在月经期内体温较低，排卵日最低，排卵后升高0.3～0.6℃，主要是由黄体分泌的孕激素作用所致。因此，可通过测定基础体温来了解有无排卵和确定排卵的日期。

（4）肌肉活动：在活动过程中，骨骼肌产热增加，可使体温升高。所以，临床上测量体温时应在患者安静状态下测量。

（5）压力与情绪：情绪激动、精神紧张或压力增加时，肌肉张力增加，促使肾上腺素和甲状腺素释放增多，使产热量增多，体温升高。

（6）进食：人体在饥饿或禁食的状况下体温下降，进食后体温升高。

（7）季节和地区：一般夏季的体温较冬季体温高。我国南方居民的平均体温比北方居民高，在春夏季更为明显。

（8）药物：麻醉药可抑制体温调节中枢或影响传入路径的活动并能扩张血管，增加散热，可使体温下降。因此，手术患者在术中、术后应注意保暖。

二、异常体温的评估及护理

（一）体温过高

1. 定义 体温过高（hyperthermia）是指各种原因引起体温升高超过正常范围。病理性体温过高包括发热和过热。发热（fever）是指机体在致热原作用下，体温调节中枢的调定点上移而引起的调节性体温升高。发热可分为感染性发热和非感染性发热两大类。感染性发热由病原体引起。非感染性发热由病原体以外的各种原因引起，例如恶性肿瘤引起的发热。过热（superheat）是指调定点未发生移动，而是由于体温调节障碍、散热障碍、产热器官功能异常等原因，造成体温调节中枢不能将体温控制在与调定点相适应的水平上，是被动性的体温升高。例如，大面积烧伤后瘢痕形成造成皮肤散热障碍引起的体温过高，外界环境温度过高引起的中暑等。

2. 发热程度的划分 以口腔温度为例，按发热的高低可分为：① 低热，37.3～38℃；② 中等热，38.1～39.0℃；③ 高热，39.1～41℃；④ 超高热，41℃以上。

3. 发热的临床过程及特点 一般发热的过程分体温上升期、高热持续期、退热期三个阶段。

（1）体温上升期：特点是产热大于散热，体温上升。主要表现为疲乏无力、肌肉酸痛、皮肤苍白、干燥无汗、畏寒，甚至寒战等。体温上升有两种方式：① 骤升，指体温在几小时内达39～40℃或以上，常伴有寒战，常见于肺炎链球菌肺炎、疟疾；② 渐升，指体温逐渐上升在数日内达高峰，多不伴寒战，常见于伤寒。

（2）高热持续期：特点是产热与散热在较高水平上保持相对平衡。主要表现为皮肤潮红并有灼热感、口唇干燥，脉搏加快、呼吸过速，头痛头晕，软弱无力、食欲减退等。小儿易出现惊厥，超高热时可出现大脑功能损害。

（3）退热期：特点是散热大于产热，体温恢复正常。表现为大量出汗，皮肤潮湿，体温下降。体温下降有两种方式：① 骤降，指体温于数小时内迅速下降至正常，有时可略低于正常，常伴有大汗淋漓，见于肺炎链球菌肺炎、疟疾；② 渐降，指体温在数日内逐渐降至正常，常见于伤寒。体温骤降时由于大量出汗，丧失体液较多，年老体弱及心血管疾病的患者易出现血压下降、虚脱等现象。

4. 常见热型　将发热患者不同时间测得的体温数值分别记录在体温单上，形成体温曲线的形态称为热型。临床上常借助不同的热型进行疾病诊断和鉴别诊断。常见的热型如下所示（图8-1-1）。

（1）稽留热（continued fever）：指体温维持在39~40℃以上达数日或数周，24小时内体温波动范围不超过1℃。常见于肺炎链球菌肺炎、伤寒。

（2）弛张热（remittent fever）：体温常在39℃以上，波动幅度大，24小时内波动范围超过2℃，但体温最低时仍在正常水平以上。常见于败血症、风湿热、重症肺结核及化脓性炎症等。

（3）间歇热（intermittent fever）：体温骤然升高至39℃以上后持续数小时或更长，又迅速降至正常水平，无热期（间歇期）可持续1日至数日，如此高热期与无热期反复交替出现。常见于疟疾、急性肾盂肾炎等。

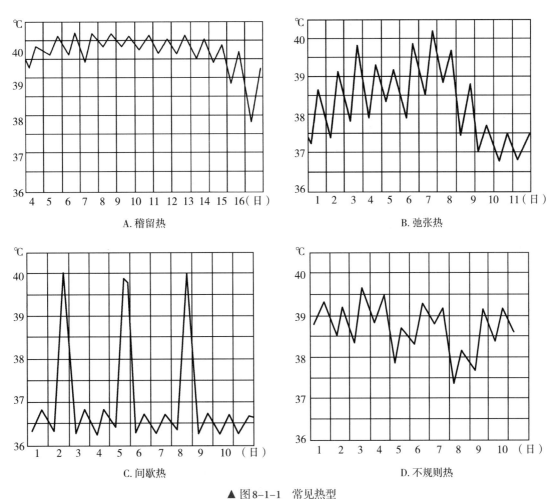

▲ 图8-1-1　常见热型

（4）回归热（relapsing fever）：体温升至正常范围以上数日后降至正常，持续1~2日后再升高，如此交替出现。常见于回归热、霍奇金病等。

（5）不规则热（irregular fever）：发热的体温曲线无一定规律，且持续时间不定。可见于流行性感冒、癌性发热等。

5. 护理措施

（1）密切观察病情：① 观察生命体征，高热患者应每4小时测量一次体温；体温降至38.5℃以下时，改为每日测体温4次；待体温恢复正常3日后，改为每日1~2次。② 观察其热型、程度及临床过程和特点，注意呼吸、脉搏和血压的变化。③ 观察有无寒战、结膜充血、单纯疱疹、淋巴结肿大、肝脾肿大、出血、关节肿痛、昏迷、抽搐等伴随症状及程度。④ 观察病情的治疗效果及有无药物副作用。⑤ 观察四肢末梢循环情况，记录液体出入量。

（2）降温：可采用药物降温或物理降温两种方法。药物降温主要指应用退热药而达到减少产热、加速散热的目的，使用时应注意药物的剂量及副作用。物理降温有局部和全身冷疗两种方法，如使用冰袋、冰囊、冰帽，温水或乙醇擦浴，行降温措施30分钟后应测量体温并记录。

（3）补充营养和水分：给予高热量、高蛋白、高维生素、营养丰富易消化的流质或半流质食物，鼓励少食多餐。同时鼓励患者多饮水，以每日2 500~3 000ml为宜，用来补充高热消耗的水分，促进毒素和代谢产物的排出。对不能进食的患者，应遵医嘱给予静脉输液或鼻饲，以补充营养物质、水分和电解质。

（4）促进舒适：① 休息，高热患者新陈代谢增加，消耗增多，导致体质虚弱，需要卧床休息，以减少能量的消耗；同时应提供适宜的休息环境，如温湿度适当、空气流通、减少噪声等。② 加强口腔护理，协助患者在晨起、餐后、睡前漱口或用生理盐水棉球清洁口腔。③ 加强皮肤护理，退热期往往大量出汗，应随时擦干汗液，更换衣服和床单，保持皮肤的清洁干燥；对于长期持续高热卧床者，要注意防止压力性损伤的发生。

（5）安全护理：高热者有时出现躁动不安、谵妄，应防止坠床、舌咬伤，必要时加床挡或用约束带固定患者。

（6）心理护理：在发热期间患者会出现紧张、恐惧等心理，护士应对发热的各种临床表现作出合理的解释，以缓解患者的紧张心理。同时，应经常巡视患者，及时解答患者的各种问题，尽量满足患者的合理需求。

（7）健康教育：教会患者及家属正确监测体温及物理降温的方法；介绍发热时休息、合理饮食、饮水的重要性。

（二）体温过低

1. 定义　体温过低（hypothermia）是指各种原因引起产热减少和/或散热增加，导致体温低于正常范围。

2. 原因

（1）散热过多：长期暴露于低温环境中或在寒冷环境中大量饮酒而致血管过度扩张，使机体散热过多、过快。

（2）产热减少：极度衰竭、重度营养不良，使机体产热减少。

（3）体温调节中枢功能不良：① 颅脑外伤、脑出血、某些药物中毒（麻醉药、镇静剂过量）使体温调节中枢受损；② 新生儿尤其是早产儿因体温调节中枢发育尚未完善，对外界温度变化不能自行调节，加上体表面积相对较大而易出现体温过低。

3. 临床分级　轻度 32.1~35.0℃；中度 30.0~32.0℃；重度 <30.0℃，瞳孔散大，对光反射消失；致死温度 23.0~25.0℃。

4. 临床表现　发抖、皮肤苍白、四肢冰冷、血压下降、呼吸和心率减慢、脉搏细弱、尿量减少、嗜睡，重者可出现昏迷。

5. 护理措施

（1）加强监测：密切观察病情的变化，至少每小时测量一次体温，直至体温恢复至正常且稳定。同时注意呼吸、脉搏、血压的变化。

（2）保暖：调节室内温度，以维持在22~24℃为宜，新生儿可置于温箱中；适当增添衣服，给予毛毯、棉被、热水袋等以提高机体温度，减少热量散失，但应注意加温的速度不宜过快，在保暖的同时应注意防止烫伤。

（3）饮食：多吃高热量的蛋白质、脂肪类食物，多喝热饮，禁忌饮酒。

（4）去除病因：去除引起体温过低的原因，使体温恢复正常。

（5）健康教育：教会患者避免引起体温过低的因素，如衣服穿着过少、营养不良等；指导患者及家属采取正确的保暖措施，如使用热水袋等。

三、体温的测量

（一）体温计种类及构造

1. 水银体温计　根据测量部位的不同，可分为口表、肛表、腋表。口表和腋表水银柱端较细长，有助于测温时扩大接触面积；肛表的水银柱端较粗短，可防止插入肛门时折断或损伤直肠黏膜（图 8-1-2）。

A.口表

B.肛表

C.腋表

▲ 图 8-1-2　水银体温计

2. 电子体温计　利用热敏电阻的特性进行体温测量。电子体温计一般由感温头、量温棒、显示屏、开关按键等结构组成。电子体温计测温迅速、读数直观、灵敏度高。市场上的电子体温计有棒式及奶嘴式等多个类型（图 8-1-3）。棒式电子体温计可测量口腔温度、腋下温度及直肠温度。奶嘴式电子体温计适合婴幼儿使用。

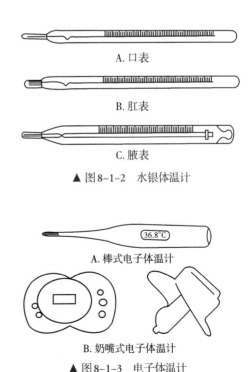

36.8℃

A.棒式电子体温计

B.奶嘴式电子体温计

▲ 图 8-1-3　电子体温计

3. 红外线体温仪　通过红外传感器吸收人体辐射的红外线进行体温测量，具有测温迅速、简单、安全等优点，可分为接触式和非接触式两大类。红外线体温仪常用于测量额温及耳温（图 8-1-4）。额温测量时需将红外线体温仪的探头置于额头中心处。若使用非接触式红外线额温仪，额温仪的探头需距离额头中心1~3cm。额温测量时还需确保无头发、汗水、帽子等遮挡。耳道内温度接近体核温度且影响因素少，所以耳温较额温更稳定。3岁及以上患者测量耳温时需将耳郭向上向后牵拉，3岁以下婴幼儿需将耳郭向下向后牵拉，使耳道平直，易于测量。正常耳温在35.6~37.4℃。

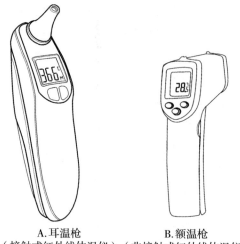

A. 耳温枪
（接触式红外线体温仪）

B. 额温枪
（非接触式红外线体温仪）

▲ 图8-1-4　红外线体温仪

（二）体温计的消毒与检查

1. 体温计的消毒　为防止交叉感染，保证体温计的清洁，对用过的体温计应进行消毒处理。

若使用水银体温计，将使用过的体温计放入盛有消毒剂的容器里浸泡5分钟后取出，用清水冲洗干净，再放入另一装有消毒剂的容器里浸泡，30分钟后取出用清水冲洗干净，擦干后放入清洁容器中备用。口表、肛表、腋表应分别消毒、清洗与存放。消毒剂每日更换一次，浸泡容器每周消毒一次。常用的消毒剂有70%乙醇、1%过氧乙酸等。电子体温计仅消毒电子感温探头部分，可根据材质选用不同的消毒方法，如浸泡、熏蒸等。

2. 体温计的检查　在水银体温计使用前或消毒后应对体温计进行检查，以保证体温测量的准确性。

将全部水银体温计的水银柱甩至35℃以下，于同一时间放入已测好的40℃以下的水中，3分钟后取出检查；若有数值相差在0.2℃以上、玻璃管破裂、水银柱自行下降等情况，则取出不用，将检查合格的体温计擦干后放入清洁容器中备用。

（三）测量体温的方法

【目的】

1. 判断患者体温有无异常。

2. 动态监测患者体温变化，分析热型及伴随症状。

3. 协助疾病诊断，为预防、治疗、康复及护理提供依据。

【操作前准备】

1. 评估患者并解释

（1）评估：患者年龄、病情、意识状态、合作程度；测量部位皮肤黏膜情况；测量前30分钟内患者有无影响体温测量的因素。

（2）解释：向患者及家属解释体温测量的目的、方法、注意事项及配合要点。

2. 患者准备

（1）了解体温测量的目的、方法、注意事项及配合要点。

（2）测温前患者若有运动、进食、冷热饮、冷热敷、洗澡、坐浴、灌肠等活动，应休息30分钟后再测量。

（3）体位舒适，主动配合，情绪稳定。

3. 护士准备 衣帽整洁，修剪指甲，洗手，戴口罩。

4. 用物准备 容器两个（一清洁容器内放已消毒的体温计，另一容器内放测温后的体温计）、纱布、表（有秒针）、笔、记录本，若测直肠温度还需准备润滑油、棉签、卫生纸。

5. 环境准备 环境温暖、舒适、安全、光线充足，必要时可用屏风遮挡。

【操作步骤】

操作步骤	要点与沟通
1. 核对　携用物至患者床旁，核对床号、姓名、腕带、住院号	●检查体温计是否完好无损，水银柱是否在35℃以下 ●护士：您好！请问您叫什么名字？×××，我是您的责任护士，因为您是新入院的患者，按常规给您测量一下体温，希望您能配合，好吗
2. 测量体温	
▲测口腔温度	
（1）将口表水银端斜放于舌下热窝（图8-1-5），闭口勿咬，用鼻呼吸	●舌下热窝是口腔中温度最高的部位，在舌系带两侧，左右各一
（2）测量时间：3分钟	●护士：您好，请您张口，抬起舌头，我已将体温计放好，请紧闭口唇，用鼻呼吸，勿咬体温计，3分钟后我来拿出体温计
▲测腋下温度	●用于婴儿或其他无法测量口腔温度者
（1）用纱布将腋下汗液擦干	●腋下有汗液，会导致散热增强，影响测量结果的准确性
（2）将体温计水银端放于腋窝正中，紧贴皮肤，嘱患者屈臂过胸，夹紧（图8-1-6） （3）测量时间：10分钟	●护士：您好，我来看一下您的腋窝。哦，有些汗，我帮您擦干，请您夹紧体温计，像我这样屈臂过胸，10分钟后我来拿出
▲测直肠温度	●用于婴儿、幼儿、昏迷、精神异常者
（1）应用屏风遮挡，协助患者取侧卧、俯卧或屈膝仰卧位，暴露测量部位	●便于测量，保护患者隐私
（2）润滑肛表水银端，插入肛门3~4cm；婴幼儿可取仰卧位，操作者一手握住患儿脚踝，提起双腿，另一手将已润滑的肛表插入肛门（图8-1-7），插入长度为婴儿1.25cm，幼儿2.5cm，并握住肛表，用手掌根部和手指将双臀轻轻捏拢、固定	●润滑可以使肛表容易插入 ●插入肛表时勿用力以免擦伤或损伤肛门及直肠黏膜 ●为小儿测量直肠温度时，应给予安慰，免除其恐惧心理，并制动，特别要注意固定好肛表，以防肛表滑落或插入太深
（3）测量时间：3分钟	
3. 取表读数	
（1）取出体温计，用纱布擦拭，如果是测直肠温度，测量后用卫生纸擦净肛门处遗留的润滑剂及污物	
（2）检视读数后，将体温计水银柱甩至35℃以下，放入容器内	●捏住体温计前端，用腕部的力量甩体温计，注意不要碰触其他物品，以防体温计碰碎 ●护士：×××，我已测量完毕，您的体温在正常范围内，请您不要担心，谢谢您的配合

操作步骤	要点与沟通
4. 记录消毒	
（1）记录体温数值，协助患者穿好衣裤，取舒适体位，整理好床单位	● 若体温与病情不符应重新测量，确有异常，应及时通知医生进行处理
（2）将用过的体温计回收后进行统一消毒	
5. 绘制　将所测体温数值绘制于体温单上或输入移动终端设备	

【健康教育】

1. 向患者解释测量体温的目的，介绍体温的测量方法及体温的正常值。

2. 告知患者在身体的不同部位测量体温，所需的测量时间也不同，为获得准确的体温数值需保证足够的测量时间。

3. 嘱咐患者多休息，食用易消化的流质和半流质饮食，多喝水。出现不适及时告知医护人员。

4. 指导患者切忌滥用退热药及抗生素。

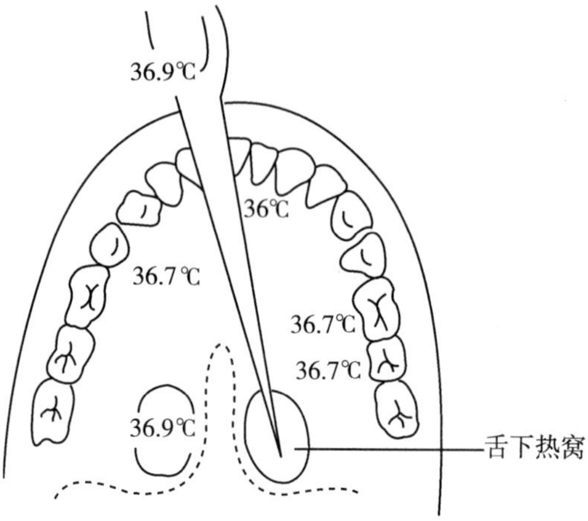

▲ 图8-1-5　测口腔温度

【注意事项】

1. 根据患者的具体情况选择合适的体温测量方法。婴幼儿、精神异常、昏迷、口腔疾患、口鼻手术、张口呼吸者禁忌测量口腔温度；腋下有创伤、手术、炎症、出汗较多，肩关节受伤或消瘦夹不紧体温计者禁忌测腋下温度；直肠或肛门手术、腹泻、心肌梗死者不宜测直肠温度（以免刺激肛门引起迷走神经反射，导致心动过缓）。

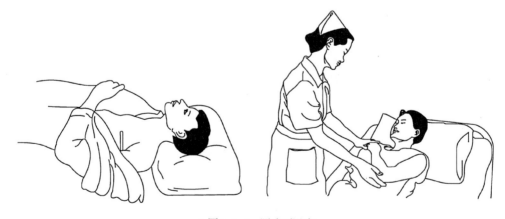

▲ 图8-1-6　测腋下温度

2. 在为婴幼儿、危重、躁动、精神异常、意识不清或不合作的患者测量体温时，应设专人守护，防止发生意外。

3. 若不慎咬碎体温计，应先及时清除玻璃碎屑，以免损伤唇、舌、口腔、食管、胃肠道黏膜，再口服蛋清或牛奶，以延缓汞的吸收。若病情许可，可进食粗纤维食物，加速汞的排出。

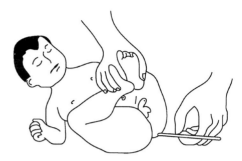
▲ 图8-1-7　测直肠温度

4. 对于智慧病房内使用红外线体温仪等智能设备自动录入测量数据结果的患者，注意核对原始测量数据是否已录入系统，避免操作或系统问题的差错。

第二节　脉搏的评估及护理

在每个心动周期中，由于心脏的收缩和舒张，动脉内的压力和容积发生周期性变化，从而引起动脉管壁产生有节律的搏动，称为动脉脉搏（arterial pulse），简称脉搏（pulse）。脉搏在一定程度上反映心血管的功能，如心率、心律、心输出量、动脉管壁的弹性及外周阻力等，在生命体征中具有重要意义。博大精深的祖国医学很早就注意到脉搏与生理和疾病的关系，脉诊是其诊断疾病的重要手段。脉诊就是医者用手指切按患者特定部位的脉搏，感知脉动应指的形象，以了解病情、辨别病症的一种检查方法，是诊断疾病的重要手段。

一、正常脉搏及生理变化

（一）脉搏产生的原因

当心脏收缩时，左心室将血射入主动脉，由于主动脉的弹性作用和外周阻力作用，收缩期射入主动脉的血液有一部分暂时存留在动脉内，故动脉管壁随之扩张；当心脏舒张时，停止射血，动脉管壁弹性回缩。这种动脉管壁随着心脏的舒缩而产生的周期性起伏波动就形成了动脉脉搏。

（二）脉搏的生理变化

1. 脉率（pulse rate）　脉率是每分钟脉搏搏动的次数。正常情况下，脉率与心率一致，成人脉率在安静状态下为60~100次/min。脉率受许多因素影响，可在一定范围内发生变化。

（1）年龄：一般婴幼儿脉率较快，成年人逐渐减慢，到老年时稍微增快（表8-2-1）。

（2）性别：女性脉率比男性稍快。

（3）体型：身材高大者比矮小者脉率慢。

（4）运动：一般运动后脉率会加快；休息、睡眠则会使脉率减慢。

（5）情绪：兴奋、恐惧、焦虑、发怒时脉率会加快；镇静时使脉率减慢。

（6）饮食、药物：进食、饮浓茶、咖啡、使用兴奋剂可使脉率加快；禁食、使用镇静剂及洋地黄类药物可使脉率减慢。

年龄	性别	正常范围	平均脉率
出生~1月龄		70~170	120
1~12月龄		80~160	120
1~3岁		80~120	100
3~6岁		75~115	100
6~12岁		70~110	90
12~14岁	男	65~105	85
	女	70~110	90
14~16岁	男	60~100	80
	女	65~105	85
16~18岁	男	55~95	75
	女	60~100	80
18~65岁		60~100	72
65岁以上		70~100	75

2. 脉律（pulse rhythm）　脉律是指脉搏的节律性，反映的是左心室收缩情况。正常脉律跳动均匀规则，间隔时间相等。但正常小儿、青年和一部分成年人中，可出现窦性心律不齐，即脉律在吸气时增快，呼气时减慢，一般无临床意义。

3. 脉搏的强弱　脉搏的强弱是指血流冲击血管壁力量的大小。正常情况下每次脉搏搏动的强度相同。脉搏的强弱与每搏输出量、脉压、外周血管阻力和动脉壁的弹性有关。

4. 动脉壁弹性　正常动脉壁是光滑、柔软、富有弹性的。动脉硬化时管壁变硬，失去弹性呈条索状。

二、异常脉搏的评估及护理

（一）异常脉搏的评估

1. 脉率异常

（1）心动过速（tachycardia）：成人脉率超过100次/min，又称速脉。常见于高热、甲状腺功能亢进、心力衰竭、贫血、失血等，一般体温每升高1℃，成人脉率约增加10次/min。正常人可偶有窦性心动过速，为一过性的生理现象。

（2）心动过缓（bradycardia）：成人脉率少于60次/min，又称缓脉。常见于高颅压、房室传导阻滞、甲状腺功能减退、低温、高钾血症等，正常人如运动员也会出现生理性的窦性心动过缓。

2. 节律异常

（1）间歇脉（intermittent pulse）：在一系列正常规则的脉搏中，出现一次提前而较弱的脉搏，其后有一较正常延长的间歇（代偿间歇），称间歇脉。如果每个正常搏动后出现一次期前收缩，称二联律；每两个正常搏动后出现一次期前收缩，称三联律。常见于各种器质性心脏病。正常人在过度疲劳、精神兴奋、体位改变时也偶尔出现间歇脉。

（2）脉搏短绌（pulse deficit）：在单位时间内脉率少于心率，又称短绌脉。患者听诊特点是心律完全不规则，心率快慢不一，心音强弱不等，触诊时可感觉到脉搏细弱，极不规则。发生机制是由于异位起搏点引起心肌收缩力强弱不等，有些心输出量少的搏动可以产生心音，但不能引起周围血管搏动，造成脉率低于心率。常见于心房颤动的患者。

3. 强弱异常

（1）洪脉（surging pulse）：当心输出量增加，外周动脉阻力较小，动脉充盈度和脉压较大时，脉搏强而大，称为洪脉。常见于高热、甲状腺功能亢进、主动脉瓣关闭不全等。

（2）细脉（thready pulse）：当心输出量减少，外周动脉阻力增加，动脉充盈度降低时，脉搏弱而小，又称丝脉。常见于心功能不全、大出血、休克、主动脉狭窄等。

（3）交替脉（alternating pulse）：是指律规则而强弱交替的脉搏。是由左心室收缩力强弱交替所致，为左心衰竭的重要体征之一。常见于高血压心脏病、急性心肌梗死和主动脉瓣关闭不全等。

（4）奇脉（paradoxical pulse）：是指吸气时脉搏明显减弱或消失，常见于心包积液和缩窄性心包炎，是心脏压塞的重要体征之一。其产生机制是：当心脏压塞或心包缩窄时，吸气时一方面由于右心室舒张受限，回心血量减少而影响右心室排血量，排入肺循环的血量减少；另一方面肺循环受吸气时胸腔负压的影响，肺血管扩张，致使肺静脉回流入左心房血量减少，因而左心室排血量也减少，所以吸气时脉搏减弱，甚至不能触及。

（5）水冲脉（water-hammer pulse）：脉搏骤起骤落，犹如潮水涨落，故名水冲脉。主要是由收缩压升高，舒张压降低，使脉压增大所致。常见于主动脉瓣关闭不全、甲状腺功能亢进等。检查者握紧患者手腕掌面，将其前臂高举过头部，可明显感知桡动脉急促有力、犹如水冲的脉搏。

4. 动脉壁异常 早期动脉硬化表现为动脉壁变硬，失去弹性，呈条索状；严重时则动脉迂曲甚至有结节。其原因为动脉壁的弹力纤维减少，胶原纤维增多，使动脉管壁变硬，呈条索、迂曲状。

（二）异常脉搏的护理

1. 密切观察病情 观察脉搏的脉率、节律、强弱及动脉壁情况等，观察药物的治疗效果和不良反应，装有起搏器者应做好相应的护理。

2. 心理护理 稳定情绪，消除紧张、恐惧心理。

3. 休息与活动 指导患者增加卧床休息的时间，适当活动，以减轻心肌耗氧量。

4. 氧疗 根据患者病情，必要时给予氧疗。

5. 做好抢救的准备 备齐抗心律失常的药物以及相应的抢救仪器。

6. 健康教育 指导患者进食清淡、易消化的饮食，戒烟酒，稳定情绪，学会自我监测脉搏。

三、脉搏的测量

（一）脉搏测量的部位

浅表、靠近骨骼的大动脉都可以作为测量脉搏的部位（图8-2-1）。临床中，测量脉搏常用桡动脉。若怀疑患者有心搏骤停或休克时，应选择大动脉如颈动脉、股动脉进行测量。

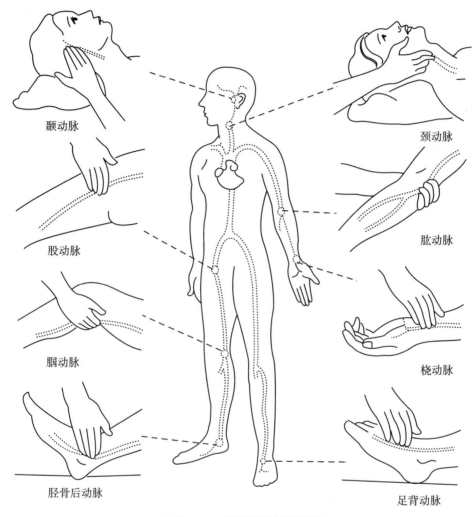

颞动脉

颈动脉

股动脉

肱动脉

腘动脉

桡动脉

胫骨后动脉

足背动脉

▲ 图8-2-1　常用测量脉搏的部位

（二）脉搏的测量方法（以桡动脉为例）

【目的】

1. 判断脉搏有无异常。

2. 通过监测脉搏变化，间接了解心脏状况。

3. 有助于协助疾病诊断，为预防、治疗、康复及护理提供依据。

【操作前准备】

1. 评估患者并解释

（1）评估：患者年龄、病情、意识状态、合作程度；测量部位皮肤黏膜情况；测量前30分钟内有无影响测量脉搏的因素。

（2）解释：向患者解释脉搏测量的目的、方法、注意事项及配合要点。

2. 患者准备

（1）了解脉搏测量的目的、方法、注意事项及配合要点。

（2）若测量脉搏前患者有剧烈活动、紧张、恐惧、哭闹等，应休息20~30分钟后再测量，以免影响测量结果。

（3）体位舒适，主动配合，情绪稳定。

3. 护士准备　衣帽整洁，修剪指甲，洗手，戴口罩。

4. 用物准备　表（有秒针）、记录本、笔，必要时备听诊器。

5. 环境准备　环境安静、整洁、宽敞明亮，室温适宜。

【操作步骤】

操作步骤	要点与沟通
1. 核对　携用物至患者床旁，核对床号、姓名、腕带、住院号	● 确认患者 ● 护士：您好！请问您叫什么名字？×××，我是您的责任护士，因为您是新入院的患者，按常规给您测量一下脉搏，希望您能配合，好吗
2. 体位　患者取卧位或坐位，手臂放在舒适位置，手腕伸直	● 体位舒适，便于测量
3. 测量　护士以示指、中指、环指的指端按压在桡动脉处，按压力量适中，以能清楚测得动脉搏动为宜（图8-2-2）	● 勿用拇指诊脉，因拇指小动脉的搏动易与患者的脉搏相混淆 ● 按压力量不能太大或太小，压力太大阻断脉搏搏动，压力太小感觉不到脉搏搏动
4. 计数　正常脉搏测30秒，乘2；异常脉搏、危重患者应测1分钟；脉搏细弱难以触诊时，可测心率1分钟代替脉率，若发现患者脉搏短绌，应由两名护士同时测量，一人听心率，另一人测脉率，由听心率者发出"起"或"停"口令，计时1分钟（图8-2-3）	● 保证测量的时间 ● 心脏听诊部位可选择左锁骨中线内侧第5肋间处
5. 洗手	
6. 记录　将所测数值记录在记录本上	● 脉搏短绌以分数式记录，记录方式为心率/脉率，如心率200次/min，脉率60次/min，则应写成200/60次/min ● 护士：×××，我已测量完毕，您的脉搏在正常范围内，请您不要担心，谢谢您的配合
7. 绘制　将所测脉搏数值绘制于体温单上或输入移动终端设备	● 脉搏曲线的绘制见第十七章

【健康教育】

1. 向患者解释测量脉搏的目的，介绍脉搏的测量方法及脉搏的正常值。

2. 指导患者对脉搏进行动态观察的方法，说明保证测量次数及时间的必要性。

3. 嘱患者多休息，适当活动，保持稳定的情绪。出现不适及时告知医护人员。

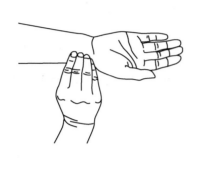

▲ 图8-2-2　桡动脉测量法

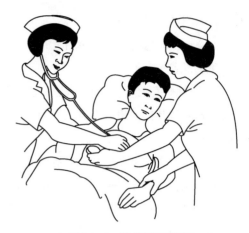

▲ 图8-2-3　脉搏短绌测量法

【注意事项】

1. 测量时须注意脉搏的节律、强弱，动脉管壁的弹性等情况，发现异常要及时报告医生并详细记录。

2. 偏瘫患者应选择健侧肢体进行测量。

3. 勿用拇指诊脉，因拇指小动脉的搏动易与患者的脉搏相混淆。

4. 异常脉搏应测1分钟，脉搏细弱难以触诊时应测心尖搏动1分钟。

第三节　血压的评估及护理

血压（blood pressure，BP）是指流动着的血液对单位面积血管壁的侧压力，即压强。血压分为动脉血压、静脉血压、毛细血管压，而一般所说的血压指的是动脉血压。

在一个心动周期中，动脉血压发生着周期性的变化。心室收缩时，主动脉血压上升达到的最高值称为收缩压（systolic pressure）。心室舒张时，主动脉血压下降达到的最低值称为舒张压（diastolic pressure）。收缩压和舒张压的差值称为脉压（pulse pressure）。一个心动周期中每一瞬间动脉血压的平均值称为平均动脉压（mean arterial pressure），约等于舒张压与1/3脉压之和。

一、正常血压及生理变化

（一）血压的形成及影响因素

1. 循环系统内血液充盈　这是动脉血压形成的前提。如果循环血量减少或血管容量扩大，血压就会下降。

2. 每搏输出量　如增大，则心脏收缩期射入主动脉的血量增多，动脉管壁的压力增大，故收缩期动脉血压的升高更加明显。到舒张期末，大动脉内存留的血量与每搏输出量增加与之前相比，增加并不很多。因此，动脉血压的升高主要表现为收缩压明显升高，而舒张压升高的幅度相对较小，因而脉压增大。反之，亦然。一般情况下，收缩压的高低主要反映每搏输出量的多少。

3. **心率** 心率加快时，由于舒张期缩短，在舒张期流向外周的血量减少，主动脉内存留的血量增多，舒张压升高。由于收缩期动脉内的血量增多，收缩压也相应升高。但收缩压升高不如舒张压升高显著，脉压减小。

4. **外周阻力** 外周阻力增加可使舒张期血液流向外周的速度减慢，存留在主动脉中的血量增多，舒张压升高。在此基础上收缩压也相应升高，使动脉内血流速度加快，以致在收缩期动脉内血量的增加不明显，因此，收缩压升高不如舒张压升高明显，故脉压也相应减小。一般情况下，舒张压的高低主要反映外周阻力的大小。

5. **动脉管壁的弹性** 大动脉管壁的弹性对血压起缓冲作用，由于年龄的增长，血管壁中的平滑肌与弹性纤维逐渐被胶原纤维取代，以致血管壁的弹性下降，收缩压升高，舒张压降低，脉压增大。

（二）血压的生理变化

1. **正常血压** 临床上常以肱动脉测量的血压值为准。正常成人安静状态下血压范围比较稳定，其正常范围为收缩压90～139mmHg，舒张压60～89mmHg，脉压30～40mmHg。

压强的国际标准计量单位是帕（Pa），但帕的单位较小，故血压数值通常用千帕（kPa）表示，但习惯上常以毫米汞柱（mmHg）为单位。其换算公式为1mmHg=0.133kPa，1kPa=7.5mmHg。

2. **生理变化**

（1）年龄：随着年龄的增长，血压也随之升高，但收缩压比舒张压升高更显著（表8-3-1）。

▼ 表8-3-1 各年龄组的血压平均值 单位：mmHg

年龄	血压
1月龄	84/54
1岁	95/65
6岁	105/65
10～13岁	110/65
14～17岁	120/70
成年人	120/80
老年人	（140～160）/（80～90）

（2）性别：女性在更年期前血压低于男性，更年期后男女差别不大。

（3）昼夜节律：血压呈明显的昼夜波动。表现为夜间血压最低，清晨起床活动后血压迅速升高。大多数人的血压在凌晨2—3时最低，在上午6—10时及下午4—8时各有一个高峰，晚上8时后呈缓慢下降趋势，表现为"双峰双谷"，这一现象称为动脉血压的日节律。老年人动脉血压的日高夜低现象更为显著，有明显的低谷与高峰。睡眠不佳时血压也可略有升高。

（4）环境：外界环境温度高时，血管扩张，血压下降；温度低时，血管收缩，血压升高。

（5）体型：体型高大及肥胖者血压较高。

（6）体位：立位血压高于坐位血压，坐位血压高于卧位血压，这与重力引起的代偿机制有关。对于长期卧床、贫血或者使用某些抗高血压药的患者，若从卧位改变成立位，可能会出现直立性低血压，表现为收缩压明显下降达20mmHg（2.66kPa），就会出现头晕、晕厥等现象。

（7）身体的不同部位：一般右上肢比左上肢血压高10~20mmHg，因为右侧肱动脉来自主动脉弓的第一大分支——头臂干（无名动脉），而左侧肱动脉来自主动脉弓的第三大分支——左锁骨下动脉，右侧比左侧消耗的能量少，所以血压较高；下肢血压比上肢血压高20~40mmHg，是因为股动脉管径较粗，血流量大。

（8）其他：剧烈运动、情绪激动、紧张、吸烟等可使血压升高。饮酒、摄盐过多、药物对血压会产生一定的影响。

二、异常血压的评估及护理

（一）异常血压的评估

1. 高血压（hypertension） 高血压是一种以动脉血压持续上升为特征的进展性心血管损害的疾病，是常见的慢性病，是心脑血管病最主要的危急因素。经非同日（一般间隔2周）三次测量，收缩压 ≥140mmHg 和/或舒张压 ≥90mmHg，可考虑诊断为高血压。目前高血压分级标准采用《中国高血压防治指南（2023修订版）》，见表8-3-2。

▼ 表8-3-2 血压水平的定义和分级（2023版） 　　　　　　　　　　　　　　　　　　单位：mmHg

级别	收缩压		舒张压
正常血压	<120	和	<80
正常高值	120~139	和/或	80~89
高血压	≥140	和/或	≥90
1级高血压（轻度）	140~159	和/或	90~99
2级高血压（中度）	160~179	和/或	100~109
3级高血压（重度）	≥180	和/或	≥110
单纯收缩期高血压	≥140	和	<90

注：当收缩压和舒张压分属于不同级别时，以较高的分级为准。

2. 低血压 血压低于90/60mmHg时称低血压（hypotension）。多见于大量失血、休克、心肌梗死、急性心力衰竭等。

3. 脉压异常

（1）脉压增大：脉压 >40mmHg（5.32kPa），常见于甲状腺功能亢进、主动脉瓣关闭不全、主动脉硬化等。

（2）脉压减小：脉压 <30mmHg（3.99kPa），多见于心包积液、缩窄性心包炎、主动脉瓣狭窄、心力衰竭等。

（二）异常血压的护理

1. 密切观察病情 进行血压监测时应做到四定，即定时间、定部位、定体位、定血压计；观察药物的治疗效果及不良反应；观察是否出现并发症。

2. 合理饮食 选择低脂、低胆固醇、高维生素、高膳食纤维、易消化的食物，限制食盐摄入（每日6g左右），控制酒、浓茶、咖啡等。

3. 休息与活动 给患者提供温湿度适宜、舒适安静的环境，保证充足的睡眠；同时鼓励患者积极参加力所能及的体育活动，以增强心血管功能。

4. 控制情绪 保持情绪稳定，心情舒畅，减少导致情绪激动的因素。

5. 健康教育 教会患者测量和判断异常血压的方法。指导患者养成规律的生活习惯，合理营养，戒烟限酒。

三、血压的测量

测量血压的方法有两种，即直接测量法和间接测量法。直接测量法是经皮穿刺将导管由周围动脉送至主动脉，导管末端接监护测压系统，自动显示血压值。本法虽然精确，但作为有创方式，仅适用于危重、疑难病例；间接测量法即袖带加压法，以血压计测量。它是根据血液通过狭窄的血管形成涡流时发出响声而设计的，因这种方法简便易行，在临床上广泛应用。

（一）血压计的种类和构造

1. 水银血压计 水银血压计（mercury sphygmomanometer）又称汞柱式血压计，由输气球、压力活门、袖带和水银测压计组成。水银血压计又分台式和立式（图8-3-1）两种。通过输气球可以向袖带的气囊充气，压力活门可调节压力的大小。袖带是由内层长方形扁平的橡胶气囊和外层布套组成的。气囊至少应包裹80%被测肢体，通常袖带橡胶气囊长22cm、宽12cm，布套长48cm，下肢袖带长约135cm，比上肢袖带宽2cm，小儿应使用小规格气囊袖带。在橡胶气囊上有两根橡胶管，其中一根与输气球相连，另一根与测压计相连。测压计有一个固定的玻璃管，玻璃管内可充水银。在玻璃管的两侧标有刻度，一侧是0~300mmHg，每一小格代表2mmHg；另一侧是0~40kPa，每一小格代表0.5kPa。玻璃管的上端与大气相通，下端与水银槽相通。水银血压计

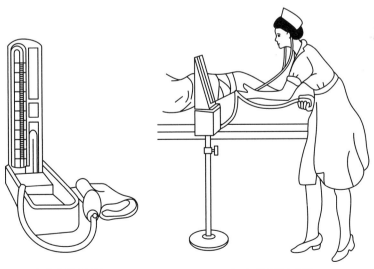

A. 台式水银血压计　　　　　　　　　B. 立式水银血压计

▲ 图8-3-1　水银血压计

测得的数值较准确，但其体积较大，玻璃管容易破裂。

2. 无液血压计　无液血压计（aneroid manometer）又称弹簧式血压计、压力表式血压计（图8-3-2），由输气球、压力活门、袖带和压力计组成。袖带与圆形表盘即压力计相连，表盘上标有刻度，指针指示血压的数值。这种血压计携带方便，但可信度较差。

3. 电子血压计　电子血压计（electro sphygmomanometer）是利用现代电子技术与血压间接测量原理进行血压测量的医疗设备。电子血压计有臂式（图8-3-3）、腕式之分，其特点是能够在数秒内得到收缩压、舒张压、脉搏等数值，操作简便，清晰直观，不用听诊器，可避免因测量者听觉不灵敏、噪声干扰等造成的误差。电子血压计不适用于严重心律不齐或心力衰竭者、术后重症监护的患者、手臂过细或过短的婴幼儿等。

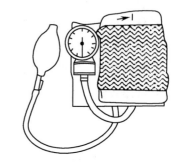

▲ 图8-3-2　无液血压计

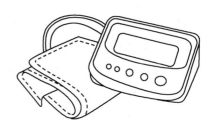

▲ 图8-3-3　电子血压计

（二）血压的测量方法（以台式水银血压计为例）

【目的】

1. 判断血压有无异常。

2. 动态监测血压变化，间接了解心血管系统的功能状况。

3. 协助疾病诊断，为预防、治疗、康复及护理提供依据。

【操作前准备】

1. 评估患者并解释

（1）评估：患者年龄、病情、意识状态、合作程度；测量前30分钟内有无影响测量血压的因素。

（2）解释：向患者解释血压测量的目的、方法、注意事项及配合要点。

2. 患者准备

（1）了解血压测量的目的、方法、注意事项及配合要点。

（2）测量前15~30分钟患者无剧烈活动、吸烟、紧张、恐惧等。

（3）体位舒适，主动配合，情绪稳定。

3. 护士准备　衣帽整洁，修剪指甲，洗手，戴口罩。

4. 用物准备　血压计、听诊器、记录本、笔。

5. 环境准备　环境安静、整洁、宽敞明亮，温度适宜。

【操作步骤】

操作步骤	要点与沟通
1. 核对　携用物至患者床旁，核对床号、姓名、腕带、住院号	●确认患者 ●护士：您好！请问您叫什么名字？×××，我是您的责任护士，因为您是新入院的患者，按常规给您测量一下血压，希望您能配合，好吗
2. 不同部位测量	●体位舒适，便于测量

操作步骤	要点与沟通
▲肱动脉测量	
（1）手臂位置（肱动脉）、心脏在同一水平。坐位：平第四肋；仰卧位：平腋中线	● 若肱动脉高于心脏水平，测得的血压数值偏低，反之则偏高
（2）卷袖，露臂，手掌向上，肘部伸直	● 必要时脱袖，以免衣袖过紧，影响血压测量的准确性 ● 护士：现在要给您测血压，我帮您把衣袖卷上去，这样紧吗
（3）打开血压计，垂直放妥，开启水银槽开关	
（4）驱尽袖带内空气，平整地缠于上臂中部，下缘距离肘窝2~3cm，松紧以能插入一指为宜	● 缠绕位置及松紧合适，以免影响结果
▲腘动脉测量	
（1）仰卧、俯卧、侧卧	● 一般不采用屈膝仰卧位
（2）卷裤，舒适卧位	● 必要时脱一侧裤子，暴露大腿，以免过紧影响血流，影响血压测量值的准确性
（3）打开血压计，垂直放妥，开启水银槽开关	
（4）袖带缠于大腿下部，其下缘距腘窝3~5cm	
3. 固定胸件　戴上听诊器，将听诊器的胸件放在动脉搏动最明显处，用手固定（图8-3-4）	● 胸件勿塞入袖带内 ● 胸件的整个膜面都要与皮肤紧密接触但不可压得太重
4. 充气　一手握输气球，关闭气门，注气至动脉搏动消失，再升高20~30mmHg	● 动脉搏动消失表示袖带内压大于心脏收缩压，血流被阻断 ● 充气不可过猛、过快，以免水银溢出和患者不适；充气不足或充气过度都会影响测量结果
5. 放气　缓慢放气，速度以水银柱下降4mmHg/s（0.532kPa/s）为宜，注意水银柱刻度和动脉声音的变化	● 放气太慢，使静脉充血，舒张压偏高；放气太快，听不清声音的变化
6. 判断　当听诊器中出现第一声搏动声时，水银柱所指的刻度为收缩压；当搏动声突然变弱或消失时，水银柱所指的刻度为舒张压	● 眼睛视线保持与水银柱弯月面同一水平，视线高于水银柱弯月面，读数偏低；反之，则偏高 ● 第一搏动音出现表示袖带内压力已降至心脏收缩压水平，血流能通过受阻的动脉 ● WHO规定以动脉搏动音的消失作为判断标准
7. 整理血压计　测量结束后，排尽袖带内余气，拧紧压力活门，整理后放入盒内；血压计盒盖右倾45°，使水银全部流回槽内，关闭水银槽开关，盖上盒盖，平稳放置	● 关上盒盖时应避免玻璃管破裂，水银溢出 ● 护士：您的血压是×××mmHg，在正常范围内，您要养成规律的睡眠习惯。您先休息一会儿，这样躺着舒适吗？如果有需要，随时按呼叫器找我，我也会经常来看您，一会儿见
8. 协助患者取舒适体位，整理床单位	
9. 记录 （1）分数式表示：收缩压/舒张压mmHg（kPa），如130/90mmHg （2）洗手，将测得的血压值记录在记录本上，然后绘制于体温单上或输入移动终端设备	● 当变音与消失音有差异时，两读数都应记录，书写格式为收缩压/舒张压/消失音mmHg（kPa），如130/90/70mmHg

【健康教育】

1. 向患者解释测量血压的目的，介绍血压的测量方法及血压的正常值。

2. 指导患者保持良好的生活方式，提高自我保健能力。

3. 向患者解释血压动态观察的意义和方法，保证按时的血压监测。

4. 嘱患者多休息，适当活动，保持稳定的情绪，出现不适及时告知医护人员。

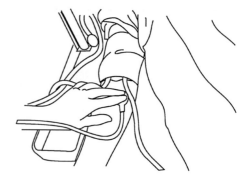

▲ 图8-3-4　听诊器胸件放置部位

【注意事项】

1. 定期检测、校对血压计　测量前，检查血压计，玻璃管无裂损，刻度清晰，输气球和橡胶管无老化、不漏气，袖带宽窄合适，水银充足、无断裂；检查听诊器，橡胶管无老化、衔接紧密，听诊器传导正常；定期校对血压计。

2. 若患者在测量前有运动、洗澡、吸烟、进食、情绪激动、紧张等，须休息15~30分钟后再测量，避免测得血压值偏高；患者在测量时不能说话。

3. 对监测血压患者，应做到四定，即定时间、定部位、定体位、定血压计。

4. 进行血压测量时一般选择右上臂。偏瘫、肢体外伤或手术的患者应选择健侧肢体，因为患侧肢体肌张力减低和血液循环障碍，不能真实反映血压变化。勿选择静脉输液侧肢体，以免影响液体输入。

5. 发现血压听不清或异常时，应重测。重测时，将袖带内气体驱尽，待水银柱降至"0"点，稍等片刻后，再测量。必要时，行双侧肢体血压测量进行对照。

6. 排除影响血压的因素　① 袖带缠得太紧，使血管在未充气前已受压，血压测量值偏低；② 袖带缠得太松，使橡胶气囊呈球状，接触面积变小，导致血压测量值偏高；③ 袖带过宽测出的血压值往往偏低，袖带过窄测出的血压值往往偏高。

7. 重复测量时，应间隔1~2分钟，取2次读数的平均值记录，若2次相差5mmHg以上，应再次测量，取3次平均值记录。

第四节　呼吸的评估及护理

机体从外界环境摄取新陈代谢所需要的氧气，排出代谢所产生的二氧化碳，机体与外界环境之间的气体交换过程称为呼吸（respiration）。呼吸是维持机体生命活动所必需的基本生理过程之一，一旦呼吸停止，生命也将终结。

一、正常呼吸及生理变化

（一）呼吸过程

呼吸过程由外呼吸、气体运输、内呼吸三个环节组成。

1. 外呼吸　是肺毛细血管血液与外界环境之间的气体交换过程，包括肺通气和肺换气。

肺通气是肺与外界环境之间气体交换的过程。实现肺通气的结构包括呼吸道、肺泡和胸廓，呼吸道是气体进出的通道，肺泡是气体交换的场所，胸廓的节律性运动则是肺通气的原动力。

肺换气是肺泡与肺毛细血管血液之间的气体交换过程。其交换方式通过分压差扩散实现，即气体从高分压处向低分压处扩散。如肺泡内的氧分压高于静脉血氧分压，而肺泡内二氧化碳分压低于静脉血的二氧化碳分压，则肺泡内的 O_2 进入毛细血管，而毛细血管内的 CO_2 进入肺泡，交换的结果是静脉血变为动脉血。

2. 气体运输　是由循环的血液将 O_2 从肺运输到组织和将 CO_2 从组织运输到肺的过程。

3. 内呼吸　即组织换气，是毛细血管血液与组织、细胞之间的气体交换过程。其交换方式与肺换气相似，交换的结果是动脉血变为静脉血，体循环毛细血管的血液从组织中获得 CO_2，释放 O_2。

（二）呼吸的生理变化

1. 正常呼吸　正常成人安静状态下呼吸频率为 16~20 次/min，节律规则、平稳，均匀无声，不费力气（图 8-4-1）。呼吸与脉搏的比例为 1:4。男性和儿童以腹式呼吸为主，女性以胸式呼吸为主。

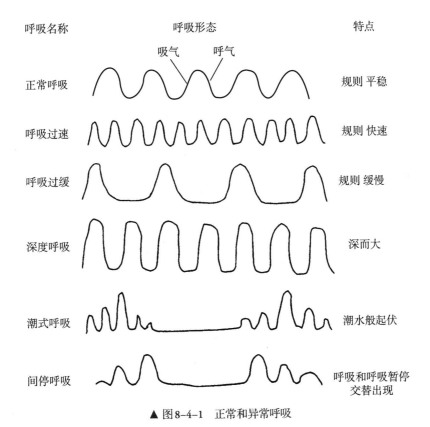

呼吸名称	呼吸形态	特点
正常呼吸		规则 平稳
呼吸过速		规则 快速
呼吸过缓		规则 缓慢
深度呼吸		深而大
潮式呼吸		潮水般起伏
间停呼吸		呼吸和呼吸暂停交替出现

▲ 图 8-4-1　正常和异常呼吸

2. 生理变化

（1）年龄：年龄越小，呼吸频率越快。

（2）性别：同年龄的女性比男性稍快。

（3）活动：剧烈运动可使呼吸加深加快，休息和睡眠时呼吸减慢。

（4）情绪：紧张、恐惧、害怕等强烈的情绪变化可引起呼吸加深加快，并有过度通气的现象，严重时可引起呼吸暂停。

（5）血压：血压变动幅度较大时，可影响呼吸。血压升高，呼吸减弱减慢；血压降低，呼吸加深加快。

（6）其他：如环境温度升高，可使呼吸加深加快。

二、异常呼吸的评估及护理

（一）异常呼吸的评估

1. 频率异常

（1）呼吸过速（tachypnea）：指呼吸频率超过24次/min（图8-4-1），常见于发热、疼痛、贫血、甲状腺功能亢进及心力衰竭等。一般体温升高1℃，呼吸增加3~4次/min。

（2）呼吸过缓（bradypnea）：指呼吸频率低于12次/min（图8-4-1），常见于高颅压、麻醉药或镇静剂过量等。

2. 深度异常

（1）深度呼吸：又称库斯莫尔呼吸（Kussmaul breathing），是一种深而规则的大呼吸（图8-4-1），常见于糖尿病酮症酸中毒和尿毒症酸中毒。

（2）浅快呼吸：是一种浅表而不规则的呼吸，有时呈叹息样呼吸（sighing breathing）。常见于呼吸肌麻痹，以及肺炎、胸膜炎等肺部疾病，也见于濒死患者。

3. 节律异常

（1）潮式呼吸（tidal breathing）：又称陈-施（Cheyne-Stokes）呼吸，是一种由浅慢逐渐变为深快，然后再由深快转为浅慢，再经一段呼吸暂停（5~20秒）后，又开始如上变化的周期性呼吸，其形态犹如潮水起伏。潮式呼吸周期可长达30秒~2分钟（图8-4-1）。

（2）间停呼吸：又称比奥呼吸（Biot breathing），表现为有规律呼吸几次后，突然停止一段时间，又开始呼吸，如此反复交替，即呼吸和呼吸暂停现象交替出现（图8-4-1）。

潮式呼吸与间停呼吸的机制是呼吸中枢的兴奋性降低，只有缺氧严重，二氧化碳潴留至一定程度时，才能刺激呼吸中枢，促使呼吸恢复和加强；当积聚的二氧化碳呼出后，呼吸中枢又失去有效的兴奋性，呼吸又再次减弱进而暂停，从而形成了周期性变化。多发生于中枢神经系统疾病，如脑炎、脑膜炎、颅内压增高及巴比妥类药物中毒等。间停呼吸较潮式呼吸更为严重，预后多不良，常在临终前发生。

4. 声音异常

（1）蝉鸣样呼吸：表现为吸气时产生一种高调的似蝉鸣样音响。多由声带附近阻塞，空气吸入困难所致。常见于喉头水肿、喉头异物等。

（2）鼾声呼吸：表现为呼吸时发出一种粗大的鼾声，由气管或支气管内有较多的分泌物聚积所致，多见于昏迷患者。

5. 形态异常

（1）胸式呼吸减弱，腹式呼吸增强：正常女性以胸式呼吸为主。肺、胸膜、胸壁疾病如肺炎、胸膜炎、肋间神经痛等，均可使胸式呼吸减弱，腹式呼吸增强。

（2）腹式呼吸减弱，胸式呼吸增强：正常男性和儿童以腹式呼吸为主。由于腹膜炎、大量腹水、肝脾极度肿大及妊娠后期时，膈肌向下运动受限，则腹式呼吸减弱，胸式呼吸增强。

6. 呼吸困难（dyspnea） 指患者主观感到空气不足、呼吸费力，客观上表现为呼吸运动费力，可出现张口呼吸、鼻翼扇动、端坐呼吸，甚至出现发绀、辅助呼吸肌参与呼吸运动，造成呼吸频率、深度、节律的改变。临床上分为以下三种。

（1）吸气性呼吸困难（inspiratory dyspnea）：表现为吸气显著困难，吸气时间延长，严重者吸气时可见"三凹征"，即胸骨上窝、锁骨上窝和肋间隙明显凹陷。常见于喉头水肿、气管异物、气管阻塞等。

（2）呼气性呼吸困难（expiratory dyspnea）：表现为呼气费力、呼气时间延长。主要是由下呼吸道部分梗阻，气流呼出不畅所致。常见于慢性阻塞性肺气肿、支气管哮喘等。

（3）混合性呼吸困难（mixed dyspnea）：表现为吸气、呼气均感费力，呼吸频率增快、深度变浅，主要是由肺或胸膜腔病变使肺呼吸面积减少造成换气功能障碍所致。常见于重症肺炎、大面积肺栓塞（梗死）、弥漫性肺间质疾病、大量胸腔积液等。

（二）异常呼吸的护理

1. 密切观察病情 观察呼吸频率、节律、深度、声音、形态有无异常；有无咳嗽、咳痰、呼吸困难、发绀、胸痛等症状；观察药物的治疗效果和不良反应。

2. 保持呼吸道通畅 呼吸道分泌物较多时，应协助患者翻身叩背、雾化吸入以充分排出痰液，必要时行吸痰术。

3. 吸氧 必要时给予氧气吸入。

4. 休息与活动 提供给患者温湿度适宜、整洁舒适、无噪声的休息环境。协助患者取适合体位，建议患者参加力所能及的活动。

5. 饮食 选择易于咀嚼和吞咽、营养丰富的食物；及时补充水分；进食不宜过饱，避免产气食物，以免膈肌上升影响呼吸。

6. 健康教育 指导患者培养良好的生活习惯，戒烟限酒，教会患者呼吸训练的方法。

三、呼吸的测量

【目的】

1. 判断呼吸有无异常。

2. 动态监测呼吸变化，了解患者呼吸功能状况。

3. 协助疾病诊断，为预防、治疗、康复及护理提供依据。

【操作前准备】

1. 评估患者并解释

（1）评估：患者年龄、病情、意识状态、合作程度。

（2）解释：向患者及家属解释呼吸测量的目的、方法、注意事项等。

2. 患者准备

（1）了解呼吸测量的目的、方法、注意事项等。

（2）若测量前患者有剧烈活动、情绪激动等，应休息20~30分钟后再测量，以免影响测量结果。

（3）体位舒适，情绪稳定，保持自然呼吸状态。

3. 护士准备 衣帽整洁，修剪指甲，洗手，戴口罩。

4. 用物准备 表（有秒针）、记录本、笔，必要时备棉花。

5. 环境准备 环境安静、整洁、宽敞明亮，温度适宜。

【操作步骤】

操作步骤	要点与沟通
1. 核对 携用物至患者床旁，核对床号、姓名、腕带、住院号	●确认患者 ●护士：您好！请问您叫什么名字？×××，我是您的责任护士，因为您是新入院的患者，按常规给您测量一下脉搏，请保持安静（因意识可控制呼吸运动，告知测量呼吸会影响结果），好吗
2. 体位 舒适，露出患者胸、腹部	●体位放松，便于测量
3. 测量 护士似诊脉状，观察患者胸部或腹部的起伏，或是在测量心率后，听诊器继续放置于患者胸部，接着观察呼吸（图8-4-2）	●似诊脉状是为了避免引起患者的紧张 ●女性以胸式呼吸为主，男性和儿童以腹式呼吸为主 ●幼儿因测量直肠温度哭闹而影响呼吸形态，因此应先测呼吸，再测其他生命体征 ●测量呼吸时应同时观察呼吸的节律、深度、音响、形态及有无呼吸困难
4. 计数 一起一伏为一次，正常呼吸计数30秒，结果乘2	●异常呼吸的患者或婴儿应测1分钟 ●护士：×××，我已测量完毕，您的脉搏、呼吸在正常范围内，请您不要担心，谢谢您的配合
5. 记录 洗手，将所测呼吸值记录在记录本上，然后绘制于体温单上或输入移动终端设备	●呼吸曲线的绘制

【健康教育】

1. 向患者及家属解释测量呼吸的重要性，学会呼吸的测量方法。

2. 指导患者放松，并使患者具有识别异常呼吸的判断能力。

3. 嘱患者多休息，适当活动，保持稳定的情绪。出现不适及时告知医护人员。

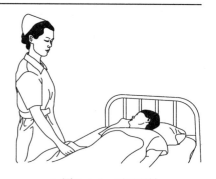

▲ 图8-4-2 呼吸测量

【注意事项】

1. 呼吸受意识控制，因此测量呼吸时不必告诉患者，以免引起紧张，影响测量结果的准确性。

2. 危重患者呼吸微弱，可用少许棉花置于患者鼻孔前，观察棉花被吹动的次数，计数1分钟（图8-4-3）。

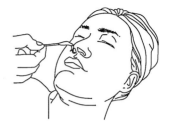

▲ 图8-4-3　危重患者呼吸测量

四、促进呼吸功能的护理技术

（一）清除呼吸道分泌物的护理技术

1. **有效咳嗽（effective cough）**　咳嗽有助于清除呼吸道分泌物、异物，是一种保护性反射。有效咳嗽适用于神志清醒的患者，具体方法为：① 患者取坐位或半卧位，屈膝，身体稍前倾，双手抱膝或环抱一个枕头，有助于膈肌上升；② 深吸气末屏气，然后缩唇，缓慢地通过口腔呼气；③ 再深吸一口气后屏气3~5秒（对于有伤口的患者，护理人员应将双手压在切口的两侧），然后患者的腹肌收缩，两手抓紧支持物，用力做爆破性咳嗽，将痰咳出。在病情允许的情况下，增加患者的活动量，可以使痰液松动，便于排出。

2. **胸部叩击（chest percussion）**　用手叩击患者的胸背部，借助振动，使分泌物松动，从而更有利于分泌物的排出。叩击的手法是操作者将手固定成背隆掌空状，腕部放松，有节奏地从肺底自下而上、由外向内轻轻叩击，力度以患者不感到疼痛为宜（图8-4-4），边叩击边嘱患者咳嗽，以促进痰液排出。注意不可在裸露的皮肤、肋骨、脊柱、乳房等部位叩击，同时应避开拉链、纽扣等部位。操作中注意患者的反应，操作后注意做好口腔护理，评估实施效果。

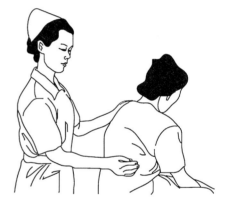

▲ 图8-4-4　胸部叩击

3. **体位引流（postural drainage）**　是将患肺处于高位，借助重力的作用使患肺与支气管内的分泌物流入大气道并咳出体外的方法。具体实施过程如下：① 根据病变部位采取相应的体位。原则上患肺位于高处，其引流的支气管开口向下，便于分泌物借助重力作用流入大支气管和气管排出。② 嘱患者间断深呼吸并尽力咳痰，同时护理人员叩击相应部位，以提高引流效果。③ 痰液较黏稠时，可给予雾化吸入、祛痰药等。④ 每日实施2~4次，每次15~30分钟。⑤ 监测引流液的色、质、量，观察患者的反应，若出现面色苍白、头晕、出冷汗、血压下降等，应立即停止引流。⑥ 体位引流主要适用于支气管扩张、肺脓肿等有大量脓痰的患者，呼吸功能不全、有明显呼吸困难和发绀、近1~2周内有大咯血史、严重心血管疾病及年老体弱者禁用。

4. **吸痰法**　是指利用负压作用，用导管经口、鼻腔、人工气道将呼吸道分泌物吸出，以预防肺不张、坠积性肺炎、窒息等并发症的一种方法。适用于年老体弱、危重、麻醉未醒、气管切开等不能有效进行咳嗽及排痰的患者。

吸痰装置有中心负压吸引装置和电动吸引器两种。一般大医院设有中心负压吸引装置，吸引器管道连接到各病室床单位，使用时只需接上贮液瓶和吸痰管，非常方便。电动吸引器由马达、偏心轮、气体滤过器、压力表、安全瓶、贮液瓶、连接管组成；安全瓶和贮液瓶是两个容量为1 000ml的容器，瓶塞上有两根玻璃管，并通过橡胶管相互连接，接通电源后马达带动偏心轮，从吸气孔吸出瓶内空气，使瓶内形成负压，将痰液吸出。

紧急情况下，可用注射器抽吸痰液及口对口吸痰。前者用50~100ml注射器连接导管进行抽吸；后者可由操作者托起患者下颌，使其头后仰并捏住患者鼻孔，口对口吸出呼吸道分泌物，以解除呼吸道梗阻症状。

【目的】

（1）清除呼吸道分泌物，保持呼吸道通畅。

（2）促进呼吸功能，改善肺通气。

（3）预防窒息等并发症发生。

【操作前准备】

（1）评估患者并解释

1）评估：患者年龄、病情、意识状态、治疗情况、合作程度及有无自行排痰的能力。

2）解释：向患者及家属解释吸痰的目的、方法、注意事项及配合要点。

（2）患者准备

1）了解吸痰的目的、方法、注意事项及配合要点。

2）体位舒适，情绪稳定。

（3）护士准备：衣帽整洁，修剪指甲，洗手，戴口罩。

（4）用物准备

1）中心负压吸引装置或电动吸引器。

2）治疗盘内备：盖罐2只（试吸罐和冲洗罐，内盛无菌生理盐水）、一次性无菌吸痰管数根、玻璃接管、无菌纱布、无菌血管钳或镊子、无菌手套、弯盘。治疗盘外备：电动吸引器或中心吸引器、必要时备开口器、压舌板、舌钳、电插板等。

（5）环境准备：环境安静、整洁、宽敞明亮，温度适宜。

【操作步骤】

操作步骤	要点与沟通
1. 核对　携用物至患者床旁，核对床号、姓名、腕带、住院号	●确认患者 ●护士：您好！请问您叫什么名字？我是您的责任护士，×××，现在您气道里有痰，我需要给您吸出来，以利于您的呼吸，请不要紧张，配合我好吗
2. 调压　接电源，打开开关，检查性能，调节负压。	●一般成人40.0~53.3kPa，小儿＜40.0kPa
3. 检查　将患者头转向操作者，检查口腔情况，昏迷患者可用压舌板或开口器帮助张口，取下活动义齿，治疗巾围于患者胸前	●若口腔吸痰有困难，可从鼻腔吸引
4. 试吸　连接吸痰管，在试吸罐中试吸少量生理盐水	●检查吸痰管是否通畅，同时润滑吸痰管前端

操作步骤	要点与沟通
5. 吸痰　一手反折吸痰管末端，另一手戴无菌手套或用无菌持物钳（镊）持吸痰管前端，插入口咽部10~15cm，放松导管末端，左右旋转，自深部向上提拉吸净口咽部分泌物，换吸痰管后再吸气管内分泌物	●插管时，不可有负压，以免损伤呼吸道黏膜 ●护士：×××，请您张开嘴巴，我要插管了，如果觉得很难受的话，请用手示意我 ●若气管切开，吸痰时注意无菌操作，先吸气管切开处，再吸鼻腔或口腔 ●每次吸引时间少于15秒，每根吸痰管只用一次，不可反复上下提插
6. 冲管　吸痰后，在冲洗罐中抽吸无菌生理盐水	●防止分泌物阻塞吸痰管
7. 观察患者面色、吸痰前后呼吸频率的变化、吸出物的性状及有无呼吸窘迫等情况，必要时听诊患者呼吸音	
8. 吸痰毕，关闭吸引器，取下吸痰管，将吸痰玻璃接管插入消毒剂的试管中浸泡	●吸痰用物根据吸痰操作性质每班更换或每日更换1~2次
9. 擦净患者脸上的分泌物，协助患者取舒适体位，整理床单位	●护士：×××，现在感觉好些吗？您配合得很好，如果有什么不适就按呼叫器叫我，我也会经常来看您的，您好好休息，一会儿见
10. 洗手，记录患者吸引前后的呼吸情况，记录吸出分泌物的量、色和性状	

【健康教育】

（1）指导清醒患者有效咳嗽的方法及教会患者吸痰时正确的配合方法。

（2）告知患者及时吸出呼吸道分泌物，可保持气道通畅，改善呼吸，纠正缺氧。

【注意事项】

（1）严格无菌操作，治疗盘内吸痰用物每日更换1~2次。吸痰管每次更换，口腔分泌物吸完后要更换吸痰管再吸气管内分泌物，勤做口腔护理。

（2）密切观察病情，当喉头有痰鸣音或排痰不畅时，应立即抽吸。动作轻柔、迅速，每次吸痰时间不超过15秒，如需再次吸引，应间隔至少3分钟。

（3）如痰液黏稠，可配合叩背或交替使用超声雾化吸入，还可缓慢滴入少量生理盐水或化痰药物，使痰液稀释，便于吸出。

（4）建议成人和儿童使用的吸痰管（直径）要小于他们使用的气管插管直径的50%，婴儿则要小于70%。为婴儿吸痰时，吸痰管要细，动作轻柔，负压不可过大，以免损伤黏膜。

（5）贮液瓶液体达2/3时，应及时倾倒，做好清洁消毒处理，以免液体过多，被吸入马达内损坏机器。

（6）如果给患者吸痰时，临床上有明显的血氧饱和度下降问题，建议吸痰前提高吸入气氧浓度；建议在吸痰前30~60秒，向儿童和成人提供100%的氧气。

（二）氧气疗法

氧气疗法是常用的改善呼吸技术之一。通过给氧，提高动脉血氧分压和动脉血氧饱和度，增加动脉血氧含量，从而预防和纠正各种原因造成的组织缺氧。

1. 缺氧的类型和程度见表8-4-1、表8-4-2。

▼ 表8-4-1　缺氧的类型及其特点

类型	动脉血氧分压（PaO$_2$）	动脉血氧饱和度（SaO$_2$）	动静脉氧压差（P$_{a-v}$O$_2$）	常见机制和原因
低张性缺氧	↓	↓	↓或N	吸入气氧分压过低，外呼吸功能障碍，静脉血分流入动脉血所致。常见于高山病、慢性阻塞性肺疾病、先天性心脏病等
血液性缺氧	N	N	↓	血红蛋白数量少或性质改变，造成氧含量不足或血红蛋白结合的氧不易释放所致。常见于贫血、CO中毒、高铁血红蛋白血症、输入大量库存血等
循环性缺氧	N	N	↑	循环血量减少所致。常见于休克、心功能不全、脑血管意外、栓塞等
组织性缺氧	N	N	↑或↓	组织细胞利用氧异常所致。常见于氰化物中毒、大量放射线照射、维生素的严重缺乏等

注：N为正常。

▼ 表8-4-2　缺氧的程度和症状

程度	发绀	呼吸困难	神志	血气分析		是否需要氧疗
				动脉血氧分压（PaO$_2$）/mmHg	动脉血氧饱和度（SaO$_2$）/%	
轻度	不明显	不明显	清楚	>50	>80	不需要
中度	明显	明显	正常或烦躁不安	30~50	60~80	需要
重度	显著	严重、三凹征明显	昏迷或半昏迷	<30	<60	绝对需要

血气分析检查是监测用氧效果的客观指标，当患者PaO$_2$低于50mmHg（6.65kPa）时，应给予吸氧。

2. 供氧装置

（1）中心供氧装置：氧气由中心供氧站提供，中心供氧站通过管道将氧气输送至各病区床单位、门诊、急诊科。中心供氧站通过总开关进行管理，各用氧单位在墙壁的管道出口处连接特制的流量表，以调节氧流量。

（2）氧气筒供氧装置（图8-4-5）

1）氧气筒：为圆柱形无缝钢筒，筒内氧气压力可达150kg/cm^2（14.7MPa），容纳氧气6 000L。① 总开关：在筒的顶部，可控制氧气的放出。使用时将总开关向逆时针方向旋转1/4周，即可放出足够的氧气。② 气门：位于氧气筒颈部的侧面，与氧气表连接，是氧气自筒中输出的途径。

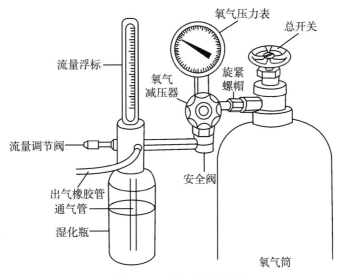

▲ 图8-4-5 氧气筒供氧装置

2）氧气表：由以下几部分组成。① 压力表，能测筒内压力，以MPa或kg/cm²表示，压力越大说明氧气贮存量越多；② 减压器，是一种弹簧自动减压装置，可将氧气筒内压力减至2~3kg/cm²（0.2~0.3MPa），使流量平稳，保证安全；③ 流量表，用来测定每分钟氧气的流出量，流量表内有浮标，当氧气通过流量表时，浮标吹起，可以测每分钟氧气的流出量；④ 湿化瓶，瓶内装入1/3~1/2蒸馏水或灭菌水以湿化氧气；⑤ 安全阀，当氧流量过大，压力过高时，安全阀内部活塞即自行上推，将过多的氧气由四周的小孔排出，以保证安全。

（3）装表与卸表

1）装表：① 吹尘，将氧气筒置于架上，打开总开关，使少量气体从气门处流出，随即迅速关好总开关，避免灰尘进入氧气表；② 接流量表，将表接于氧气筒的气门上，用手初步旋紧，然后将表后倾，用扳手旋紧；③ 接湿化瓶；④ 检查，确认流量表处于关闭状态，打开总开关，再打开流量表的调节阀，检查氧气流出量是否通畅，有无漏气。关紧氧气表开关，备用。装表可简单归纳为一吹（尘）、二上（表）、三紧（拧紧）、四查（检查）。

2）卸表：① 放余气，旋紧总开关，打开流量表的调节阀，放出余气，再关好流量表的调节阀，卸下湿化瓶；② 一手持表，一手用扳手旋松氧气表的螺帽，然后再用手旋开，将表卸下。

3. 氧气成分、氧浓度、氧流量及用氧时间的换算法

（1）氧气成分：根据条件和患者的需要，一般选用99%氧气或5%的二氧化碳和纯氧的混合气体。

（2）吸入气氧浓度：氧浓度即氧在空气中的百分比。氧气在空气中浓度为20.93%。根据给氧浓度的高低，可分为：① 低浓度给氧，吸入气氧浓度低于35%；② 中浓度给氧，吸入气氧浓度为35%~60%；③ 高浓度给氧，吸入气氧浓度高于60%。

（3）吸入气氧浓度和氧流量的换算公式：吸入气氧浓度（%）=21+4×氧流量（L/min）。

4. 吸氧方法 鼻导管给氧法的特点是简单、经济、方便、易行。将鼻导管前端插入鼻孔内约

1cm，导管环固定稳妥即可。

【目的】

（1）纠正各种原因造成的缺氧状态，提高PaO_2和SaO_2，增加动脉血氧含量。

（2）促进组织的新陈代谢，维持机体生命活动。

【操作前准备】

（1）评估患者并解释：① 评估，患者年龄、病情、意识状态、治疗情况及合作程度；② 解释，向患者及家属解释吸氧的目的、方法、注意事项及配合要点。

（2）患者准备：① 了解吸氧的目的、方法、注意事项及配合要点；② 体位舒适，情绪稳定。

（3）护士准备：衣帽整洁，修剪指甲，洗手，戴口罩。

（4）用物准备：① 供氧装置一套，湿化瓶内盛1/2蒸馏水或灭菌水，氧气记录单，笔、标志等；② 治疗盘内备鼻导管，小药杯（内盛冷开水），纱布、弯盘、棉签、扳手。

（5）环境准备：环境安静、整洁、宽敞明亮，远离火源。

【操作步骤】

操作步骤	要点与沟通
1. 核对 携用物至患者床旁，核对床号、姓名、腕带、住院号	● 确认患者 ● 护士：您好！请问您叫什么名字？×××，您好！我是您的责任护士，根据您的情况，医生建议要为您进行吸氧，我会用吸氧导管插到鼻子前部，我动作会非常轻柔，请您配合我，好吗？您还有需要了解的问题吗
2. 装表 一吹、二上、三紧、四查，方法如上文表述	● 吹尘时避开人群，最好在走廊完成，也可在患者床旁完成
3. 检查鼻腔黏膜及通气情况，用湿棉签清洁双侧鼻腔	● 检查鼻腔有无分泌物堵塞及异常
4. 连接 供氧装置中湿化瓶的出口与鼻导管接口相连，打开氧气开关，耳听、手触检查各衔接管道有无漏气	● 检查氧气装置有无漏气
5. 调节氧流量	● 根据病情调节
6. 湿润鼻导管，并检查是否通畅	● 护士：×××，请您不要紧张，我要插管了
7. 固定，将导管环绕患者耳部向下放置并调节松紧度	● 松紧适宜，避免引起皮肤损伤
8. 洗手，记录给氧时间、氧流量、患者反应	● 便于对照 ● 护士：×××，根据医嘱我已为您调好氧流量，现在是××L/min，您不要自行调节
9. 观察	● 缺氧症状、实验室指标、氧气装置无漏气并通畅，如出现氧疗不良反应，应及时处理
10. 停用氧气时，先取下鼻导管，关闭总开关	● 防止操作不当，引起组织损伤
11. 协助患者取舒适体位，整理用物并处理	● 一次性用物消毒后集中处理，湿化瓶最好是一次性的，若为非一次性的，应定期消毒更换，防止交叉感染 ● 护士：×××，现在感觉好些了吗？您配合得很好，如果有什么不适就按呼叫器找我，我也会经常来看您的，您好好休息，一会儿见
12. 放出余气，关流量调节阀，然后再卸表	
13. 洗手，记录停止用氧时间及效果	

【健康教育】

（1）根据患者病情，指导患者进行有效呼吸。

（2）告知患者不要自行摘除鼻导管或者调节氧流量。

（3）告知患者如感到鼻咽部干燥不适或胸闷憋气时，应当及时通知医护人员。

（4）告知患者及家属有关用氧安全的知识。

【注意事项】

（1）严格遵守操作规程，注意用氧安全，切实做好"四防"，即防火、防震、防热、防油。氧气筒应安置在阴凉处，周围严禁烟火和易燃品，至少距离火炉5m、距离暖气1m，氧气表及螺旋口上勿抹油，搬运时避免倾倒和震动。有氧气筒的病室内严禁吸烟。

（2）使用氧气时，应先调节流量而后应用；停止吸氧时，先取下鼻导管，再关闭氧气开关；中途改变流量时，先将鼻导管与湿化瓶分离，调节好流量后再接上。以免一旦关错开关，大量氧气突然冲入呼吸道而损伤肺组织。

（3）在用氧过程中可根据患者脉搏、血压、精神状态、皮肤颜色、呼吸方式、血气分析等来衡量氧疗的效果。

（4）氧气筒内氧气不可用尽，压力表上指针降至5kg/cm^2（0.5MPa）时，即不可再用，以防灰尘落入筒内，再次充氧时引起爆炸。

（5）对未用或已空的氧气筒，应分别悬挂"满"或"空"的标志，以便及时调换。

（6）用氧过程中，应加强监测。

（7）可根据情况和患者特点选择不同的氧疗装置（表8-4-3）。

▼表8-4-3　不同氧疗装置及其特点

氧疗装置	提供氧流量	使用人群	优点	缺点
鼻导管	1~5L/min	无高碳酸血症风险的低氧血症患者	1. 简便，快捷，价廉 2. 满足大部分轻症患者需要 3. 耐受性相对好，不影响患者进食和语言表达	1. 吸入气氧浓度不稳定，受潮气量、呼吸频率等因素影响 2. 不能提供高浓度氧 3. 长时间或5L/min流量以上时湿化不足，耐受性变差
普通面罩	5~10L/min	严重的单纯低氧血症患者，不宜用于伴高碳酸血症的低氧血症患者	1. 简便，经济 2. 能利用呼出气体的湿热提供较好的湿化，适用于缺氧严重而无CO_2潴留的患者	1. 幽闭感，影响进食和语言表达，有误吸风险 2. 氧流量<5L/min会导致重复吸入
储氧面罩	6~15L/min	高氧疗需求的患者，不宜用于伴高碳酸血症的低氧血症患者	提供更高浓度氧，适用于严重缺氧患者	1. 幽闭感，影响进食和语言表达，有误吸风险 2. 若氧流量不足，非重复呼吸面罩会增加吸气负荷 3. 部分重复呼吸面罩可能导致CO_2重复吸入，加重CO_2潴留

氧疗装置	提供氧流量	使用人群	优点	缺点
文丘里面罩	2~15L/min	低氧血症伴高碳酸血症的患者	1. 精准给氧 2. 患者呼吸模式不影响吸入气氧浓度 3. 基本无CO_2重复吸入	1. 费用高，湿化效果一般，吸入气氧浓度有限 2. 氧流量与吸入气氧浓度之间需匹配
经鼻高流量湿化氧疗装置	空氧混合气流量8~80L/min，氧浓度21%~100%	需高浓度氧疗的患者，高碳酸血症患者慎用	1. 精准给氧，湿化和加温良好，舒适性、依从性好 2. 应用范围广泛，效果、舒适度优于普通氧疗装置	需要专门设备和导管

5. 氧疗监护

（1）氧疗效果观察：患者由烦躁不安变为安静、心率变慢、血压上升、呼吸平稳、皮肤红润温暖、发绀消失，说明缺氧症状改善。客观指标，主要观察氧疗后PaO_2（正常值12.6~13.3kPa或95~100mmHg）、$PaCO_2$（正常值4.7~6.0kPa或35~45mmHg）、SaO_2（正常值95%）等。

（2）氧疗副作用观察：当氧浓度高于60%、持续时间超过24小时的时候，可能出现氧疗副作用。常见的副作用如下所示。

1）氧中毒：其特点是肺实质的改变，表现为胸骨不适、疼痛、灼热感，继而出现呼吸增快、恶心、呕吐、烦躁、断续的干咳。预防措施是控制氧气吸入的浓度和时间。给氧期间应经常监测PaO_2和血氧饱和度。

2）肺不张：吸入高浓度的氧气后，肺泡内的氮气被大量置换，一旦支气管阻塞，其所属肺泡内的氧气被肺循环血液迅速吸收，引起吸入性肺不张。表现为烦躁，呼吸、心率增快，血压上升，继而出现呼吸困难、发绀、昏迷。预防措施是鼓励患者深呼吸、咳嗽和经常改变卧位、姿势，防止分泌物阻塞。

3）呼吸道分泌物干燥：氧气是一种干燥气体，吸入后可导致呼吸道黏膜干燥，分泌物黏稠，不易咳出，且有损纤毛运动。应加强湿化和雾化吸入，以此减轻刺激作用。

4）晶状体后纤维组织增生：仅见于新生儿，以早产儿多见。由于视网膜血管收缩、视网膜纤维化，最终出现不可逆的失明，因此要控制氧浓度和吸氧时间。

5）呼吸抑制：Ⅱ型呼吸衰竭的患者由于$PaCO_2$长期处于高水平的状态，呼吸中枢对CO_2刺激的敏感性下降，呼吸的调节主要依靠缺氧对外周化学感受器的刺激来维持。当吸入高浓度氧气后，PaO_2的升高可使这一反射性刺激消除，抑制患者的自主呼吸，甚至出现呼吸停止。因此对Ⅱ型呼吸衰竭的患者应进行低流量、低浓度持续给氧，氧流量以1~2L/min为宜，维持患者的PaO_2在60mmHg左右即可。

相关链接 | **高压氧疗法**

高压氧疗法是指在高气压（大于一个标准大气压）环境下呼吸纯氧或混合氧以治疗各种疾病的方法。一般而言，凡是机体全身性或局部性缺氧、急性或慢性缺氧引起的各种缺氧性疾病都属于高压氧治疗的对象。如急性CO中毒及其迟发性脑病、心搏呼吸骤停复苏后、各种意外事故造成的急性缺氧（溺水、窒息、自缢、触电等）、高原反应等。它具有治疗范围广、治疗病种多及疗效可靠等特点。目前高压氧疗法已向康复医学、潜水医学、航空医学、保健医学、高原医学、运动医学及军事医学等方面发展。

相关链接 | **体外膜氧合器**

体外膜氧合器（extracorporeal membrane oxygenerator，ECMO）是一种通过使用膜型人工肺进行氧和二氧化碳交换的设备。可以完全或部分取代肺功能，可短期操作，也可以长期使用。治疗过程是从机体静脉引出部分缺氧的血液，通过膜型人工肺进行氧合及排出二氧化碳后，再将血液泵回机体，其主要功能是使肺处于"休息"状态的情况下，提供氧合作用及排除二氧化碳。

1953年，Gibbon发明了人工心肺机，将体外循环技术首次用于临床心脏手术并获得成功。随着医疗技术、材料技术、机械技术的不断发展，ECMO的支持时间不断延长，被广泛用于临床危重急救。ECMO治疗水平也被认为是衡量一个医院、地区、国家针对急危重症患者综合救治水平的重要标志。然而，我国ECMO设备长期依靠进口，为打破这一局面，我国科研团队致力于自主研发，2023年1月首个国产ECMO设备和耗材套包获批上市，实现了中国从零到一的突破，标志着我国打破了进口ECMO设备技术"卡脖子"的局面，也展示了中国人的科技创新和科技自信。

（崔慧霞）

学习小结

生命体征是体温、脉搏、呼吸和血压的总称。它们的正常值范围都受年龄、性别、昼夜节律、活动等生理因素的影响。测量前患者若有剧烈活动、紧张、恐惧、哭闹等，应休息15~30分钟后再测量。

体温常测量的部位为口腔、直肠、腋下。测量脉搏时勿用拇指诊脉，偏瘫患者应选择健侧肢体进行测量。正常成人血压的范围为收缩压90~139mmHg，舒张压60~89mmHg，脉压30~40mmHg。测量血压时应排除影响血压的因素，如袖带缠得过紧、袖带过宽可使血压测量值偏低；袖带缠得过松、袖带过窄可使血压测量值偏高。正常成人呼吸频率为16~20次/min，测量呼吸时要转移患者的注意力，可似诊脉状，观察患者胸或腹部的起伏；一旦患者出现呼吸异常，需要确定引起异常的原因，根据医嘱清除呼吸道分泌物和给予氧气疗法。

吸痰时要注意插管过程中不可有负压，自深部向上提拉，吸引时间少于15秒；注意用氧安全，切实做好"四防"，即防火、防震、防热、防油；调节好氧流量后再给患者吸氧；停用时先将鼻导管与患者分离，再关闭氧气开关；中途改变流量时，先分离吸氧管，调节好流量后再接上；氧气筒内氧气不可用尽，对未用或已用空的氧气筒，应分别悬挂"满"或"空"的标志。吸氧过程中要掌握好吸氧的浓度和时间，以免出现氧疗副作用。

复习思考题

1. 患者王某，女性，55岁，慢性肺源性心脏病16年。发热、咳嗽、咳痰，病情加重两日而急诊入院。体格检查：患者神志恍惚、烦躁不安、谵妄，体温39.7℃，脉搏118次/min，呼吸30次/min，血压140/80mmHg，不能平卧。痰黄色、黏稠，不易咳出。血气分析PaO_2 46mmHg，$PaCO_2$ 66mmHg，医嘱：吸氧、必要时吸痰。

（1）请判断患者的缺氧程度。

（2）如何做到安全用氧？

（3）痰液黏稠不易咳出，应如何处理？

（4）吸痰时应注意哪些问题？

2. 患者，男性，49岁，入院诊断为脑膜炎。入院后检查发现口唇发绀，呼吸由浅慢逐渐变为深快，然后再由深快转为浅慢，经过一段呼吸暂停后，又开始上述周期性变化，其形态如潮水起伏。

（1）该患者呼吸属于哪种类型？

（2）为什么会出现这种呼吸？

3. 单项选择题

（1）持续高热患者大量出汗，应补充

A. 10%葡萄糖

B. 50%葡萄糖

C. 右旋糖酐

D. 5%葡萄糖盐水

E. 5%葡萄糖

（2）心功能不全时脉搏可呈

A. 间歇脉

B. 水冲脉

C. 脉搏短绌

D. 奇脉

E. 细脉

（3）关于口表、腋表的消毒顺序，下列说法正确的是

A. 离心—浸泡—冲洗—擦干—待用

B. 离心—浸泡—冲洗—待用

C. 离心—浸泡—待用

D. 浸泡—冲洗—擦干—待用

E. 浸泡—离心—浸泡—冲洗—擦干—待用

（4）测血压时，袖带缠得太松可使

A. 脉压增大

B. 血压偏高

C. 血压偏低

D. 脉压减小

E. 收缩压升高

（5）刘女士，42岁，诊断为大叶性肺炎，体温最高可达39.5℃，目前处于退热期，在该期护士观察患者可能发生的虚脱表现是

A. 脉细速，四肢湿冷，出汗

B. 皮肤苍白、寒战，出汗

C. 脉搏、呼吸渐慢，无汗

D. 脉速，面部潮红，无汗

E. 头晕，恶心，无汗

单项选择题答案：1D 2E 3E 4B 5A

第九章　　　　**冷、热疗法**

学习目标

知识目标	1. 掌握　冰袋、冷湿敷、乙醇或温水擦浴、热水袋、红外线灯或烤灯、热湿敷、温水坐浴等常用的冷、热疗法。 2. 熟悉　冷、热疗法的目的、禁忌和注意事项。 3. 了解　冷、热疗法的概念、效应及影响冷、热疗法效果的因素。
能力目标	能运用所学知识，正确选择并实施冷、热疗法。
素质目标	具有端正的职业态度、严谨的工作作风，加强与患者的沟通交流，关心患者，保护隐私，避免因实施冷、热疗法给患者带来不必要的伤害。

　　冷、热疗法是临床上常用的物理治疗方法，主要是通过用冷或用热作用于人体的局部或全身，达到止血、止痛、消炎、退热和增进舒适的作用。护士应了解冷、热疗法的效应，掌握正确的使用方法，密切观察患者的反应，及时评价其效果，以达到促进疗效、减少损伤发生的目的。

> 🔔 问题与思考
>
> 　　患者陈某，男性，35岁。因运动不慎致左踝关节扭伤2小时入院。体格检查：体温36.3℃，脉搏83次/min，呼吸19次/min，血压108/78mmHg。护士遵医嘱用冰袋为患者进行患处冷敷。请思考：
> 　　1. 此时患者用冰袋冷敷的目的有哪些？为什么？
> 　　2. 一次冷敷应控制在多长时间内为宜？为什么？

第一节　概述

一、冷、热疗法的概念

　　冷、热疗法（cold and heat therapy）是利用低于或高于人体温度的物质作用于体表皮肤，通过神经传导引起皮肤和内脏血管的收缩或舒张，从而改变机体各系统体液循环和新陈代谢，达到治疗目的的方法。

　　人体皮肤分布着冷感受器、热感受器、痛觉感受器等，受到刺激时能使人体产生冷、热、痛等感觉。当热感受器、冷感受器受到强烈刺激时，痛觉感受器也会兴奋，使机体产生疼痛。因此，当过热或过冷的物质作用于皮肤时，人体会产生痛觉。当刺激强烈时，神经冲动可不经过大脑，只通过脊髓反射使整个反射过程更迅速，以免机体受损。

二、冷、热疗法的效应

冷、热疗法虽然作用于皮肤表面，但会使机体产生局部或全身的反应，包括生理效应和继发效应。

1. 生理效应　冷、热疗法的应用使机体产生不同的生理效应，临床工作中常应用此原理治疗疾病或缓解症状（表9-1-1）。

▼ 表9-1-1　冷、热疗法的生理效应

生理指标	生理效应	
	用热	用冷
血管扩张/收缩	扩张	收缩
细胞代谢率	增加	减少
需氧量	增加	减少
毛细血管通透性	增加	减少
血液黏稠度	降低	增加
血液流动速度	增快	减慢
淋巴流动速度	增快	减慢
结缔组织伸展性	增强	减弱
神经传导速度	增快	减慢
体温	上升	下降

2. 继发效应　机体用冷或用热超过一定时间，产生与生理效应相反作用的现象称为继发效应（secondary effect）。如热疗可使血管扩张，但持续用热30~45分钟后，则血管收缩；持续用冷30~60分钟后，则血管扩张，这是机体为避免长时间用冷或用热对组织造成损伤而引起的防御反应。因此，冷、热治疗应有适当的时间，以20~30分钟为宜，如需反复使用，中间必须间隔1小时，让组织复原，防止产生继发效应而抵消生理效应。

三、影响冷、热疗法效果的因素

1. 方式　冷、热疗法分为干法（干冷法及干热法）和湿法（湿冷法及湿热法）两大类。以湿热法和干热法比较为例，湿热法具有穿透力强等特点，而干热法具有保温时间较长、烫伤危险性较小等特点。

2. 面积　冷、热疗法的效果与应用面积的大小有关。面积越大，效果越强；反之，则越弱。

3. 时间　冷、热疗法应用的时间对治疗效果有直接影响，在一定时间内其治疗效应随着时间的增加而增强，若时间过长，会产生继发效应而抵消治疗效应，甚至还可引起不良反应，如疼痛、皮肤苍白、冻伤、烫伤等。

4. **温度**　冷、热疗法的温度与机体治疗前体表的温度相差越大，机体对冷、热刺激的反应越强，所产生的效应也越强；反之，则越弱。此外，环境温度也影响冷热效应，如在环境温度高于或等于身体温度时用热，传导散热被抑制，热效应会增强；而在干燥冷环境中用冷，散热会增加，冷效应会增强。

5. **部位**　不同厚度的皮肤对冷、热刺激的反应不同。脚、手等皮肤较厚的区域，对冷、热的耐受性强，冷、热疗法效果较差；而前臂内侧、颈部等皮肤较薄的区域对冷、热的敏感性强，冷、热疗法效果较好。皮肤的不同层次对冷、热反应不同，皮肤浅层冷感受器较热感受器浅表且数量也多，所以浅层皮肤对冷刺激较敏感。血液循环也能影响冷、热疗法的效果，血液循环良好的部位，可增强冷、热应用的效果。因此，临床上为高热患者进行物理降温时，多将冰袋、冰囊放置在颈部、腋下、腹股沟等体表大血管流经处，以增加散热。

6. **个体差异**　不同年龄、性别、身体状况、肤色、居住习惯的个体对冷、热疗法的反应不同。婴幼儿由于神经系统发育尚未成熟，对冷、热刺激的耐受性较低；老年人感觉功能减退，对冷、热刺激的敏感性降低，反应较迟钝。与男性相比，女性对冷、热刺激更为敏感。昏迷、血液循环障碍、血管硬化、感觉迟钝等患者对冷、热的敏感性降低，尤其要注意防止烫伤与冻伤。

第二节　冷疗法

冷疗法是护理工作中常用的技术，冷疗法分为干法（干冷）及湿法（湿冷）两大类。在临床护理工作中，应熟知其目的、方法、特点、禁忌等，确保患者安全有效地使用冷疗法。

一、目的

冷疗法是指利用低于人体温度的物质，作用于机体的局部或全身，以达到止痛、止血、消炎、退热的效果。

1. **减轻局部充血或出血**　冷疗可使局部血管收缩，毛细血管通透性降低，减轻局部充血；还可使血流减慢，血液的黏稠度增加，有利于血液凝固而控制出血。适用于局部软组织损伤的初期、扁桃体摘除术后、鼻出血等。

2. **缓解疼痛**　冷疗可抑制细胞活动，减慢神经冲动的传导，降低神经末梢的敏感性而减轻疼痛；可使血管收缩，毛细血管通透性降低，渗出减少，从而减轻因组织水肿压迫神经末梢所引起的疼痛。适用于急性损伤初期、牙痛、烫伤等。

3. **限制炎症扩散**　冷疗可使局部血管收缩，血流减少，细胞的新陈代谢和细菌的活力降低，从而限制炎症的扩散。适用于炎症早期。

4. 降温　冷直接与皮肤接触，通过传导与蒸发等物理作用，使体温降低。适用于高热、中暑。

二、禁忌

1. **血液循环障碍**　血液循环不良的患者由于组织营养不足，若使用冷疗，可进一步使血管收缩，加重血液循环障碍，导致局部组织因缺血缺氧而变性坏死。因此，大面积组织受损、全身微循环障碍、休克、周围血管病变、动脉硬化、糖尿病、神经病变、水肿等患者禁忌冷疗。

2. **慢性炎症或深部化脓病灶**　冷疗可使局部血流减少，妨碍炎症的吸收。

3. **组织损伤、破裂或有开放性伤口处**　冷疗可减慢血液循环速度，增加组织损伤，影响伤口愈合，尤其是大范围组织损伤，应禁忌冷疗。

4. **对冷过敏**　对冷过敏的患者使用冷疗可出现红斑、荨麻疹、关节疼痛、肌肉痉挛等症状。

5. **慎用冷疗法的情况**　昏迷、感觉异常、年老体弱、婴幼儿、关节疼痛、心脏病、哺乳期产妇胀奶等应慎用冷疗法。

6. **冷疗的禁忌部位**

（1）足底：用冷可导致反射性末梢血管收缩影响散热或引起一过性冠状动脉收缩。

（2）心前区：用冷可导致反射性心率减慢、心房颤动、心室颤动、房室传导阻滞等。

（3）枕后、耳郭、阴囊处：用冷易引起冻伤。

（4）腹部：用冷易引起腹泻。

三、方法

（一）冰袋（ice bag）

【目的】

降温、镇痛、止血、消炎。

【操作前准备】

1. **评估患者并解释**

（1）评估：患者的年龄、病情、体温、治疗情况、局部皮肤状况、活动能力、合作程度及心理状态。

（2）解释：向患者及家属解释使用冰袋的目的、方法、注意事项及配合要点。

2. **患者准备**

（1）了解冰袋使用的目的、方法、注意事项及配合要点。

（2）体位舒适、愿意合作。

3. **用物准备**

（1）治疗盘内备：冰袋或冰囊（图9-2-1）、布套、毛巾。

（2）治疗盘外备：冰块、脸盆及冷水、勺、手消毒剂。

4. **环境准备**　室温适宜，酌情关闭门窗，避免对流风直吹患者，保护患者隐私。

5. **护士准备**　衣帽整洁，修剪指甲，洗手，戴口罩。

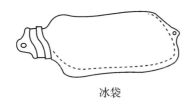
冰袋

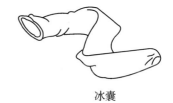
冰囊

▲ 图9-2-1 冰袋、冰囊

【操作步骤】

操作步骤	要点与沟通
1. 冰袋准备	
（1）备冰：将冰块放入盆内用冷水冲去棱角	● 避免棱角引起患者不适及损坏冰袋
（2）装袋：小冰块装袋内至1/2~2/3满	● 便于冰袋与皮肤接触
（3）排气：排出冰袋内空气并夹紧袋口	● 空气可加速冰的融化，且使冰袋无法与皮肤完全接触，影响治疗效果
（4）检查：用毛巾擦干冰袋，倒提，检查	● 检查冰袋有无破损、漏水
（5）加套：将冰袋装入布套	● 避免冰袋与患者皮肤直接接触 ● 可吸收冷凝水汽
2. 核对 携用物至患者床旁，核对床号、姓名、腕带、住院号	● 确认患者 ● 护士：您好！请问您叫什么名字？我可以看一下您的腕带吗？×××，您好！我是您的责任护士×××，因您刚做完扁桃体手术，为避免出血，我要将冰袋放在您的颈前颌下
3. 放置位置 高热降温时可置冰袋于前额、头顶部和体表大血管流经处（颈部两侧、腋窝、腹股沟等）；扁桃体摘除术后将冰囊置于颈前颌下（图9-2-2）	● 放置前额时，应将冰袋悬吊在支架上，以减轻局部压力，但冰袋必须与前额皮肤接触（图9-2-3） ● 护士：冰袋已帮您放好了，您感觉怎么样？如果您不舒服，请用呼叫器叫我们，我也会随时过来看您。现在您先好好休息
4. 放置时间 不超过30分钟	● 防止产生继发效应
5. 观察 效果与反应	● 如局部皮肤出现发绀、麻木感，则停止使用 ● 护士：您好！现在感觉怎么样？让我看看冰袋下面的皮肤好吗？现在可以撤去冰袋了，谢谢您的配合，您休息一会吧！如有需要，请按床旁呼叫器，我也会经常来看您的
6. 操作后处理 撤去治疗用物，协助患者取舒适体位，整理床单位，用物处理	● 倒空冰袋内冰水，倒挂晾干，布袋送洗 ● 向冰袋内吹入少量空气，夹紧袋口备用
7. 洗手、记录	● 记录用冷的部位、时间、效果、反应，便于评价

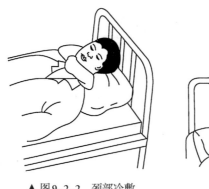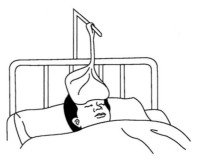

▲ 图9-2-2　颈部冷敷　　　　　　▲ 图9-2-3　前额冷敷

【健康教育】

1. 向患者及家属介绍使用冰袋的目的、作用及正确的使用方法。

2. 说明使用冰袋的注意事项及应达到的治疗效果。

【注意事项】

1. 随时观察，检查冰袋有无漏水、是否夹紧。冰块融化后及时更换，保持布袋干燥。

2. 观察用冷部位情况，如皮肤色泽等，防止冻伤。倾听患者主诉，有异常立即停止用冷。

3. 如为降温，冰袋使用后30分钟需测量体温，当体温降至39℃以下，应取下冰袋，并在体温单上做好记录。

（二）冷湿敷（cold moist compress）

【目的】

消炎、消肿、止痛、止血。

【操作前准备】

1. **评估患者并解释**

（1）评估：患者的年龄、病情、体温、治疗情况、局部皮肤状况、活动能力、配合程度及心理状态。

（2）解释：向患者及家属解释冷湿敷的目的、方法、注意事项及配合要点。

2. **患者准备**

（1）了解冷湿敷使用的目的、方法、注意事项及配合要点。

（2）体位舒适、愿意合作。

3. **用物准备**

（1）治疗盘内备：敷布2块、纱布、一次性治疗巾、手套。

（2）治疗盘外备：盛放冰水的容器、手消毒剂。必要时备换药用物。

4. **环境准备**　室温适宜，酌情关闭门窗，必要时床帘遮挡。

5. **护士准备**　衣帽整洁，修剪指甲，洗手，戴口罩。

【操作步骤】

操作步骤	要点与沟通
1. 核对　携用物至患者床旁，核对患者床号、姓名、腕带、住院号	● 确认患者 ● 护士：您好！请问您叫什么名字？我可以看一下您的腕带吗？×××，您好！我是您的责任护士×××，因为您手臂上血管在前几日输入刺激性比较强的药液后出现静脉炎，一会儿我用硫酸镁药水给您冷湿敷，这样有助缓解静脉炎，请您配合好吗
2. 患者准备　患者取舒适卧位，暴露患处，垫一次性治疗巾于湿敷部位下	● 必要时床帘遮挡，保护患者隐私 ● 保护皮肤及床单位 ● 护士：这样的姿势，您舒服吗
3. 冷敷	
（1）戴上手套，将敷布浸入冰水后拧至半干	● 敷布须浸透，拧至不滴水为度
（2）抖开敷布敷于患处	● 护士：我现在帮您敷上，可能会有点凉，如果难受，请告诉我
（3）每3~5分钟更换一次敷布，持续15~20分钟	● 确保冷敷效果，防止产生继发效应
4. 观察　局部皮肤变化及患者反应	● 护士：×××，您好，请让我看看您湿敷的部位好吗？感觉好些了吗？谢谢您的配合。您休息吧！如有需要，请按床旁呼叫器，我也会经常来看您的
5. 操作后处理　擦干冷敷部位，脱去手套。协助患者取舒适体位，整理床单位，用物处理	● 用物消毒后备用
6. 洗手、记录	● 记录冷敷的部位、时间、效果、患者的反应等，便于评价

【健康教育】

1. 向患者及家属解释使用冷湿敷的目的、作用及正确的使用方法。

2. 说明使用冷湿敷的注意事项及应达到的治疗效果。

【注意事项】

1. 密切观察局部皮肤情况及患者反应，防止冻伤。

2. 若为降温，应在冷湿敷30分钟后测量体温，并将体温记录在体温单上。

（三）温水擦浴（tepid sponge bath）或乙醇擦浴（alcohol sponge bath）

乙醇是一种挥发性的液体，擦浴时在皮肤上迅速蒸发，吸收和带走机体大量的热量，同时乙醇又具有刺激皮肤使血管扩张的作用，因而散热能力较强。

【目的】

为高热患者降温。

【操作前准备】

1. 评估患者并解释

（1）评估：患者的年龄、病情、体温、意识、治疗情况、有无乙醇过敏史、皮肤状况、活动能力、合作程度及心理状态。

（2）解释：向患者及家属解释温水擦浴或乙醇擦浴的目的、方法、注意事项及配合要点。

2. 患者准备

（1）了解温水擦浴或乙醇擦浴的目的、方法、注意事项及配合要点。

（2）体位舒适、愿意合作，按需排尿。

3. 用物准备

（1）治疗盘内备：大毛巾、小毛巾、热水袋及套、冰袋及套。

（2）治疗盘外备：脸盆（内盛放32~34℃温水2/3满或盛放30℃、25%~35%乙醇200~300ml）、手消毒剂。必要时备干净衣裤、便器。

4. 环境准备 调节室温，关闭门窗，必要时床帘遮挡。

5. 护士准备 衣帽整洁，修剪指甲，洗手，戴口罩。

【操作步骤】

操作步骤	要点与沟通
1. 核对 携用物至患者床旁，核对患者床号、姓名、腕带、住院号	● 确认患者 ● 护士：您好！请问您叫什么名字？我可以看一下您的腕带吗？×××，您好！我是您的责任护士×××，刚才帮您量的体温是39.8℃，提示您发热了，为了降温，我给您用乙醇擦身
2. 松被尾、脱衣 松开床尾盖被，协助患者脱去上衣	● 便于擦拭 ● 拉上床帘，保护患者隐私 ● 护士：×××，我先帮您脱上衣
3. 置冰袋、热水袋 冰袋置头部，热水袋置足底	● 头部置冰袋，以助降温并防止头部充血而致头痛；热水袋置足底，以促进足底血管扩张而减轻头部充血，并使患者感到舒适 ● 护士：×××，我把冰袋放在您头上防止头痛，把热水袋放您脚下，您会觉得暖和、舒服。现在我开始帮您擦身了，在这过程中如有不适请告诉我
4. 擦浴	
（1）方法：脱去衣裤，大毛巾垫于擦拭部位下，小毛巾浸入温水或乙醇中，拧至半干，于手上缠成手套状，以离心方向擦浴，擦浴毕，用大毛巾擦干皮肤	● 毛巾套成手套状可保护床单位，也可增加患者舒适感
（2）顺序	
1）双上肢：患者取仰卧位，按顺序擦拭	● 擦至腋窝、肘窝、手心处稍用力并延长停留时间，以促进散热
A. 颈外侧→肩→上臂外侧→前臂外侧→手背	
B. 侧胸→腋窝→上臂内侧→前臂内侧→手心	
2）躯干：患者取侧卧位，从颈下肩部→臀部。擦拭毕，穿好上衣	
3）双下肢：患者取仰卧位，按顺序擦拭	

操作步骤	要点与沟通
A. 外侧：髂骨→下肢外侧→足背 B. 内侧：腹股沟→大腿内侧→内踝 C. 后侧：臀下→大腿后侧→腘窝→足跟	● 擦至腹股沟、腘窝处稍用力并延长停留时间，以促进散热
（3）时间：各3分钟，全过程在20分钟以内	● 防止产生继发效应
5. 观察　有无出现寒战、面色苍白、脉搏和/或呼吸异常等情况	● 如有异常，停止擦浴，及时处理 ● 护士：×××，您现在感觉怎样？如果有不舒服请告诉我
6. 操作后处理	
（1）擦浴毕，取下热水袋，根据需要更换干净衣裤，协助患者取舒适体位	● 护士：×××，已经给您擦好了，30分钟后我会来帮您测量体温，您先好好休息，多喝点温开水，如有其他需要请按呼叫器，我也会随时过来看您
（2）整理床单位，开窗，拉开床帘	
（3）用物处理	● 用物处理后备用
7. 洗手、记录	● 记录擦浴时间、效果、反应，便于评价 ● 擦浴后30分钟测量体温，若低于39℃，取下头部冰袋，在体温单上记录降温后的体温

【健康教育】

1. 向患者及家属解释全身降温的目的、作用、方法及注意事项。

2. 说明全身降温应达到的治疗效果。

【注意事项】

1. 擦浴过程中，注意观察局部皮肤情况及患者反应。

2. 心前区、腹部、后颈、足底为擦浴的禁忌部位。儿童及血液病高热患者禁用乙醇擦浴。

3. 擦浴时，以拍拭（轻拍）方式进行，避免用摩擦方式，因摩擦易生热。

4. 保护患者隐私，给予适当遮盖。

（四）其他冷疗法

1. 化学制冷袋（chemical cold pack）　可代替冰袋，维持时间约为2小时，具有方便、实用的特点。化学制冷袋有一次性和可反复使用两种。后者是内装凝胶或其他冰冻介质的冷袋，将其放入冰箱内4小时，其内容物由凝胶状态变为固态；使用时取出，在常温下吸热，又由固态变为凝胶状态（可逆过程），使用后外壁用消毒剂擦拭，置冰箱内，可反复使用。

2. 冰毯机（ice blanket machine）　即医用冰毯全身降温仪，简称冰毯机。冰毯机降温法分为单纯降温法和亚低温治疗法两种。前者用于高热患者，后者用于重型颅脑损伤患者。冰毯机利用半导体制冷原理，将水箱内蒸馏水冷却后通过主机与冰毯内的水进行循环交换，促进与毯面接触的皮肤散热，以达到降温目的。

3. 半导体降温帽　是利用半导体温差电制冷技术，造成帽内局部的低温环境，从而降低脑代谢率。多用于脑外伤、脑缺氧、脑水肿、颅内压增高等。

第三节　热疗法

    热疗法分为干法（干热法）和湿法（湿热法）两大类。湿热法具有穿透力强、不易使患者皮肤干燥、体液丢失少，且患者主观感受较好等特点；干热法具有保温时间长、不会浸软皮肤、烫伤危险性较小及患者更易耐受等特点。在临床护理工作中，应熟知热疗的目的、方法、特点、禁忌等，确保患者安全有效地使用热疗法。

一、目的

    1. 缓解疼痛　热疗可降低痛觉神经兴奋性，改善血液循环，加速致痛物质排出和炎性渗出物吸收，解除对神经末梢的刺激和压迫，因而可减轻疼痛；热疗可使肌肉松弛，增强结缔组织伸展性，增加关节的活动范围，减轻肌肉痉挛、僵硬，减轻关节强直所致的疼痛。适用于腰肌劳损、肾绞痛、胃肠痉挛等患者。

    2. 保暖与舒适　热疗可使局部血管扩张，促进血液循环，将热带至全身，使体温升高，让患者感到舒适。适用于年老体弱、危重、末梢循环不良等患者及早产儿。

    3. 促进炎症的消散和局限　热疗使局部血管扩张，血液循环加速，促进组织中毒素、废物的排出；同时血量增多，白细胞数量增多，吞噬能力增强和新陈代谢增加，使机体局部或全身的抵抗力和修复力增强。炎症早期用热疗，可促进炎性渗出物吸收与消散；炎症后期用热疗，可促进白细胞释放蛋白溶解酶，使炎症局限。适用于睑腺炎（麦粒肿）、乳腺炎等患者。

    4. 减轻深部组织的充血　热疗使皮肤血管扩张，平时大量呈闭锁状态的动静脉吻合支得以开放，皮肤血流量增多，全身循环血量重新分布，从而减轻深部组织的充血。

二、禁忌

    1. 未明确诊断的急性腹痛　热疗虽能减轻疼痛，但易掩盖病情，贻误诊断和治疗，有引发腹膜炎的危险。

2. 面部危险三角区的感染 因该处血管丰富，静脉无静脉瓣，且与颅内海绵窦相通，热疗可使血管扩张，血流增多，导致细菌和毒素进入血液循环，促进炎症扩散，易造成颅内感染和败血症。

3. 各种脏器出血、出血性疾病 热疗可使局部血管扩张，增加脏器的血流量和血管通透性而加重出血。对于凝血功能障碍的患者，用热会增加出血的倾向。

4. 软组织损伤或扭伤的初期（48小时内） 热疗可促进血液循环，加重皮下出血、肿胀、疼痛。

5. 其他

（1）急性炎症：牙龈炎、中耳炎、结膜炎等进行热疗时可使局部温度升高，促使细菌繁殖及分泌物增多，加重病情。

（2）心、肝、肾功能不全者：大面积热疗使皮肤血管扩张，减少对内脏器官的血液供应，加重病情。

（3）皮肤湿疹：热疗可加重皮肤受损，也使患者痒感增加而出现不适。

（4）金属移植物部位、人工关节：金属是热的良好导体，用热易造成烫伤。

（5）恶性病变部位：热疗可使正常与异常细胞新陈代谢加速而加重病情，同时又可促进血液循环而使肿瘤扩散、转移。

（6）麻痹、感觉异常者、婴幼儿、老年人慎用热疗。

（7）睾丸：用热会抑制精子发育并破坏精子。

（8）孕妇：热疗可增加胎儿先天畸形、流产、死胎的发生率。

三、方法

（一）热水袋（hot water bag）

【目的】

保暖、解痉、镇痛、舒适。

【操作前准备】

1. 评估患者并解释

（1）评估：患者的年龄、病情、体温、意识、治疗情况、局部皮肤状况、活动能力、合作程度及心理状态。

（2）解释：向患者及家属解释使用热水袋的目的、方法、注意事项及配合要点。

2. 患者准备

（1）了解热水袋使用的目的、方法、注意事项及配合要点。

（2）体位舒适、愿意合作。

3. 用物准备

（1）治疗盘内备：热水袋及手套、水温计、毛巾。

（2）治疗盘外备：盛水容器、热水、手消毒剂。

4. 环境准备　调节室温，酌情关闭门窗。

5. 护士准备　衣帽整洁，修剪指甲，洗手，戴口罩。

【操作步骤】

操作步骤	要点与沟通
1. 测量、调节水温	● 成人60~70℃，昏迷、感觉迟钝、循环不良等患者及老人、婴幼儿，水温应低于50℃
2. 备热水袋	
（1）灌水：去塞、放平热水袋、一手持袋口边缘，一手灌水（图9-3-1）。灌水至1/2~2/3满	● 边灌边提高热水袋，使水不致溢出 ● 灌水过多，使热水袋膨胀变硬，舒适感下降
（2）排气：热水袋缓慢放平，排出袋内空气并拧紧塞子	● 以防气体影响热的传导
（3）检查：用毛巾擦干热水袋，倒提，检查	● 检查热水袋有无破损，塞子是否拧紧，以防漏水
（4）加套：将热水袋装入布套	● 可避免热水袋与患者皮肤直接接触，防止烫伤，增进舒适，保温持久
3. 核对　携用物至患者床旁，核对患者床号、姓名、腕带、住院号	● 确认患者 ● 护士：您好！请问您叫什么名字？我可以看一下您的腕带吗？×××，您好！您刚做完手术，麻醉后会有点冷，我把热水袋放您脚上，给您保暖
4. 放置　放置在所需部位，袋口朝身体外侧	● 避免烫伤 ● 护士：×××，您好！热水袋已经放好了，您暖和点儿了吗？请不要脱掉热水袋外面的布套，否则容易烫伤，如感觉太烫，请告诉我
5. 时间　不超过30分钟	● 防止产生继发效应
6. 观察　效果与反应、热水温度等	● 如皮肤潮红、疼痛，应停止使用，并在局部涂凡士林以保护皮肤 ● 维持热水温度，以达到最佳治疗效果
7. 操作后处理　撤去治疗用物，协助患者取舒适体位，整理床单位，处理用物	● 热水倒空，倒挂，晾干，吹气，旋紧塞子，放阴凉处 ● 布袋洗净备用 ● 护士：×××，现在您不感觉冷了吧？那我把热水袋拿走，请您好好休息，谢谢
8. 洗手、记录	● 记录部位、时间、效果、患者反应，便于评价

【健康教育】

1. 向患者及家属解释使用热水袋的目的、作用及正确的使用方法。

2. 说明使用热水袋的注意事项及应达到的治疗效果。

【注意事项】

1. 使用前检查热水袋有无破损，热水袋与塞子是否配套、旋紧，以防漏水。

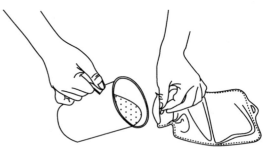

▲ 图9-3-1　灌热水袋法

2. 加强巡视，定期检查局部皮肤情况，必要时床边交班。

3. 炎症部位热敷时，热水袋灌水1/3满，以免压力过大，引起疼痛。

4. 特殊患者使用热水袋，水温不宜过高，且需再包一块大毛巾或放于两层毯子之间，以防烫伤。

（二）红外线灯及烤灯（infrared lamp and hot lamp）

红外线灯或鹅颈形烤灯（普通灯泡）可提供辐射热，常用于婴儿红臀、会阴部伤口及植皮供皮区等的照射治疗。

【目的】

消炎、镇痛、解痉、促进创面干燥结痂及肉芽组织生长。

【操作前准备】

1. 评估患者并解释

（1）评估：患者的年龄、病情、意识、治疗情况、局部皮肤状况、活动能力、合作程度及心理状态。

（2）解释：向患者及家属解释使用烤灯的目的、方法、注意事项及配合要点。

2. 患者准备

（1）了解烤灯使用的目的、方法、注意事项及配合要点。

（2）体位舒适、愿意合作。

3. 用物准备　红外线灯或鹅颈型烤灯、手消毒剂。必要时备有色眼镜。

4. 环境准备　调节室温，酌情关闭门窗，必要时床帘遮挡。

5. 护士准备　衣帽整洁，修剪指甲，洗手，戴口罩。

【操作步骤】

操作步骤	要点与沟通
1. 核对　携用物至患者床旁，核对患者床号、姓名、腕带、住院号	● 确认患者 ● 护士：您好，请问您叫什么名字？我可以看一下您的腕带吗？×××，您好！我是您的责任护士×××，您臀部的伤口愈合较慢，遵医嘱要用烤灯照射治疗，以促进伤口愈合
2. 暴露　暴露患处，体位舒适，用温水清洁局部治疗部位	● 必要时床帘遮挡，以维护患者隐私
3. 调节　调节灯距、温度，一般灯距为30~50cm（图9-3-2）	● 防止烫伤 ● 护士：您觉得温度合适吗？好的，温度已调好，请别随意调节，如果太热，请告诉我
4. 照射20~30分钟，注意保护皮肤	● 防止产生继发效应
5. 观察　每5分钟观察治疗效果与反应	● 观察有无过热、心慌、头晕感觉及皮肤有无发红、疼痛等，若出现异常则停止使用，并报告医生
6. 操作后处理　协助患者取舒适体位，整理床单位，将红外线灯（烤灯）擦拭整理后备用	● 护士：×××，谢谢您的配合，请您好好休息，如有需要可随时按床旁呼叫器
7. 洗手、记录	● 记录部位、时间、效果、患者的反应，便于评价

【健康教育】

1. 向患者及家属解释使用烤灯的目的、作用及正确的使用方法。

2. 说明使用烤灯的注意事项及应达到的治疗效果。

【注意事项】

1. 根据治疗部位选择不同功率的灯泡。

2. 前胸、面部、颈部照射时，应戴有色眼镜或用纱布遮盖眼睛，因眼内含有较多的液体，对红外线吸收较强，一定强度的红外线直接照射可引发白内障。

3. 对于意识障碍、局部感觉障碍、血液循环障碍、瘢痕者，治疗时应加大灯距，防止烫伤。

4. 红外线多次治疗后，治疗部位皮肤可出现网状红斑、色素沉着等现象，一旦出现网状红斑，应立即停止照射。红斑一般不需特殊处理，停止治疗后会自然消退。

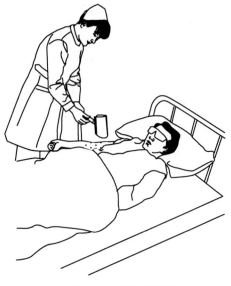

▲ 图9-3-2　烤灯的使用

5. 使用时避免触摸灯泡或用布覆盖烤灯，以免发生烫伤、火灾等。

（三）热湿敷（hot moist compress）

【目的】

消炎、消肿、止痛、解痉。

【操作前准备】

1. 评估患者并解释

（1）评估：患者的年龄、病情、治疗情况、局部皮肤、伤口状况、活动能力、合作程度及心理状态。

（2）解释：向患者及家属解释热湿敷的目的、方法、注意事项及配合要点。

2. 患者准备

（1）了解热湿敷使用的目的、方法、注意事项及配合要点。

（2）体位舒适、愿意合作。

3. 用物准备

（1）治疗盘内备：敷布2块、纱布、一次性治疗巾、棉垫、水温计、手套。

（2）治疗盘外备：热水瓶、脸盆（内盛放热水）、手消毒剂、一次性手套。必要时备大毛巾、热水袋、换药用物。

4. 环境准备　调节室温，酌情关闭门窗，必要时床帘遮挡。

5. 护士准备　衣帽整洁，修剪指甲，洗手，戴口罩。

【操作步骤】

操作步骤	要点与沟通
1. 核对　携用物至患者床旁，核对患者床号、姓名、腕带、住院号	● 确认患者 ● 护士：您好，请问您叫什么名字？我可以看一下您的腕带吗？我是您的责任护士×××，最近您的伤口水肿愈合不好，遵医嘱要给您热湿敷
2. 患处准备　暴露患处，垫一次性治疗巾于受敷部位下	● 必要时床帘遮挡，保护患者隐私 ● 保护皮肤及床单位
3. 热湿敷	
（1）戴手套，将敷布浸入热水中后拧至半干	● 水温50~60℃，拧至不滴水为度，放在手腕内侧试温，以不烫手为宜
（2）抖开，折叠敷布敷于患处，上盖棉垫	● 及时更换盆内热水以维持水温，若患者感觉过热，可掀起敷布一角散热 ● 若热敷部位有伤口，须按无菌技术处理伤口 ● 护士：请感觉一下，温度可以吗？如太烫，请随时告诉我，我马上处理
（3）每3~5分钟更换一次敷布，持续15~20分钟	● 防止产生继发效应
4. 观察　效果及反应	● 观察皮肤颜色，全身情况，以防烫伤
5. 操作后处理　敷毕，轻轻拭干热敷部位，脱去手套。协助患者取舒适体位，整理床单位，用物处理	● 勿用摩擦方法擦干，因皮肤长时间处于湿热气中容易破损 ● 消毒后备用 ● 护士：×××，已经帮您热敷好了，请不要摩擦湿敷部位皮肤，以免皮肤受损。如有需要，请按床旁呼叫器，我也会随时过来看您
6. 洗手、记录	● 记录热湿敷部位、时间、效果及患者反应，便于评价

【健康教育】

1. 向患者及家属解释热湿敷的目的、作用及正确的使用方法。

2. 说明热湿敷的注意事项及应达到的治疗效果。

【注意事项】

1. 若患者热敷部位不禁忌压力，可在敷布上放置热水袋再盖以大毛巾，以维持温度。

2. 若热敷部位有伤口，须按无菌技术处理伤口。

3. 面部热敷者，应间隔30分钟后方可外出，以防感冒。

（四）温水坐浴（warm site bath）

【目的】

消炎、消肿、止痛、促进引流，用于会阴部、肛门疾病及手术后。

【操作前准备】

1. 评估患者并解释

（1）评估：患者的年龄、病情、治疗情况、局部皮肤及伤口状况、意识状况、活动能力、合作程度及心理状态。

（2）解释：向患者及家属解释温水坐浴的目的、方法、注意事项及配合要点。

2. 患者准备

（1）了解温水坐浴的目的、方法、注意事项及配合要点。

（2）排尿、排便，清洗局部皮肤。

3. 用物准备

（1）治疗盘内备：水温计、药液（遵医嘱配制）、无菌纱布、毛巾。

（2）治疗盘外备：消毒坐浴盆、热水瓶、手消毒剂。必要时备换药用物。

4. 环境准备　调节室温，关闭门窗，必要时床帘遮挡。

5. 护士准备　衣帽整洁，修剪指甲，洗手，戴口罩。

【操作步骤】

操作步骤	要点与沟通
1. 配液、调温　遵医嘱配制药液，置于浴盆内1/2满，调节水温	● 水温40~45℃，避免烫伤
2. 核对　携用物至患者床旁，核对患者床号、姓名、腕带、住院号	● 确认患者 ● 护士：您好，请问您叫什么名字？我可以看一下您的腕带吗？×××，您好！我是您的责任护士×××，遵医嘱给您用药水温水坐浴，这有利于改善您会阴伤口的炎症
3. 置浴盆于坐浴椅上（图9-3-3）	
4. 坐浴	
（1）协助患者将裤子脱至膝部后取坐姿	● 拉上床帘遮挡，保护患者隐私
（2）嘱患者将臀部和外阴部全部浸泡于药液中	● 保证治疗效果
（3）持续15~20分钟	● 随时调节水温，尤其是冬季，要注意室温与保暖，避免患者着凉 ● 护士：现在水温合适吗？水凉了要告诉我，我会及时给您加水。如有不适，请随时告诉我
5. 观察　效果与反应	● 若出现面色苍白、脉搏加快、晕眩、软弱无力，应停止坐浴
6. 操作后处理　坐浴毕，用纱布擦干臀部，协助穿裤，取舒适体位，整理床单位，拉开床帘、开窗，用物处理	● 用物消毒后备用 ● 护士：×××，坐浴时间够了，您可以用纱布擦干后起来，需要我帮忙吗？现在是不是舒服一些？您平时在家也可以进行温水坐浴，但要避开月经期
7. 洗手、记录	● 记录坐浴的时间、部位、药液、效果、患者反应，便于评价

【健康教育】

1. 向患者及家属解释温水坐浴的目的、作用及正确的使用方法。

2. 说明温水坐浴的注意事项及应达到的治疗效果。

【注意事项】

1. 坐浴前先排尿、排便，因热水可刺激会阴部、肛门易引起排尿、排便反射。

2. 女性患者经期、妊娠后期、产后2周内、阴道出血和盆腔急性炎症不宜坐浴，以免引起或加重感染。

3. 坐浴部位若有伤口，坐浴盆、溶液及用物必须无菌；坐浴后用无菌技术处理伤口。

4. 坐浴过程中，密切观察患者的面色、脉搏、呼吸，倾听患者主诉，有异常时应停止坐浴，并及时报告医生。

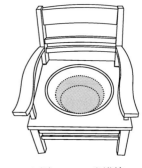

▲ 图9-3-3　坐浴椅

（五）其他热疗法

1. 化学加热袋（chemical hot pack）　是密封的塑料袋，内盛两种化学物质，当化学物质充分混合时，发生化学反应而产热。化学物质反应初期温度不高，之后逐渐升温达到高峰，最高温度可达76℃，平均温度为56℃，可持续使用2小时左右。使用方法与热水袋相同，一定要加布套方可使用，必要时可加双层布套包裹使用，避免烫伤。

2. 透热疗法（diathermy）　是利用高频电流使组织深部产生强热，主要应用于类风湿性关节炎、变形性关节疾病、创伤、肌肉痉挛、筋膜炎等的物理治疗。应用时注意机体内不可有金属物等，以免烫伤。

相关链接 | **低温烫伤**

低温烫伤是指温度为43~60℃的致热原长时间与皮肤接触，造成热蓄积和渗透，引发从真皮浅层向真皮深层及皮下各层组织的渐进损伤和坏死。低温烫伤疼痛感不太明显，常常仅皮肤出现红肿、水疱、脱皮或者皮肤变白等现象，一般烫伤面积不大，但创面深。随着"暖宝宝"、热水袋、电热毯、取暖器等保暖产品及红外线灯、频谱仪等理疗设备的逐渐普及，中药热敷、艾灸、拔火罐等中医疗法的广泛使用，低温烫伤的发病率呈上升趋势。老年人、婴幼儿、意识障碍和局部失去知觉者是低温烫伤的好发人群。公众应选择质量有保障的取暖产品，按正确方法来使用。使用电热毯时，温度不要设得过高，也不要整夜使用；使用热水袋时，要用毛巾把热水袋包上，时间不宜过长；控制好理疗设备的温度及与治疗局部皮肤的距离；不要长时间贴近暖气等热源。

（王海彦）

学习小结

冷疗法的作用包括减轻局部充血或出血、缓解疼痛、限制炎症扩散、降温等。血液循环障碍、慢性炎症或深部化脓病灶、组织损伤破裂或有开放性伤口处、对冷过敏等情况，以及足底、心前区、枕后、耳郭、阴囊、腹部等部位禁忌冷疗。常用的冷疗法包括冰袋、冷湿敷、温水擦浴、乙醇擦浴等。使用冷疗法的注意事项包括：随时观察用冷部位局部情况，防止冻伤；倾听患者主诉，如有皮肤麻木、寒战、面色苍白、脉搏呼吸等异常立即停止用冷；为患者降温时，应在给予降温措施后30分钟测量体温，并记录在体温单上。

热疗的目的包括减缓疼痛、保暖、促进炎症的消散和局限、减轻深部组织的充血等。未明确诊断的急性腹痛、面部危险三角区的感染、脏器出血、出血性疾病、软组织损伤或扭伤的初期、急性炎症、心肝肾功能不全、皮肤疾病、金属移植物部位、人工关节等情况禁忌热疗；恶性病变部位、麻痹及感觉异常者、婴幼儿及老年人等慎用热疗。常用热疗法包括热水袋、红外灯及烤灯、热湿敷、温水坐浴等。热疗的注意事项包括：密切观察皮肤状况，倾听患者主诉，如出现面色、脉搏、呼吸等的异常应停止热疗；热疗时温度不宜过高，以防烫伤；如为开放性伤口，须按无菌技术处理；面部热疗后，应间隔30分钟后方可外出，以防感冒。

复习思考题

1. 患者，男性，68岁，全身麻醉下行"经腹腔直肠癌切除术"。现为术后第3日，突然发冷、寒战。体格检查：体温39.2℃，脉搏116次/min，呼吸22次/min，血压140/90mmHg。请思考：
   （1）该患者较适宜的降温措施有哪些？
   （2）为患者实施降温的过程中应注意哪些问题？

2. 患者王某，女性，73岁，全身麻醉下行"左乳腺癌根治术"。现术后从手术室回到病室，神志清楚，自诉觉得全身发冷。体格检查：体温35.6℃，脉搏78次/min，呼吸14次/min，血压95/62mmHg。请思考：
   （1）可用哪些方法帮助患者解决"觉得全身发冷"的问题？
   （2）为患者进行保暖时应注意哪些问题？

3. 患者林某，女性，35岁，下楼时不慎扭伤踝关节，脚踝肿胀，疼痛难忍。请思考：

（1）此时应采取怎样的护理措施？
（2）采用该护理措施的目的和原理是什么？

4. 患者李某，男性，52岁，痔疮手术后，遵医嘱行温水坐浴。请思考：
   （1）温水坐浴时水温应控制在多少？
   （2）为患者实施温水坐浴的注意事项有哪些？
   （3）哪些患者不宜实施温水坐浴？

5. 患者王某，女性，30岁，高热待查，体温39.8℃，遵医嘱行乙醇擦浴降温。请思考：
   （1）乙醇擦浴降温的主要机制是什么？
   （2）用于擦浴的乙醇浓度是多少？
   （3）身体的哪些部位不宜进行乙醇擦浴？

6. 单项选择题
   （1）下列描述中，禁忌局部用冷疗的是
   A. 局部肤色发绀
   B. 化脓感染
   C. 鼻出血

D. 高热

E. 牙痛

（2）心前区禁用冷疗，以防

A. 冻伤

B. 反射性心率减慢

C. 血管收缩影响散热

D. 腹泻

E. 一过性冠状动脉收缩

（3）鼻周围三角区感染化脓禁用热敷的主要原因是

A. 加重疼痛

B. 可导致颅内感染

C. 增加神经兴奋性

D. 加重局部出血

E. 掩盖病情，难以确诊

（4）护士在为炎症早期的患者进行热疗前，向患者解释热疗的作用，下列说法正确的是

A. 减轻局部充血

B. 溶解坏死组织控制炎症扩散

C. 保暖

D. 促进炎症渗出物的吸收和消散

E. 提升痛觉神经末梢的敏感性

（5）局部热湿敷操作，下列描述中不妥的是

A. 敷料每3~5分钟更换一次

B. 有创面的部位热敷后按换药法处理伤口

C. 热敷部位涂凡士林，其范围等于热敷面积

D. 敷料以不滴水为度

E. 若为开放伤口，所使用的用物均需是无菌物品

单项选择题答案：1A 2B 3B 4D 5C

第十章

患者的饮食与营养

学习目标

知识目标

1. 掌握　营养素、治疗饮食、试验饮食、鼻饲法、要素饮食及胃肠外营养的概念；医院饮食类别及各类饮食的种类、原则及适用范围；鼻饲法的适应证、禁忌证及注意事项。
2. 熟悉　人体所需七大营养素的来源及功能；要素饮食和胃肠外营养的并发症及注意事项。
3. 了解　饮食、营养与健康、疾病痊愈的关系。

能力目标

1. 能初步判断患者营养状况。
2. 能规范完成鼻饲法。
3. 能对患者进行一般与特殊饮食护理。

素质目标

能遵守营养及食品卫生相关法律法规要求；在饮食与营养护理，尤其是鼻饲法中，关爱患者，全心全意为患者的健康服务。

　　营养健康管理的理念已经深入人心，它以不同人群的健康状况为关注点，对健康人群、亚健康人群、患病人群、特殊人群进行饮食与营养管理，从而提高公众健康水平，提升公众生存质量。

📢 **问题与思考**

　　患者李某，女性，19岁。1年前因学习需要离家在外，日常生活没有规律。假期回家时体重比入学时增加10kg，同学都说她"超重"。为了减肥，她开始节食，每日仅摄入一餐，且量少。1个月后虽然体重减轻了12kg，但每日总觉得无精打采，上课时注意力不能集中，记忆力明显下降。因此，到校医院就诊。请思考：

1. 患者健康状况明显减退的原因是什么？
2. 护士对患者进行健康教育时，应如何指导其合理膳食？

第一节 概述

合理的饮食与营养（diet and nutrition）是维持机体正常生理功能及生长发育、新陈代谢等生命活动的基本条件。不良的饮食与营养可引起人体各种营养失衡，甚至导致疾病的发生。此外，当机体患病时，可以通过合理的饮食调配和适宜的饮食供给途径来满足病理情况下机体对营养的需求，从而达到治疗或辅助治疗的目的。因此，护士必须掌握饮食、营养与健康及疾病的关系，才能采取有效的饮食与营养护理措施，满足不同人群在疾病康复、健康维持过程中的营养需求，达到恢复健康和促进健康的目的。

一、人体对营养的需要

（一）热能

热能（energy）是一切生物维持生命和生长发育及从事各种活动所必需的能量，由食物内的化学潜能转化而来。人体的主要热能来源是碳水化合物，其次是脂肪、蛋白质；因此，这些物质又被称为热能营养素。人体对热能的需要量因年龄、性别、劳动量、环境等因素的不同而不同。根据中国营养学会的推荐标准，我国成年男子的热量供给量为9.41~12.55MJ/d，成年女子为7.53~10.04MJ/d。

（二）营养素与营养价值

营养素（nutrient）是指在食物中可以为人体提供能量、构成机体成分、修复机体组织、调节机体生理功能的化学物质。按照结构和功能，营养素可分为蛋白质、脂类、碳水化合物（糖类）、维生素、矿物质（无机盐）、水六大类，其中蛋白质、脂类、碳水化合物（糖类）和水这四类营养素机体需要量较多，称为宏量营养素，而维生素、矿物质（无机盐）机体需要量相对较少，称为微量营养素。

营养价值（nutritional value）是指食物中营养素能够满足人体需要的程度，其中涉及特定食物中营养素的质和量的关系。食品营养价值的高低取决于食品中营养素的含量是否齐全、数量多少、相互间比例是否适宜、人体食入后是否易于消化和吸收等。一般来说，食品中所提供的营养素种类、含量及其易消化、吸收程度越接近人体的需要，则该食品的营养价值就越高。

1. 蛋白质 蛋白质（protein）是维持生命的重要物质基础，由多种氨基酸组成，并含有碳、氢、氧、氮及少量的硫和磷，其主要功能是构成和修复人体组织，调节生理功能，供给热能，维持胶体渗透压等。正常成人体内蛋白质占16%~19%，其供给的能量占总能量的10%~14%。蛋白质主要来源有肉类、水产类、乳类、蛋类、豆类等，男性平均每日需要65g，女性平均每日需要55g。

2. 脂肪 脂肪（fat）也称脂类或脂质，是组成人体组织细胞的一个重要成分，分为中性脂肪和类脂质，其主要功能是提供热能，参与构成组织细胞，供给必需脂肪酸，促进脂溶性维生素的吸收和利用，维持人体体温，保护肝脏。脂肪是人体最丰富的热量来源，其供给的能量占人体总能量的20%~30%。脂肪主要来源于食用油、肉类、蛋黄、鱼肝油、芝麻、花生、豆类等。

3. 碳水化合物 碳水化合物（carbohydrate）又称糖类，由碳、氢、氧三种元素组成，其主要功能为供给热能、参与构成机体组织、护肝、解毒及抗生酮。碳水化合物是人体能量的主要来源，其供给的能量占总能量的50%~65%。碳水化合物主要来源于谷类和根茎类中的薯类食物，少量来自食糖。大多数食物中的碳水化合物以多糖及双糖的形式存在。

有一类碳水化合物只在植物性食物中含有，具有保持肠道和人体健康的很重要的生理作用，被营养学界认定为第七类营养素——膳食纤维。膳食纤维（dietary fiber）是指能抗人体小肠的消化吸收而在人体大肠能部分或全部发酵的可食用的植物性成分、碳水化合物及其相类似物质的总和，主要包括纤维素、半纤维素、果胶、树胶、多糖、寡糖、木质素等成分。膳食纤维主要分布于植物的根、茎、叶、花、果、种子中，尤其在全谷类食物中含量丰富。人体每日膳食纤维摄入量应达到25~30g。

4. 维生素 维生素（vitamin）是维护人体健康、促进生长发育和调节生理功能所必需的有机化合物。维生素种类很多，每一种维生素的生理功能因其化学结构不同而不同。维生素既不参与组织构成也不供给能量，但缺乏任何一种或几种，都将对整个机体的代谢产生影响，甚至会导致机体发生维生素缺乏症。维生素在体内不能合成或合成较少，必须从食物中摄取。根据其溶解性，可将其分为水溶性维生素（如维生素C、维生素B族、叶酸）和脂溶性维生素（如维生素A、维生素D、维生素E、维生素K）两大类。

5. 矿物质 矿物质（minerals）也称无机盐，包括除碳、氢、氧、氮以外的体内各种元素，是人体的重要组成部分，占体重的2.2%~4.3%，对调节和维持正常的生理功能起主要作用。矿物质是构成机体组织、细胞内外液的重要成分。其中含量较多的有钙、镁、钾、钠、磷、硫、氯7种元素，称为常量元素。其他的元素含量甚微，如铁、碘、铜、锌、锰、钴、钼、硒、铬、镍、锡、硅、氟、钒等，称为微量元素。矿物质广泛存在于食物中，大多能满足机体需要，但比较容易缺乏的矿物质是钙和铁，尤其是儿童、青少年、老年人、孕妇和母乳喂养者应酌情补充。

6. 水 水（water）是人类生存所必需的物质，是构成人体组织的重要成分，占体重的60%~70%。其主要功能是构成人体组织，参与体内新陈代谢，溶解和运送营养素、代谢物，维持消化吸收等。机体水的来源有内生水、饮用水和食物中的水。成人每日需要量约为2 500ml，每日需水量因季节、气候、劳动强度和饮食习惯不同而不同。

二、饮食营养与健康的关系

合理的膳食搭配和科学的烹饪加工可为人体提供足够的能量和各种营养素，并保持摄入的能量及各种营养素之间的均衡比例，最终达到满足人体生长发育和生理功能的需要，维持和促进人体健康的目的。

不合理的饮食可能造成营养失调。食物单调或进食量少可能造成营养缺乏性疾病，如缺铁性贫血、佝偻病；食物或某些营养素摄入过多可能造成营养过剩，如肥胖症、2型糖尿病、冠状动脉粥样硬化等；饮食处理不当，如油炸食物、生熟食品交叉污染、腌渍食物均可能损害健康。

《中国居民膳食指南（2022）》提炼出平衡膳食八准则：① 食物多样，合理搭配；② 吃动平衡，健康体重；③ 多吃蔬果、奶类、全谷、大豆；④ 适量吃鱼、禽、蛋、瘦肉；⑤ 少盐少油，控糖限酒；⑥ 规律进餐，足量饮水；⑦ 会烹会选，会看标签；⑧ 公筷分餐，杜绝浪费。为了帮助人们合理搭配日常膳食，我国根据中国居民膳食特点提出了中国居民平衡膳食宝塔（图10-1-1）。

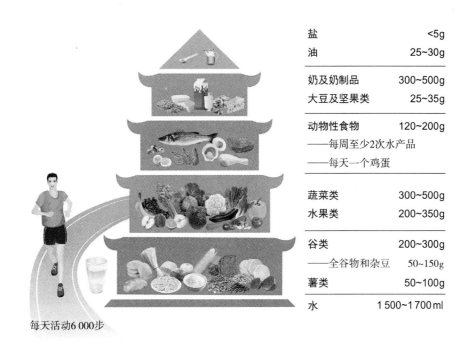

盐	<5g
油	25~30g
奶及奶制品	300~500g
大豆及坚果类	25~35g
动物性食物	120~200g
——每周至少2次水产品	
——每天一个鸡蛋	
蔬菜类	300~500g
水果类	200~350g
谷类	200~300g
——全谷物和杂豆	50~150g
薯类	50~100g
水	1 500~1 700ml

每天活动6 000步

▲ 图10-1-1　中国居民平衡膳食宝塔

三、饮食营养与疾病的关系

人体患病时常伴有不同程度的代谢变化，需要特定的饮食及营养来辅助治疗疾病，促进康复。

1. 补充额外损失和消耗的营养素　机体处在疾病应激状态时，会出现营养素或热能的消耗增加及某些特定营养素的额外损失，若能及时、合理、有针对性地调整营养素的摄入，补充足够的营养，则可增强机体的抗病能力，促进创伤组织的修复及疾病的痊愈。如大面积烧伤患者，其水分、蛋白质大量丢失，能量消耗增加，给予高热量、高蛋白饮食并保证足够水分的摄入，可有效改善机体的营养状态，促进伤口的愈合。

2. 辅助诊断和治疗疾病　特定的饮食可作为辅助诊断疾病的方法，如肌酐试验饮食可辅助诊断"肌酐清除率"。对于某些疾病，饮食治疗已经成为重要的治疗手段之一。根据疾病治疗的需要，调整食物组成，控制某些营养素的摄入量，可控制疾病的发展，促进疾病的痊愈。如：糖尿病患者必须控制碳水化合物的摄入量，心力衰竭、肝硬化致水钠潴留患者应限制水与钠的摄入量。此外，根据疾病的病理生理特点，制定相应的饮食治疗方案和特定的饮食配方，或提供特殊饮食营养支持如要素饮食、胃肠外营养等，可以增强机体抵抗力，促进组织修复和恢复代谢功能。此外，选择恰当的烹调方法以改变食物的性质，可有效地供给足够的、科学的营养，为其他治疗（如手术、化疗等）和健康恢复创造有利的条件。

第二节 医院饮食

为适应不同的病情需要，医院饮食可分为基本饮食、治疗饮食及试验饮食。

一、基本饮食

基本饮食（basic diet）包括普通饮食、软质饮食、半流质饮食和流质饮食四种（表10-2-1）。

▼ 表10-2-1 医院基本饮食

饮食种类	适用范围	饮食原则	用法	可选食物
普通饮食（general diet）	消化功能正常，病情较轻或疾病恢复期的患者	营养平衡，易消化，无刺激性的一般食物	总热量2 200~2 600kcal（1kcal=4.18kJ），蛋白质1~1.2g/kg，脂肪0.8~1.0g/kg，碳水化合物275~350g；水分2 500~3 000ml。每日3餐，一般以早、晚餐各占30%，午餐占40%为宜	无特殊限制
软质饮食（soft diet）	消化功能差，咀嚼不便；低热；胃肠炎、消化道术后恢复期的患者	细软，易咀嚼，易消化	每日3~4餐，总热量2 200~2 400kcal。蛋白质60~80g，其他营养素按正常需要量供给	切碎煮烂的菜与肉、软饭、面条等
半流质饮食（semi-liquid diet）	发热，吞咽咀嚼困难，消化道疾患及消化道术后患者	外观呈半流体状，易于咀嚼及吞咽，膳食纤维含量少	每日5~6餐。总热量1 500~2 000kcal，蛋白质50~60g，脂肪40~50g，碳水化合物250g，必要时补充维生素和矿物质	粥、细软面条、泥、末、羹等
流质饮食（liquid diet）	高热，极度虚弱，无力咀嚼食物；口腔科手术、大手术后；急性消化道疾病等患者	食物呈流体状或在口腔内能融化为液体的膳食，极易消化、含渣少	每日6~7餐，每餐200~300ml。总热量800kcal，蛋白质40~50g	乳类、豆浆、米汤、肉汁、菜汁、果汁等

二、治疗饮食

治疗饮食（therapeutical diet）是指在基本饮食的基础上，适当调节热能和营养素的摄入量，以适应病情的需要，达到治疗或辅助治疗的目的，从而促进患者的康复（表10-2-2）。

三、试验饮食

试验饮食（test diet）也称诊断饮食，是指在特定的时间内，通过对饮食内容的调整来协助诊断疾病和确保实验室检查结果正确性的一种饮食（表10-2-3）。

▼ 表10-2-2　治疗饮食

饮食种类	适用范围	饮食原则及用法
高热量饮食（high calorie diet）	用于热能消耗较高的患者（如甲状腺功能亢进、高热、大面积烧伤、肝炎等）及产妇	在基本饮食的基础上加餐2次，可加牛奶、豆浆、鸡蛋、藕粉、蛋糕、奶油、巧克力等。总热量约3 000kcal/d
高蛋白饮食（high protein diet）	用于长期消耗性疾病（如癌症、结核病、严重贫血等），大手术后，低蛋白血症、孕妇、乳母等	在基本饮食的基础上增加蛋白质摄入量，尤其是优质蛋白，如肉、鱼、蛋、乳类、豆制品等。蛋白质供给量为1.5~2.0g/（kg·d），总量不超过120g/d，总热量为2 500~3 000kcal/d
低蛋白饮食（low protein diet）	用于限制蛋白质摄入者，如急性肾炎、肾衰竭、肝性脑病等患者	应多补充蔬菜和含糖高的食物，维持正常热量。成人饮食中蛋白质含量不超过0.8g/（kg·d）。肾功能不全者应摄入动物蛋白，忌用豆制品；若肾功能严重衰竭，甚至需摄入无蛋白饮食，并静脉补充氨基酸。肝性脑病者应以植物蛋白为主
低脂肪饮食（low fat diet）	用于肝胆胰疾患、冠心病、动脉硬化、高脂血症、肥胖症及腹泻等患者	饮食清淡、少油，禁食肥肉、蛋黄、动物脑等。成人脂肪摄入量在50g/d以下，肝胆胰疾病患者少于40g/d，尤其要限制动物性脂肪的摄入。高脂血症及动脉硬化患者不必限制植物油（椰子油除外）
低胆固醇饮食（low cholesterol diet）	用于高胆固醇血症、冠心病、动脉粥样硬化、高血压、胆石症等患者	成人胆固醇摄入量少于300mg/d，禁用或少用含胆固醇高的食物，如动物内脏、动物脑、蛋黄、鱼子、肥肉和动物油等
低盐饮食（low salt diet）	用于心脏病、急慢性肾炎、肝硬化腹水、重度高血压但水肿较轻的患者	成人食盐摄入量不超过2g/d，但不包括食物内自然存在的氯化钠。禁用腌制食品，如咸肉、咸菜、皮蛋、香肠等
无盐低钠饮食（non salt low sodium diet）	适用范围同低盐饮食，但一般用于水肿较重的患者	无盐饮食除食物内自然含钠量外，烹调时不放食盐；低钠饮食除无盐外，还应控制摄入食品中自然存在的含钠量（控制在0.5g/d以下）。均禁用腌制食品、含钠食物和药物，如油条、挂面、汽水、碳酸氢钠药物等
低渣饮食（low residue diet）	用于伤寒、肠炎、腹泻、痢疾、食管-胃底静脉曲张、肠道手术前后、肛门肿瘤等患者	饮食中应少含膳食纤维，不用强刺激调味品及坚硬、带碎骨的食物
高膳食纤维饮食（high cellulose diet）	用于便秘、肥胖症、糖尿病及高脂血症等患者	饮食中应多含膳食纤维，如各种粗粮、芹菜、韭菜、竹笋等

▼ 表10-2-3　试验饮食

饮食种类	适用范围	饮食原则及用法
肌酐试验饮食（creatinine test diet）	用于协助检查、测定肾小球的滤过功能	试验期为3日，试验期间禁食肉类、禽类、鱼类，忌喝茶与咖啡，限制蛋白质的摄入。全日主食在300g以内，每日蛋白质供给量<0.8g/kg，以排除外源性肌酐的影响。蔬菜、水果、植物油不限，热量不足可添加藕粉和含糖的点心等。第3日留取患者尿液和血液进行内生肌酐清除率的检测

饮食种类	适用范围	饮食原则及用法
甲状腺^{131}I试验饮食 （^{131}I thyroid test diet）	用于协助检查甲状腺功能	试验期为2周，试验期间禁食含碘食物，如海带、海蜇、虾、紫菜、海鱼、含碘盐等，并禁用碘做局部消毒。2周后进行^{131}I功能测定
尿浓缩功能试验饮食 （urine concentration function test diet）	用于检查肾小管的浓缩功能	试验期为1日，控制全日饮食中的水分，总量在500~600ml，可进食含水分少的食物，如米饭、馒头、面包、土豆等，烹调时尽量不加或少加水；避免食用过甜、过咸的食物，蛋白质供给量为1.0g/（kg·d）
胆囊超声检查饮食 （gallbladder B ultrasonic examination diet）	用于行超声检查胆囊及胆管形态和功能的患者	检查前3日禁食牛奶、豆制品、糖类等易发酵产气食物，检查前1日晚进食无脂肪、低蛋白、高碳水化合物饮食，检查当日早晨禁食。若还需了解胆囊收缩功能，在第一次超声检查后，如胆囊显影良好，可进食高脂肪餐，脂肪量25~50g（如油煎荷包蛋2只），30~45分钟后第二次超声检查观察。如效果不明显，可再等30~45分钟后再次检查
葡萄糖耐量试验饮食 （glucose tolerance test diet）	用于糖尿病的诊断	试验前食用碳水化合物≥300g的饮食共3日。同时，停用一切能升降血糖的药物。试验前1日晚餐后禁食（禁食10~12小时）直至翌晨试验。试验日晨采血后将葡萄糖75g溶于300ml水中顿服，糖餐后0.5小时、1小时、2小时和3小时分别采血测定血糖

第三节　一般饮食护理

饮食不合理、营养失衡是许多疾病发生的直接或间接原因，或者是左右疾病转归的重要因素。临床护士要在接收患者的第一时间就关注患者的营养状况，在病史采集、健康评估、护理诊断、护理计划制定等环节都要注重对患者的营养健康监测、评估、危险因素干预，以及在患者住院期间整个护理过程中的营养管理指导和营养健康宣传教育等。

一、病区的饮食管理

患者入院后，由病区医生开出饮食医嘱，确定患者所需的饮食种类，护士在病区的饮食单上填写患者的饮食类型，并填写入院饮食通知单，送交营养室，同时在患者的床头或床尾做好相应的标记。因病情需要更改饮食时（如流质饮食改为半流质饮食、手术前需禁食或病愈出院需停止饮食等），由医生开出医嘱，护士按医嘱填写饮食更改通知单或饮食停止通知单，送交营养室，由营养室进行相应处理。

二、患者的饮食护理

（一）进食前的护理

1. 环境的准备 患者用餐环境应以清洁、卫生、整齐、空气新鲜、气氛轻松愉快为原则。为此，应做到：① 去除一切不良气味及不良视觉影响；② 避免在饭前进行令人感到不愉快或不舒适的治疗；③ 病室内如有危重或呻吟的患者，可用屏风遮蔽；④ 如条件允许，可鼓励患者在病区餐厅集体进餐，或同病室患者共同进餐，以营造轻松、愉快的气氛，增进食欲。

2. 患者的准备 进餐前患者感觉舒适会有利于进食。因此，在进餐前，护士应协助患者做好相应的准备工作。

（1）解除易造成患者食欲减退的症状（如对疼痛患者采取镇痛措施等），同时应减轻患者的心理压力，如焦虑和抑郁。

（2）给予饮食营养卫生的健康教育：在患者原有认识的基础上进行针对性的饮食营养卫生知识教育，如特殊饮食的意义及要求、科学饮食和合理营养的作用及方法等。

（3）需要时，协助患者大小便。

（4）协助患者洗手和清洁口腔。

（5）协助患者采取舒适的进餐体位：根据患者病情，不便下床者可选取坐位或半坐卧位，并在床上摆放小桌进餐；卧床患者可选取侧卧位或仰卧位（头转向一侧），并给予适当支托。

（6）取得患者同意后，将治疗巾或餐巾围于患者胸前，以保持衣服和被单的清洁。

3. 护理人员准备

（1）衣帽整洁，洗净双手。

（2）根据饮食单上不同的饮食种类，协助配餐员分发饮食。对禁食患者，应告知原因，以取得配合。

（3）掌握好当日当餐的特殊饮食要求，如禁食或限量等，并仔细核对，防止出现差错。

（二）进食时的护理

1. 核对患者身份与饮食单信息是否一致，并检查患者的饮食类型，督促和协助配餐员及时将热饭、热菜准确无误地分发给每位患者。

2. 巡视病房，观察患者进食情况，鼓励或协助患者进食。督促治疗饮食、试验饮食的落实，并评估患者饮食营养的需要是否得到满足，教育、纠正不良饮食习惯及违规饮食行为，征求患者对饮食制作的意见，并及时向营养室反馈。

3. 鼓励卧床患者自行进食，并协助将餐具、食物放到易取处。不能自行进食者应予喂食。喂食时不要催促患者，每次喂食的量及速度适中、温度适宜，饭和菜、固体和液体食物应轮流喂。为避免呛咳，应将患者头部稍垫高并偏向一侧。进流质者，可用吸管吸吮。

4. 对双目失明或双眼被遮盖的患者，除遵循上述喂食要求外，还应告知喂食内容以增加患者进食的兴趣，促进其消化液的分泌。若患者要求自己进食，可按时钟平面图放置食物，并告知方向、食品名称，利于患者取用食物。例如，在6点钟的位置放饭，12点的位置放汤，9点、3点的位置放菜等，并帮助患者确认（图10-3-1）。

（三）进食后护理

1. 及时收回餐具，督促和协助患者洗手、漱口或为患者做口腔护理，整理床单位。

2. 协助患者饮水　对于病情危重或生活不能自理的患者，护士应按时按需协助患者饮水。对需要增加饮水量的患者，应督促患者在白天完成一日总饮水量的3/4，以免夜间饮水多，增加排尿频次而影响睡眠。对限制饮水者，护士应说明限水目的及饮水量，并制定饮水计划；若发现患者口干，可用湿棉球湿润口唇或滴水湿润口腔黏膜；如患者口渴严重且病情允许，可采用口含冰块或酸梅等方法刺激唾液分泌而止渴。

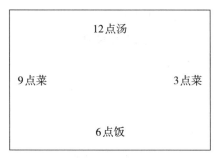

▲ 图10-3-1　食物摆放位置平面图

3. 评估患者的进食量是否达到营养要求，并根据需要做好记录，如进食的种类、数量，患者进食时和进食后的反应等。

4. 对未进食的患者，应了解原因，并通知其责任护士。对暂需禁食或延迟进食的患者应做好交接班。

第四节　特殊饮食护理

为保证营养素的摄取、消化和吸收，维持细胞的代谢，保持组织器官的结构和功能，临床上对于存在消化道功能障碍、病情危重、不能经口或不愿经口进食的患者，常根据患者的不同情况采取不同的特殊饮食护理。

一、肠内营养

肠内营养（enteral nutrition）是指通过口服或管饲摄入不需消化或只需化学性消化的营养制剂，从而获得机体所需能量或营养素的营养支持方法。肠内营养具有简便、安全、有效、经济的特点，在患者胃肠道功能良好或可以耐受的条件下，应首选肠内营养。

（一）肠内营养适应证与禁忌证

凡需要营养支持，且小肠具有一定吸收功能的患者，均可采用肠内营养。其主要适应证包括：① 经口咀嚼和吞咽困难的情况；② 消化道疾病，如短肠综合征、消化道瘘、顽固性腹泻、急性胰腺炎、炎性肠道疾病等；③ 器官功能衰竭，如肝、肾、心脏等重要脏器功能衰竭；④ 高分解代谢，如大面积烧伤、创伤、手术后；⑤ 慢性消耗性疾病，如肿瘤、结核病等。

禁忌证包括：① 麻痹性肠梗阻、腹膜炎、严重腹腔内感染、上消化道出血、顽固性呕吐、严重腹泻、休克、短肠综合征早期等禁用；② 昏迷、严重吸收不良、接受大量类固醇药物治疗、症状明显的糖尿病患者应慎用。

（二）肠内营养制剂

肠内营养制剂按组成可分为要素制剂、非要素制剂、组件制剂和特殊配方制剂四类，前两者称为完全制剂，后两者称为不完全制剂。

1. 要素制剂　是以短肽或氨基酸为氮源，以不需要消化或容易消化的糖类为能源，并含脂肪、多种维生素及矿物质的营养素齐全的无渣营养剂。其具有营养价值高、化学成分明确、全面平衡、无需消化、易吸收、无渣等优点，适用于消化功能减弱的患者，如肠瘘、吸收不良综合征、短肠综合征、胰腺炎等患者。

2. 非要素制剂　是指以蛋白质或蛋白质水解物、脂肪和糖类等大分子营养素为主要成分的营养制剂。该类制剂具有口感较好、适合口服和管饲、食用方便、耐受性强等优点，适用于胃肠道功能较好的患者。常用的非要素制剂包括混合奶、匀浆制剂等。

3. 组件制剂　是以某种或某类营养素为主的肠内营养制剂。临床应用时可采用一种组件制剂或多种组件制剂混合的形式，也可以将某一营养素组件加入其他肠内营养配方中，以增强此类营养素的含量。组件制剂包括糖类组件、蛋白质组件、脂肪组件、维生素组件、矿物质组件等。

4. 特殊配方制剂　是指在肠内营养配方中增加或限制某种营养素的摄入，以满足特殊疾病状态下代谢需要的一种制剂。临床上常用的特殊配方制剂有高支链氨基酸与低芳香族氨基酸的肝衰竭制剂、以必需氨基酸为主的肾衰竭制剂等。

（三）肠内营养途径

肠内营养可分为口服和管饲两种途径。管饲是指通过喂养管向胃肠道输送营养物质的营养支持方法，多数患者因经口摄食受限或不足而采用管饲。根据喂养管的入口处和导管尖端所处的位置，管饲可分为鼻胃管、鼻肠管、肠造瘘等。一般对于预计肠内营养不超过4周的患者，可优先考虑鼻胃管、鼻十二指肠置管；对于预计肠内营养需4周以上的患者，则应考虑肠造瘘。其中鼻饲法是实施管饲饮食最常用的方法。

鼻饲法（nasal feeding）是将导管经鼻腔插入胃内，从管内灌注流质食物、水分和药物的方法。

【目的】

对下列不能自行经口进食的患者以鼻胃管供给食物和药物，以维持患者营养及治疗的需要。

1. 不能经口进食者，如昏迷、口腔疾患、口腔手术后的患者。

2. 不能张口的患者，如破伤风患者。

3. 早产儿及病情危重的患者。

4. 拒绝进食的患者，如严重抑郁患者。

【操作前准备】

1. 评估患者并解释　评估患者的年龄、病情、意识状态和活动能力；观察患者鼻腔局部情况，如鼻黏膜是否有肿胀、炎症，有无鼻腔息肉等；患者的心理状态和合作程度。向患者及家属解释操作目的、过程及操作中配合方法。

2. 患者准备　了解鼻饲法的目的、操作过程和注意事项，愿意配合；鼻腔通畅。

3. 护士准备　衣帽整洁，修剪指甲，洗手，戴口罩。

4. 用物准备 治疗车上层准备用物包括无菌鼻饲包（内备胃管、50ml注射器、治疗碗、镊子、止血钳、压舌板、纱布、液状石蜡棉球、治疗巾）。无菌包外有棉签、胶布、别针、听诊器、手电筒、夹子或橡皮圈、弯盘、鼻饲流食（38~40℃）、适量温开水、手消毒剂、松节油。治疗车下层准备用物包括生活垃圾桶、医疗垃圾桶。

5. 环境准备 环境清洁，温度适宜，无异味。

【操作步骤】

操作步骤	要点与沟通
1. 插管	
（1）核对：携用物至患者床旁，核对患者姓名、床号、腕带、住院号	●护士：您好！请问您叫什么名字？可否让我看一下您的腕带？×××，我是您的责任护士。我已经准备好用物了，现在来给您插胃管。插管有一些不舒服，可能会有些恶心，刺激口咽部可能会有些咳嗽；我会尽量轻一些。在我操作时，如您有不舒服，您可以用手推我一下
（2）摆体位：有义齿者取下义齿。能配合者取半坐卧位或坐位，无法坐起者取右侧卧位，昏迷患者取去枕平卧位，头向后仰	●取下义齿，防止脱落、误咽
（3）戴清洁手套	
（4）围巾：将治疗巾围于患者颌下，弯盘放于易取处	
（5）鼻腔准备：观察鼻腔是否通畅，选择通畅一侧，用棉签清洁鼻腔	
（6）测量置管长度：插入长度可选择前额发际到胸骨剑突处或鼻尖经耳垂到胸骨剑突处的其中一种测量方法	●一般成人插入长度为45~55cm。为防止反流、误吸，插管长度可在55cm以上；若需注入刺激性药物，可将胃管再向深部插入10cm
（7）润滑胃管：用液状石蜡棉球润滑胃管前端	●润滑胃管可减少插入时的摩擦阻力
（8）开始插管	
1）一手持纱布托住胃管，一手持镊子夹住胃管前端，沿选定侧鼻孔轻轻插入	●插管时动作应轻柔，镊子尖端勿碰及患者鼻黏膜，以免造成损伤
2）插入胃管10~15cm（咽喉部）时，根据患者具体情况进行插管 A. 清醒患者：嘱患者做吞咽动作，顺势将胃管向前推进至预定长度 B. 昏迷患者：左手将患者头部托起，使下颌靠近胸骨柄，缓慢插入胃管至预定长度	●吞咽动作可帮助胃管迅速进入食管，减轻患者不适，护士应随着患者的吞咽动作插管 ●下颌靠近胸骨柄可增大咽喉通道的弧度，便于胃管顺利通过会咽部 ●若插管中出现恶心、呕吐，可暂停插管，并嘱患者做深呼吸 ●如胃管误入气管，应立即拔出胃管，休息片刻后重新插管 ●插入不畅时应检查口腔，了解胃管是否盘在口咽部，或将胃管抽出少许，再小心插入

操作步骤	要点与沟通
（9）确认：确认胃管是否在胃内	●确认胃管在胃内而非气管内有3种方法：① 可抽吸出胃液；② 用注射器快速从胃管注入10ml空气，在胃体部可听到气过水声或吹风声；③ 将胃管末端放入盛水碗内，无气体逸出；若有大量气体逸出，表明误入气管
（10）固定：证实胃管在胃内后，将胃管用胶布固定在鼻翼部和面颊部	
（11）灌注食物	
1）了解胃液残余量，确保胃消化排空功能正常	●正常胃液残余量不超过100ml，当其超过150ml时，不可灌注食物
2）可采用注入、滴入等方式输入鼻饲液或药液 顺序：温开水→鼻饲流质食物或药物→温开水	●温开水与鼻饲液温度宜为38~40℃ ●每次鼻饲量不超过200ml，间隔时间大于2小时
（12）处理胃管末端：胃管末端反折包好，妥善固定；交代患者继续取原卧位20~30分钟，减少讲话与空吞咽，不可自行拔出胃管	●保持胃管末端清洁，防止空气进入胃内
（13）整理用物	
1）协助患者清洁鼻孔、口腔，整理床单位	
2）洗净鼻饲用的注射器，放于治疗盘内，用纱布盖好备用	●护士：您好，这次的鼻饲咱们已经成功做完了，谢谢您的配合！还请您暂时不要变换卧位，这样有助于食物消化及防止呕吐等。大概20~30分钟后您可以自由变换卧位。您若是感觉不舒服，请按床头铃叫我
（14）记录：洗手，记录	●记录鼻饲的时间，鼻饲液的种类、量，患者反应等
2. 拔管	
（1）拔管前准备：置弯盘于患者颌下，夹紧胃管末端，轻轻揭去固定的胶布	●护士：您好，根据医嘱您已经不需要进行鼻饲饮食了，现在给您拔管，在这过程中可能会有少许不适 ●根据患者情况，拔管前可再次检查胃液性状 ●夹紧胃管，以免拔管时管内液体反流
（2）拔出胃管：用纱布托扶近鼻孔处的胃管，嘱患者深呼吸，缓慢拔管；待胃管头端约至患者咽喉处时，待患者呼气时快速拔出胃管	●到咽喉处快速拔出，以免管内残留液体滴入气管
（3）整理用物	
1）将胃管放入医用垃圾桶	
2）清洁患者面部，擦去胶布痕迹，协助患者漱口，采取舒适卧位	●护士：胃管拔出来了，是不是感觉舒服多了？您休息一会儿吧！有需要可以按床头铃 ●可用松节油等消除胶布痕迹
3）整理床单位，清理用物	
（4）记录：洗手，记录	●记录拔管时间和患者反应

【注意事项】

1. 插管时动作应轻柔，避免损伤食管黏膜，尤其是通过3个狭窄部位（环状软骨水平处、平气管分叉处、食管通过膈肌处）时。

2. 插入胃管10~15cm（咽喉部）时，对于清醒患者，嘱其做吞咽动作；对于昏迷患者，则用左手将其头部托起，使下颌靠近胸骨柄，以利插管。

3. 插入胃管过程中若患者出现呛咳、呼吸困难、发绀等，表明胃管误入气管，应立即拔出胃管。

4. 每次鼻饲前应证实胃管在胃内且通畅，并用少量温水冲管后再进行喂食；鼻饲完毕后再次注入少量温开水，防止鼻饲液凝结。

5. 鼻饲液温度应保持在38~40℃，避免过冷或过热。新鲜果汁与奶液应分别注入，防止产生凝块；药片应研碎溶解后注入。

6. 长期鼻饲者应每日进行口腔护理2次，并定期更换胃管，普通胃管每周更换1次，硅胶胃管每月更换1次。

7. 食管静脉曲张、食管梗阻的患者禁忌使用鼻饲法。

【健康教育】

1. 鼻饲前给患者或其家属介绍鼻饲的相关知识和鼻饲后的注意事项，缓解患者紧张不安的情绪。

2. 给患者介绍更换鼻胃管的相关知识。

3. 告诉患者及家属在鼻饲后若有不适应及时告知医护人员。

（四）肠内营养管饲输注方式

根据喂养管的管径、位置，营养配方和患者胃肠道的承受能力，管饲输注方式可分为一次性输注、间歇重力滴注、连续滴注。

1. 一次性输注　将配制好的制剂用注射器缓慢注入喂养管，6~8次/d，每次200ml。多数患者初期难以耐受此方式，可引起恶心、呕吐、腹痛、腹胀、腹泻等；大多数患者能逐渐适应，不需特殊处理。一次性输注仅适用于置鼻胃管或胃造瘘的患者，空肠置管或肠造瘘的患者不宜采用，以免导致肠管扩张。

2. 间歇重力滴注　将营养液置于无菌输液袋中，营养液在重力作用下经输液管、喂养管缓慢滴入胃肠内，4~6次/d，每次250~500ml，滴速一般为20~30ml/min。多数患者可耐受这种输注方式。该方法的优点是简便，患者有较多的活动时间，类似于正常进食间隔，缺点是可能发生胃排空延缓。

3. 连续滴注　利用输注泵在24小时内将肠内营养制剂持续输注到胃肠道内的方式称为连续滴注。它适用于危重患者、管端位于十二指肠或空肠内的患者、处于应激状态对营养液耐受性较差的患者。连续滴注时输注速度由慢到快，营养液浓度由低到高，以使患者逐步适应。连续滴注的优点是输注效果更接近胃肠道的工作状态，从而能减轻胃肠道的负担，有利于营养物质充分吸收。连续滴注的缺点是持续时间长，患者不能下床活动，易产生厌烦情绪。

（五）肠内营养并发症及其防治

肠内营养并发症主要有置管并发症、感染并发症、胃肠道并发症、代谢并发症等。

1. 置管并发症及其防治 置管并发症主要与喂养管的放置、管径、材料和护理方法有关。

（1）经鼻置管：经鼻置管的并发症主要有鼻咽部和食管黏膜损伤、鼻翼脓肿、咽喉部溃疡、声音嘶哑、鼻窦炎等。防治方法有选用管径合适、质地柔软的导管，妥善固定喂养管，每日润滑鼻腔黏膜，加强局部护理。

（2）胃造瘘与空肠造瘘：常见的并发症有因固定不严造成内容物渗漏从而引发的组织脏器感染等。另外，应注意防止喂养管堵塞。措施如下：① 给药前后、每次检查胃残留量后、管饲后、连续管饲过程中每间隔4小时，都应使用温开水或生理盐水冲洗管腔；② 当营养液内的氮源为未水解的蛋白质而必须给予酸性药物时，在给药前、给药后均应冲洗管腔，防止凝结块黏附于管壁；③ 用药丸制剂时，应彻底研碎并溶在合适的溶剂中直接注入导管，不要直接加入营养液中。

2. 感染并发症及其防治 营养液污染、误吸所致的吸入性肺炎等可引起感染并发症。

（1）营养液污染的防治：营养液配制时应遵循无菌原则，保持配制容器的清洁；营养液最好现用现配，在室温下放置时间一般为6~8小时；每日更换鼻饲输注管道。

（2）误吸的预防：① 输注速度不宜过快，宜由低到高，逐渐递增。② 选择等渗或低渗配方营养液；随着鼻饲时间的延长，营养液浓度逐渐增加。③ 滴注时及滴注后的半小时，患者取坐位、半卧位或床头抬高30°~45°。④ 每4小时检查一次喂养管位置，了解有无移位。⑤ 连续输注肠内营养液每间隔4小时或间断输注时，在每次输注前应抽吸并估计胃内残留量，若连续两次抽吸胃内残留量为100~150ml，应暂停输注，必要时加用胃动力药物；对于原有呼吸道疾病或误吸高危患者，可选十二指肠或空肠内输注。

3. 胃肠道并发症及其防治 肠内营养常见的胃肠道并发症有恶心、呕吐、腹泻等。

（1）恶心、呕吐：要素制剂中的短肽氨基酸多有异味，有的使用者会出现恶心、呕吐等现象。可通过减慢输注速度、降低制剂渗透压、对症处理等措施加以缓解和控制。

（2）腹泻：营养液制剂选择不当、营养液高渗且滴速过快、营养液温度过低、营养液污染、脂肪吸收不良、乳糖不耐受症、低蛋白血症、肠道菌群失调等均能引起腹泻，消除不利因素后可缓解。

4. 代谢并发症及其防治 对于老年、危重、意识障碍患者，肠内营养治疗时可导致代谢并发症。常见的代谢并发症有脱水、高血糖症、维生素缺乏、电解质和微量元素异常。预防和处理的关键是认真监测、及时纠正。

二、肠外营养

肠外营养（parenteral nutrition）是指通过静脉途径给胃肠道功能障碍的患者供应各种营养素，以维持机体新陈代谢的治疗方法。常用的肠外营养制剂包括葡萄糖制剂、脂肪乳剂、氨基酸溶液、水和电解质、维生素、微量元素，应在洁净的环境和严格无菌技术操作条件下配制，有层流罩装置则更为理想。配制后最好立即应用，若不能立即应用，须储存于4℃冰箱内，24小时内用完。

（一）肠外营养禁忌证

1. 胃肠道功能正常，能获得足够营养者。

2. 估计应用时间不超过5日。

3. 严重水、电解质代谢紊乱和酸碱平衡失调，出凝血功能障碍或休克时应暂缓使用，待内环境稳定后再考虑胃肠外营养。

4. 严重呼吸、循环衰竭，或已进入临终期、不可逆昏迷等患者不宜应用胃肠外营养。

（二）常见并发症的预防及护理

1. **感染性并发症**　感染是全胃肠外营养最为严重的并发症之一。导致感染的常见原因有置管时无菌操作不严格、局部伤口护理不当、营养液污染或导管长期留置等。因此，当发现患者出现无明确诱因突然发热时，应立即更换输液器和营养液，同时分别抽血和取营养液进行细菌培养；若仍无缓解，则应拔去导管，更换穿刺部位，按无菌操作剪切导管尖端5cm进行细菌培养，作为选用抗生素的参考。

2. **代谢性并发症**　长期应用全胃肠外营养可发生一些与代谢有关的并发症，如高血糖症、低血糖症、脂肪代谢异常、氨基酸代谢异常、水和电解质代谢紊乱、微量元素缺乏症、肝脏毒性损害等。

（三）注意事项

1. 加强配制营养液和静脉穿刺过程中的无菌操作，所有用具均应消毒灭菌后方能使用。输液导管及输液袋每12~24小时更换一次；导管进入静脉处的敷料每24小时应更换一次。更换时严格无菌操作，并注意观察局部皮肤有无异常征象。

2. 配制好的营养液若存放超过24小时，则不宜使用。

3. 输液速度和浓度可根据患者年龄和耐受情况加以调节。开始时输液速度应缓慢，逐渐增加滴速，保持输液速度均匀。一般成人首日滴注速度为60ml/h，次日80ml/h，第3日100ml/h。大多数患者接受胃肠外营养的时间要超过24小时。

4. 输液浓度也应由较低浓度开始，逐渐增加。不可突然大幅度改变输液速度或突然换用无糖溶液，以免发生低血糖症。

5. 输液过程中加强巡视，注意输液是否通畅，防止导管扭曲、堵塞等。输液瓶内液体不可滴空，防止发生空气栓塞。

6. 静脉营养导管禁止输入其他液体、药物及血液，也不可在此处采集血标本或监测中心静脉压等。

7. 留置导管期间，为预防导管内残余血液凝固、管腔堵塞，每次输液结束时应在静脉导管内推注肝素封管。

8. 密切观察患者的临床表现，注意有无并发症的发生，如发现患者有恶心、心慌、出汗、胸闷及寒战、高热等症状时，应及时查明原因，报告医生，给予相应处理。

9. 使用前和使用中要对患者进行严密的实验室监测，每日记录出入液量，检查血常规、血糖、尿糖、电解质、肝肾功能等项目，以便根据体内代谢的动态变化及时调整营养液配方。

10. 定期做好营养状况的评估，了解患者的饮食、胃肠道功能状况。如病情允许，可少量多次让患者进食，刺激胃肠道尽早恢复功能，逐步由胃肠外营养转向胃肠内营养。

11. 停用胃肠外营养时应在2~3日内逐渐减量。

（张莉芳）

学习小结

饮食护理是达成辅助治疗目标的一种有效手段，通过对患者饮食的调整可帮助患者进行疾病诊断与治疗，并为其他治疗和疾病恢复创造有利条件。本章阐述了营养素及饮食与疾病和健康之间的关系，解析了各种不同疾病状态和身体检查中饮食调整和配合的要点，并阐明了一般饮食护理和特殊饮食护理的方法与内容。护士要了解不同饮食治疗在临床中的适用范围及禁忌证，对患者日常饮食进行指导，帮助患者建立健康饮食模式。胃肠内营养作为特殊饮食方法，可为高热、昏迷和烧伤的重症患者提供营养，维持胃肠道功能，维系生命。管饲饮食是医疗护理过程中改善患者营养状况，达成辅助治疗目标的一种常用手段；管饲饮食以鼻饲法最常见。因此掌握鼻饲法的操作步骤及注意事项至关重要。

复习思考题

1. 患者，男性，16岁，初三，即将中考，因"头痛、头晕3月余，伴吞咽困难、饮水呛咳10日"入院。体格检查：体温36.3℃，脉搏88次/min，呼吸18次/min，血压120/74mmHg；意识清醒、言语含糊，思维、定向、理解正常；舌肌有明显萎缩，伸舌居中；四肢肌力5级，肌张力正常；体形消瘦。磁共振成像（MRI）检查第四脑室髓母细胞瘤可能性大。目前应如何缓解患者营养不良状况？请描述具体实施方法。

2. 患者，女性，22岁，因重症肌无力而出现吞咽困难、饮水呛咳，需经胃管供给饮食。请描述为该患者鼻饲的注意事项。

3. 单项选择题

（1）患者，女性，30岁，肺结核，宜食用的饮食为

A. 高蛋白高热量饮食

B. 低蛋白高热量饮食

C. 低脂肪高蛋白饮食

D. 高蛋白低热量饮食

E. 低脂肪低盐饮食

（2）患者，女性，29岁，习惯性便秘，该患者宜采用的饮食是

A. 高膳食纤维饮食

B. 低膳食纤维饮食

C. 高蛋白饮食

D. 低蛋白饮食

E. 低脂肪饮食

（3）下列**不属于**低渣饮食适应证的是

A. 腹泻

B. 肠炎

C. 痢疾

D. 胃肠道术后

E. 肥胖症

（4）鼻饲适用于

A. 鼻息肉者

B. 咽炎者

C. 食管静脉曲张者

D. 肠梗阻者

E. 昏迷者

（5）患者，女性，45岁，因饱餐后出现右上腹疼痛而入院，诊断为胆囊结石，应**忌食**

A. 蛋白食物

B. 纤维食物

C. 高热量食物

D. 油腻食物

E. 高维生素食物

单项选择题答案：1A 2A 3E 4E 5D

第十一章

患者的排泄护理

学习目标

知识目标

1. 掌握　尿液、粪便的正常参数；多尿、少尿、无尿或尿闭、膀胱刺激征、尿潴留、尿失禁、便秘的概念；排尿活动、排便活动的异常形态知识要点；排尿异常患者、排便异常患者的护理措施；导尿术、留置导尿术、不保留灌肠及保留灌肠的操作目的、要点与沟通和注意事项。

2. 熟悉　粪便嵌塞、肠胀气、腹泻、排便失禁、排便改道的概念；膀胱冲洗法、口服全肠道清洁术、简易通便术、肛管排气法的操作要点。

3. 了解　了解排尿、排便的相关解剖与生理；影响排尿、排便的因素。

能力目标

1. 本次课后学生能进行尿、便相关的病情观察。

2. 能独立操作导尿术、灌肠术及进行术后护理。

3. 能够选择合适的导尿管，能够配置常用灌肠液；能够开展尿、便相关的健康教育。

素质目标

1. 尊重患者的知情同意权，注意保护患者的隐私和自尊心。

2. 执行操作时具有专业沟通素养，严格无菌操作，体现人文关怀，动作轻柔，确保患者安全舒适。

3. 深刻理解奉献精神，具有同理心并增强职业认同感。

　　排泄（excretion）是指机体将新陈代谢所产生的废物排出体外的生理活动，是人体的基本需要之一。人体排泄废物的途径有皮肤、呼吸道、泌尿道和消化道，其中泌尿道和消化道是两种主要的排泄途径，表现为排尿和排便。正常的排尿、排便对维持机体内环境的相对稳定、保证机体正常生命活动起重要作用。许多因素可直接或间接地影响排尿及排便，因此护士应掌握相关的知识和护理技术，指导和帮助患者维持正常排泄活动，使其获得或维持最佳的健康状态。

第一节 排尿的护理

排尿是机体重要的排泄途径之一。泌尿系统产生的尿液可将人体代谢产生的终产物、过剩盐类、有毒物质及药物等排出体外，同时调节水、电解质和酸碱平衡，维持内环境相对稳定。正常情况下，排尿活动有规律、无痛苦、无障碍地自主进行。当人体因各种原因出现排尿功能受损时，会引起尿液性状及排尿活动形态的异常，进而影响个体的身心健康。因此，护士应掌握与排尿有关的评估及护理，学习运用恰当的护理措施协助患者解决排尿问题，养成科学的排尿习惯，促进排尿功能的改善。

> **问题与思考**
>
> 患者王某，女性，50岁，子宫肌瘤手术后，次日早晨7时出现排尿困难，主诉下腹胀痛难忍，有尿意但排尿困难。患者烦躁不安，视诊见耻骨上膨隆，触诊扪及囊样包块，叩诊呈实音。请思考：
> 1. 该患者可能发生了什么问题？依据是什么？
> 2. 护士如何协助患者解决该问题？

一、与排尿有关的解剖与生理

（一）泌尿系统的结构与功能

泌尿系统由肾脏、输尿管、膀胱及尿道组成。

1. 肾脏 肾脏为成对的实质性器官，形似蚕豆，位于脊柱两侧的腹后壁，右肾比左肾略低。肾实质有大量的肾单位（每个肾约100万个肾单位），每个肾单位由肾小体和肾小管两部分组成，是尿液形成的结构和功能单位。血液通过肾小球的滤过作用生成原尿，再通过肾小管和集合管的重吸收和分泌作用产生终尿，经肾盂排向输尿管，由输尿管排向膀胱。

肾脏不仅可以通过生成和排泄尿液来调节细胞外液的容量和成分，同时还具有内分泌功能。肾脏可合成和释放肾素、促红细胞生成素、激肽、前列腺素等物质。

2. 输尿管 输尿管为细长的肌性管道，左右各一，上接肾盂，下止于膀胱。成人输尿管全长20~30cm，有三个狭窄，即起始部、跨骨盆入口处和穿膀胱壁处，如有结石常嵌顿在上述狭窄处。

输尿管的主要生理功能是通过输尿管平滑肌的节律性蠕动使尿液不断地流入膀胱，此时尿液是无菌的。

3. 膀胱 膀胱为储存尿液的肌性囊状器官，其形态、大小和位置随年龄、性别和尿液的充盈程度而不同。膀胱空虚时，全部位于盆腔内；充盈时，超过盆腔的上缘。膀胱的肌层由三层纵横交错的平滑肌组成，称为膀胱逼尿肌，收缩时压迫尿液排出。

膀胱的主要生理功能是储存及排泄尿液。

4. 尿道 尿道是引流尿液自膀胱通向体外的管道，起自膀胱的尿道内口，周围有平滑肌环绕，称为内括约肌；穿过尿生殖膈处有横纹肌环绕，称为外括约肌，可随意志控制尿道的开闭。临床上将穿过尿生殖膈的尿道部分称为前尿道，未穿过的部分称为后尿道。男、女性尿道差别很大。成年男性尿道长18~20cm，有三个狭窄，即尿道内口、膜部和尿道外口；两个弯曲，即耻骨下弯和耻骨前弯。耻骨下弯固定无变化，耻骨前弯可随阴茎位置的不同而变化，如将阴茎向上提起60°，耻骨前弯消失。成年女性尿道长4~5cm，较男性尿道短、直、粗，富于扩张性，尿道外口位于阴蒂下方，与阴道口、肛门相邻，容易发生尿道感染。

尿道的主要生理功能是将尿液从膀胱排出体外。男性尿道还与生殖系统有密切的关系。

（二）排尿生理

肾脏产生尿液是一个连续不断的过程，尿液持续不断地进入肾盂，由于压力差及肾盂的收缩而被送入输尿管，再在输尿管的周期性蠕动下被送到膀胱。当尿液在膀胱内储存并达到一定量时，引起反射性排尿，将尿液经尿道排出体外。

膀胱受副交感神经紧张性冲动的影响处于轻度收缩状态，其内压经常保持在10cmH$_2$O（1cmH$_2$O=0.098kPa）。当成人尿量增加至400~500ml，儿童尿量增加至50~200ml时，膀胱内压超过10cmH$_2$O，引出尿意。如果尿量增加至700ml，膀胱内压随之升高至35cmH$_2$O，膀胱逼尿肌出现节律性收缩，此时仍可有意识地控制排尿。当膀胱内压达70cmH$_2$O以上时，出现明显的痛感，以致不得不排尿。

排尿反射是一种脊髓反射并受脑的高级中枢控制，可以由意识抑制或促进。当膀胱尿量充盈到300~500ml时，膀胱壁的牵张感受器兴奋，冲动沿盆神经传入，到达骶髓的排尿反射初级中枢；同时，冲动上传至脑桥和大脑皮质的排尿反射高位中枢，产生尿意。若条件允许，排尿反射启动，冲动沿盆神经传出，引起膀胱逼尿肌收缩，内括约肌松弛，外括约肌舒张，产生排尿。进入后尿道的尿液还可以刺激尿道感受器，冲动再次传到脊髓排尿中枢，该正反馈过程可进一步加强膀胱逼尿肌收缩和外括约肌松弛，于是尿液被强大的膀胱内压驱出。在排尿时，腹肌、膈肌、尿道海绵体肌的收缩均有助于尿液的排出。若环境不适宜，排尿反射会受到抑制。但小儿大脑发育不完善，对初级排尿中枢的控制能力较弱，所以排尿次数多，且易发生夜间遗尿现象。

二、排尿评估

（一）影响排尿的因素

1. 生理因素　年龄和性别均可影响排尿活动。老年人因膀胱肌肉张力减弱，出现尿频；婴儿因大脑发育不完善，排尿不受意识控制；妇女在特殊时期，如在月经周期中的行经前，多数妇女有水钠潴留、尿量减少的现象，行经开始，尿量增加；妊娠时，可因子宫增大压迫膀胱致使排尿次数增多；老年男性多因前列腺良性增生压迫尿道，出现排尿困难。

2. 心理因素　心理暗示可影响排尿活动，任何听觉、视觉或躯体感觉的刺激均可影响排尿反射，如有的人听见流水声或嘘嘘声便产生尿意。同时社会心理压力也会影响会阴部肌肉和膀胱括约肌的紧张或松弛，如当个体处于过度焦虑和紧张的情形下，可能会出现尿频、尿急，也可能出现尿潴留。

3. 病理因素　神经系统的损伤和病变，可影响控制排尿的神经传导或使排尿的意识控制发生障碍，从而出现尿失禁；肾脏病变会使尿液的生成发生障碍，出现少尿或无尿；泌尿系统的肿瘤、结石或狭窄因压迫作用也可导致排尿障碍，出现排尿困难或尿潴留。

4. 习惯因素　习惯的排尿姿势有助于排尿反射的完成，如女性的下蹲式排尿和男性站立式排尿。而且大多数人在潜意识里会建立一些排尿时间习惯，如早晨起床后第一件事是排尿，晚上就寝前也要排空膀胱。儿童期的排尿训练对成年后的排尿形态也有影响。此外，时间是否充裕也会影响排尿的完成。

5. 环境因素　因排尿牵涉隐私部位的暴露，一般来说，排尿应在隐蔽的场所进行。

6. 液体和饮食的摄入　液体的摄入量将直接影响尿量的多少和排尿的频率。摄入越多，尿量越多，排尿的次数也越多，反之亦然。特殊食物会影响尿液的颜色和气味，比如一次大量吃红心火龙果会使尿液变红。

同时，摄入有利尿作用的饮料，如茶、酒类、咖啡等，会增加排尿的量和次数。此外，含水量多的水果、蔬菜等也可通过增加液体摄入量，使尿量增多。而摄入含盐较高的食物或饮料则会造成体内水钠潴留，尿量减少。

7. 治疗及检查　手术、外伤等所致失血、失液时，若补液不及时或不足，机体处于脱水状态，尿量减少。而外科手术中使用的麻醉药也可干扰排尿反射，导致患者尿潴留。此外，某些诊断性检查前要求患者禁食禁饮，使体液减少进而减少尿量；还有些检查（如膀胱镜检查）可能会造成尿道损伤、水肿不适，导致排尿形态改变。某些药物也能直接影响排尿，如利尿药可增加尿量等。

8. 气候因素　夏季由于身体大量出汗，体内水分减少，血浆晶体渗透压升高，引起抗利尿激素分泌增多，促进肾脏的重吸收功能，导致尿液浓缩和尿量减少；冬季由于寒冷机体外周血管收缩，循环血量增加，抗利尿激素减少，尿量增加。

（二）尿液评估

1. 尿量和排尿频率　尿量是反映肾脏功能的重要指标之一。正常情况下成人每次尿量 $300\sim500ml$，24 小时尿量 $1\,000\sim2\,000ml$，平均 $1\,500ml$。一般成人白天排尿 $3\sim5$ 次，夜间 $0\sim1$ 次。尿液的排出量和排尿次数随机体情况的不同而变化，如大量饮水后，尿量和排尿次数会增加；外界环境温度较高时，由于大量汗液的排出，尿量和排尿次数会相应减少，进而维持内环境的稳态。

2. 颜色　正常新鲜尿液呈淡黄色或深黄色。尿的颜色与尿量、摄入的食物、服用的药物等有关。当尿液浓缩时，尿量少而色深；若进食大量胡萝卜或服用维生素 B_2（核黄素），尿呈深黄色；氨苯蝶啶可使尿液出现淡蓝色。病理情况下，尿的颜色可有以下变化。

（1）粉红色或洗肉水色尿：此时尿液中含有红细胞为血尿，其颜色的深浅与尿液中所含红细胞量的多少有关。如尿液外观无大改变，只有在显微镜下才可见的血尿称为镜下血尿；而尿液中含红细胞量多时呈洗肉水色，即肉眼血尿。血尿常见于急性肾小球肾炎、输尿管结石、泌尿系统肿瘤、结核病及感染等。

（2）浓茶样或酱油色尿：此时尿液中含有血红蛋白为血红蛋白尿。主要是由各种原因导致大量红细胞在血管内被破坏，血红蛋白经肾脏排出而形成的。常见于血型不合所致的溶血、恶性疟疾和阵发性睡眠性血红蛋白尿。

（3）深黄色或黄褐色尿：此时尿液中含有胆红素为胆红素尿。振荡尿液后泡沫也呈黄色。见于阻塞性黄疸和肝细胞性黄疸。

（4）乳白色尿：此时尿液中含有淋巴液，呈乳白色为乳糜尿。多见于丝虫病；也可因结核、恶性肿瘤等侵犯腹膜后淋巴管、淋巴结，造成破坏或阻塞而形成。

3. 透明度　正常新鲜尿液澄清、透明，放置后可出现微量絮状沉淀物（由黏蛋白、核蛋白、盐类及上皮细胞凝结而成）。蛋白尿不影响尿液的透明度，但振荡时可产生较多且不易消失的泡沫。新鲜尿液发生混浊主要有以下几个原因。

（1）大量尿盐：尿液含有大量尿盐时，冷却后可出现混浊，但加热、加酸或加碱时，由于尿盐溶解，尿液即可澄清。

（2）尿路感染：尿液中含有大量的脓细胞、红细胞、上皮细胞、细菌或炎性渗出物。此种尿液被排出即呈白色絮状混浊，加热、加酸或加碱后，其透明度不变。

4. 酸碱度　正常人尿液 pH 为 4.5~7.5，平均值为 6，呈弱酸性。饮食的种类可影响尿液的酸碱性。如进食大量蔬菜，尿液可呈碱性；进食大量肉类，尿液可呈酸性；严重呕吐患者由于胃酸大量丢失，其尿液可呈强碱性；酸中毒患者的尿液可呈强酸性。

5. 尿比重　正常情况下，成人尿比重为 1.015~1.025，婴幼儿偏低。一般尿比重与尿量成反比。尿比重可以反映肾脏的浓缩功能，若尿比重经常固定在 1.010 左右，提示肾功能严重障碍。

6. 气味　正常尿液气味来自尿内的挥发性酸。若新鲜尿液出现氨臭味，提示可能存在尿路感染；若尿液有烂苹果味，则提示尿液中含有丙酮，常见于糖尿病酮症酸中毒者；若尿液有大蒜味，常提示患者为有机磷农药中毒。

（三）排尿活动的评估

1. 多尿（polyuria）　24 小时尿量超过 2 500ml 为多尿。正常情况下，大量液体摄入及女性妊娠可致多尿。病理情况下，由内分泌代谢障碍或肾小管浓缩功能不全引起，见于糖尿病、尿崩症、急性肾功能不全（多尿期）等患者。

2. 少尿（oliguria）　24 小时尿量少于 400ml 或每小时尿量少于 17ml 为少尿。多由发热、液体摄入过少、休克等体内血液循环不足所致，可见于心力衰竭、肾衰竭、肝衰竭患者。

3. 无尿或尿闭（anuria）　24 小时尿量少于 100ml 或 12 小时内无尿液产生称为无尿或尿闭。由严重血液循环不足、肾小球滤过率明显降低所致，见于严重休克、急性肾衰竭、药物中毒等患者。

4. 膀胱刺激征（irritation sign of bladder）　主要表现为尿频、尿急、尿痛，由膀胱及尿道感染或膀胱黏膜受血液、肿瘤、异物、理化因素等刺激引起。尿频（frequent micturition）即单位时间内排尿次数增多，由膀胱尿道炎症或机械性刺激引起；尿急（urgent micturition）即患者突然有强烈尿意，不能控制需立即排尿，由膀胱三角或后尿道的刺激，造成排尿反射特别强烈引起；尿痛（dysuria）即排尿时膀胱及尿道有疼痛感，为病损处受刺激所致。有膀胱刺激征时常伴有血尿。

5. 尿潴留（urinary retention）　膀胱内尿液大量存留而不能自主排出时称为尿潴留。此时膀胱容积可增至 3 000~4 000ml，膀胱高度膨胀。患者主诉下腹胀痛，排尿困难。体格检查可见耻骨上膨隆，扪及囊样包块，叩诊呈实音，有压痛。引起尿潴留的常见原因如下所示。

（1）机械性梗阻：膀胱颈部或尿道有梗阻性病变，如膀胱结石、肿瘤，尿道水肿、结石等，造成排尿受阻。

（2）动力性梗阻：此类梗阻因排尿功能障碍，不能形成排尿反射而引起，如外伤、疾病或使用麻醉药所致脊髓初级排尿中枢活动障碍或抑制。膀胱、尿道并无器质性梗阻病变。

（3）其他：各种原因（如腹部、肛周或会阴部外伤或手术等）引起的不能用力排尿或不习惯卧床排尿，或某些心理因素（如过度焦虑、窘迫等）使得排尿不能及时进行。尿液存留过多，膀胱过度充盈，致使膀胱收缩无力，造成尿潴留。

6. 尿失禁（urinary incontinence） 排尿失去意识控制或不受意识控制，尿液不自主地流出称为尿失禁。尿失禁可分为以下四种。

（1）真性尿失禁：又称持续性尿失禁，膀胱稍有一些存尿便会不自主流出，膀胱处于空虚状态。真性尿失禁是由脊髓初级排尿中枢与大脑皮质之间联系受损，排尿反射活动失去大脑皮质的控制，膀胱逼尿肌无抑制性收缩而产生的，如昏迷或截瘫患者。

（2）假性尿失禁：又称充溢性尿失禁。膀胱内贮存大量尿液，当膀胱充盈达到一定压力时，即可不自主地溢出少量尿液。当膀胱内压降低时，排尿即可停止，但膀胱仍呈胀满状态而不能排空。出现假性尿失禁的原因为脊髓初级排尿中枢活动受抑制，当膀胱充满尿液导致膀胱内压增高时，迫使少量尿液流出。

（3）急迫性尿失禁：由于膀胱局部炎症、出口梗阻的刺激，使患者反复的低容量不自主排尿，常伴有尿频和尿急；或由于大脑皮质对脊髓排尿中枢的抑制减弱，引起膀胱逼尿肌不自主收缩或反射亢进，使膀胱收缩不受限制。主要原因包括：① 膀胱局部炎症或肌肉致膀胱功能失调，如下尿路感染、前列腺增生及子宫脱垂等。② 中枢神经系统疾病，如脑卒中、脑瘤及帕金森病等。

（4）压力性尿失禁：腹压突然增加导致尿液不自主流出，尿动力学方面不是由膀胱逼尿肌收缩导致的漏尿。患者表现为咳嗽、大笑、打喷嚏、跳跃、搬重物等腹压增加时，尿液不自主地从尿道口漏出。如果偶有此现象，不能视为病态，只有频繁发作影响生活时才是病理现象。其原因主要有膀胱括约肌张力降低、骨盆底部肌肉及韧带松弛、肥胖等，多见于中老年女性，也可见于妊娠期妇女。

三、排尿异常的护理
（一）尿潴留患者的护理

护士应准确评估尿潴留发生的原因，有针对性地协助患者解除病因，如由服用某些药物如氯丙嗪等抑制膀胱逼尿肌收缩而引起的尿潴留，应及时告知医生。

1. 心理护理 尿潴留会给患者造成很大的生理痛苦和心理压力，术后患者出现紧张、害羞等不良情绪，可加重尿潴留。护士应尊重并理解患者，给予安慰和鼓励，消除其焦虑和紧张情绪，使其树立信心，积极配合治疗和护理。

2. 合适的体位和姿势 病情允许的情况下，协助卧床患者采用其习惯姿势排尿，如卧床患者略抬高上身或坐起。对需绝对卧床休息或行某些手术的患者，应事先有计划地训练床上排尿，以免因不适应排尿姿势的改变而导致尿潴留。此外，酌情协助手术患者早期活动，可刺激膀胱的收缩功能，促进排尿。

3. 提供隐蔽的排尿环境 关闭门窗，屏风遮挡，请无关人员回避。适当调整治疗和护理时间，使患者安心排尿。

4. 诱导排尿 打开水龙头听流水声或用温水冲洗会阴，利用心理暗示诱导患者自行排尿。

5. 热敷、按摩 热敷是将热毛巾或热水袋置于患者下腹部膀胱区，利用热力使肌肉放松，达到促进排尿的目的。按摩须在病情允许时使用，用手掌从患者膀胱底部向尿道方向至耻骨联合处进行推移按摩，应用力均匀，重复操作，直至排尿。操作时切记不可强力按压，另外膀胱高度膨隆的患者禁止按摩，以防膀胱破裂。

6. 中医疗法 指压利尿穴，针刺中极、曲骨、三阴交等均可刺激排尿。此外可用穴位脉冲电刺激疗法促进排尿。

7. 药物疗法

（1）开塞露纳肛法：利用排便促使排尿的神经反射原理，采用开塞露置入直肠，促使膀胱逼尿肌收缩、内括约肌松弛而导致排尿。

（2）肌内注射药物：根据医嘱肌内注射新斯的明，该药对膀胱平滑肌的兴奋作用较强，可促使其收缩而排尿；肌内注射酚妥拉明，由于酚妥拉明有较强的抗肾上腺素作用，能舒张血管，改善微循环，减轻黏膜水肿，帮助膀胱肌恢复张力，解除尿道括约肌痉挛而促进排尿等。

8. 健康教育 教会患者正确的排尿习惯，有尿意就排尿，不要憋尿，小便后注意局部卫生，掌握正确的自我放松技巧和方式，如深呼吸等。

9. 导尿术 经上述处理仍不能解除尿潴留时，可采用导尿术。

（二）尿失禁患者的护理

护士应根据尿失禁的类型采取不同的护理措施，如真性尿失禁可采用尿垫、纸尿裤；假性尿失禁和压力性尿失禁，应尽快查明原因，对症治疗。

1. 心理护理 尿失禁患者多伴有焦虑、抑郁、恐惧等不良情绪，甚至影响自我概念，丧失自尊等。医务人员应尊重和理解患者。在日常护理工作中，应保护患者的自尊，建立良好的护患关系和正性的情感支持，尽量满足患者的合理需求。运用同情、鼓励、安慰等心理支持，帮助患者树立恢复健康的信心。

2. 皮肤护理 经常用温水清洗会阴部皮肤，勤换衣裤、床单、尿垫，保持皮肤清洁干燥。床上铺橡胶单和中单，也可使用尿垫或一次性纸尿裤。勤翻身，适当按摩受压部位，防止皮疹和压力性损伤发生。使用便盆时应注意避免强塞，防止损伤骶尾部皮肤。

3. 外部引流

（1）尿垫/尿不湿：优点是使用方便，不足是易造成依赖、增加发生压力性损伤的风险、增加消耗费用。护士应注意评估患者残存的排泄功能，避免过早或长期使用。护士应掌握患者排泄规律，诱导患者去厕所，维持自然排泄习惯。

（2）便携式接尿器：优点是经济花费较低，缺点是易漏尿。

4. 重建正常的排尿功能

（1）摄入充足的液体：如病情允许，指导患者每日白天摄入液体2 000~3 000ml，既可促进排尿反射，又可达到自然冲洗膀胱，预防尿路感染的目的。睡前应限制饮水，以减少夜间尿量，以免影响患者休息。

（2）建立规则的排尿习惯：定时排尿，初始时每1~2小时使用便器1次，夜间每4小时排尿1次，以后间隔时间可以逐渐延长，以训练膀胱的功能。

（3）盆底肌肉的锻炼：通过主动、重复的收缩运动增强盆底肌肉的功能，增强排尿控制能力，改善尿失禁问题。患者可取立位、坐位或卧位，指导患者先确认盆底肌位置，可通过刻意中断小便确认肛提肌和尿道外括约肌的位置。

5. 健康教育 教育患者掌握尿失禁的防治知识，同时指导患者做好日常生活安排，饮食应均衡，增强机体的抵抗力、出现异常情况的处理等。此外，加强集尿袋护理指导，维持患者自尊，鼓励其参加社会活动，防止出现社交隔离或出现性格孤僻、自卑等。

6. 留置导尿 对长期尿失禁的患者，可行留置导尿，避免尿液浸渍皮肤导致皮肤破溃。根据患者情况定时夹闭导尿管和引流尿液，重建膀胱储存尿液的功能。

四、与排尿有关的护理技术

（一）导尿术

导尿术（urethral catheterization）是指在严格无菌操作下，用导尿管经尿道插入膀胱引流尿液的方法。

【目的】

1. 尿液引流 为尿潴留患者引流尿液，以减轻痛苦。

2. 协助临床诊断和治疗 可留取未受污染的尿标本进行细菌培养；测量膀胱容量、膀胱内压及残余尿量；进行尿道或膀胱造影等。

3. 治疗膀胱疾病 为膀胱肿瘤患者进行膀胱内化疗。

【操作前准备】

1. 评估患者并解释

（1）评估：患者的年龄、性别、病情、意识状态、合作程度、耐受力、心理状况、自理能力、膀胱充盈度、会阴部皮肤黏膜情况及清洁度、男性患者有无前列腺疾病等引起尿路梗阻的情况。

（2）解释：向患者及家属解释导尿术的目的、方法、注意事项和配合要点。根据患者的自理能力，嘱其清洁外阴。

2. 患者准备

（1）患者和家属了解导尿的目的、意义、过程、注意事项及配合方法。

（2）清洁外阴，做好导尿的准备。若患者无自理能力，应协助其进行外阴清洁，以减少外阴部微生物的数量。

3. 用物准备

（1）治疗车上层：一次性导尿包。

（2）治疗车下层：便盆及便盆巾，生活垃圾桶，医疗垃圾桶。

4. 环境准备　安静整洁，光线充足，温度适宜。请无关人员回避，关闭门窗，必要时屏风遮挡。

5. 护士准备　衣帽整洁，修剪指甲，洗手，戴口罩。

【操作步骤】

操作步骤	要点与沟通
1. 核对　携用物至患者床旁，核对患者床号、姓名、腕带	●护士自我介绍并确认患者 ●护士：您好，请问您叫什么名字？请让我看一下您的腕带。××床×××您好！我是您的责任护士×××，根据医嘱，我现在要为您进行导尿，把您膀胱中的尿液引流出来，以缓解您尿潴留情况。请问您清洗好外阴部了吗
2. 解释操作目的，确认是否清洗外阴	●告知操作目的，取得患者配合
3. 准备	
（1）关闭门窗，遮挡患者	
（2）摇平床头或床尾，移床旁椅至操作同侧的床尾，置便盆于床旁椅上，打开便盆巾	●方便操作，节省时间、体力
（3）松开床尾盖被，帮助患者脱去对侧裤腿，盖在近侧腿部，并盖上浴巾，对侧腿及患者上身用盖被遮盖	●减少暴露，保护隐私，防止受凉 ●护士：我现在给您脱去一侧的裤腿，请您配合，您感觉室内温度合适吗
4. 准备体位　协助患者取屈膝仰卧位，两腿略外展，暴露外阴	●方便护士操作，和患者进行专业、自然的沟通，避免患者紧张和尴尬
5. 垫巾　将一次性垫巾或小橡胶单和治疗巾垫于患者臀下，弯盘置于近外阴处，消毒双手，核对检查并打开导尿包，取出初步消毒用物，放于患者两腿之间，操作者一只手戴上手套，将消毒棉球袋打开并倒入小方盘内	●保护床单不被污染 ●保证操作的无菌性，预防感染的发生
6. 根据女性、男性患者尿道解剖特点进行消毒、导尿	
▲女性患者导尿	
（1）初步消毒：操作者一手持镊子夹取消毒棉球初步消毒阴阜、大阴唇，另一戴手套的手分开大阴唇，消毒小阴唇和尿道口；污棉球、污染镊子置弯盘内。消毒完毕将弯盘及小方盘移至床尾处，脱下手套	●每个棉球限用一次 ●平镊不可接触肛门区域 ●消毒顺序是由外向内、自上而下 ●做好人文关怀，随时和患者自然沟通 ●护士：我现在给您消毒皮肤，可能会感觉有点凉
（2）打开导尿包：用消毒剂消毒双手后，将导尿包放在患者两腿之间，按无菌技术操作原则打开治疗巾	●避免无菌区域污染 ●护士：请保持安置体位，避免污染无菌区域
（3）戴无菌手套，铺孔巾：取出无菌手套，按无菌技术操作原则戴好无菌手套，取出孔巾，尿道口对准孔巾中央，铺在患者的外阴处并暴露会阴部	●孔巾和治疗巾内层形成一连续无菌区，扩大无菌区域，利于无菌操作，避免污染

操作步骤	要点与沟通
（4）整理用物，润滑导尿管：按操作顺序整理好用物，弯盘内盛4个消毒棉球并置于外阴处，取出导尿管，用润滑液棉球润滑导尿管前段，放于方盘内	● 润滑导尿管可减轻导尿管对黏膜的刺激和插管时的阻力
（5）再次消毒：一手拇指与示指分开并固定小阴唇，一手持镊子夹取消毒棉球，分别消毒尿道口、两侧小阴唇、尿道口。消毒毕，消毒弯盘移至床尾	● 再次消毒顺序是内→外→内，自上而下。每个棉球限用一次 ● 消毒尿道口时稍停片刻，充分发挥消毒剂的消毒效果
（6）导尿：将方盘置于孔巾口旁，嘱患者缓慢深呼吸。用另一镊子夹持导尿管头端对准尿道口轻轻插入尿道4~6cm（图11-1-1），见尿液流出再插入1~2cm，松开固定小阴唇的手，下移固定导尿管，将尿液引入弯盘内或直接引流于集尿袋内	● 缓慢深呼吸可使患者肌肉和尿道括约肌松弛，有助于插管 ● 插管时，动作要轻柔，避免损伤尿道黏膜 ● 护士：×××，我已经润滑导尿管，现在给您导尿了，请您不要紧张，请缓慢深呼吸，我会动作轻柔
▲男性患者导尿	
（1）初步消毒：操作者一手持镊子夹取消毒棉球进行初步消毒，依次为阴阜、阴茎、阴囊。另一戴手套的手取无菌纱布裹住阴茎将包皮向后推暴露尿道口，自尿道口向外向后旋转擦拭尿道口、龟头及冠状沟。污棉球、污染镊子、纱布置弯盘内。消毒完毕将小方盘、弯盘移至床尾，脱下手套	● 每个棉球限用一次 ● 自阴茎根部向尿道口消毒 护士和患者的沟通同女性患者导尿
（2）打开导尿包：用消毒剂消毒双手后，将导尿包放在患者两腿之间，按无菌技术操作原则打开治疗巾	● 嘱患者勿动肢体，保持安置的体位，避免无菌区域污染
（3）戴无菌手套，铺孔巾：取出无菌手套，按无菌技术操作原则戴好无菌手套，取出孔巾，尿道口对准孔巾中央，铺在患者的外阴处并暴露阴茎	● 孔巾和治疗巾内层形成一连续无菌区域，利于无菌操作，避免污染
（4）整理用物，润滑导尿管：按操作顺序整理好用物，弯盘内盛消毒棉球并置于近外阴处，取出导尿管，根据需要可将其和集尿袋的引流管连接，用润滑液棉球润滑导尿管前段，放于方盘内	● 方便操作
（5）再次消毒：一手用纱布包住阴茎将包皮向后推，暴露尿道口。另一只手持镊子夹消毒棉球再次消毒尿道口、龟头及冠状沟。污棉球、镊子放于床尾弯盘内。消毒毕，消毒弯盘移至床尾	● 由内向外，每个棉球限用一次，避免已消毒的部位再污染
（6）导尿：一手继续持无菌纱布固定阴茎并提起，使之与腹壁成60°角（图11-1-2），将方盘置于孔巾口旁，嘱患者张口呼吸，用另一镊子夹持导尿管头端对准尿道口轻轻插入尿道20~22cm，见尿液流出再插入1~2cm，将尿液引入集尿袋	● 使耻骨前弯消失，利于插管 ● 插管时，动作要轻柔，男性尿道有三处狭窄，切忌过快过猛而损伤尿道黏膜 ● 护士：×××，已经为您导出尿液×××ml，您现在感觉怎么样
7. 夹管、倒尿　将尿液引入集尿袋内至合适量	● 注意观察患者的反应并询问其感觉
8. 取标本　若需进行尿培养，用无菌标本瓶接取中段尿5ml，盖好瓶盖，置于合适处	● 避免碰洒或污染，及时送检 护士：×××，我现在在为您留取尿标本
9. 操作后处理	
（1）导尿完毕，夹闭导尿管并轻轻拔出，撤下孔巾，擦净外阴，收拾一次性导尿用物并弃于医用垃圾桶；若患者臀下为小橡胶单和治疗巾，则将其撤出放于治疗车下层。脱下手套，用手消毒剂消毒双手，协助患者穿好裤子。整理床单位	● 注意保护患者隐私，操作过程中随时和患者沟通 ● 告知患者操作结束，询问患者感受，感谢患者的配合 ● 使患者舒适

操作步骤	要点与沟通
（2）清理用物，测量尿量，尿标本贴标签后送检	
（3）消毒双手，记录	●记录导尿时间、导出尿量、患者的情况及反应

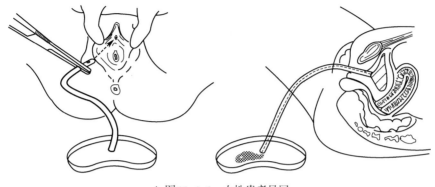

▲ 图11-1-1　女性患者导尿

【健康教育】

1. 向患者讲解导尿的目的，使其理解该操作的意义，并主动配合，减少恐惧。

2. 教会患者如何配合操作，以减少污染。

3. 介绍疾病的相关知识，教育患者如何养成正确的排尿习惯，以及如果病情允许的情况下饮水和进食新鲜水果、蔬菜的益处。

【注意事项】

1. 严格执行查对制度和无菌操作原则。

2. 在操作过程中动作应轻柔，注意保护患者的隐私，并采取适当的保暖措施防止患者着凉。

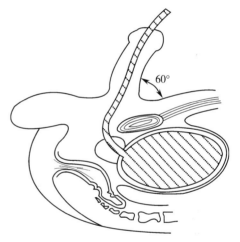

▲ 图11-1-2　男性患者导尿

3. 对膀胱高度膨胀且极度虚弱的患者，第一次放尿不得超过1 000ml。大量放尿可使腹腔内压急剧下降，血液大量留滞在腹腔内，导致血压下降而虚脱；另外，膀胱内压突然降低，还可导致膀胱黏膜急剧充血，发生血尿。

4. 老年女性尿道口回缩，插管时应仔细观察、辨认，避免误入阴道。如导尿管误入阴道，应更换无菌导尿管，然后重新插管。

5. 男性患者包皮和冠状沟易藏污垢，导尿前要彻底清洁，消毒时应仔细擦拭，预防感染，导尿管插入前可使用润滑止痛胶，插管遇阻力时切忌强行插入，必要时请专科医生插管。

6. 为避免损伤和尿路感染，必须掌握男性和女性尿道的解剖特点。

（二）留置导尿术

留置导尿术（retention catheterization）是指在导尿后，将导尿管保留在膀胱内，引流尿液的方法。

【目的】

1. 抢救危重、休克患者时，可准确记录每小时尿量，测量尿比重，密切观察患者的病情变化。

2. 为盆腔手术者排空膀胱，使膀胱持续保持空虚，避免术中误伤。

3. 某些泌尿系统疾病术后留置导尿管，便于引流和冲洗，并减轻手术切口的张力，利于切口愈合。

4. 为不能或不宜自行排尿者，如昏迷、尿失禁、会阴部有伤口的患者，引流尿液，保持会阴部的清洁干燥。

5. 为尿失禁患者行膀胱功能训练。

【操作前准备】

1. 评估患者并解释

（1）评估：患者的年龄、性别、临床诊断、病情、意识状态、合作程度、耐受力、心理状况、自理能力、膀胱充盈度、会阴部皮肤黏膜情况及清洁度、男性患者有无前列腺疾病等引起尿路梗阻的情况。评估患者及家属对留置导尿术的接受程度及护理要点的掌握程度。

（2）解释：向患者及家属解释留置导尿的目的、方法、注意事项和配合要点。根据患者的自理能力，嘱其清洁外阴。

2. 患者准备

（1）患者和家属了解留置导尿的目的、意义、过程、注意事项及配合操作的方法。

（2）清洁外阴，做好导尿的准备。若患者无自理能力，应协助其进行外阴清洁，以减少外阴部微生物的数量。

3. 用物准备　同导尿术。

4. 环境准备　同导尿术。

5. 护士准备　衣帽整洁，修剪指甲，洗手，戴口罩。

【操作步骤】

操作步骤	要点与沟通
1. 核对　携用物至患者床旁，核对患者床号、姓名、腕带	●护士自我介绍并确认患者，沟通方法同导尿术
2. 解释　向患者解释操作目的及有关事项，确认是否清洗外阴	●消除紧张，取得患者的配合 ●减少外阴微生物数量
3. 准备、垫巾、消毒、再次消毒、导尿同导尿术	●严格无菌技术操作，防止尿路感染
4. 固定　见尿液后再插入7~10cm，连接注射器，根据导尿管上注明的气囊容积向气囊注入10~15ml无菌溶液，轻拉导尿管有阻力感，证实导尿管固定于膀胱内（图11-1-3）	●见尿后再插入7~10cm以确保气囊在膀胱内。避免注入液体时损伤尿道 ●气囊膨大可将导尿管头端固定于膀胱内，避免导尿管滑脱

操作步骤	要点与沟通
5. 固定集尿袋 夹闭引流管，撤出孔巾，擦净外阴，用安全别针将集尿袋固定妥善，放开引流管，将写有置管日期的标识稳妥地贴于导尿管	● 集尿袋妥善固定在低于膀胱的高度，防止尿液逆流造成尿路感染 ● 别针固定要稳妥，避免伤害患者 ● 引流管要留出足够的长度，防止翻身牵拉，使导尿管脱出 ● 护士：×××，集尿袋已经为您固定好了，您在活动或翻身时注意避免导尿管脱落或压迫导尿管。集尿袋的高度要低于膀胱，避免逆行感染。您可以多饮水，维持每日尿量在 2 000ml 以上，减少感染的机会
6. 操作后处理	
（1）整理导尿用物弃于医用垃圾桶，撤出患者臀下的小橡胶单和治疗巾放在治疗车下层，脱手套	● 小橡胶单放在治疗车下层，治疗巾和手套弃于医疗垃圾桶内
（2）协助患者穿好裤子，取舒适卧位，整理床单位	● 保护隐私，使患者舒适，告知患者操作结束，询问患者感受，感谢患者的配合
（3）洗手，记录	

【健康教育】

1. 向患者及家属解释留置导尿的目的和护理方法，并鼓励其主动参与护理。

2. 病情允许的情况下鼓励患者多饮水。每日尿量应维持在 2 000ml 以上，起到自然冲洗尿道，减少尿路感染机会的作用，同时也可预防尿路结石。

3. 避免导尿管受压、扭曲、堵塞等导致尿路感染。

4. 集尿袋不超过膀胱高度，避免挤压，防止尿液反流，导致感染。

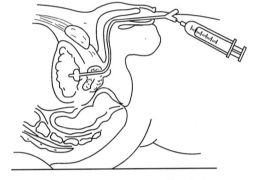

▲ 图11-1-3 气囊导尿管固定法

5. 鼓励并协助患者定时更换体位，并进行适当活动，防止尿路结石；在离床活动时，应将导尿管远端固定在大腿上，以防导尿管脱出。

【注意事项】

1. 同导尿术。

2. 气囊导尿管固定时不能过度牵拉，以防膨胀的气囊卡在尿道内口，压迫膀胱壁或尿道，导致黏膜组织损伤。

3. 保持导尿管和集尿袋连接完好，降低尿路感染风险。

4. 留置导尿时如果采用普通导尿管，女性患者在操作前应剃去阴毛，便于胶布固定；男性患者采用胶布固定法时，不得将胶布直接贴于龟头上，用胶布加固蝶形胶布时，不可进行环形固定以免影响阴茎的血液循环，造成阴茎充血、水肿甚至坏死。

5. 拔管时，嘱患者先排尽尿液，再用注射器抽尽气囊内液体，嘱患者深呼吸，在呼气时拔管，拔管后观察患者小便自解情况，并嘱咐患者多饮水以排尿和防止尿路感染。

【留置导尿术患者的护理】

1. 防止泌尿系统逆行感染

（1）保持尿道口清洁：女性患者用消毒棉球擦拭外阴及尿道口，男性患者用消毒棉球擦拭尿道口、龟头及包皮，每日1~2次。排便后及时清洗肛门及会阴部皮肤。

（2）集尿袋的更换：及时排空集尿袋内尿液，注意观察并记录尿量，通常每周更换集尿袋1~2次，若有尿液性状、颜色改变，需及时更换。

（3）导尿管的更换：保持引流管通畅，避免导尿管受压、扭曲、堵塞，且应定期更换，导尿管的更换频率应根据其材质决定，硅胶导尿管一般4周更换1次，如使用其他材质，请参照说明书。

2. 训练膀胱功能　间歇性夹管，每3~4小时开放1次，使膀胱定时充盈和排空，促进膀胱功能恢复。

3. 尿液的观察　注意患者的主诉并观察尿液情况，发现尿液混浊、沉淀、有结晶时，应及时处理，根据医嘱每周检查尿常规1次。

4. 拔管时，先排尽尿液，再用注射器抽尽气囊内液体，嘱患者深呼吸，在呼气时拔管，拔管后观察患者小便情况，鼓励患者自行排尿。

（三）膀胱冲洗法

膀胱冲洗法（bladder washout method）　是指利用三腔导尿管，将无菌溶液注入膀胱内，停留一定的时间，再利用虹吸原理将注入的液体引流出来的方法。

【目的】

1. 保持留置导尿管的患者尿液引流通畅，防止尿路感染。

2. 清除膀胱内的血凝块、黏液、细菌等异物，预防感染。

3. 向膀胱内注入药物，治疗某些膀胱疾病，如膀胱炎、膀胱肿瘤。

4. 前列腺及膀胱手术后预防血块形成。

【操作前准备】

1. 评估患者并解释

（1）评估：患者的年龄、性别、病情、尿液的量及性状、排尿形态、意识状态、自理及合作程度、心理状况、膀胱冲洗的目的等。

（2）解释：向患者及家属解释膀胱冲洗的目的、方法、注意事项和配合要点。

2. 患者准备　患者和家属了解膀胱冲洗的目的、方法、注意事项及配合操作的要点。

3. 用物准备

（1）冲洗液：常用冲洗溶液有0.9%氯化钠溶液、0.02%呋喃西林溶液等。除特殊需要外，注入溶液的温度为38~40℃。

（2）治疗车上层：按留置导尿术准备的导尿用物、三腔导尿管、遵医嘱准备的冲洗液、无菌膀胱冲洗器1套、消毒剂、无菌棉签、血管钳1把、一次性无菌集尿袋1只、医嘱执行本、手消毒剂。

（3）治疗车下层：便盆及便盆巾，生活垃圾桶、医用垃圾桶。

4. 环境准备　安静整洁，光线充足，温度适宜。请无关人员回避，关闭门窗，必要时屏风遮挡。

5. 护士准备　衣帽整洁，修剪指甲，洗手，戴口罩。

【操作步骤】

操作步骤	要点与沟通
1. 核对、解释　携备齐的用物至患者床旁，再次核对患者床号、姓名、腕带，并再次向患者解释操作目的及有关事项，确认是否清洗外阴	● 护士自我介绍并确认患者，沟通同导尿术 ● 消除紧张，取得患者的配合 ● 减少外阴微生物数量
2. 导尿、固定　按留置导尿术插好并固定三腔导尿管	● 严格无菌技术操作，防止尿路感染 ● 动作轻柔，防止损伤尿道黏膜 ● 护士与患者的沟通同留置导尿术
3. 排空膀胱　夹闭三腔导尿管的冲洗端，让尿液通过导管引流端流出至集尿袋内，排空膀胱	● 便于冲洗液顺利滴入膀胱，有利于药液与膀胱壁充分接触，保持有效浓度，达到冲洗目的
4. 准备冲洗膀胱	
（1）连接冲洗液与膀胱冲洗器，将冲洗液悬挂在输液架上，排气后关闭冲洗管	● 液面高于床面约60cm，以便产生一定的压力，使液体能够顺利滴入
（2）消毒三腔导尿管的冲洗端，并与冲洗管相连	● 连接前对各个连接部位进行消毒
5. 冲洗膀胱　夹闭集尿袋引流管，打开冲洗管，使溶液滴入膀胱，调节滴速。待患者有尿意或滴入溶液200~300ml后，关闭冲洗管，放开引流管，将冲洗液全部引流出来后，再关闭引流管，放开冲洗管，遵医嘱如此反复进行（图11-1-4）	● 滴速一般为80~100滴/min，滴速不宜过快，以免引起患者强烈尿意，迫使冲洗液从导尿管侧溢出尿道 ● 如滴入治疗用药，须在膀胱内保留30分钟后再引流出体外 ● 护士：×××，冲洗液的温度合适吗？您现在有尿意想排尿吗
6. 冲洗后处理	
（1）冲洗完毕，取下冲洗管，消毒导尿管冲洗端并与集尿袋连接	● 避免漏尿
（2）固定集尿袋，位置低于膀胱	● 护士：集尿袋已经固定好了，您在活动或翻身时注意避免导尿管脱落或压迫导尿管。集尿袋的高度要低于膀胱，避免逆行感染。若病情允许可以多饮水，维持每日尿量在2 000ml以上，以稀释尿液，减少尿路感染机会，防止尿路结石
（3）协助患者取舒适卧位，整理床单位，整理用物	● 告知患者操作结束，询问患者感受，感谢患者的配合
（4）洗手，记录	● 记录冲洗液名称、冲洗量、引流量、引流液性状及冲洗过程中患者的反应等

【健康教育】

1. 向患者及家属解释膀胱冲洗的目的和护理方法，并鼓励其主动配合。

2. 若操作过程中有不适，应及时告知护士，预防并发症。

3. 向患者说明摄取足够水分的重要性，病情允许的情况下鼓励患者多饮水，每日尿量应维持在 2 000ml 以上，起到自然冲洗尿道，减少尿路感染机会的作用，同时也可预防泌尿系统结石。

【注意事项】

1. 严格执行无菌技术操作，防止医源性感染。

2. 若引流的液体少于灌入的液体量，应考虑是否有血块或脓液阻塞，可增加冲洗次数或更换导尿管。

3. 冲洗时嘱患者深呼吸，尽量放松，以减少疼痛。

4. 在冲洗过程中，询问患者感受，观察患者的反应及引流液性状。若患者出现不适，如腹痛、腹胀、膀胱剧烈收缩等或有出血情况，立即停止冲洗，与医生联系，并注意准确记录冲洗液量及性状。

5. 膀胱手术后的冲洗液量不超过 50ml。

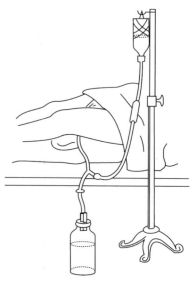

▲ 图 11-1-4 冲洗膀胱

> **相关链接** | 长期留置导尿管并发症的管理
>
> 2021 年 4 月，英国泌尿外科医师学会（BAUS）发布了长期留置导尿管并发症的管理共识，长期留置导尿管的并发症包括导尿管相关的尿路感染、紫色尿袋综合征、导管阻塞、膀胱痉挛、膀胱容量丧失、膀胱扩张和慢性炎症等，主要针对长期留置导尿管并发症的管理提供共识意见。
>
> 在大多数情况下，导尿管相关尿路感染（catheter-associated urinary tract infection, CAUTI）需要抗生素治疗。然而，鉴于插导尿管后无症状菌尿症几乎普遍存在，因此抗生素只能在有明显感染证据的情况下开始使用。如果有证据表明有败血症或危及生命的感染，应立即尽早给予有效的抗生素治疗；对于这样的患者治疗不能被延误，但在尽可能的情况下，用药前应取血、尿标本进行培养。
>
> CAUTI 的治疗应遵循其他复杂尿路感染（urinary tract infection, UTI）的治疗路线。最佳治疗时间尚未进行系统研究。但是，对于一般的局限于下尿道的病例，建议连续使用 7 日抗生素；但对于发热、脏器损伤、败血症、菌血症的患者，建议用药 14 日。
>
> 目前没有证据表明银涂层导尿管或抗生素涂层导尿管对于长期留置导尿管患者尿路感染有保护作用，因此不推荐使用此类导尿管。

第二节　排便的护理

排便是机体重要的排泄途径之一。食物进入消化道后，经过胃、小肠的消化吸收，剩余残渣贮存于大肠内，一部分水分被大肠吸收，其余经过大肠内细菌的发酵和腐败作用形成粪便排出体外。许多因素可直接或间接地影响人体的排便功能，从而出现粪便性状及排便活动的异常。因此，护士应掌握与排便有关的评估及护理，学会运用恰当的护理措施协助患者解决排便问题，促进排便功能的改善。

问题与思考

患者李某，女性，19岁。因期末考试临近紧张复习，不出宿舍，吃饭靠点外卖。主诉近三日未排便，腹胀、食欲减退、舌苔变厚，有便意但排便困难。触诊腹部较硬实。请思考：

1. 请问该患者可能发生了什么情况？

2. 假如您是该患者的责任护士，您将如何进行评估、处理和健康教育？

一、与排便有关的解剖与生理

（一）大肠的解剖

大肠是排便活动的主要器官。大肠全长约1.5m，起自回肠末端，止于肛门，可分为阑尾、盲肠、结肠、直肠和肛管五个部分。

1. 阑尾 阑尾位于盲肠的末端。它的形状类似于一个小蚯蚓，长7~9cm，直径约0.5~1cm。阑尾内有许多淋巴组织和免疫细胞，这些细胞可以帮助身体抵御感染和疾病。

2. 盲肠 盲肠为大肠与小肠的衔接部分，其内有回盲瓣，起括约肌的作用，既可控制回肠内容物进入盲肠的速度，又可防止结肠内容物逆流。

3. 结肠 结肠分为升结肠、横结肠、降结肠和乙状结肠，围绕在小肠周围，呈"M"形排列。

4. 直肠 直肠长10~14cm。从矢状面上看有两个弯曲，上方者称直肠骶曲，距肛门7~9cm，凸向后方，与骶骨的弯曲相一致；下方者称直肠会阴曲，是直肠末段绕过尾骨尖形成的凸向前方的弯曲，距肛门3~5cm。

5. 肛管 肛管上续直肠下止于肛门，长约4cm，被肛门内外括约肌所包绕。肛门内括约肌为平滑肌，有协助排便的作用；肛门外括约肌为横纹肌，可分为三部分，即皮下部、浅部和深部，其中浅部和深部是控制排便的重要肌束。

（二）排便的生理

排便活动是一种受大脑皮质控制的反射活动。当肠蠕动将粪便推入直肠达到阈值时，可刺激直肠壁内的感受器，兴奋冲动沿盆神经和腹下神经传导至脊髓腰骶段的初级排便中枢；同时，冲动也上传至大脑皮质的排便反射高位中枢，产生便意。如果环境许可，排便反射进行，皮质发出下行冲动到脊髓腰骶段的初级排便中枢，通过盆神经传出冲动，引起降结肠、乙状结肠和直肠收缩，肛门内括约肌舒张；与此同时，阴部神经传出的冲动减少，肛门外括约肌舒张，粪便被排出体外。此外，支配腹肌和膈肌的神经兴奋，腹肌、膈肌收缩，腹压增加，共同促进粪便排出体外。如果环境不适宜，排便反射将受到抑制。在一定程度上，意识可以控制排便。

二、排便评估

（一）影响排便的因素

很多因素均可影响排便和排便活动，护士应全面评估，以明确患者排便方面的健康问题。

1. 生理因素　2~3岁以下的婴幼儿由于神经肌肉系统发育不全，常不能自主控制排便。老年人随着年龄增加，腹壁肌张力下降，胃肠蠕动减慢，肛门括约肌松弛，导致肠道排泄控制力下降，容易出现排便功能的异常。

2. 饮食　饮食的量和性质会影响大便的量、颜色、气味等，如一次进食大量红心火龙果。

3. 活动　活动可增强腹部和盆底肌肉张力，刺激肠蠕动，有助于维持正常的排便功能。当个体长期卧床、缺乏活动时，可因肌张力减退而致排便困难。

4. 个人排便习惯　在日常生活中，许多人都有自己的排便习惯，如晨起排便、蹲姿排便、使用某种固定的便具、排便时从事某种活动如阅读等。当这些习惯因环境改变无法维持时，就可能影响个体正常的排便功能。

5. 心理因素　心理因素是影响排便的又一重要因素。精神抑郁时，身体活动减少，肠蠕动减少易导致便秘。情绪紧张、焦虑、愤怒时，迷走神经兴奋，肠蠕动增加易导致腹泻的发生。

6. 社会文化因素　在现代社会，排便是个人隐私的观念已被大多数的社会文化所接受。当个体因健康问题需要他人协助而丧失隐私时，个体就有可能压抑排便的需要而造成便秘等问题的发生。

7. 治疗和检查　某些药物可直接影响肠道活动，如轻泻药可软化粪便，刺激肠蠕动，促进排便；而长期使用轻泻药则可降低直肠感受器的敏感性，导致慢性便秘的发生。

8. 疾病　消化道本身的疾病或身体其他系统的病变也可影响正常的排便活动。如大肠癌、结肠炎可致排便次数增加；脊髓损伤、脑卒中等可致排便失禁。

（二）粪便的评估

通常情况下，粪便的性状可以反映整个消化系统的功能状况。

1. 次数和量　排便次数因人而异，一般成人每日排便1~3次，量为100~300g。排便量的多少与饮食的种类、数量，摄入液体量，消化器官功能等有关。

2. 形状和软硬度　人的粪便正常为成形软便。肠道部分梗阻或直肠狭窄时，粪便常呈扁条形或带状；便秘时粪便坚硬，呈栗子样；急性肠炎或消化不良时可出现稀便或水样便。

3. 颜色　正常成人粪便呈黄褐色或棕黄色。婴儿粪便呈黄色或金黄色。粪便的颜色还可因摄入食物种类不同或摄入某些药物而发生改变，如食用大量绿叶蔬菜，粪便可呈暗绿色；摄入动物血或含铁药物，粪便可呈无光样黑色。如果粪便颜色改变与上述情形无关，表明消化系统有病理变化存在。如果酱样便提示肠套叠、阿米巴痢疾；粪便表面粘有鲜红色血液提示痔疮出血或肛裂；暗红色血便提示下消化道出血；柏油样便提示上消化道出血；白陶土样便提示胆道梗阻；白色米泔水样便提示霍乱、副霍乱。

4. 内容物　粪便内容物主要为食物残渣、脱落的肠上皮细胞、细菌、机体代谢后的废物如胆色素衍生物等，以及少量黏液和水。当消化道有感染或出血时，粪便中可混入或粪便表面附有血液、脓液、肉眼可见的黏液；肠道寄生虫感染时，粪便中可检出蛔虫、蛲虫、绦虫节片等。

5. 气味　正常时粪便气味因膳食种类而异，气味强度由腐败菌的活动性及动物蛋白质的量决定。肉食者粪便气味重，素食者粪便气味轻。消化吸收不良患者的粪便可呈酸臭味；严重腹泻患者因未消化的蛋白质与腐败菌作用，粪便呈恶臭味；上消化道出血患者的粪便呈腥臭味；下消化道溃疡或恶性肿瘤患者的粪便呈腐臭味。

（三）排便活动的评估

正常情况下，人的排便活动受意识控制，无障碍，无痛苦。许多因素可影响正常的排便功能而出现排便活动的异常变化。

1. 便秘（constipation）　便秘是指排便次数减少，排出过干过硬的粪便，且排便困难。患者主诉腹胀、腹痛、消化不良、食欲减退、排便费力、粪便干硬，部分患者还伴有头痛、乏力、失眠等表现。可见舌苔变厚，触诊腹部较硬实且紧张，有时可触及包块，肛诊可触及粪块。

引起便秘的常见原因有饮食不合理，摄食量过少、食物中缺少膳食纤维或摄入液体量不足；长期卧床或活动减少，腹壁肌肉张力下降，肠蠕动减慢；排便习惯不良，常抑制便意或排便习惯因卧床、缺乏隐蔽的环境而发生改变；滥用轻泻药、栓剂和灌肠；直肠、肛门手术；疾病因素，如甲状腺功能减退、低钙血症、中枢神经系统功能障碍、肠道器质性疾病等。

随着人们饮食结构的改变、精神心理负担的加重和社会因素等的影响，慢性便秘已成为影响人们生活质量的重要病症。长期便秘可继发痔疮，诱发心脑血管疾病，增加肠癌患病风险，引起焦虑、抑郁等情绪异常。

2. 粪便嵌塞（fecal impaction）　粪便嵌塞是指粪便持久滞留堆积在直肠内，坚硬不能排出。患者主诉腹部胀痛，直肠肛门疼痛，反复有排便冲动却不能排出粪便，仅少量液化的粪便从肛门渗出。

粪便嵌塞常发生于慢性便秘的患者。由于便秘未能及时解除，粪便滞留在直肠内，水分被持续吸收，而乙状结肠推进的粪便又不断加入，最终使粪块变得又大又硬不能排出。

3. 肠胀气（intestinal tympanites）　肠胀气是指肠道内有过量气体积聚，不能排出。患者主诉腹胀、痉挛性疼痛、呃逆。体格检查：腹部膨隆，叩诊呈鼓音。当肠胀气压迫膈肌和胸腔时，可出现呼吸困难。

一般情况下，胃肠道内的气体约有150ml。胃内的气体可通过口腔排出，肠道内的气体部分在小肠被吸收，其余通过肛门排出，一般不会导致不适。当食入过多的产气性食物，吞入大量空气，实施肠道手术，肠蠕动减少，发生肠道梗阻时，可出现肠胀气。

4. 腹泻（diarrhea）　腹泻是指排便次数增多，频繁排出松散稀薄的不成形便甚至水样便，粪便中可带有黏液、脓血或未消化的食物。患者常主诉肠痉挛、肠鸣、腹痛、恶心、呕吐、有急于排便的需要和难以控制的感觉，自觉疲乏。检查：肠鸣音亢进、粪便不成形或呈液体状。

引起腹泻的原因有饮食不当或使用泻剂过量；情绪紧张焦虑；消化系统疾患，如慢性萎缩性胃炎、细菌等感染所引起的肠炎、胆石症等；急性中毒；身体其他系统疾患，如甲状腺功能亢进、肾上腺皮质功能减退、过敏性紫癜、尿毒症等；某些药物的不良反应等。

短暂的腹泻有助于机体排出肠道内刺激性和有害物质，是机体的保护性反应。但是，持续严重的腹泻可造成机体内大量水分和消化液丢失，出现水、电解质代谢紊乱和酸碱平衡失调。长期腹泻者因机体无法吸收营养物质，还可出现营养不良。

5. 排便失禁（fecal incontinence） 排便失禁是指排便不受意识的控制，患者不自主地排出粪便。

引起排便失禁的原因有神经肌肉系统的病变或损伤如瘫痪、消化道疾患、精神障碍、情绪失调等。

6. 排便改道（bowel diversions） 指因为疾病治疗的需要，将肠道的一部分置于腹部表面，在腹壁建立暂时性或永久性的人工肠造口，以排泄粪便，也称人造肛门。

三、排便异常患者的护理

（一）便秘患者的护理

应先评估便秘的原因，如患者的便秘为非器质性的，可采取以下护理措施。

1. 提供隐蔽的排便环境及充足的排便时间。

2. 选取适宜的排便体位 病情允许时让患者下床，以蹲姿、身体前倾姿势促进排便。若床上使用便盆，且无禁忌时，可选择坐姿或抬高床头，以借重力作用增加腹压促进排便。对需绝对卧床或某些手术前患者，应有计划地训练其在床上使用便盆。

3. 调整饮食结构 在病情允许的情况下，可多食含膳食纤维丰富的食物，如蔬菜、水果；餐前喝柠檬汁等热饮；多饮水，每日液体摄入以不少于2 000ml为宜；适当食用脂类食物等，从而促进肠蠕动，刺激排便反射。

4. 鼓励患者适当活动 依据患者身体状况拟订规律的活动计划并协助患者实施。卧床患者可进行床上活动或被动运动。此外，指导患者进行腹肌和盆底肌肉训练，以增加肠蠕动和肌张力，促进排便。

5. 按摩 促进排便时用手沿结肠解剖位置自右向左进行环行按摩，可增加腹压，促进排便。但腹部高度膨隆的患者禁止按摩，该类患者肠腔、腹壁因肠道内容物多、硬、压力大，再以外力按摩可能发生意外。

6. 遵医嘱口服导泻药物 在医生指导下少量、短期应用。

7. 遵医嘱使用简易通便剂 常用的简易通便剂有开塞露、甘油栓等。其作用机制是润滑肠壁，软化粪便，刺激肠蠕动，从而达到促进排便的目的。

8. 以上方法无效时，遵医嘱给予灌肠。

9. 给予健康教育，帮助患者重建正常的排便功能。

（1）指导患者及家属认识到维持正常排便习惯的重要性，并向其讲解有关排便的知识。

（2）重建正常的排便习惯，指导患者选择适合自身的排便时间。建议患者在晨起或餐后2小时内尝试排便，每日固定时间排便。

（3）依据患者的身体状况和个人需求，帮助其调整饮食结构，拟定规律的活动计划，并组织实施。

（二）粪便嵌塞患者的护理

1. 早期可使用简易通便剂、口服导泻药物来润肠通便。

2. 必要时先行油类保留灌肠，2~3小时后再做清洁灌肠。

3. 灌肠无效者可行人工取便。具体方法为：术者戴上手套，将涂润滑剂的示指轻轻插入患者直肠内，触到硬物时注意大小、硬度，然后机械性地破碎粪块，慢慢取出。操作时应注意动作轻柔，避免损伤直肠黏膜。由于人工取便易刺激迷走神经，心脏病、脊椎受损者慎用，若患者在操作中出现心悸、头晕等症状，应立刻停止操作。

4. 帮助患者重建正常的排便功能，防止便秘的发生。

（三）肠胀气患者的护理

1. 去除引起肠胀气的原因，如勿食产气食物和饮料，积极治疗肠道疾患等。

2. 指导患者养成细嚼慢咽的良好饮食习惯。

3. 鼓励患者适当活动，如协助患者下床活动，卧床患者进行床上活动或变换体位，以促进肠蠕动，减轻肠胀气。

4. 轻微胀气时，可行腹部热敷或腹部按摩、针刺疗法。严重胀气时，遵医嘱给予药物治疗或行肛管排气。

（四）腹泻患者的护理

1. 去除病因　如肠道感染者，遵医嘱给予抗生素治疗。

2. 卧床休息　卧床休息可减少肠蠕动，注意腹部保暖，同时注意定时开窗通风，除去室内不良气味，使患者感到舒适。

3. 饮食调理　鼓励患者饮水，酌情给予清淡的流质或半流质食物，避免油腻、辛辣、高膳食纤维食物，严重腹泻者可暂行禁食。

4. 防治水和电解质代谢紊乱　遵医嘱给予止泻剂、口服补盐液或静脉输液。

5. 维持皮肤完整性　注意肛周皮肤的清洁。每次便后先用软纸轻擦肛门，然后用温水清洗、擦干，必要时在肛门周围涂油膏、爽身粉以保护局部皮肤。

6. 密切观察病情并记录　注意观察并记录患者的排便次数、量、粪便性状、伴随症状等，必要时留取标本送检；对于病情危重者，注意监测生命体征和尿量的变化。如疑为传染病则按肠道隔离原则护理。

7. 心理护理　腹泻患者往往难以控制便急，出现令人窘迫的问题。护士应尊重患者，给予情感支持和帮助。

8. 健康教育　向患者与家属讲解有关腹泻的知识，指导患者养成良好的卫生习惯。

（五）排便失禁患者的护理

1. 心理护理　排便失禁造成的身体异味、皮肤糜烂等，容易给患者带来精神负担。护士应尊重和理解患者，主动给予心理安慰与支持。帮助其树立信心，配合治疗和护理。

2. 保护皮肤　注意保持肛周皮肤的清洁干燥。床上铺一次性垫巾并及时更换；每次便后用温水洗净肛门周围及臀部皮肤，必要时在肛门周围涂油膏、爽身粉以保护局部皮肤。同时注意观察骶尾部皮肤变化，定时按摩受压部位，预防压力性损伤的发生。

3.改善排便控制能力　了解患者排便时间，掌握排便规律，定时给予便盆，促使患者按时自己排便；此外，指导患者进行盆底肌肉的训练。

4.保持室内空气清新　及时更换污湿的衣裤被单，定时开窗通风，除去不良气味。

5.如无禁忌，确保患者每日摄入足量液体。

（六）排便改道患者的护理

1.造口及皮肤护理　来自造口的粪便常含有消化酶，会刺激造口周围皮肤。因此，每次更换造口袋时，应仔细清理排泄物，指导患者用清水或中性肥皂清洗造口周围皮肤，保持造口处引流彻底及周围皮肤清洁干燥。

2.适时更换造口袋　回肠造口往往不能控制排便，会不时有液态粪便流出，造口袋须经常清理、冲洗和更换。结肠造口粪便是成形的，通常每日排便1~2次，无须时常更换造口袋。

3.心理护理　排便改道改变了生理情况下大便从肛门排出的常规习惯，粪便渗出、不能自控、难闻气味都可导致患者出现自尊下降、悲观失望、情绪低落等心理反应，护士应注意提供相应的情感支持。

4.健康教育　教会患者选择使用造口袋及清洁护理技术，指导患者保持规律的饮食习惯及在规定时间进食，从而适当控制排便时间。

四、与排便有关的护理技术

（一）灌肠术

灌肠术是将一定量的溶液通过肛管，由肛门经直肠灌入结肠的技术，以达到帮助患者清洁肠道、排便、排气或由肠道供给药物达到治疗的目的。

根据灌肠目的不同，灌肠可分为保留灌肠和不保留灌肠。不保留灌肠又分为大量不保留灌肠和小量不保留灌肠。为了达到清洁肠道的目的而反复使用大量不保留灌肠，称为清洁灌肠。

1.大量不保留灌肠

【目的】

（1）软化粪便，解除便秘、肠胀气。

（2）清洁肠道，为肠道手术、检查或分娩做准备。

（3）稀释并清除肠道内的有害物质，减轻中毒。

（4）灌入低温液体，为高热患者降温。

【操作前准备】

（1）评估患者并解释

1）评估：患者的年龄、病情、意识状态、生活自理能力、心理状况、合作程度、排便情况及肛周皮肤情况。

2）解释：向患者及家属解释大量不保留灌肠的目的、操作过程、注意事项及配合要点。

（2）患者准备

1）了解灌肠的目的、操作过程、注意事项，并配合操作。

2）排尿。

（3）用物准备

1）治疗车上层：放置治疗盘。内置：灌肠液（遵医嘱）、一次性灌肠器包（包内有灌肠筒、引流管、肛管一套，垫巾，肥皂液1包，纸巾数张，手套）、弯盘、水温计、医嘱执行本、手消毒剂。

常用灌肠液有0.1%~0.2%肥皂液、0.9%氯化钠溶液。成人每次用量为500~1 000ml，小儿200~500ml。溶液温度以39~41℃为宜，高热降温时用28~32℃。

2）治疗车下层：便盆、便盆巾、生活垃圾桶、医用垃圾桶。

3）其他：输液架。

（4）环境准备：酌情关闭门窗，用围帘或屏风遮挡患者。保持合适的室温和足够的照明。

（5）护士准备：衣帽整洁，修剪指甲、洗手，戴口罩。

【操作步骤】

操作步骤	要点与沟通
1. 核对　护士备齐用物，携用物至患者床旁，核对并向患者解释大量不保留灌肠的目的、过程和配合要点，取得患者的同意和配合	● 备齐用物，减少工作量 ● 正确选用灌肠液 ● 认真执行查对制度 ● 护士和患者沟通同导尿术，变换操作目的
2. 准备	
（1）酌情关闭门窗，遮挡，请无关人员回避	● 保护患者隐私
（2）将床旁椅移至同侧的床尾，将清洁便盆放于床尾椅上，打开便盆巾	● 方便应急使用
3. 卧位安置	
（1）协助患者取左侧卧位，双腿屈膝，褪裤至膝部，臀部移至床沿	● 注意观察患者反应，遇突发情况能够冷静、恰当处理
（2）臀下垫一次性垫巾	● 不能自我控制排便的患者可取仰卧位，臀下垫便盆
（3）盖好被子，暴露臀部	● 注意保暖
（4）将卫生纸放垫巾上	
4. 准备灌肠筒　戴手套，取出灌肠筒，关闭引流管上的开关，测量灌肠液温度，将灌肠液倒入灌肠筒内，挂于输液架上，筒内液面高于肛门40~60cm	● 保持一定灌注压力和速度。如灌肠筒过高，压力过大，液体流入速度过快，不易保留，而且易造成肠道损伤
5. 插肛管　润滑肛管前段，排尽管内气体，夹管。一手垫卫生纸分开臀部，暴露肛门，嘱患者深呼吸，另一手将肛管轻轻插入直肠7~10cm，固定肛管（图11-2-1）	● 防止气体进入直肠 ● 患者放松，便于插入肛管 ● 顺应肠道解剖，勿强行插管，以防损伤肠黏膜。如插入受阻，可退出少许，旋转后缓慢插入
6. 灌液、观察　开放管夹，使液体缓缓流入。密切观察液面下降速度和患者的情况	● 利用重力作用使灌肠液顺利流入乙状结肠和降结肠 ● 护士：液体已开始灌入，×××，您感觉怎么样（观察）？好，慢慢地做深呼吸，您配合得非常好

操作步骤	要点与沟通
7. 拔管并保留灌肠液	
（1）待灌肠液即将流尽时夹管，用卫生纸包裹肛管轻轻拔出，弃于医用垃圾桶内	● 避免拔管时空气进入肠道及灌肠液和粪便随肛管流出
（2）擦净肛门，脱下手套。协助患者穿裤，取舒适卧位	
（3）嘱患者尽量保留5~10分钟再排便	● 使灌肠液在肠中有足够的作用时间，以利粪便充分软化容易排出 ● 降温灌肠，液体要保留30分钟，排便30分钟后，测量体温并记录 ● 注意观察患者反应
8. 协助排便　对不能下床的患者，给予便盆；对能下床的患者，扶助其上厕所排便	● 护士：×××，您感觉怎么样？需要我帮忙吗？来，我扶您上卫生间
9. 操作后处理	
（1）整理用物：排便后及时取出便盆，擦净肛门，协助患者穿裤，整理床单位，开窗通风	● 保持病房的整齐，去除异味 ● 用物处理及时、准确。对疑被污染的用物按照消毒隔离规范处理，并体现不同类型感染的处理方法，防止病原微生物传播
（2）采集标本：观察大便性状，需要时留取标本送检	
（3）按相关要求处理用物	
（4）洗手，签名，在体温单相应栏内记录灌肠结果	● 洗手方法正确，告知患者操作结束，询问患者感受，感谢患者的配合 ● 记录：灌肠时间、灌肠液的种类和量、患者反应 ● 灌肠后排便一次为1/E。灌肠后无大便为0/E ● 感谢患者配合，交代注意事项

【健康教育】

（1）向患者及家属解释大量不保留灌肠的目的、操作过程、注意事项及配合要点。

（2）教会患者及家属配合灌肠的正确方法，确保患者的舒适与安全。

（3）向患者及家属讲解维持正常排便习惯的重要性。

（4）向患者及家属讲解预防便秘的方法，如增加活动、合理膳食等。

（5）指导患者保持健康的生活习惯。

【注意事项】

（1）急腹症患者禁忌灌肠；妊娠、严重心血管疾病等患者禁忌大量不保留灌肠。

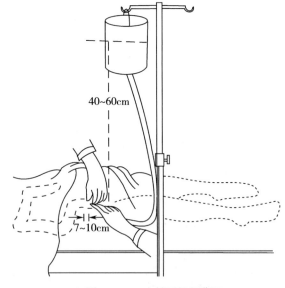

40~60cm

7~10cm

▲ 图11-2-1　大量不保留灌肠

（2）伤寒患者灌肠时溶液量不得超过500ml，压力要低（液面不得超过肛门30cm）。病变部位在回盲部，应采用右侧卧位。

（3）肝性脑病患者灌肠时禁用肥皂水，以减少氨的产生和吸收；充血性心力衰竭和水钠潴留患者禁用0.9%氯化钠溶液灌肠。

（4）灌肠过程中随时观察患者的病情变化，如发现患者面色苍白、出冷汗、脉速，主诉剧烈腹痛、心慌气短时，应立即停止灌肠并及时与医生联系，采取急救措施。灌肠过程中液面下降过慢或停止的原因多为肛管前端孔道被阻塞，可移动肛管或挤捏肛管，使堵塞管腔的粪便脱落；如患者感觉腹胀或有便意，可降低灌肠筒的高度以减慢流速或暂停片刻，同时嘱患者张口深呼吸以放松腹部肌肉，并转移其注意力，减轻腹压，等患者情况缓解再行灌入。

（5）为高热或中暑患者降温时，灌肠液应保留30分钟后再排出，排便30分钟后再测量体温并做好记录。

（6）为协助中毒患者排出体内毒素或为直肠、结肠检查和手术前患者做肠道准备时，需反复多次使用大量不保留灌肠。此时，首次灌肠液选用肥皂液，以后用0.9%氯化钠溶液，直至排出液澄清、无粪块。

2. 小量不保留灌肠 由于小量不保留灌肠灌入溶液量小，对肠道刺激性小，所以临床常用于危重、年老体弱、小儿、孕妇、腹部或盆腔手术后便秘的患者。

【目的】

（1）软化粪便，解除便秘。

（2）排除肠道内的气体，减轻腹胀。

【操作前准备】

（1）评估患者并解释

1）评估：患者的年龄、病情、意识状态、生活自理能力、心理状况、合作程度、排便情况，以及肛周皮肤、黏膜情况。

2）解释：向患者及家属解释小量不保留灌肠的目的、操作过程、注意事项及配合要点。

（2）患者准备

1）了解灌肠的目的、操作过程、注意事项，并配合操作。

2）排尿。

（3）用物准备

1）治疗车上层：放置治疗盘。内置：一次性灌肠器包或注洗器、治疗碗（内盛遵医嘱准备的灌肠液）、弯盘、肛管、止血钳、一次性垫巾、一次性手套、润滑剂、卫生纸、水温计、棉签、医嘱执行本、手消毒剂。

常用灌肠液有"1、2、3"溶液（50%硫酸镁30ml、甘油60ml、温开水90ml），甘油50ml加等量温开水，各种植物油120~180ml。适宜溶液温度为38℃。

2）治疗车下层：便盆和便盆巾，生活垃圾桶、医用垃圾桶。

（4）环境准备：酌情关闭门窗，用围帘或屏风遮挡患者。保持合适的室温和足够的照明。

（5）护士准备：衣帽整洁，修剪指甲、洗手，戴口罩。

【操作步骤】

操作步骤	要点与沟通
1. 同大量不保留灌肠操作步骤1~3	
2. 连接、润滑肛管　置弯盘于臀边，戴手套，用注洗器抽吸灌肠液，连接肛管，润滑肛管前段，排气，夹管	● 减少插管时的阻力和对黏膜的刺激 ● 防止气体进入直肠
3. 插肛管　一手垫卫生纸分开臀部，暴露肛门，嘱患者深呼吸，另一手将肛管轻轻插入直肠7~10cm（图11-2-2）	● 患者放松，便于插入肛管 ● 顺应肠道解剖，勿用力，以防损伤肠黏膜。如插入受阻，可退出少许，旋转后缓慢插入
4. 注入灌肠液　固定肛管，松开止血钳，缓缓注入溶液，注毕夹管，取下注洗器再吸取溶液，松夹后再行灌注。如此反复直至灌肠液全部注入完毕	● 注入速度不可过快过猛，以免刺激肠黏膜，引起排便反射 ● 每次注入完毕后应反折或夹闭肛管尾段，再取下注洗器吸取溶液，灌注前应排出注洗器内的空气，以防空气进入肠道而出现腹胀
5. 拔管并保留灌肠液	
（1）血管钳夹闭肛管尾端或反折肛管尾端，用卫生纸包住肛管轻轻拔出，放入弯盘内	● 避免拔管时空气进入肠道及灌肠液和粪便随肛管流出
（2）擦净肛门，取下手套弃于医用垃圾桶内。协助患者穿裤，取舒适卧位	
（3）嘱患者尽量保留溶液10~20分钟再排便	● 使灌肠液在肠中有足够的作用时间，以利粪便充分软化容易排出 ● 注意观察患者反应
6. 协助排便　对不能下床的患者，给予便盆；扶助能下床的患者上厕所排便	
7. 操作后处理	
（1）整理：排便后及时取出便盆，擦净肛门，协助患者穿裤，取舒适卧位。整理床单位，开窗通风	● 保持病房整齐，去除异味
（2）按相关要求处理用物	● 用物处理及时、准确。对疑被污染的用物按照消毒隔离规范处理，并体现不同类型感染的处理方法，防止病原微生物传播
（3）洗手，签名，在体温单相应栏内记录灌肠结果	● 洗手方法正确，告知患者操作结束，询问患者感受，感谢患者的配合 ● 记录灌肠时间、灌肠液的种类和量、患者反应 ● 灌肠后排便一次为1/E。灌肠后无大便为0/E ● 感谢患者配合，交代注意事项

【健康教育】

（1）向患者及家属解释小量不保留灌肠的目的、操作过程、注意事项及配合要点。

（2）教会患者及家属配合灌肠的正确方法，确保患者的舒适与安全。

（3）向患者及家属讲解维持正常排便习惯的重要性。

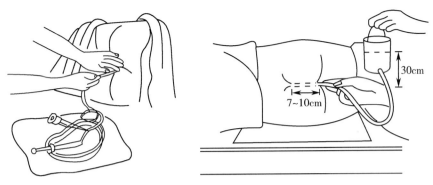

A. 一手分开臀部，一手插肛管   B. 肛管插入直肠7~10cm

▲ 图11-2-2　小量不保留灌肠

（4）向患者及家属讲解预防便秘的方法，如增加活动、合理膳食等。

（5）指导患者保持健康的生活习惯。

【注意事项】

（1）如用小容量灌肠筒，压力宜低，筒内液面距肛门不能超过30cm，注意观察患者反应，遇突发情况能够冷静处理。

（2）使用注洗器灌注时，灌注速度不得过快，以免刺激肠黏膜，引起排便反射。每次注入完毕后应反折或夹闭肛管尾段，再取下注洗器吸取溶液，灌注前应排出注洗器内的空气，以防空气进入肠道而出现腹胀。其他参考大量不保留灌肠。

3. 保留灌肠　自肛门灌入药液，保留在直肠或结肠内，通过肠黏膜吸收而达到治疗的目的。

【目的】

（1）镇静、催眠。

（2）治疗肠道感染。

【操作前准备】

（1）评估患者并解释

1）评估：患者的年龄、病情、意识状态、生活自理能力、心理状况、合作程度、肠道病变部位、排便情况，以及肛周皮肤、黏膜情况。

2）解释：向患者及家属解释保留灌肠的目的、操作过程、注意事项及配合要点。

（2）患者准备

1）了解灌肠的目的、操作过程、注意事项，并配合操作。

2）排尿、排便。

（3）用物准备

1）治疗车上层：放置治疗盘。内置：注洗器、治疗碗（内盛遵医嘱准备的灌肠液）、弯盘、肛管（20号以下）、温开水5~10ml、止血钳、水温计、润滑剂、棉签、一次性手套、卫生纸适量、一次性垫巾、小垫枕、医嘱执行本、手消毒剂。

常用溶液：① 镇静、催眠用10%水合氯醛；② 抗肠道感染用2%小檗碱，0.5%~1%新霉素液或其他抗生素溶液。灌肠液量不超过200ml，适宜溶液温度38℃。

2）治疗车下层：便盆和便盆巾，生活垃圾桶、医用垃圾桶。

（4）环境准备：酌情关闭门窗，用围帘或屏风遮挡患者。保持合适的室温和足够的照明。

（5）护士准备：衣帽整洁，修剪指甲、洗手，戴口罩。

【操作步骤】

操作步骤	要点与沟通
1. 核对　护士备齐用物，携用物至患者床旁，再次核对，向患者解释保留灌肠的目的、过程和配合要点，确认是否排便	● 沟通同大量不保留灌肠 ● 保留灌肠以晚上睡眠前灌肠为宜，因为此时活动减少，药液易于保留吸收
2. 准备	
（1）酌情关闭门窗，遮挡，请无关人员回避	● 保护患者隐私
（2）将床旁椅移至同侧的床尾，将清洁便盆放于床尾椅上，打开便盆巾	● 方便应急时使用
3. 卧位安置	
（1）根据病情选择不同的卧位，褪裤至膝部，臀部移至床沿。盖好被子，暴露臀部	● 慢性细菌性痢疾病变部位多在直肠或乙状结肠，取左侧卧位。阿米巴痢疾病变多在回盲部取右侧卧位，以提高疗效 ● 注意保暖
（2）抬高臀部：垫小垫枕和一次性垫巾于臀下，使臀部抬高约10cm。卫生纸放垫巾上	● 抬高臀部防止药液溢出
4. 连接润滑肛管　置弯盘于臀边，戴手套，用注洗器抽吸灌肠液，连接肛管，润滑肛管前段，排气，夹管	● 减少插管时的阻力和对黏膜的刺激，防止气体进入直肠
5. 插肛管　一手垫卫生纸分开臀部，暴露肛门，嘱患者深呼吸，另一手将肛管轻轻插入直肠15~20cm	● 患者放松，便于插入肛管 ● 顺应肠道解剖，勿用力，以防损伤肠黏膜。如插入受阻，可退出少许，旋转后缓慢插入
6. 注入灌肠液　按小量不保留灌肠操作方法注入药液	● 注入速度不可过快过猛，以免刺激肠黏膜，引起排便反射 ● 每次注入完毕后应反折或夹闭肛管尾段，再取下注洗器吸取溶液，灌注前应排出注洗器内的空气，以防空气进入肠道而出现腹胀 ● 注意观察患者反应，遇突发情况能够冷静、恰当处理
7. 拔管并保留灌肠液	
（1）药液注入完毕，再注温开水5~10ml，抬高肛管尾端，使管内溶液全部注完，血管钳夹闭肛管尾端或反折肛管尾端，用卫生纸包住肛管轻轻拔出，置于医用垃圾桶内	● 避免拔管时空气进入肠道及灌肠液和粪便随肛管流出 ● 使灌入的药液在肠内保留较长时间，利于药液充分被吸收 ● 注意观察患者反应
（2）擦净肛门，取下手套弃于医用垃圾桶内。协助患者穿裤，取舒适卧位	
（3）嘱患者尽量保留药液在1小时以上再排便	● 感谢患者配合，交代注意事项

操作步骤	要点与沟通
8. 操作后处理	
（1）整理：协助患者穿裤，取舒适卧位。整理床单位，开窗通风	● 保持病房的整齐，去除异味
（2）按相关要求处理用物	● 用物处理及时、准确。对疑被污染的用物按照消毒隔离规范处理，并体现不同类型感染的处理方法，防止病原微生物传播
（3）洗手，签名，在体温单相应栏内记录灌肠结果	● 洗手方法正确，告知患者操作结束，询问患者感受，感谢患者的配合 ● 记录灌肠时间、灌肠液的种类和量，患者反应

【健康教育】

（1）向患者及家属解释保留灌肠的目的、操作过程、注意事项及配合要点。

（2）教会患者及家属配合灌肠的正确方法，确保患者的舒适与安全。

（3）向患者及家属讲解相关疾病的知识。

【注意事项】

（1）肛门、直肠、结肠手术及排便失禁患者，不宜做保留灌肠。

（2）保留灌肠前嘱患者排便，排空肠道有利于药液吸收。

（3）根据灌肠目的、病变部位确定患者的卧位和肛管插入深度。

（4）保留灌肠时，肛管宜细，插入要深，液量不宜过多，压力应低，灌入速度宜慢，以减少刺激，使灌入的药液能保留较长时间，利于肠黏膜吸收。

（5）每次注入完毕后应反折或夹闭肛管尾段，再取下注洗器吸取溶液，灌注前应排出注洗器内的空气，以防空气进入肠道而出现腹胀。

（二）口服全肠道清洁术

口服全肠道清洁术（oral bowel cleaning）是指通过口服高渗溶液，在肠道内形成高渗环境，使肠道内水分大量增加，从而软化粪便，刺激肠蠕动，加速排便，达到清洁肠道的目的。此法具有操作方便，易被患者接受的特点，临床上直肠、结肠检查及手术前的肠道准备有采用口服全肠道清洁术取代清洁灌肠的趋势。常用高渗溶液有甘露醇、硫酸镁。

1. 甘露醇法 患者术前1日14—16时口服甘露醇溶液1 500ml（20%甘露醇500ml+5%葡萄糖1 000ml混匀）。一般服用后15~20分钟即可反复自行排便。

2. 硫酸镁法 患者检查或术前3日每晚口服50%硫酸镁10~30ml，术前1日14—16时口服25%硫酸镁200ml（50%硫酸镁100ml+5%葡萄糖盐水100ml），然后再口服温开水1 000~1 500ml。一般服后15~30分钟即可反复自行排便，2~3小时内可排便2~5次。

在服用以上溶液时，护士应观察患者的反应，注意排便次数及粪便性质，如排出物呈液状、无粪块表示已达到清洁肠道的目的，同时做好记录。

（三）简易通便术

简易通便术（defecation with cathartic suppositories）是一项简便经济，可以有效地协助患者解除便秘的技术，经过护士指导，患者及家属可自行完成。常用于小儿、老年、体弱的便秘患者。常用通便剂由高渗液和润滑剂组成，具有吸收水分，软化粪便，润滑肠壁，刺激肠蠕动的作用。

1. 开塞露使用方法　开塞露由甘油或山梨醇制成，装在塑料容器内。使用时将帽盖打开或将封口端剪去，挤出少许液体润滑开口处。患者取左侧卧位，放松肛门外括约肌。将开塞露的前端轻轻插入肛门后将药液全部挤入直肠内（图11-2-3），成人20ml，小儿10ml。取出塑料囊，置于一次性医用垃圾袋内，并嘱患者保留5~10分钟后排便。

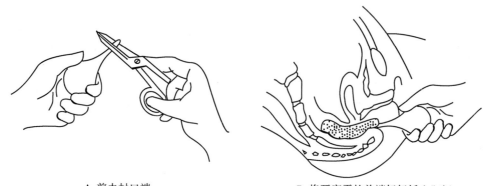

A. 剪去封口端　　　　　　　　B. 将开塞露的前端轻轻插入肛门

▲ 图11-2-3　开塞露使用方法

2. 甘油栓使用方法　甘油栓是用甘油和明胶制成的栓剂。操作时，护士戴手套，嘱患者张口呼吸，捏住甘油栓底部，轻轻插入肛门至直肠内，抵住肛门处轻轻按摩，嘱患者尽量保留栓剂。

（四）肛管排气法

肛管排气法（blind enema）是指将肛管从肛门插入直肠，以排出肠腔内积存气体的技术。

【目的】

帮助患者解除肠腔积气，减轻腹胀。

【操作前准备】

1. 评估患者并解释

（1）评估患者的年龄、病情、意识状态、生活自理能力、心理状况、合作程度、排便情况、排气情况，以及肛周皮肤、黏膜情况。

（2）向患者及家属解释肛管排气的目的、操作过程、注意事项及配合要点。

2. 患者准备　了解肛管排气的目的、操作过程、注意事项，并配合操作。

3. 用物准备

（1）治疗车上层：放置治疗盘。内置：弯盘、肛管、血管钳、玻璃接头、橡胶管、玻璃瓶（内盛水3/4满，瓶口系带）、润滑油、棉签、胶布（1cm×15cm）、一次性手套、卫生纸适量、一次性垫巾、医嘱执行本、手消毒剂。

（2）治疗车下层：生活垃圾桶、医用垃圾桶。

4. 环境准备　酌情关闭门窗，用围帘或屏风遮挡患者。保持合适的室温和足够的照明。

5. 护士准备　衣帽整洁，修剪指甲，洗手，戴口罩。

【操作步骤】

操作步骤	要点与沟通
1. 核对　护士备齐用物，携用物至患者床旁，再次核对，向患者解释肛管排气的目的、过程和配合要点	● 备齐用物 ● 认真执行查对制度 ● 沟通操作目的
2. 准备　酌情关闭门窗，遮挡，请无关人员回避	● 保护患者隐私
3. 卧位安置　协助患者取左侧卧位，褪裤至膝部，臀部移至床沿，臀下垫一次性垫巾。注意遮盖患者，暴露臀部。卫生纸放在垫巾上，置弯盘于臀边	● 此体位有利于肠腔内气体排出 ● 注意保暖
4. 连接排气装置　将玻璃瓶系于床边，戴手套，橡胶管一端插入玻璃瓶液面下，另一端与肛管相连	● 防止空气进入直肠内，加重腹胀
5. 插肛管　润滑肛管，一手垫卫生纸分开臀部，暴露肛门，嘱患者深呼吸，另一手将肛管轻轻插入直肠15~18cm，用胶布将肛管固定于臀部，橡胶管留出足够长度用别针固定在床单上（图11-2-4）	● 患者放松，便于插入肛管 ● 顺应肠道解剖，勿用力，以防损伤肠黏膜。如插入受阻，可退出少许，旋转后缓慢插入 ● 便于患者翻身 护士：×××，您好！肛管及排气装置都已固定好。积存在您肠腔内的气体现在正在排出来。为了达到较好的排气效果，需要保留肛管20分钟。在这段时间，您可以按摩腹部。需要我协助吗？您也可以适当翻身，肛管固定得很好，翻身时动作不要太大就可以了。这些方法都有助于肠腔内气体更快地排出来。20分钟后我会过来帮您拔管
6. 观察　观察排气情况，如排气不畅，帮助患者更换体位或按摩腹部	● 若有气体排出，可见瓶内液面下有气泡逸出 ● 变换体位或按摩腹部可以促进排气
7. 拔管　保留肛管不超过20分钟。取下胶布，用卫生纸包住肛管轻轻拔出，置于医用垃圾桶内，擦净肛门，取下手套	● 长时间留置肛管，会降低肛门括约肌的反应，甚至导致肛门括约肌永久性松弛 ● 需要时，2~3小时后再行肛管排气，避免拔管时空气进入肠道
（1）整理：协助患者穿裤，取舒适的体位。询问患者腹胀有无减轻。整理床单位，开窗通风	● 保持病房的整齐，去除异味
（2）按相关要求处理用物	● 用物处理及时、准确。对疑被污染的用物按照消毒隔离规范处理，并体现不同类型感染的处理方法，防止病原微生物传播
（3）洗手，签名，记录	● 洗手方法正确，告知患者操作结束，询问患者感受，感谢患者的配合 ● 记录排气时间及效果，患者反应

【健康教育】

1. 向患者及家属解释肛管排气的目的、操作过程、注意事项及配合要点。

2. 教会患者及家属配合肛管排气的正确方法，确保患者的舒适与安全。

3. 向患者及家属讲解避免腹胀的方法，如增加活动、结合患者的饮食习惯告知其避免进食产气过多的食物如黄豆等。

4. 指导患者保持健康的生活习惯。

【注意事项】

肛管排气时，肛管插入深度为15~18cm，肛管
留置时间不超过20分钟，避免长时间留置肛管会降
低肛门括约肌的反应，甚至导致肛门括约肌永久性松
弛。需要时，可2~3小时后再行肛管排气。

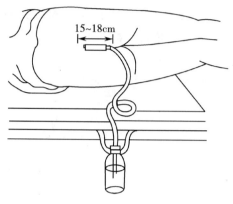

▲ 图11-2-4　肛管排气

相关链接 | **生物反馈治疗功能性便秘**

功能性便秘（functional constipation，FC）是一种持续性排便困难、排便
次数减少或有排便不尽感的功能性肠病，大多数便秘患者为FC。近年来，FC发生率呈逐年上升趋
势。研究已证实，生物反馈训练可以明显缓解FC患者的临床症状，改善胃肠道生理功能，减轻焦虑
抑郁水平，提高生活质量，是FC患者的首选治疗方法。

FC训练方法：训练前向患者详细讲解人体结肠、直肠、肛门、盆底肌的正常解剖和生理功能及
正常排便的机制；向患者解释生物反馈训练治疗FC的机制、目的、方法；并通过直肠指检，了解
患者排便时肛门外括约肌的舒缩情况。训练时，协助患者取侧卧位，将肛管电极和一根单通道测压
导管插入肛管和直肠，肛直肠压力信号通过计算机记录、放大、处理，以视觉形式呈现在显示器上。
先让患者识别自己肛直肠和腹肌运动的正常与异常图形，再指导患者学会并掌握增加腹压、收缩和
放松肛门的动作要领，反复训练。每周训练2~3次，每次30~60分钟，每个疗程10次。

（琚新梅）

学习小结

排泄是机体将新陈代谢所产生的废物排出体外的生理活动，其中泌尿道和消化道是两种主要
的排泄途径，表现为排尿和排便，正常情况下是受大脑皮质控制的反射活动。

正常排尿可自主进行。生理、心理、病理、习惯、环境因素及液体和饮食的摄入、治疗及
检查、气候等因素均可影响排尿，导致尿液性状或排尿形态异常。评估尿液性状，注意观察：
① 尿量和排尿频率；② 颜色；③ 透明度；④ 酸碱度；⑤ 尿比重；⑥ 气味。评估排尿活动形
态，常见异常排尿活动有：① 多尿；② 少尿；③ 无尿或尿闭；④ 膀胱刺激征；⑤ 尿潴留；
⑥ 尿失禁。针对尿潴留患者，可从心理、安置合适体位、提供隐蔽环境，以及物理疗法、中医
疗法、药物疗法、行导尿术等方面进行护理和健康教育；针对尿失禁患者，应注意提供皮肤护

理、外部引流、心理支持、留置导尿等方面的护理，同时协助患者重建正常的排尿功能和加强健康教育。护士应掌握导尿术、留置导尿术及膀胱冲洗法的操作，协助患者解决或改善排尿问题。

正常排便可自主进行。生理因素、心理因素、社会文化因素、饮食与活动、治疗和检查、疾病等因素均可影响排便，导致粪便性状或排便形态异常。评估粪便性状，注意观察：① 排便次数和量；② 粪便形状和软硬度；③ 颜色；④ 内容物；⑤ 气味。评估排便活动形态，常见异常排便活动有：① 便秘；② 粪便嵌塞；③ 肠胀气；④ 腹泻；⑤ 排便失禁；⑥ 排便改道。护士应选择恰当的护理措施对排便异常患者进行护理，并能运用所学知识对排便异常患者开展健康教育。与排便有关的护理技术包括灌肠术、口服全肠道清洁术、简易通便术和肛管排气法。根据灌肠目的和灌肠液保留时间不同，灌肠术可分为不保留灌肠（大量不保留灌肠、清洁灌肠、小量不保留灌肠）和保留灌肠；由于口服全肠道清洁术具有操作方便、易被患者接受的特点，临床上，直肠、结肠检查及手术前的肠道准备有采用口服全肠道清洁术取代清洁灌肠的趋势；简易通便术是一项简便经济的可以有效地协助患者解除便秘的技术，常用于小儿、老年、体弱的便秘患者；肛管排气法用于肠胀气患者。

复习思考题

1. 患者蔡某，男性，46岁，因外伤导致尿失禁，现遵医嘱为该患者进行留置导尿。请问：
   （1）此时为该患者行留置导尿的主要目的是什么？
   （2）让男性患者耻骨前弯消失的方法是什么？
   （3）插入导尿管见尿后，还应插入的深度是多少？
   （4）留置导尿期间避免尿路感染的护理措施有哪些？

2. 患者龚某，女性，42岁，主诉腹胀、腹痛，3日未排便，触诊腹部较硬实且紧张，可触及包块，肛诊可触及粪块，诱导排便无效。否认其他疾病史。医嘱0.1%的肥皂液500ml大量不保留灌肠。请问：
   （1）灌肠筒内液面距离肛门的距离是多少？
   （2）肛管插入直肠的深度是多少？

   （3）当液体灌入100ml时患者感觉腹胀并有便意，护士该如何应对？
   （4）灌肠中如果患者出现脉速、面色苍白、出冷汗、剧烈腹痛，心慌气促，护士该如何应对？

3. 单项选择题
   （1）正常人24小时尿液量平均为
   A. 800ml
   B. 1 500ml
   C. 2 500ml
   D. 2 000ml
   E. 3 000ml
   （2）溶血反应时患者排出酱油色尿，因为尿中含有
   A. 血红蛋白
   B. 红细胞
   C. 胆红素
   D. 白细胞
   E. 血小板
   （3）伤寒病员灌肠的液量及液面距

肛门的距离是

A. 1 000ml，<30cm

B. 1 000ml，<60cm

C. <500ml，<30cm

D. <500ml，60cm

E. <100ml，60cm

（4）膀胱高度膨胀极度衰弱的病员，导尿首次放出的尿液量最多不超过

A. 200ml

B. 500ml

C. 1 000ml

D. 1 500ml

E. 2 000ml

（5）为男性患者导尿时，导尿管插入尿道的长度

A. 10cm左右，见尿后导尿管再插入2cm

B. 13cm左右，见尿后再插入2cm

C. 15cm左右，见尿后再插入2cm

D. 20cm左右，见尿后再插入2cm

E. 28cm左右，见尿后再插入2cm

单项选择题答案：1B　2A　3C　4C　5D

第十二章　给药

学习目标

知识目标	
1. 掌握	给药原则；注射原则；各种注射法的目的、部位、注意事项；雾化吸入法常用药物及其作用；常用皮试液的配制浓度、注入剂量和试验结果判断；青霉素过敏反应的临床表现；青霉素过敏性休克的处理；破伤风抗毒素脱敏注射的原理。
2. 熟悉	医院常用外文缩写及中文译意；药物的种类、领取和保管；不同性能药物服用时的注意事项；给药途径；各种注射法的概念；各种雾化吸入法的注意事项和健康教育。
3. 了解	影响药物作用的因素；各种雾化吸入器的构造及原理，其他给药法的目的和注意事项。

能力目标	
	1. 能根据不同药物性质，正确领取并保管药物。
	2. 能运用口服给药法，为不同病情的患者提供安全用药。
	3. 能正确完成各种注射法的操作。
	4. 能正确指导患者使用定量吸入器进行雾化吸入。
	5. 能准确配制青霉素、链霉素、破伤风抗毒素和头孢菌素类药物皮内试验液，并能正确判断结果。
	6. 能准确识别青霉素过敏性休克的临床表现，并采取有效的措施实施抢救。

素质目标	
	1. 具有尊重患者的用药知情权等法律意识。
	2. 在执行医嘱时，避免用药差错对患者造成的身心损害。
	3. 在注射给药过程中，能善于沟通，保护患者隐私。
	4. 在配制皮肤试验液过程中能够保持严谨、细致的工作态度，具备慎独的护理素养。
	5. 能够以患者为中心，关心、尊重患者，密切观察病情，及时识别病情变化，体现护理专业素养。

第一节　给药的基本知识

给药（administration）即药物治疗，是目前临床最常用的一种治疗方法。给药的目的包括治疗疾病、预防疾病、协助诊断、减轻症状及维持正常的生理功能。在临床护理工作中，护士是药物治疗的直接执行者和监护者。为确保每位患者合理、准确、安全、有效地给药，护士必须了解患者的用药史、过敏史、家族史，掌握有关药物的药理知识、给药途径、配伍禁忌和操作技能，及时评价患者用药后的疗效与反应，指导患者安全正确地接受药物治疗，使药物治疗达到最佳效果。

一、药物的种类、领取和保管

（一）药物的种类

1. **内服药**　如口服溶液剂、片剂、丸剂、散剂、酊剂、合剂、胶囊剂等。

2. **注射药**　如水剂、油剂、结晶、粉剂、混悬液等。

3. **外用药**　如软膏剂、滴剂、栓剂、洗剂、粉剂、涂膜剂、外用溶液剂、酊剂及搽剂等。

4. **新型制剂**　如胰岛素泵、粘贴敷片、植入慢溶药片等。

（二）药物的领取

药物的领取方式各医院规定不一，一般有以下两种。

1. **病区**　病区内设置药柜，备有一定基数的常用药物，由专人负责，按消耗量定期到药房领取补充，以保证药物的正常使用；贵重药、特殊药物凭医生处方领取；病区设有固定基数的剧毒药、麻醉药，使用后凭专用处方和使用后的空安瓿领取。

2. **中心药房**　医院内设有中心药房，中心药房负责病区患者日间用药的摆放，病区护士核对后取回，按时给患者服用。

（三）药物的保管

1. 药柜放置 药柜应放在光线明亮、通风、干燥处，避免阳光直射，保持整洁。由专人负责，定期检查药品质量，以保证用药安全。

2. 分类放置 药品按内服、外用、注射、剧毒等分类放置，按药物有效期的先后顺序排列和使用，以免失效。贵重药、剧毒药、麻醉药应有明显标志，加锁保管，专人负责，专本登记，并严格执行交接班制度。

3. 标签明显 药瓶上应贴有明显标签，内服药标签为蓝色边、外用药标签为红色边。特殊药物另加标签，如剧毒药加贴圆形黑底"毒"字标签，麻醉药加贴圆形白底蓝色"麻"字标签，精神类药物标签的颜色由绿色和白色组成等。标签上标明药物的名称（中英文对照）、剂量、浓度，字迹清晰。无标签、标签模糊、字迹不清的药物禁止使用。

4. 定期检查 药物要定期检查，如超过有效期或有变色、异味、发霉、浑浊、沉淀、潮解等现象，均不可使用。

5. 妥善保存 应根据药物的性质妥善保存。

（1）易挥发、潮解或风化的药物：应装瓶、盖紧，密封保存，置于阴凉干燥处，如乙醇、过氧乙酸、碘酊、糖衣片、酵母片等。

（2）易氧化和遇光变质的药物：应装在有色密盖瓶内或黑纸遮光的纸盒内，放于阴凉处避光保存，如维生素C、氨茶碱、盐酸肾上腺素等。

（3）易被热破坏的药物：应根据其性质和对贮藏条件要求，置于干燥阴凉（约20℃）处或冷藏于2~10℃环境中保存，如疫苗、抗毒血清、免疫球蛋白等生物制品及抗生素等。

（4）易燃、易爆的药物：应密闭单独保存，置于阴凉处，远离明火，如乙醚、环氧乙烷、乙醇等。

（5）患者个人专用的贵重或特殊药物应单独存放，注明床号、姓名。

二、给药原则

给药原则是一切用药的总则，在药物治疗过程中必须严格遵守。

（一）遵医嘱给药

给药属于非独立性的护理操作，必须严格遵照医嘱给药。护士应具备基本的药理知识，熟悉常用药物的作用、用法、副作用和毒性反应等，熟悉用药患者的健康状况。对有疑问的医嘱，应及时向医生了解清楚，不可盲目执行，也不可擅自更改医嘱。

（二）严格执行查对制度

在给药过程中，护士必须做到"五准确"，即将准确的药物，按准确的剂量，用准确的途径，在准确的时间内给予准确的患者。因此，在给药过程中护士必须严格、认真做好"三查八对"。

1. 三查 操作前、操作中、操作后查（查八对内容）。

2. 八对 对床号、姓名、药名、浓度、剂量、用法、时间和有效期。

注意检查药物质量，疑有变质的药物不能使用。

（三）安全正确给药

1. 准确掌握给药的次数、时间和方法，以维持有效血药浓度和发挥最大药效，同时注意药物的特性和个体的生理状况。

2. 药物备好后应及时发放使用，避免放置过久引起药物污染或药效降低。

3. 与患者有效沟通，以取得合作，并给予相应的用药指导及自我保护指导。

4. 对易发生过敏反应的药物，使用前应了解患者过敏史，按要求做药物过敏试验，结果阴性方可使用。

（四）观察用药反应

用药后护士要密切观察患者的病情变化，动态评估药物的疗效，及时发现药物的不良反应，并做好记录，以便为临床护理及诊疗计划提供依据。

（五）指导患者合理用药

护士应了解患者健康状况及过敏史，指导患者在查清病因、明确诊断后用药。用药前说明药物的作用、用法及不良反应，联合用药时注意药物间的相互作用，不可随意加大剂量或过早停药。注意评估患者的情绪和对药物的信赖程度，有无药物依赖、滥用或不遵医等行为，并给予正确指导。

三、给药途径

常用的给药途径有消化道给药（口服给药、舌下给药、直肠给药）、注射给药（皮内、皮下、肌内、静脉、动脉）、呼吸道吸入给药、皮肤黏膜给药等。除静、动脉注射是将药液直接注入血液循环外，其他药物均有一个吸收过程，药物吸收速度由快至慢为吸入、舌下给药、直肠给药、肌内注射、皮下注射、口服给药、皮肤给药。

四、给药的次数与时间

给药的次数与时间以药物的半衰期为依据，以能维持有效的血药浓度，发挥最大药效，又不引起毒性反应为最佳选择，尤其是抗生素类药物，更应注意维持药物在血中的有效浓度。同时还要考虑药物的特性和人体生理状况，若肝、肾功能减退，可适当调整给药时间，给药间隔时间短易致蓄积中毒，间隔时间长则不能维持有效血药浓度。临床工作中常用外文缩写表示给药的次数与间隔时间（表12-1-1）；医院常用给药时间的安排见表12-1-2。

▼ 表12-1-1 医院常用给药的外文缩写与中文译意

外文缩写	中文译意	外文缩写	中文译意
q.d.	每日1次	Tab.	片剂
b.i.d.	每日2次	a.d.	加至
t.i.d.	每日3次	OD	右眼
q.i.d.	每日4次	OS	左眼

外文缩写	中文译意	外文缩写	中文译意
q.h.	每小时1次	OU	双眼
q.2h.	每2小时1次	AD	右耳
q.4h.	每4小时1次	AS	左耳
q.6h.	每6小时1次	AU	双耳
q.m.	每晨1次	ID	皮内注射
q.n.	每晚1次	H	皮下注射
q.o.d.	隔日1次	IM/i.m.	肌内注射
b.i.w.	每周2次	IV/i.v.	静脉注射
a.a.	各	i.v.gtt.	静脉滴注
a.c.	饭前	Comp.	复方
p.c.	饭后	Pil.	丸剂
h.s.	睡时	Lot.	洗剂
a.m.	上午	Mist.	合剂
p.m.	下午	Tr.	酊剂
st.	立即	Pulv.	粉剂/散剂
DC	停止	Ext.	浸膏
p.r.n.	必要时（长期）	Caps.	胶囊剂
s.o.s.	需要时（限用1次，12小时内有效）	Supp.	栓剂
12n.	中午12时	Syr.	糖浆剂
12m.n.	午夜12时	Ung.	软膏剂
p.o.	口服	Inj.	注射液

▼ 表12-1-2 医院常用给药时间与安排（外文缩写）

给药时间	安排	给药时间	安排
q.m.	6a.m.	q.2h.	6a.m.，8a.m.，10a.m.，12n.，2p.m.
q.d.	8a.m.	q.3h.	6a.m.，9a.m.，12n.，3p.m.，6p.m.
b.i.d.	8a.m.，4p.m.	q.4h.	8a.m.，12n.，4p.m.，8p.m.，12m.n.
t.i.d.	8a.m.，12n.，4p.m.	q.6h.	8a.m.，2p.m.，8p.m.，2a.m.

给药时间	安排	给药时间	安排
q.i.d.	8a.m., 12n., 4p.m., 8p.m.	q.n.	8p.m.

注：q.m., 每晨1次；a.m., 上午；q.2h., 每2小时1次；12n., 中午12时；p.m., 下午；q.d., 每日1次；q.3h., 每3小时1次；b.i.d., 每日2次；12m.n., 午夜12时；t.i.d., 每日3次；q.6h., 每6小时1次；q.i.d., 每日4次；q.n., 每晚1次。

五、影响药物作用的因素

药物的疗效受药物的性质、剂量，机体内、外因素等多种因素的影响，护士应熟悉和掌握影响药物作用的各种因素，有助于采取恰当的护理措施，防止或减少不良反应的发生，使药物发挥更好的药效，达到最佳治疗效果。

（一）药物因素

1. 药物剂量 不同的药物剂量会引起机体的不同反应。药量与药效之间存在着密切的关系，在一定范围内，药效随剂量的增加而增强。如果用药超过有效量，药效不会再增强，反而会导致药物毒性作用增强。在使用安全范围小的药物时，护士需要特别监测药物中毒反应情况，如洋地黄类药物。有些药物需要注意单位时间内进入机体的药量，如氯化钾溶液，静脉输液时速度过快会造成单位时间内进入体内的药量过大，引起毒性反应。

2. 药物剂型 不同剂型的药物由于其吸收的量与速度不同，药物作用的快慢和强弱不同。一般而言，注射药物比口服药物吸收快，作用更明显。在注射给药时，水剂比混悬液、油剂吸收快；口服给药时，液体制剂比固体制剂更易吸收。

3. 给药途径与时间 不同的给药途径可影响药物的吸收与分布，直接影响药物作用的快慢与强弱，如静脉给药时，药物直接进入血液循环，作用最快。在某些情况下，不同的给药途径会产生不同的药物效应，如硫酸镁口服给药产生导泻与利胆的作用，注射给药则产生镇静和降压作用。不同药物有各自不同的给药时间，为了提高疗效和降低毒副作用，应合理安排给药时间，如抗生素类药物给药的次数和间隔时间取决于药物的半衰期，应以维持药物在血中的有效浓度为最佳选择。

4. 联合用药 联合用药是指为了达到治疗目的而将两种或两种以上药物同时或先后应用。若联合用药使原有的药物效应增强，称为协同作用；若联合用药使原有的效应减弱，称为拮抗作用。合理的联合用药可提高药效，减少不良反应，避免耐药性的产生，如异烟肼和乙胺丁醇合用可增强抗结核作用。不合理的联合用药则会使药效降低，毒性增加，如庆大霉素与依他尼酸和呋塞米配伍，可致永久性耳聋。因此，护士应根据用药情况，判断联合用药是否合理，要严格遵守常见药物配伍禁忌的规定，指导患者安全用药。

（二）机体因素

1. 生理因素

（1）年龄与体重：一般而言，药物用量与体重成正比。儿童和老年人对药物的反应与成人不同，除体重因素外，还与生长发育和机体的功能状态有关。儿童的各种生理功能及调节机制发育尚不完善，与成人差别较大，对药物的反应比较敏感。老年人随年龄增长各组织器官及其功能出现生理性衰退，尤其是肝、肾功能的减退，影响药物的代谢、排泄，因而对药物的耐受性降低。因此，儿童和老年人的用药剂量应以成人剂量为参考酌情减量。

（2）性别：性别对药物的反应一般无明显差异。但女性用药时应注意"三期"，即月经期、妊娠期、哺乳期。在月经期、妊娠期，子宫对泻药、子宫收缩药及刺激性较强的药物较敏感，容易造成月经量过多、早产或流产。在妊娠期，有些药物可通过胎盘进入胎儿体内，影响胎儿的生长发育，甚至可致胎儿畸形。在哺乳期，需注意药物经乳腺排泌进入婴儿体内可引起中毒。因此妇女在妊娠期和哺乳期应用药物时一定要谨慎。

2. 病理因素 疾病可影响机体对药物的敏感性，改变药物的体内过程，从而影响药效。在病理因素中，应特别注意肝、肾功能受损程度。当肝功能减退时，经肝脏代谢的药物消除变慢，使药物的药理效应和不良反应增强，甚至引起药物蓄积中毒，加重肝功能损害。因此，主要在肝脏代谢的药物要注意减量、慎用或禁用，如地西泮、苯巴比妥、洋地黄毒苷等。肾功能减退时，主要经肾脏排泄的药物消除变慢，药物在体内蓄积，使药物作用增强，甚至产生毒性反应。因此，某些主要经肾脏消除的药物如氨基糖苷类抗生素、头孢唑林等应减少剂量或适当延长给药间隔时间，避免引起蓄积中毒。

3. 心理因素 心理因素在一定程度上可影响药物效应，其中以患者的情绪、对药物的信赖程度、对治疗的配合程度、医护人员的语言及暗示作用等最为重要。因此，医护人员在给药过程中，应从社会和心理角度了解患者的心理需求，恰当运用沟通技巧，在药物治疗的同时给患者以情感上的满足和心理上的安慰；同时做好药物相关知识的介绍，以取得患者信任和配合，使药物更好地发挥药效。

（三）饮食因素

1. 饮食能促进药物吸收而增强疗效 如酸性食物可增加铁剂的溶解度，促进铁吸收；高脂饮食可促进脂溶性维生素A、维生素D、维生素E的吸收，所以维生素A、维生素D、维生素E宜饭后服用，以增强疗效；粗纤维食物可促进肠蠕动，增强抗寄生虫药的疗效。

2. 饮食能干扰药物吸收而降低疗效 如补钙时不宜同食菠菜，因菠菜中含有大量草酸，与钙结合成草酸钙而影响钙的吸收；服铁剂时不能与茶水、高脂饮食同时服用，因茶叶中的鞣酸与铁形成铁盐妨碍铁的吸收，脂肪抑制胃酸分泌也会影响铁的吸收。

3. 饮食能改变尿液的pH而影响疗效 如氨苄西林在酸性尿液中杀菌力强，为增强疗效，宜多进荤食，使尿液呈酸性，增强抗菌作用；而氨基糖苷类、头孢菌素类和磺胺类药物在碱性尿液中疗效增强，应多进素食，以碱化尿液增加疗效。

第二节　口服给药法

口服给药法（oral administration）是指药物经口服后，被胃肠道吸收进入血液循环，从而产生局部或全身的疗效，达到防治和诊断疾病的目的的给药方法；是临床最常用的给药方式，具有方便、经济、安全的优点。但口服药物吸收较慢，产生疗效的时间较长，且药效易受胃肠功能及胃内容物的影响，因此不适用于急救、意识不清、频繁呕吐、禁食等患者。

【目的】

协助患者遵医嘱安全、正确地服药，以达到预防疾病，维持正常生理功能，协助诊断，减轻症状，治疗疾病的目的。

【操作前准备】

1. 评估患者并解释

（1）评估

1）患者的生理状况、自理能力、病情及治疗情况。

2）用药史及过敏史。

3）患者的心理社会因素。

4）对用药计划的态度，是否配合，有无药物依赖及是否具备用药的有关知识等。

（2）解释：向患者及家属解释给药目的和服药的注意事项。

2. 患者准备　了解给药的目的、方法、注意事项，愿意配合给药。

3. 用物准备　医嘱单、服药本、小药卡、发药车（发药盘）、药杯、药匙、量杯、滴管、研钵、湿纱布、包药纸、饮水管、治疗巾、水壶（内盛温开水）。

4. 环境准备　整齐、清洁、安静，光线充足或有足够照明。

5. 护士准备　衣帽整洁，修剪指甲，洗手，戴口罩。

【操作步骤】

操作步骤	要点与沟通
1. 核对、检查、备药	
（1）根据服药本，查看所需药物是否齐全，是否在有效期内，是否足量	● 严格执行查对制度
（2）准备摆药，查对所需用物并放于适宜位置	● 对照服药本，按顺序摆药
（3）医嘱单、服药本和小药卡查对无误后，按服药本上床号、姓名、药名、浓度、剂量、方法、时间进行配药，注意用药起始时间	● 先配固体药后配液体药，含服药、夜间药另放
（4）取药：依据药物不同剂型采取不同的取药方法	● 同一患者所有药物应一次取出，以免发生错漏；如更换药物或停药，应及时告知患者
▲固体药（片剂、胶囊剂）	
用药匙取出所需药量，放入药杯。若同时服用多种药片，可放入同一药杯	● 粉剂、含服药用纸包好，放入药杯

操作步骤	要点与沟通
▲液体药	
1）检查药物性质	● 若有变质，应立即更换
2）摇匀药液	● 避免溶质沉淀而影响给药浓度
3）打开瓶盖，将瓶盖内面朝上放置	● 保持瓶盖内面清洁
4）用量杯量取，一手持量杯，拇指置于所需刻度，使其和视线平齐，另一手持药瓶，标签朝向掌心，倒药液至所需刻度处	● 量杯刻度与药液水平面同高，保证药量准确 ● 标签朝向掌心，防止药液沾污标签
5）将药液倒入药杯	● 不同的药液应分别倒入不同的药杯
6）药液不足1ml或油剂，用滴管吸取，滴入事先倒入少量温开水的药杯内。若药液不宜稀释时，可将药液滴于饼干或面包上，嘱患者及时服下	● 以免药液附着杯壁，影响服用剂量 ● 1ml以15滴计算，滴药时滴管倾斜45°，使药量准确
7）用湿纱布擦净瓶口，将药瓶放回药柜原处，以便取用	
8）更换药液品种时，洗净量杯，以免更换药液时发生化学变化	
（5）备药完毕，再次核对，准确无误后盖上治疗巾备用	
2. 发药	● 按规定时间发药，确保药物有效浓度
（1）洗手，携带服药本，备好温开水，至患者床前	● 发药前评估患者，如因特殊检查或手术须禁食者，暂不发药，做好交班
（2）查对：查对患者床号、姓名、药名、浓度、剂量、方法、时间	● 称呼患者全名或让患者自己说出全名，确保无误后，按顺序依次发药，每次只发放一位患者 ● 严格执行"三查八对"，确保正确无误 ● 护士：您好！请问您叫什么名字？×××您好！我是您的责任护士×××，根据医嘱，我现在要为您发口服药，我先给您倒上温开水
（3）解释：解释用药目的及注意事项等，协助患者取舒适卧位	● 取得合作，建立安全感 ● 护士：您服用的药物是×××，此药物的作用有×××，为确保更好地发挥药效，需要×××时间服用，并请您配合按时服药，我来扶您坐起（患者需要协助才能坐起时）。患者如提出疑问，应虚心听取，重新核对，确认无误后给予解释，再给患者服下
（4）协助患者服药，待患者服下后离开。危重及不能自行服药者应喂服，鼻饲患者须将药研碎溶解后从胃管注入并用少量温开水冲洗管腔	● 护士：这是您的药和温开水，请您现在把药服下
3. 整理记录	
（1）服药后，收回药杯，再次查对	● 护士：您已服用×××药物，一般来讲××时间您的症状会有改善
（2）协助患者取舒适体位，整理床单位，交代注意事项	护士：现在请您躺好（根据患者具体情况取舒适体位或自由活动），如有不舒请及时告知我们，我也会定时来看您，谢谢您的配合
（3）清洗消毒药杯后备用，清洁药车	

操作步骤	要点与沟通
（4）洗手、记录	
4. 观察患者服药效果及不良反应，必要时记录	●若有异常，及时与医生联系

【注意事项】

1. 严格执行查对制度，防止发生差错。

2. 个人专用药应单独存放，注明姓名、床号、药名、剂量，防止出现差错。

3. 应根据药物剂型，采用不同的取药方法。同时，在配药过程中如发现瓶签不清、变质可疑的药物，不可使用。

4. 如患者服用麻醉药、抗肿瘤药、催眠药等应注意仔细观察用药反应。

5. 服药后收回药杯，先浸泡消毒，然后冲洗清洁，消毒后备用，同时清洁药盘。

6. 有配伍禁忌的药物不能同时或在短时间内先后服用。如胃蛋白酶忌与碳酸氢钠等碱性药物同时服用。

7. 发药后，应随时观察服药效果及不良反应。如有不良反应，应暂时停药并及时与医生联系，酌情处理。

【健康教育】

1. 健胃药、增进食欲的药物宜饭前服用，以刺激舌的味觉感受器，使胃液大量分泌，增进食欲；对胃黏膜有刺激性的药物或助消化药宜饭后服用。

2. 对牙齿有腐蚀作用或使牙齿染色的药物，如酸类和铁剂，可用吸管吸入，服后漱口，避免药物与牙齿接触，保护牙齿。

3. 服用对呼吸道黏膜起安抚作用的药物后，不宜立即饮水，以免冲淡药液，降低药效，同时服用多种药物时，应最后服用，如止咳糖浆。

4. 磺胺类药物和发汗类药服用后应多饮水。磺胺类药物由肾脏排出，尿少时易形成结晶，堵塞肾小管。服用发汗类药后多饮水，以充分发汗，增强药物疗效。

5. 强心苷类药物服用前先测脉率（心率）和脉律（心律），如频率低于60次/min或节律异常，应停止服用并报告医生。

相关链接 | **智能电子药盒的应用**

随着科技的进步，医学科技逐渐应用到患者的生活中，为患者带来了很多便利。智能电子药盒在患者口服用药方面发挥了重要作用，尤其一些老年患者经常忘记按时吃药，智能电子药盒可以每日准时提醒吃药；可按照容量大小将药品分1～7日存放，盒内可直接放置片剂、丸剂、胶囊剂等剂型，内置多个分隔开的药格能方便对药品、时间进行分类管理。到了设定的服药时间，它会通过有节奏的灯光与声音来提醒服药，直到拿起药盒打开或出药后，声音与灯光才会停止，还可以通过专属应用软件（APP）实现更多功能。

第三节 注射给药法

注射给药法（administering injection）是将一定量的无菌药液或生物制剂注入体内，以达到预防、诊断、治疗疾病的目的的一种给药方法。注射给药的主要特点是药物吸收快，血药浓度迅速升高，吸收的量比较准确，适用于需迅速发挥药效、因各种原因不能或不宜口服给药、某些药物易受消化液影响而不能经胃肠道黏膜吸收等情况。但注射给药会造成一定程度的组织损伤，引起疼痛及潜在并发症（如感染）的发生。另外，由于药物吸收快，某些药物的不良反应出现迅速，处理相对困难。因此选择注射给药时应谨慎。根据患者治疗的需要，注射给药法分为皮内注射、皮下注射、肌内注射、静脉注射、动脉注射。

一、注射原则

注射原则是注射给药的总则，执行护士必须严格遵守。

（一）严格遵守无菌操作原则

1. **环境要求** 环境清洁，操作前30分钟停止打扫和走动。

2. **护士要求** 衣帽整洁，操作前后必须洗手（七步洗手法），戴口罩，必要时戴手套。

3. **物品要求** 注射器空筒的内壁、活塞、乳头和针头的针梗、针尖必须保持无菌。

4. **注射部位要求** 按要求对注射部位消毒，并保持无菌。

皮肤常规消毒方法：无菌棉签蘸取2%碘酊，以注射点为中心，由内向外螺旋式旋转涂擦，直径在5cm以上；待干后，用75%乙醇以同法脱碘，待乙醇挥发后即可注射。或用0.5%碘伏或安尔碘以同法涂擦，消毒两遍。目前，临床上可将瓶装皮肤消毒剂直接喷洒于注射点局部皮肤，待干后即可穿刺注射。

（二）严格执行查对制度

1. 严格执行"三查八对"，务必做到给药的"五准确"。

2. 仔细检查药物质量，如发现药液变质、变色、混浊、沉淀、过期或安瓿有裂痕等现象均不可以使用。

3. 需同时注射多种药物时，应注意确认药物有无配伍禁忌。

（三）严格执行消毒隔离制度

1. 注射时应一人一套物品，包括注射器、针头、止血带、小棉枕上的一次性治疗巾，以防交叉感染。

2. 所用物品均须按消毒隔离制度处理；一次性物品应按规定处理，不可随意丢弃；污染针头置于损伤性锐器盒中，按损伤性废弃物处理；使用后的注射器空筒与活塞分离，经毁形后集中装在医用垃圾袋中按感染性废弃物处理。

（四）选择合适的注射器和针头

根据药物剂量、黏稠度和刺激性的强弱及给药途径，选择合适的注射器和针头。注射器应完整无损，不漏气；针头锐利、无钩、不弯曲，型号合适；注射器和针头衔接紧密。一次性注射器须在有效时间内使用，且包装须密封。

（五）选择合适的注射部位

注射部位应避开神经和血管处（动、静脉注射除外），不可在炎症、瘢痕、硬结、皮肤受损处进针。对需长期注射的患者，应有计划地更换注射部位。

（六）药液应现用现配

注射药液应在规定时间内临时抽取，即刻注射，以防药物效价降低或被污染。

（七）注射前排尽空气

注射前必须排尽注射器内的空气，特别是动、静脉注射，以防空气进入血管内形成空气栓塞。排气时要防止药液浪费。

（八）掌握合适的进针角度及深度

1. 各种注射法分别有不同的进针角度和深度要求（图12-3-1）。

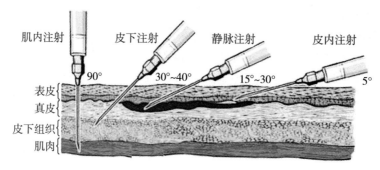

▲ 图12-3-1　各种注射法的进针角度和深度

2. 进针时不可将针梗全部刺入注射部位，以防不慎断针时增加处理的难度。

（九）注药前检查回血

进针后、推注药液前，抽动注射器活塞，检查有无回血。动、静脉注射必须见有回血后方可注入药物。皮下注射、肌内注射如有回血，须拔出针头重新进针，不可将药液注入血管内。

（十）掌握无痛注射技术

1. 合理解释，消除患者思想顾虑，分散其注意力。

2. 指导并协助患者取合适的体位，使肌肉放松，易于进针。

3. 注射时做到"二快一慢加匀速"，即进针、拔针快，推药速度缓慢并均匀。

4. 注射刺激性较强的药物时，应选用细长针头，并且进针要深。

5. 需同时注射多种药物时，一般先注射刺激性较弱的药物，再注射刺激性较强的药物。

二、注射前的准备

（一）用物准备

1. 注射盘（也称基础治疗盘）　置于治疗车的上层，常规放置以下物品。

（1）无菌持物钳或镊：浸泡于消毒剂内或盛放于灭菌后的干燥容器内。

（2）皮肤消毒剂：安尔碘或2%碘酊、75%乙醇。

（3）其他：无菌棉签、砂轮、弯盘、启瓶器，静脉注射另备止血带、小棉枕等。

2. 注射器及针头　注射器由空筒和活塞组成。空筒前端为乳头，空筒表面有刻度，活塞后部为活塞轴、活塞柄。针头由针尖、针梗及针栓三部分组成（图12-3-2）。根据注射目的选择合适的注射器和针头，常用注射器规格和针头型号有多种（表12-3-1）。注射器和针头放于注射盘内。

3. 注射药液　按医嘱准备。

4. 治疗车下层　污物桶2个（一个盛医疗废弃物，一个盛生活垃圾），锐器盒1个。

5. 注射本或注射卡　根据医嘱准备注射本或注射卡，作为注射给药的依据。

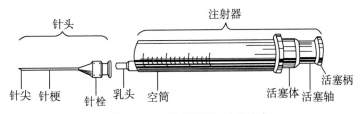

▲ 图12-3-2　注射器和针头的构造

▼ 表12-3-1　注射器和针头规格及主要用途

注射器规格/ml	针头型号	主要用途
1	$4\frac{1}{2}$号	皮内注射，注射小剂量药液
1、2	5~6号	皮下注射
2、5	6~7号	肌内注射、静脉采血
5、10、20、30、50、100	6~9号	静脉注射、静脉采血

（二）药液抽吸法

【操作方法】

操作步骤	要点说明
1. 护士洗手，戴口罩	● 七步洗手法
2. 查对药物	
3. 吸取药液	● 严格执行无菌操作原则和查对制度
▲自安瓿内吸取药液	
（1）消毒及折断安瓿：将安瓿尖端药液弹至体部，在安瓿颈部划一锯痕，用75%乙醇棉签消毒后折断安瓿	● 安瓿颈部若有蓝色标记，则不需划痕，用75%乙醇棉签消毒颈部后，折断安瓿
（2）抽吸药液：持注射器，将针头斜面向下置入安瓿内的液面下，持活塞柄，抽动活塞，吸取药液（图12-3-3、图12-3-4）	● 针头不可触及安瓿外口，针尖斜面向下，利于吸药 ● 抽药时不可触及活塞体部，以免污染药液
▲自密封瓶内吸取药液	

操作步骤	要点说明
（1）除去铝盖中心部分，常规消毒瓶塞，待干	
（2）注射器内吸入与所需药液等量的空气，将针头插入瓶内，注入空气	● 以增加瓶内压力，利于吸药
（3）倒转药瓶，使针头在液面下，吸取药液至所需量，以示指固定针栓，拔出针头（图12-3-5）	
4. 排尽空气　将针头垂直向上，轻拉活塞，使针头内的药液流入注射器，并使气泡集于乳头根部，轻推活塞，驱出气体	● 排气时不可浪费药液，以免影响药量的准确
5. 保持无菌　排气毕，将安瓿或药瓶套在针头上再次核对无误后置于注射盘内备用	● 也可套针头套，须将安瓿或药瓶放于一边，以便查对
6. 洗手	

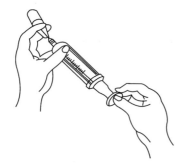

▲ 图12-3-3　自小安瓿内吸取药液

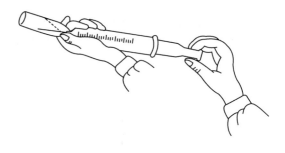

▲ 图12-3-4　自大安瓿内吸取药液

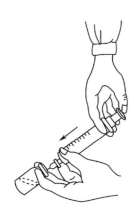

A. 向密封瓶内注入
与所需药液等量的空气

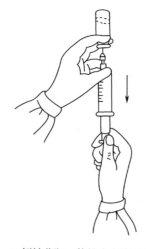

B. 倒转药瓶，使针头在液面下，
吸取药液至所需量

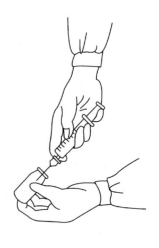

C. 以示指固定针栓，拔出针头

▲ 图12-3-5　自密封瓶内吸取药液

【注意事项】

1. 严格执行查对制度和无菌操作原则。

2. 手法正确且规范，抽药时手不能握住活塞体部，以免污染药液；排气时不可浪费药液，以免影响药量的准确性。

3. 根据药液的性质抽取药液

（1）混悬剂：摇匀后立即吸取。

（2）结晶、粉剂：用无菌生理盐水或注射用水或专用溶媒将其充分溶解后吸取。

（3）油剂：可稍加温或双手对搓药瓶（药液遇热易破坏者除外）后，用稍粗针头吸取。

4. 药液抽吸时间　最好现用现抽吸，避免药液污染和效价降低。

三、常用注射法

（一）皮内注射

皮内注射（intradermal injection，ID）是将小剂量药液或生物制品注入表皮与真皮之间的方法。

【目的】

1. 进行药物过敏试验，以观察有无过敏反应，保证用药安全。

2. 预防接种，如卡介苗。

3. 局部麻醉的先驱步骤。

【注射部位】

根据皮内注射的目的选择合适部位。

1. 药物过敏试验　常选用前臂掌侧下段。

2. 预防接种　常选用上臂三角肌下缘。

3. 局部麻醉的先驱步骤　选择麻醉处。

【操作前准备】

1. 评估患者并解释

（1）药物过敏试验：合理解释药物过敏试验的目的，详细地询问用药史、过敏史、家族史；注射部位常选前臂掌侧下段内侧，因该处皮肤较薄，易于进针，且肤色较浅淡，易于辨别试验结果。

（2）评估：评估患者的意识状态、心理状态、对用药的认知及合作程度。

（3）解释：向患者解释皮内注射的目的、方法、注意事项及配合要点。

2. 患者准备

（1）患者了解皮内注射的目的、方法、注意事项及配合要点。

（2）协助患者取舒适体位并暴露注射部位。

3. 用物准备

（1）注射盘。

（2）1ml注射器、$4\frac{1}{2}$号针头、注射卡。

（3）药液：按医嘱准备，抽取药液。

（4）若为药物过敏试验，则另备0.1%盐酸肾上腺素、2ml注射器。

4. 环境准备 安静、整洁，光线适宜或有足够的照明，温湿度适宜。

5. 护士准备 衣帽整洁，修剪指甲，洗手，戴口罩。

【操作步骤】

以青霉素过敏试验为例。

操作步骤	要点与沟通
1. 评估患者并解释	● 护士：您好！我是您的责任护士×××，能告诉我您的床号和名字吗？×× 床×××您好！根据医嘱，需要为您做青霉素过敏试验，您用过青霉素吗？您和家属有过敏的吗 ● 护士：好，那我们就先做药物过敏试验。我去准备用物，一会儿见
2. 备药 按医嘱备药，抽取药液	● 严格执行查对制度和无菌技术操作原则
3. 核对患者 携用物至患者床旁，核对患者	● 护士：您好，为了安全，请再告诉我一遍床号和名字，好吗
4. 选择注射部位	● 根据注射目的选择合适部位 ● 护士：让我们先来选择一下注射部位，就这个部位（前臂掌侧下段）吧，因该处皮肤较薄，易于注射，且容易辨认局部反应
5. 消毒皮肤 75%乙醇消毒皮肤	● 忌用碘酊或碘伏消毒，以免影响对局部反应的观察 ● 护士：现在我给您消毒
6. 再次核对，排尽空气	
7. 穿刺、注射 一手绷紧皮肤，一手持注射器，以示指固定针栓，针头斜面向上，与皮肤成5°刺入皮内（图12-3-6）。针头斜面完全进入皮内后，放平注射器，用绷紧皮肤的手固定针栓，另一手推动活塞注入皮肤试验液0.1ml，局部隆起形成一皮丘	● 护士：注射过程会有点疼，忍耐一下，马上就好 ● 进针角度不宜过大，否则会刺入皮下 ● 注入的剂量要准确 ● 如需进行对照试验，在另一前臂相应部位注入0.1ml生理盐水 ● 皮丘呈半球状，皮肤变白并显露毛孔
8. 拔针 注射完毕，迅速拔出针头，勿按压针眼	● 护士：疼吗？您切勿按揉注射部位，以免影响结果的观察 ● 15~20分钟后观察局部反应，作出判断
9. 再次核对	● 护士：我们核对一下，×× 床×××，医嘱（×××），您现在有不适的感觉吗？现在是9时，20分钟后（9时20分）我来观察结果
10. 安置患者，交代注意事项	● 护士：您这个卧位还舒适吗？请把前臂露出来，不要碰到注射部位；这期间您也不要离开病房，以免发生意外耽误救治 ● 护士：在这段时间内如果您有胸闷、皮肤发痒等异常现象，请按呼叫器，也可以随时找我，一会儿见
11. 整理用物	● 按消毒隔离原则处理用物
12. 洗手、记录	● 将药物过敏试验结果记录在病历上，阳性用红笔标记"+"，阴性用蓝笔或黑笔标记"−"

【注意事项】

1. 严格执行三查八对制度和无菌技术操作制度。

2. 做药物过敏试验前，护士应详细询问患者的用药史、过敏史及家族史，如患者对需要注射的药物有过敏史，则不可做皮试，应及时与医生联系，更换其他药物。

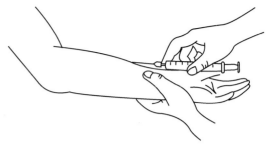
▲ 图12-3-6　皮内注射

3. 忌用碘类消毒剂，以免影响对局部反应的观察，且易和碘过敏反应相混淆。

4. 进针角度以针尖斜面能全部进入皮内为宜，进针角度过大易将药液注入皮下，影响结果的观察和判断。

5. 在为患者做药物过敏试验前，要备好急救药品，以防发生意外。

6. 药物过敏试验结果如为阳性反应，告知患者或家属，不能再用该种药物，并记录在病历上。

【健康教育】

1. 给患者做药物过敏试验后，嘱患者切勿离开病室（或注射室），等待护士于20分钟后观察结果。同时告知患者，如有不适应立即通知护士，以便及时处理。

2. 指导患者拔针后勿揉擦局部，以免影响结果的观察。

（二）皮下注射

皮下注射（subcutaneous injection）是将小量药液或生物制剂注入皮下组织的方法。

【目的】

1. 需在一定时间内产生药效，而药物不能或不宜口服给药时。

2. 预防接种，如百白破混合疫苗、麻疹疫苗。

3. 局部麻醉用药。

【注射部位】

根据皮下注射的目的选择合适部位，常选用上臂三角肌下缘，也可选用两侧腹壁、后背、大腿前侧和外侧（图12-3-7）。

【注意事项】

1. 严格执行查对制度和无菌技术操作原则。

2. 刺激性强的药物不宜皮下注射。

3. 注射少于1ml的药液时，必须用1ml注射器抽吸药液，以保证注入药液剂量准确无误。

4. 进针角度不宜超过45°，以免刺入肌层。对过于消瘦者，护士可捏起局部组织，适当减小穿刺角度。在三角肌下缘注射时，进针方向稍向外侧，以免药液注入肌层。

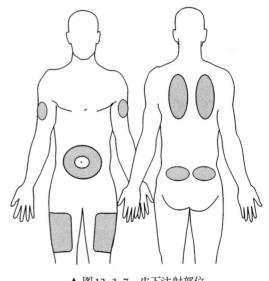
▲ 图12-3-7　皮下注射部位

【健康教育】

对长期注射者，应让患者了解，建立轮流交替注射部位的计划，经常更换注射部位，以促进药物的充分吸收。

（三）肌内注射

肌内注射（intramuscular injection，IM）将一定量药液注入肌肉组织的方法。人体肌肉组织有丰富的毛细血管网，药液注入肌肉组织后，可通过毛细血管壁进入血液循环。毛细血管壁是多孔的类脂质膜，药物透过的速度较其他生物膜快，故吸收较完全而迅速。

【目的】

1. 需在一定时间内产生疗效，而不能或不宜口服的药物。

2. 药物不宜或不能静脉注射，要求比皮下注射更迅速发挥疗效。

【常用注射部位及定位】

注射部位一般选择肌肉丰厚且距大血管及神经较远处。其中最常用的部位为臀大肌，其次为臀中肌、臀小肌、股外侧肌及上臂三角肌。

1. 臀大肌注射定位法 臀大肌起自髂后上棘与尾骨尖之间，肌纤维平行向外下方止于股骨上部。坐骨神经起自骶丛神经，自梨状肌下孔出骨盆至臀部，在臀大肌深部，约在坐骨结节与大转子之间中点处下降至股部，其体表投影为自大转子尖至坐骨结节中点向下至腘窝。注射时应注意避免损伤坐骨神经。臀大肌注射的定位方法有两种。

（1）十字法：从臀裂顶点向左或向右画一水平线，然后从髂嵴最高点作一条垂线，将一侧臀部分为四个象限，其外上象限避开内角即为注射部位（图12-3-8A）。

（2）连线法：从髂前上棘至尾骨作一连线，其外上1/3处即为注射部位（图12-3-8B）。

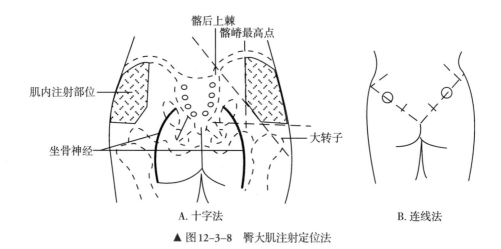

A. 十字法　　　　　　　　　　　　　　　　B. 连线法

▲ 图12-3-8　臀大肌注射定位法

2. 臀中肌、臀小肌注射定位法

（1）构角法：以示指尖和中指尖分别置于髂前上棘和髂嵴下缘处，在髂嵴、示指、中指之间构成一个三角形区域，此区域即为注射部位（图12-3-9）。

（2）三横指法：髂前上棘外侧三横指处（以患者的手指宽度为标准）。

3. 股外侧肌注射定位法 大腿中段外侧，一般成人可取髋关节下10cm至膝关节上10cm的部位（宽约7.5cm）。此处大血管、神经干很少通过，且注射范围较广，可供多次注射，尤适用于2岁以下婴幼儿。

4. 上臂三角肌注射定位法 上臂外侧，肩峰下2~3横指处。此处肌肉较薄，只可进行小剂量注射（图12-3-10）。

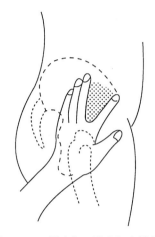

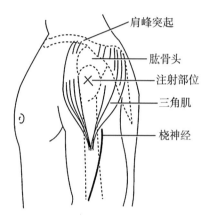

肩峰突起

肱骨头

注射部位

三角肌

桡神经

▲ 图12-3-9　臀中肌、臀小肌注射定位法　　　　▲ 图12-3-10　上臂三角肌注射定位法

【患者体位】

肌内注射时，为使注射部位肌肉放松，减轻疼痛与不适，可采用以下姿势。

侧卧位时，上腿伸直使臀部肌肉放松，下腿稍弯曲；俯卧位时，足尖相对，足跟分开，头偏向一侧；仰卧位常用于危重及不能翻身的患者；门诊患者接受注射时常采用坐位。

【操作前准备】

1. 评估患者并解释

（1）评估

1）患者病情及治疗情况。

2）意识状态，肢体活动能力，对给药计划的了解、认识程度及合作程度。

3）注射部位的皮肤及肌肉组织状况。

（2）解释：向患者解释肌内注射的目的、方法、注意事项及配合要点、药物作用及副作用。

2. 患者准备

（1）患者了解肌内注射的目的、方法、注意事项及配合要点、药物作用及副作用。

（2）协助取舒适卧位，暴露注射部位。

3. 用物准备

（1）注射盘。

（2）2~5ml注射器、6~7号针头、注射卡。

（3）药液：按医嘱准备，抽取药液。

4. 环境准备　安静、整洁，光线及温湿度适宜，必要时用屏风遮挡患者。

5. 护士准备　衣帽整洁，修剪指甲，洗手，戴口罩。

【操作步骤】

操作步骤	要点与沟通
1. 评估患者并解释	● 护士：您好！我是您的责任护士×××，可以告诉我您的床号和名字吗？××床×××您好！根据医嘱为您肌内注射×××，您看这个时间可以吗？好的，我去准备用物，请稍等
2. 备药　按医嘱备药，抽取药液	● 严格执行查对制度和无菌操作原则
3. 核对患者　携用物至患者床旁，核对患者	● 护士：为了安全，请您再告诉我一遍您的床号和名字
4. 选择注射部位	● 根据注射目的选择合适部位 ● 护士：请让我看一下您注射部位的情况，请您左侧卧位，稍脱裤。您上腿伸直，下腿弯曲，这个姿势利于进针，也会缓解注射疼痛。我按这儿疼吗？好，就用这个部位注射吧
5. 皮肤消毒　安尔碘消毒皮肤两遍	● 护士：现在消毒皮肤，可能会有点凉
6. 再次核对，排尽空气	
7. 穿刺、推药　一手绷紧皮肤，一手持注射器，中指固定针栓，快速垂直刺入（图12-3-11），松开绷紧皮肤的手，抽动活塞，确定无回血，缓慢推注药液	● 勿将针头全部刺入，以防针梗从根部衔接处折断，难以取出 ● 消瘦者及患儿进针深度酌减 ● 推药速度宜缓慢、均匀，以减轻疼痛 ● 护士：我会动作轻柔的，您不会感觉很疼。现在感觉怎么样了？我开始推药了
8. 拔针　注射完毕，用无菌干棉签轻压针刺处，迅速拔针后按压片刻	● 护士：注射完了，您配合得很好！您感觉怎么样？我已经拔针了，请您协助按压至不出血即可
9. 再次核对	● 护士：我们核对一下，××床×××，医嘱（×××），您现在有不适的感觉吗
10. 安置患者　协助患者取舒适卧位，嘱咐注意事项	● 护士：您这个卧位还舒适吗？如有问题请按呼叫器，也可以随时找我，祝您早日康复
11. 整理用物	● 按消毒隔离原则处理用物
12. 洗手、记录	● 记录注射时间，药物名称、浓度、剂量、患者的反应等

【注意事项】

1. 严格执行查对制度和无菌技术操作原则。

2. 2岁以下婴幼儿不宜选用臀大肌注射，因婴幼儿未能独立行走，其臀大肌尚未发育好，注射时有损伤坐骨神经的危险，最好选择臀中肌和臀小肌注射。

3. 进针时切勿将针梗全部刺入，防止不合作者躁动时，针梗从衔接处折断。若针梗折断，应

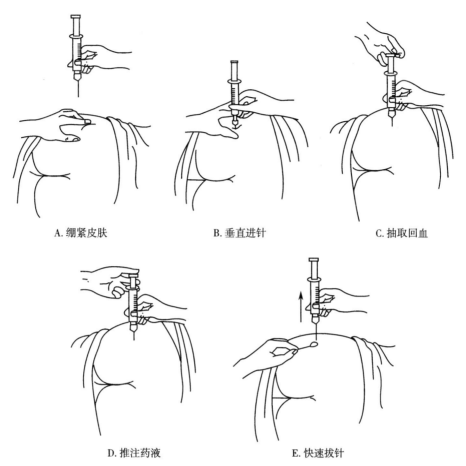

A. 绷紧皮肤 B. 垂直进针 C. 抽取回血

D. 推注药液 E. 快速拔针

▲ 图 12-3-11 肌内注射

先稳定患者情绪，并嘱患者保持原位不动，固定局部组织，以防断针移位，同时尽快用无菌血管钳夹住断端取出针头；若断端全部埋入肌肉，应速请外科医生处理。

4. 对需长期注射者，应交替更换注射部位，并选用细长针头，以避免或减少硬结的发生。如因长期多次注射出现局部硬结时，可采用热敷、理疗等方法予以处理。

【健康教育】

1. 臀部肌内注射时，为使臀部肌肉放松，减轻疼痛与不适，嘱咐患者取适宜卧位。为使局部肌肉放松，侧卧位时嘱患者上腿伸直，下腿稍弯曲；俯卧位时足尖相对，足跟分开，头偏向一侧。

2. 对因长期多次注射出现局部硬结的患者，教给其局部热敷的方法。

（四）静脉注射

静脉注射（intravenous injection，IV）是指自静脉注入无菌药液的方法。

【目的】

1. 注入药物，用于药物不宜口服、皮下或肌内注射，需迅速发挥药效时，尤其是急危重症患者治疗时。

2. 诊断性检查，由静脉注入药物，如肝、肾、胆囊等X线片。

3. 静脉营养治疗。

4. 输液、输血或采集血标本。

【注射部位】

1. **四肢浅静脉** 上肢常用肘部浅静脉（贵要静脉、肘正中静脉、头静脉）、腕部及手背静脉网；下肢常用大隐静脉、小隐静脉及足背静脉网（图12-3-12）。

2. **头皮静脉** 小儿头皮静脉极为丰富，分支甚多，互相沟通交错成网且静脉表浅易见，易于固定，方便患儿肢体活动，故患儿静脉注射多采用头皮静脉（图12-3-13）。

3. **股静脉** 股静脉位于股三角区，在股神经和股动脉的内侧0.5cm处（图12-3-14）。

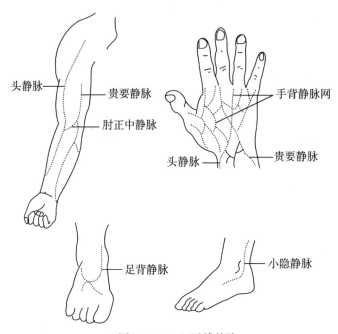

▲ 图12-3-12 四肢浅静脉

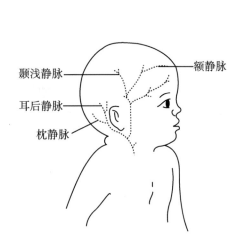

▲ 图12-3-13 小儿头皮静脉分布

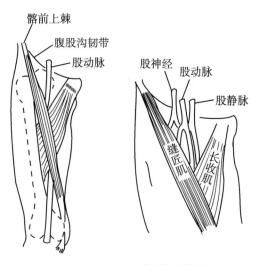

▲ 图12-3-14 股静脉解剖位置

【操作前准备】

1. 评估患者并解释

（1）评估

1）患者病情及治疗情况。

2）意识状态，肢体活动能力，对给药计划的了解、认识程度及合作程度。

3）穿刺部位的皮肤状况、静脉充盈度及管壁弹性。

（2）解释：向患者解释静脉注射的目的、方法、注意事项及配合要点、药物的作用及副作用。

2. 患者准备

（1）患者了解静脉注射的目的、方法、注意事项及配合要点、药物的作用及副作用。

（2）协助取舒适卧位，暴露注射部位。

3. 用物准备

（1）注射盘。

（2）注射器（规格视药量而定）、6~9号针头或头皮针、无菌纱布、止血带、注射用小棉枕、胶布、注射卡。

（3）药液：按医嘱准备，抽取药液。

4. 环境准备　安静、整洁，光线及温湿度适宜，必要时用屏风遮挡患者。

5. 护士准备　衣帽整洁，修剪指甲，洗手，戴口罩。

【操作步骤】

操作步骤	要点与沟通
▲四肢表浅静脉注射	
1. 评估患者并解释	● 护士：您好！我是您的责任护士×××，可以告诉我您的床号和名字吗？××床×××，根据医嘱将要为您静脉注射×××，您看这个时间可以吗？注射需要30分钟左右，您如果想去卫生间，现在可以去，我去准备用物，一会儿见
2. 备药　按医嘱备药，抽取药液	● 严格执行查对制度和无菌操作原则
3. 核对患者　携用物至患者床旁，核对患者	● 护士：为了安全，请您再告诉我一遍您的床号和名字
4. 选择合适静脉	● 长期静脉注射者，应有计划地选择静脉，由远心端到近心端 ● 护士：今日您想用哪只手进行注射呢？好的，就右手吧。我按压这儿疼吗？我看这条血管没有硬结，没有红肿，适合注射。那就在这条血管进行静脉注射，好吗
5. 皮肤消毒　安尔碘消毒皮肤两遍	● 护士：现在消毒皮肤，可能会有点凉
6. 垫小枕、系止血带	● 止血带末端向上，以防污染
7. 再次核对，排尽空气	

操作步骤	要点与沟通
8. 穿刺 一手绷紧静脉下端皮肤使其固定，一手持注射器，示指固定针栓，针头斜面向上，与皮肤成15°~30°刺入静脉，见回血后可再沿静脉走行进针少许（图12-3-15）	● 护士：请您握拳，我尽力一次穿刺成功 ● 动作轻柔
9. 两松一固定 松拳、松止血带，固定针头	
10. 推药	● 护士：注射过程中，如您有不适请及时告诉我……感觉怎么样
11. 拔针、按压 注射完毕，用无菌干棉签轻压穿刺点上方，迅速拔针，按压片刻	● 护士：注射完毕，我要拔针，请您协助按压至不出血即可
12. 再次核对	● 护士：我们再核对一下，××床×××，医嘱（×××），您现在有不适的感觉吗
13. 安置患者 协助患者取舒适卧位，嘱咐注意事项	● 护士：您这个卧位还舒适吗？如有问题请按呼叫器，也可以随时找我，祝您早日康复
14. 整理用物	● 按消毒隔离原则处理用物
15. 洗手、记录	
▲股静脉注射	
1. 同四肢表浅静脉注射操作步骤1~3	
2. 体位 协助患者取仰卧位	● 护士：请您稍脱裤，并把下肢伸直，略外展外旋，这样暴露部位，易于操作
3. 消毒皮肤 常规消毒局部皮肤并消毒操作者左手示指和中指	
4. 再次核对、排尽空气	
5. 确定穿刺部位 左手示指放于腹股沟，扪及股动脉搏动最明显部位并予固定	● 护士：我触摸一下股动脉，这样便于成功穿刺
6. 穿刺 在股动脉内侧0.5cm处，针头与皮肤成90°或45°刺入，抽动活塞见有暗红色回血，提示针头进入股静脉	● 如抽出血液为鲜红色，则提示进入股动脉，立即拔出针头，用无菌纱布加压按压穿刺处5~10分钟，直至不出血 ● 护士：您不要紧张，穿刺成功了
7. 固定针头，注入药液	
8. 拔针、按压 注射毕拔出针头，局部用无菌纱布加压止血，然后用胶布固定	● 充分按压，以免引起出血或形成血肿 ● 护士：我已经为您拔针了，用无菌纱布包扎固定，请您协助按压3~5分钟
9. 同四肢表浅静脉注射操作步骤13~15	
▲小儿头皮静脉注射	
1. 同四肢表浅静脉注射操作步骤1~3	
2. 选择静脉	● 患儿取仰卧位或侧卧位，必要时剃去注射部位的毛发

操作步骤	要点与沟通
3. 消毒皮肤、待干	
4. 再次核对、排尽空气	
5. 穿刺 由助手固定患儿头部。操作者一手拇指、示指固定静脉两端，一手持头皮针针柄，沿静脉向心方向平行刺入，见回血后推药少许。如无异常，固定针头，缓慢注射药液	● 注射过程中注意约束患儿，防止抓拽注射部位 ● 注药过程中要试抽回血，保证针头在静脉内。如有肿胀隆起或有局部疼痛、无回血，提示针头滑出血管外，应拔针，更换部位，重新穿刺
6. 拔针按压 注射毕，用无菌干棉签轻压针刺处，快速拔针后按压至不出血为止	
7. 同四肢表浅静脉注射操作步骤12~15	

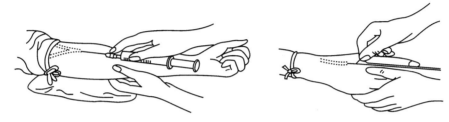

▲ 图12-3-15 静脉注射进针法

【注意事项】

1. 严格执行查对制度和无菌技术操作制度。

2. 注射对组织有强烈刺激性的药物时，应另备抽有生理盐水的注射器和头皮针；穿刺成功后，先注入少量的生理盐水，证实针头确在静脉内，再换上抽有药液的注射器进行推药，以免药液外溢导致组织坏死。

3. 静脉穿刺或推药过程中，一旦出现局部疼痛、肿胀、抽吸无回血，应立即停止注射，拔出针头，局部按压，另选静脉重新穿刺。

4. 有出血倾向患者不宜采用股静脉注射；进针后如抽出鲜红色血液，提示针头刺入股动脉，应立即拔出针头，用无菌纱布紧压穿刺处5~10分钟，确认无出血后，在另一侧股静脉穿刺。

5. 根据患者的年龄、病情及药物性质，掌握药物注入的速度，并随时听取患者主诉，观察注射局部及病情变化，确保用药安全。

【健康教育】

1. 向患者或家属说明静脉注射的目的和配合要求。

2. 向患者或家属说明保护静脉的意义。

【特殊患者静脉穿刺要点】

1. 肥胖患者 肥胖者皮下脂肪较厚，静脉位置较深且不明显，但相对固定。注射时，在摸清血管走向后由静脉上方进针，进针角度稍加大（30°~40°）。

2. 水肿患者 可沿静脉解剖位置，用手按揉局部，以暂时驱散皮下水分，使静脉充分显露后再行穿刺。

3. 脱水患者　血管充盈不良，穿刺困难。可做局部热敷、按摩，待血管充盈后再穿刺。

4. 老年患者　老人皮下脂肪较少，静脉易滑动且脆性较大，针头难以刺入或易穿破血管对侧。注射时，可用手指分别固定穿刺段静脉上下两端，再沿静脉走向穿刺。

【静脉注射失败的常见原因】

1. 针头未刺入静脉内　针头刺入过浅，或因静脉滑动，针头未刺入静脉内。表现为抽吸无回血，推药后局部隆起，有疼痛感。

2. 针头斜面未完全刺入静脉　针尖斜面部分在静脉外。表现为抽吸虽有回血，但推药时药液溢至皮下，局部隆起，有疼痛感。

3. 针头刺入较深刺破对侧血管壁　针头斜面一半穿破对侧血管壁。表现为抽吸有回血，推注少量药液，局部可无隆起，但因部分药液溢出至深层组织，患者有疼痛感。

4. 针头刺入过深，穿破对侧血管壁　针头穿透下面血管壁。表现为抽吸无回血，药液注入深层组织，有疼痛感。

第四节　雾化吸入法

雾化吸入法（nebulization therapy）是应用雾化装置将药物变成气溶胶形态，经口或鼻吸入呼吸道，以达到湿化气道、减轻局部炎症、祛痰、解除支气管痉挛等目的的一种给药方法。

雾化吸入法是一种以呼吸道和肺为靶器官的直接给药方法，具有起效快、局部药物浓度高、用药量少、应用方便及全身不良反应少等优点，已作为呼吸系统相关疾病重要的治疗手段。常用的雾化吸入法有超声雾化吸入法、氧气雾化吸入法及定量吸入器吸入法。

一、超声雾化吸入法

超声雾化吸入法（ultrasonic atomizing inhalation）是利用超声波声能，将药液变成细微的气雾，再由呼吸道吸入，以达到改善呼吸道通气功能和防治呼吸道疾病等目的的方法。超声波雾化吸入的雾量大小可以调节，雾滴小而均匀，药液可随深而慢的吸气到达终末支气管和肺泡。

【目的】

1. 湿化呼吸道　常用于呼吸道湿化不足、痰液黏稠、气道不畅的患者，也可作为气管切开术后常规治疗手段。

2. 控制呼吸道感染　消除炎症，减轻呼吸道黏膜水肿，稀释痰液，帮助祛痰。常用于咽喉炎、支气管扩张、肺炎、肺脓肿、肺结核等患者。

3. 改善通气功能　解除支气管痉挛，保持呼吸道通畅。常用于支气管哮喘等患者。

【操作前准备】

1. 评估患者并解释

（1）评估：① 患者的病情、治疗情况、用药史、过敏史；② 患者的意识状态、心理状态、对治疗计划的了解及合作程度；③ 患者的呼吸道是否感染，有无支气管痉挛、呼吸道黏膜水肿、痰液等，患者面部及口腔黏膜有无感染、溃疡等。

（2）解释：向患者解释超声雾化吸入法的目的、方法、注意事项及配合要点。建议患者采取坐位、半坐位或侧卧位，利用重力作用使膈肌下降，增加肺的活动度，提高雾化效果。

2. 患者准备

（1）患者了解超声雾化吸入法的目的、方法、注意事项及配合要点。

（2）取舒适体位接受雾化治疗。

3. 用物准备

（1）超声雾化器一套，见图12-4-1。

1）构造

A. 超声波发生器：通电后可输出高频电能，其面板上有电源和雾量调节开关、指示灯及定时器。

B. 水槽与晶体换能器：水槽内盛冷蒸馏水，其底部有一晶体换能器，接收发生器输出的高频电能，并将其转化为超声波声能。

C. 雾化罐与透声膜：雾化罐内盛药液，其底部的半透明膜为透声膜，超声波声能可透过此膜作用于罐内药液，产生雾滴喷出。

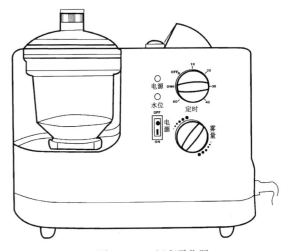

▲ 图12-4-1　超声雾化器

D. 螺纹管和口含嘴（或面罩）：每次必须严格消毒处理后使用。

2）作用原理：超声波发生器通电后输出高频电能，电能通过水槽底部晶体换能器转换为超声波声能，声能震动并透过雾化罐底部的透声膜作用于罐内的药液，使药液表面张力受到破坏，成为细微雾滴喷出，然后细微雾滴通过螺纹管随患者深而慢的吸气而进入呼吸道。

（2）水温计、冷蒸馏水、弯盘、生理盐水、纸巾、电源插座等。

（3）药液：按医嘱准备。目前临床常用的雾化吸入药物有四类，但是需要根据药液的性质选择合适的雾化吸入装置，以免影响药效。① 吸入性糖皮质激素：常用药物有吸入用布地奈德混悬液、吸入用丙酸倍氯米松混悬液和吸入用丙酸氟替卡松混悬液，吸入性糖皮质激素不推荐使用超声雾化吸入法。② 支气管舒张剂：常用药物有吸入用硫酸沙丁胺醇溶液、硫酸特布他林雾化吸入用溶液等短效 β_2 受体激动剂，吸入用异丙托溴铵溶液、吸入用复方异丙托溴铵溶液等短效胆碱M受体拮抗剂。③ 黏液溶解剂：常用药物有 N-乙酰半胱氨酸。④ 抗感染药：目前，雾化吸入治疗用的抗感染药国外已上市的仅有几种，我国仅有部分厂家的注射用两性霉素B被批准用于雾化吸入治疗严重的系统性真菌感染。

4. 环境准备　安静、整洁，光线充足，温湿度适宜。

5. 护士准备　衣帽整洁，修剪指甲，洗手，戴口罩。

【操作步骤】

操作步骤	要点与沟通
1. 核对患者并解释	●护士：您好！我是您的责任护士×××，可以告诉我您的床号和名字吗？×××，根据医嘱我将要为您做雾化吸入，以缓解您支气管炎的不适症状，希望您配合一下
2. 检查、连接设备	
（1）检查雾化器各部件，确保无松动、脱落等异常情况	●确保完好状态
（2）连接雾化罐主件与附件	
（3）水槽内加冷蒸馏水	●切忌加温水或热水，水槽无水时不可开机，以免损坏机器
3. 加药 将药液用生理盐水稀释至30~50ml，倒入雾化罐内，将雾化罐放入水槽，盖紧水槽盖	●动作轻柔，勿损坏透声膜（透声膜质脆，易损坏）
4. 核对解释	●护士：为了安全，请您再告诉我一遍您的床号和名字。这项操作没有什么痛苦，您不要紧张，现在进行治疗可以吗
5. 开始雾化	
（1）协助取舒适卧位	●护士：×××，您这样坐舒适吗？这个体位可增强雾化效果
（2）漱口，清除口腔分泌物及食物残渣	●口腔分泌物、食物残渣会增加阻力，妨碍雾滴深入，同时还可能在雾化过程中，将口腔内的细菌带入呼吸道内，继发或加重呼吸道感染
（3）二次核对	●操作中查对床号、姓名、药名、浓度、剂量、用法、时间、药品有效期
（4）接通电源，打开雾化开关，调整定时开关至所需时间，调整雾量	●一般每次为15~20分钟 ●水槽内须保持有足够的冷水，如发现水温超过50℃或水量不足，应关机，更换或加入冷蒸馏水
（5）将口含嘴放入患者口中（也可用面罩），指导患者紧闭嘴唇，用口深吸气，用鼻呼气，如此反复，直至药液吸完	●护士：现在开始雾化，我已经调好了雾化时间和雾量，请将口含嘴放到您口中，它是供您专用的，可以放心使用。请您做深呼吸，用口吸气，用鼻呼气。您感觉雾量合适吗？雾化吸入需要20分钟，在这过程中如有不适，请及时按呼叫器。雾化过程中要注意安全，不要碰到电源，我也会随时来看您
（6）再次核对	●操作后查对床号、姓名、药名、浓度、剂量、用法、时间、药品有效期
6. 停止雾化	
（1）治疗完毕，取下口含嘴	●护士：×××，雾化时间到了，我为您取下口含嘴。这次雾化吸入治疗结束了，您感觉怎么样
（2）先关雾化开关，再关电源开关	●连续使用雾化器时，中间需间隔30分钟

操作步骤	要点与沟通
7. 安置患者　协助患者漱口、清洁面部，取舒适卧位，整理床单位	● 雾化吸入治疗完成后应漱口，防止药物在咽部聚积 ● 使用面罩雾化治疗的患者应注意洗脸，清除残留在面部的药物 ● 护士：在治疗期间，您要多饮水，饮食宜清淡，尽量少说话，谢谢您的配合，祝您早日康复
8. 整理用物　倒掉水槽内的水并擦干，将雾化罐、螺纹管、口含嘴（面罩）浸泡消毒1小时，再洗净晾干备用	● 所用物品须按医疗废物处置制度处理 ● 忌用硬物擦、刮水槽底部的晶体换能器
9. 洗手、记录	● 记录雾化药物名称、剂量、雾化方式、雾化开始和持续时间、患者的反应及效果等

【注意事项】

1. 在使用过程中，水槽内要保证有足够量的蒸馏水，水温不宜超过50℃；连续使用需间隔30分钟；使用过程中注意监测水温，如超过50℃应关机更换冷蒸馏水。

2. 注意保护雾化罐底部的透声膜及水槽底部晶体换能器，因透声膜及晶体换能器质脆易破碎，在操作及清洗过程中，动作要轻，防止损坏。

3. 密切关注患者雾化吸入治疗中潜在的药物不良反应。出现急剧频繁咳嗽及喘息加重时，如果是由雾化吸入过快或过猛导致的，应放缓雾化吸入的速度；出现震颤、肌肉痉挛等不适时，不必恐慌，及时停药，如由短效 β_2 受体激动剂如特布他林引起，一般停药后即可恢复，及时告知医生；出现呼吸急促、感到困倦或突然胸痛时，应停止治疗并立即报告医生。

4. 治疗过程中应观察患者痰液排出是否困难，若因黏稠的分泌物经湿化后膨胀致痰液不易咳出，应予以拍背以协助痰液排出，必要时给予吸痰。

【健康教育】

1. 指导患者雾化吸入治疗前1小时尽量避免进食，清洁口腔分泌物和食物残渣，以防雾化过程中气流刺激引起呕吐。

2. 告知患者雾化吸入前洗脸、不抹油性面膏，以免药物吸附在皮肤上。

3. 教给患者用嘴深吸气、用鼻呼气的方式进行呼吸。

4. 雾化吸入结束后，使用面罩者嘱其及时洗脸，或用湿毛巾擦净口鼻部的雾珠，以防残留雾滴刺激口鼻部皮肤引起皮肤过敏或受损。婴幼儿面部皮肤薄，血管丰富，残留药液更易被吸收，需及时洗漱。年幼儿童可用棉球蘸水擦拭口腔后，再适量喂水，特别是使用激素类药物后，以减少口咽部的激素沉积，减少真菌感染等不良反应的发生。

5. 指导家属协助患者及时翻身拍背，有助于使黏附于气管、支气管壁上的痰液脱落，保持呼吸道通畅。

二、氧气雾化吸入法

氧气雾化吸入法（jet nebulization）是以压缩泵或氧气为驱动力，利用高速运动气体造成的压力直接将液体药物撞击成微小颗粒，使药液雾化并推动雾化后的颗粒进入气道深部的方法。氧气雾化吸入法适用于下呼吸道病变或感染、气道分泌物较多，尤其是有小气道痉挛倾向、有低氧血症严重气促的患者。

【目的】

1. 解除支气管痉挛，使呼吸道通畅，改善通气功能。

2. 消除呼吸道炎症反应，减轻黏膜水肿，稀释痰液。

【操作前准备】

1. 评估患者并解释

（1）评估：① 患者的病情、治疗情况、用药史、过敏史；② 患者的意识状态、心理状态、对治疗计划的了解及合作程度；③ 患者的呼吸道是否感染，有无支气管痉挛、呼吸道黏膜水肿、痰液等，患者面部及口腔黏膜有无感染、溃疡等。

（2）解释：向患者解释氧气雾化吸入法的目的、方法、注意事项及配合要点。

2. 患者准备

（1）患者了解氧气雾化吸入法的目的、方法、注意事项及配合要点。

（2）取舒适体位接受雾化治疗。

3. 用物准备

（1）氧气雾化器（图12-4-2）：是借助高速氧气气流通过毛细管并在管口产生负压，将药液由邻近的小管吸出，所吸出的药液又被毛细管口高速气流撞击成细微的雾滴喷出，随患者吸气而进入呼吸道。

（2）氧气装置一套（湿化瓶勿放水）、弯盘、药液（遵医嘱准备）。

4. 环境准备　安静、整洁，光线充足，温湿度适宜。

5. 护士准备　衣帽整洁，修剪指甲，洗手，戴口罩。

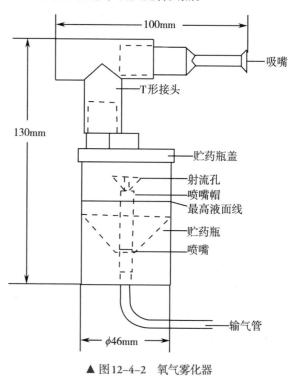

▲ 图12-4-2　氧气雾化器

【操作步骤】

操作步骤	要点与沟通
1. 评估患者并核对解释	● 护士：您好！我是您的责任护士×××，可以告诉我您的床号和名字吗？　×××，根据医嘱我将要为您做雾化吸入，以缓解您支气管炎的不适症状，希望您配合一下

操作步骤	要点与沟通
2. 安置体位 根据患者情况，协助患者取舒适体位	● 可采取坐位、半坐位，更有利于吸入药物沉积至肺 ● 护士：×××，您这样坐舒适吗？这个体位可增强雾化效果
3. 清洁口腔 漱口，清除口腔分泌物及食物残渣	● 口腔分泌物、食物残渣会增加阻力，妨碍雾滴深入，同时还可能在雾化过程中，将口腔内的细菌带入呼吸道内，继发或加重呼吸道感染
4. 加药液	● 遵医嘱按照比例用蒸馏水或生理盐水将药液稀释，注入雾化器的药杯内
5. 检查、连接管路	● 将雾化器的接气口与氧气装置的输气管相连 ● 氧气湿化瓶内勿放水，以免液体进入雾化器内使药液稀释
6. 二次核对	● 操作中查对床号、姓名、药名、浓度、剂量、用法、时间、药品有效期
7. 调节氧流量 氧流量一般为6~8L/min	● 氧流量勿过小。雾化效果和气雾粒直径大小、单位时间内的释雾量等因素有关，较高的氧流量可以产生更多量和更小粒径的气雾
8. 开始雾化 指导患者手持雾化器，与地面垂直，将口含嘴放入患者口中（也可用面罩），指导患者紧闭嘴唇，用口深吸气，用鼻呼气，如此反复，直至药液吸完	● 护士：×××，现在开始雾化了，请您坐起来，手持雾化器，将吸嘴放入口中，紧闭嘴唇用嘴深吸气，用鼻呼气，如此反复，直至药液吸完 ● 操作中注意用氧安全，严禁接触烟火和易燃品
9. 再次核对	● 操作后查对床号、姓名、药名、浓度、剂量、用法、时间、药品有效期
10. 停止雾化 取出雾化器，关闭氧气开关	
11. 安置患者 协助患者漱口、清洁面部，取舒适卧位，整理床单位	● 雾化吸入治疗完成后应漱口，防止药物在咽部聚积 ● 使用面罩雾化治疗的患者应注意洗脸，清除残留在面部的药物 ● 护士：在治疗期间，您要多饮水，饮食宜清淡，尽量少说话，谢谢您的配合，祝您早日康复
12. 整理用物 将雾化器、螺纹管、口含嘴（面罩）浸泡消毒1小时，再洗净晾干备用	● 所用物品须按医疗废物处置制度处理
13. 洗手、记录	● 记录雾化药物名称、剂量、雾化方式、雾化开始和持续时间、患者的反应及效果等

【注意事项】

1. 正确使用供氧装置，注意用氧安全，室内应避免火源。

2. 氧气湿化瓶内勿放水，以免液体进入雾化器内使药液稀释影响疗效。

3. 密切关注患者雾化吸入治疗中潜在的药物不良反应。

4. 注意观察患者痰液排出情况，如痰液仍未排出，可给予拍背、吸痰等方法协助排痰。

【健康教育】

同超声雾化吸入法。

三、定量吸入器吸入法

定量吸入器吸入法是指使用定量吸入器经口将药物吸入呼吸道，起到治疗作用的方法。定量吸入器（metered dose inhaler）是将药液和助推剂共同封装于具有定量阀门系统和一定压力的耐压容器中，使用时借助助推剂的压力，将内容物呈雾状喷出（图12-4-3）。

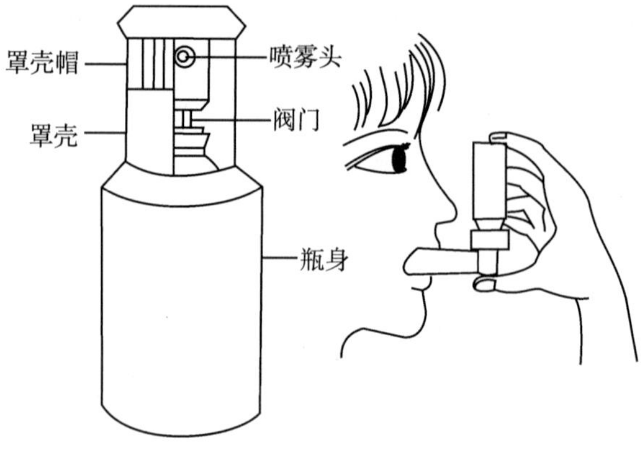

▲ 图12-4-3　定量吸入器

【目的】

改善通气功能，适用于支气管哮喘、喘息性支气管炎的对症治疗。

【操作前准备】

1. 评估患者并解释

（1）评估：① 患者的病情、治疗情况、用药史、过敏史；② 患者的意识状态、心理状态、对治疗计划的了解及合作程度；③ 患者的呼吸道是否感染，有无支气管痉挛、呼吸道黏膜水肿、痰液等，患者面部及口腔黏膜有无感染、溃疡等。

（2）解释：向患者解释定量吸入器吸入法的目的、方法、注意事项及配合要点。

2. 患者准备

（1）患者了解定量吸入器吸入法的目的、方法、注意事项及配合要点。

（2）取舒适体位接受雾化治疗。

3. 用物准备　按医嘱准备定量吸入器（内含药物）。

4. 环境准备　安静、整洁，光线充足，温湿度适宜。

5. 护士准备　衣帽整洁，修剪指甲，洗手，戴口罩。

【操作步骤】

操作步骤	要点与沟通
1. 核对患者并解释	● 护士：您好！我是您的责任护士×××，可以告诉我您的床号和名字吗？ ×××，根据医嘱您现在需要吸入药物，以缓解您支气管炎的不适症状，希望您配合一下
2. 安置体位　协助患者取坐位、半卧位	● 有利于吸入药物沉积至肺 ● 护士：×××，您这样坐舒适吗？这个体位可增强雾化效果
3. 清洁口腔　漱口，清除口腔分泌物及食物残渣	● 口腔分泌物、食物残渣会增加阻力，妨碍雾滴深入，同时还可能在雾化过程中，将口腔内的细菌带入呼吸道内，继发或加重呼吸道感染
4. 二次核对	● 操作中查对床号、姓名、药名、浓度、剂量、用法、时间、药品有效期

操作步骤	要点与沟通
5. 摇匀药液　取下定量吸入器防尘帽，充分摇匀药液	
6. 雾化吸入　嘱患者先深呼吸2~3次，最后一次深呼吸、充分呼气后立即将喷嘴放入口内，并且含紧；按下药罐将药物释出，深吸气，屏住呼吸5~10秒后缓慢呼气。如需重复用药，宜在平静呼吸2~3分钟后重复上述步骤	● 护士：×××，现在开始雾化，请您先深呼吸2~3次，最后一次深呼吸、充分呼气后立即将喷嘴放入口内，并且含紧；按下药罐将药物释出，深吸气，屏住呼吸5~10秒后缓慢呼气
7. 再次核对	● 操作后查对床号、姓名、药名、浓度、剂量、用法、时间、药品有效期
8. 安置患者　协助患者漱口，取舒适卧位，整理床单位	● 雾化吸入治疗完成后应漱口，防止药物在咽部聚积 ● 护士：在治疗期间，您要多饮水，饮食宜清淡，尽量少说话，谢谢您的配合，祝您早日康复
9. 整理用物　擦净吸入器喷嘴，盖上防尘帽	● 塑料外壳定期温水清洁 ● 定量吸入器使用后宜放在阴凉处保存
10. 洗手、记录	● 记录雾化药物名称、剂量、雾化方式、雾化开始和持续时间、患者的反应及效果等

【注意事项】

1. 定量吸入器使用后宜放在阴凉处（30℃以下）保存，塑料外壳可用温水清洁。

2. 药液随着深吸气的动作经口腔吸入，尽可能地延长屏气时间（最好能坚持10秒左右），然后呼气。

【健康教育】

1. 指导患者或家属正确使用定量吸入器。

2. 教会患者评价疗效，当疗效不满意时，不随意增加或减少用量或缩短用药间隔时间，以免加重不良反应。

3. 帮助患者分析并解释引起呼吸道痉挛的原因和诱因，指导其选择适宜的运动，预防呼吸道感染。

第五节　药物过敏试验法

临床上使用某些药物时，可发生不同程度的过敏反应。药物过敏反应的发生与所用药物的药理作用和用药的剂量无关，仅与人的过敏体质有关。临床表现为发热、皮疹、血管神经性水肿、血清病等，严重者可发生过敏性休克而危及生命。

药物过敏反应是异常的免疫反应，仅发生于少数人。其基本原因在于抗原抗体的相互作用。药物作为一种抗原，进入机体后，有些个体体内会产生特异性抗体[免疫球蛋白E（IgE）、免疫球蛋白G（IgG）及免疫球蛋白M（IgM）]，使T淋巴细胞致敏；当再次应用同类药物时，抗原抗体在致敏淋巴细胞上相互作用，引起过敏反应。

为防止过敏反应发生，在使用高致敏性的药物前，应详细询问患者用药史、过敏史、家族过敏史，同时还应进行药物过敏试验。在做药物过敏试验的过程中，护士应准确配置试验药液，严格掌握方法，认真观察反应，正确判断结果，同时做好急救的准备工作并熟练掌握过敏反应的急救处理。

一、青霉素过敏试验

青霉素主要用于敏感的革兰氏阳性球菌、革兰氏阴性球菌和螺旋体感染的治疗，是目前常用的抗生素之一，具有疗效高、毒性低的特点。但易发生过敏反应，其发生率在各种抗生素中最高，为3%~6%。任何年龄、性别、剂量、剂型、给药途径和给药时间均可能发生过敏反应。因此，在使用各种青霉素制剂前都应做药物过敏试验，试验结果阴性者方可用药，同时要加强青霉素使用前后的监测，及时发现过敏反应并处理。

（一）青霉素过敏反应发生机制

青霉素本身不具有抗原性，其制剂中所含的高分子聚合物及其降解产物（如青霉烯酸、青霉噻唑酸等）作为半抗原进入机体后，可与蛋白质、多糖及多肽分子结合成为全抗原，使T淋巴细胞致敏，刺激B淋巴细胞分化增殖产生特异性抗体IgE。IgE黏附于某些组织的肥大细胞及血清中的嗜碱性粒细胞表面，使机体对抗原处于致敏状态。当机体再次接触类似的抗原时，肥大细胞和嗜碱性粒细胞表面的IgE即与之结合，导致细胞破裂，释放组胺、白三烯、缓激肽等血管活性物质，这些物质分别作用于效应器官，使平滑肌收缩、毛细血管扩张和通透性增高、腺体分泌增多，从而产生一系列过敏反应的临床表现（图12-5-1）。

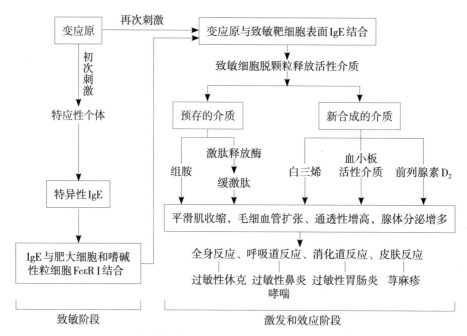

IgE.免疫球蛋白E；FcεR Ⅰ.高亲和力IgE Fc受体。

▲ 图12-5-1　青霉素过敏反应（Ⅰ型）原理

（二）青霉素过敏反应的临床表现

过敏反应的临床表现与释放的生物活性物质有关，临床表现多种多样，包括皮肤、呼吸道、消化道等的过敏症状，其中最严重的表现为过敏性休克。

1. 过敏性休克　青霉素过敏性休克多在注射后5～20分钟内，甚至在用药数秒内发生，既可发生于皮内试验过程中，也可发生于初次肌内注射或静脉注射时（皮内试验结果阴性）；还有极少数患者发生于连续用药过程中。主要有以下表现。

（1）呼吸道阻塞症状：由喉头水肿、支气管痉挛、肺水肿引起，表现为胸闷、气促、哮喘、呼吸困难，伴濒死感。

（2）循环衰竭症状：由周围血管扩张导致有效循环血量不足引起，表现为面色苍白、出冷汗、发绀、脉搏细弱、血压下降等。

（3）中枢神经系统症状：由脑组织缺氧引起，表现为面部及四肢麻木、意识丧失、抽搐、大小便失禁等。

2. 血清病样反应　一般于用药后7～12日发生，临床表现和血清病相似，有发热、腹痛、皮肤瘙痒、荨麻疹、全身淋巴结肿大、关节肿痛等症状。

3. 各器官或组织的过敏反应

（1）皮肤过敏反应：主要有瘙痒、荨麻疹，严重者可发生剥脱性皮炎。

（2）呼吸道过敏反应：哮喘或诱发原有的哮喘发作。

（3）消化系统过敏反应：过敏性紫癜，以腹痛和便血为主要症状。

相关链接　|　青霉素的发现简史

1928年，弗莱明在研究金黄色葡萄球菌的菌落形态时，一个培养平板偶然污染了青霉菌。他用放大镜检查这个平板时，发现青霉菌落周围的金黄色葡萄球菌菌落被明显溶解。弗莱明注意到青霉菌斑点的四周有一圈无菌区，认为这是一个微生物拮抗现象的有趣例子。而后他有意识地在金黄色葡萄球菌和其他细菌平板上接种这种特异青霉菌，证实了特异青霉菌对葡萄球菌和许多其他细菌均有裂解作用。他进一步研究发现，不仅这种青霉菌具有强烈的杀菌作用，而且过滤除菌后的特异青霉菌培养液也有较好的杀菌能力。于是，弗莱明推论真正的杀菌物质是这种特异青霉菌生长过程中产生的代谢物，并将它命名为青霉素（penicillin）。1929年，弗莱明在《英国实验病理学杂志》上发表了自己的发现。

此后，在长达四年的时间里，弗莱明对这种特异青霉菌进行了专门研究，结果表明青霉素对许多能引起严重疾病的传染病菌有显著的抑制和破坏作用，而且杀菌作用极强。为此，弗莱明获得了1945年的诺贝尔生理学或医学奖。

（三）青霉素过敏试验法

青霉素过敏试验通常以0.1ml（含青霉素50U）的试验液皮内注射，根据皮丘变化及患者全身情况来判断试验结果，药物过敏试验结果阴性方可使用青霉素治疗。

【目的】

确定患者对青霉素是否过敏，以作为临床应用青霉素治疗的依据。

【操作前准备】

1. 评估患者并解释

（1）评估：① 患者的用药史、过敏史及家族过敏史，如有青霉素过敏史者应停止该项试验，有其他药物过敏史或变态反应疾病史者应慎用；② 病情、治疗情况、用药情况，如曾使用青霉素，已停药3日需要再次使用，或在使用过程中更换青霉素批号时，需重做药物过敏试验；③ 心理状态和意识状态；④ 对青霉素过敏试验的认识程度及合作态度。

（2）解释：向患者及家属解释药物过敏试验的目的、方法、注意事项及配合要点。

2. 患者准备

（1）患者了解药物过敏试验的目的、方法、注意事项及配合要点。

（2）患者空腹时不宜进行皮试，因个别患者于空腹时注射用药，会发生眩晕、恶心等反应，易与过敏反应相混淆。

3. 用物准备

（1）注射盘、1ml注射器、2~5ml注射器、青霉素药液（青霉素钠80万U/瓶）、生理盐水、75%乙醇、0.5%碘伏、无菌棉签、无菌纱布、砂轮、启瓶器、弯盘、手消毒剂。

（2）抢救物品：0.1%盐酸肾上腺素、急救车（备常用抢救药物）、氧气、吸痰器等。

4. 环境准备 注射环境安静、整洁、光线适宜。

5. 护士准备 衣帽整洁，修剪指甲，洗手，戴口罩。

【操作步骤】

1. 试验液的配制 根据《中华人民共和国药典临床用药须知》，皮肤试验液（以下简称"皮试液"）以含青霉素500U/ml的生理盐水溶液为标准，注入剂量为0.1ml（含青霉素50U）。下面以青霉素钠80万U为例，介绍皮试液的配制方法（表12-5-1）。

▼ 表12-5-1　青霉素皮试液的配制（以青霉素钠80万U为例）

青霉素钠	加0.9%氯化钠溶液/ml	青霉素钠含量/（U·ml⁻¹）	要点与说明
80万U	4	20万	用5ml注射器
取上液0.1ml	0.9	2万	以下用1ml注射器
取上液0.1ml	0.9	2 000	每次配制时均需将溶液摇匀
取上液0.25ml	0.75	500	配制完毕，妥善放置

目前国内有成熟应用多年的青霉素皮试剂供应，每瓶含青霉素钠2 500U。使用该品仅需一次稀释，可节约操作时间、减少工作量，且可避免因多步稀释可能导致的剂量误差、污染乃至由此导致的假阳性、假阴性。皮试液以现配现用为佳，如需保存宜4℃冷藏，但时间不应超过24小时。

2. 试验方法 确定患者无青霉素过敏史，于患者前臂掌侧下段皮内注射青霉素皮试液0.1ml

（含青霉素50U）；注射后观察20分钟，20分钟后判断并记录试验结果。

3. 试验结果判断 见表12-5-2。

▼ 表12-5-2 青霉素皮试结果的判断

结果	局部皮丘反应	全身情况
阴性	大小无改变，周围无红肿，无红晕	无自觉症状，无不适表现
阳性	皮丘隆起增大，出现红晕硬块，直径大于1cm，周围有伪足伴局部痒感	可有头晕、心慌、恶心，甚至发生过敏性休克

【注意事项】

1. 青霉素过敏试验前详细询问患者的用药史、药物过敏史及家族过敏史。如果患者有青霉素过敏史，则不可做青霉素过敏试验，并通知医生。

2. 凡初次用药、停药3日后再用，以及在应用中更换青霉素批号时，均须按常规做药物过敏试验。

3. 皮试液须现配现用，浓度与剂量必须准确。

4. 严密观察患者，首次注射后须观察30分钟，皮试后20分钟内不得离开病室或注射室，注意观察局部和全身反应，倾听患者主诉，并做好急救准备工作。

5. 皮试结果阳性者禁止使用青霉素，并在体温单、病历、医嘱单、床头卡醒目注明，同时将结果告知患者及家属。

6. 如皮试结果怀疑阳性，应进行对照试验。可疑阳性表现为皮丘不扩大，周围有红晕，但直径小于1cm；或局部皮试结果为阴性，但患者有胸闷、头晕等全身症状。对可疑阳性患者，应在对侧前臂皮内注射生理盐水0.1ml作为对照，如出现同样结果，说明前者不是阳性。确认青霉素皮试结果为阴性，方可用药。使用青霉素治疗过程中要继续严密观察患者。

（四）青霉素过敏性休克的处理

由于青霉素过敏性休克发生迅猛，要务必做好预防及急救准备并在使用过程中密切观察患者的反应，一旦出现过敏性休克应立即采取以下措施，迅速及时、就地抢救。

1. 立即停药，协助患者平卧，报告医生，就地抢救。

2. 立即皮下注射或深部肌内注射0.1%盐酸肾上腺素（14岁及以上患者单次最大剂量不超过0.5ml；14岁以下患者按0.01mg/kg体重计算，单次最大剂量不超过0.3ml）。如症状不缓解，每5~15分钟可重复注射该药，直至脱离危险期。盐酸肾上腺素是抢救过敏性休克的首选药物，具有收缩血管、增加外周阻力、提升血压、兴奋心肌、增加心输出量及松弛支气管平滑肌的作用。

3. 维持呼吸 改善缺氧症状，给予氧气吸入。呼吸受抑制时，按医嘱肌内注射尼可刹米、洛贝林等呼吸兴奋剂，有条件者可行气管插管，借助呼吸机辅助或控制呼吸。喉头水肿导致窒息时，应尽快施行气管插管或气管切开。

4. 抗过敏 根据医嘱静脉注射地塞米松5~10mg或将氢化可的松琥珀酸钠200~400mg加入5%~10%葡萄糖溶液500ml内静脉滴注；应用抗组胺药，如肌内注射盐酸异丙嗪25~50mg或苯海拉明40mg。

5. 补充血容量　静脉滴注10%葡萄糖溶液或平衡盐溶液扩充血容量。如血压仍不回升，可按医嘱加入多巴胺或去甲肾上腺素等升压药静脉滴注。

6. 若发生呼吸心搏骤停，立即进行复苏抢救。如施行胸外心脏按压、人工呼吸或气管插管等急救措施。

7. 密切观察病情，记录患者生命体征、神志和尿量等病情变化；不断评价治疗与护理的效果，为进一步处置提供依据。

二、头孢菌素类药物过敏试验

头孢菌素类药物是临床应用较为广泛的一类广谱半合成抗生素，属于β内酰胺类抗菌药物。因其抗菌谱广、安全性好、过敏反应发生率低，是抗感染治疗时不可或缺的一类药物。根据《β内酰胺类抗菌药物皮肤试验指导原则（2021年版）》，不推荐在使用头孢菌素类药物前常规进行皮试，仅以下情况需要皮试：① 既往有明确的青霉素或头孢菌素Ⅰ型（速发型）过敏史者；② 药品说明书中规定需进行皮试的。

1. 试验液的配制　根据《β内酰胺类抗菌药物皮肤试验指导原则（2021年版）》规定，头孢菌素皮试不引发皮肤非特异性刺激反应的推荐浓度为2mg/ml。若确需进行皮试，需将拟使用的头孢菌素加生理盐水稀释至2mg/ml浓度配制成皮试液。下面以头孢拉定0.5g为例，介绍皮试液配制方法（表12-5-3）。

▼ 表12-5-3　头孢拉定皮试液的配制

头孢拉定	加0.9%氯化钠溶液/ml	头孢拉定含量/(mg·ml^{-1})	要点说明
0.5g	2	250	用2~5ml注射器
取上液0.1ml	0.9	25	以下换用1ml注射器
取上液0.1ml	0.9	2.5	每次配制时均须将溶液摇匀
取上液0.8ml	0.2	2	配制完毕，妥善放置

2. 试验方法　于患者前臂掌侧下段皮内注射头孢菌素皮试液0.1ml，形成直径3mm的皮丘，注射后观察20分钟，20分钟后判断并记录试验结果。

3. 结果判断和过敏反应的处理　如皮丘较之前注射形成的皮丘直径扩大 ≥3mm，应判断为皮试结果阳性，伴有红晕或痒感更支持呈阳性反应。过敏反应的处理，同青霉素过敏反应的处理。

三、破伤风抗毒素过敏试验

破伤风抗毒素（tetanus antitoxin，TAT）是用破伤风类毒素免疫的马血浆经物理、化学方法精制而成，是一种特异性抗体，具有中和破伤风毒素的作用，用于预防和治疗破伤风。已出现破伤风或其可疑症状时，应及时使用抗毒素进行治疗；开放性外伤（特别是创口深、污染严重者）有感染破伤风的危险时，应及时应用抗毒素进行预防。

TAT对人体而言是一种异种蛋白，具有抗原性，注射后容易引起过敏反应。首次使用TAT前，应做药物过敏试验。曾用过破伤风抗毒素超过1周者，如再使用，仍需重做药物过敏试验。皮试结果阴性，方可把所需剂量一次注射完。TAT是一种特异性抗体，没有可以代替的药物，即使皮试结果阳性，仍需考虑使用。但要采用脱敏注射法，注射过程要密切观察，一旦发现异常，立即采取有效的处理措施。

（一）TAT过敏试验法

1. TAT皮试液配制　用1ml注射器吸取TAT药液（1 500U/ml）0.1ml，加生理盐水稀释至1ml（1ml内含TAT 150U），即可供皮试使用。

2. 试验方法　取上述皮试液0.1ml（内含TAT 15U）进行皮内注射，20分钟后判断皮试结果。皮试结果判断标准如下所示。

（1）阴性：局部皮丘无变化、全身无异常反应。

（2）阳性：局部皮丘红肿，硬结直径大于1.5cm，红晕范围直径超过4cm，有时出现伪足或有痒感，全身过敏反应与青霉素过敏反应类似。

如皮试结果为阴性，可将所需剂量一次性肌内注射完毕。如结果为阳性，需采用脱敏注射法。

（二）TAT脱敏注射法

TAT脱敏注射法是将所需要的TAT以小剂量多次的方式注入体内（表12-5-4）。脱敏的机制是小剂量抗原进入机体后，与吸附于肥大细胞或嗜碱性粒细胞上的IgE结合，使其逐步释放出少量的组胺等活性介质。由于生物活性介质释放量少，不至于引起临床症状。短时间内连续多次注射可以逐渐消耗体内产生的IgE，最终可以全部注入所需药量而不致发病。但这种脱敏只是暂时的，经过一定时间后，IgE再产生而重建致敏状态。因此，日后如再用TAT，还需重做药物过敏试验。

采用TAT脱敏注射法时，应按抢救过敏性休克的要求提前准备好急救物品。

▼ 表12-5-4　破伤风抗毒素脱敏注射法

次数	TAT/ml	加0.9%氯化钠溶液/ml	注射途径
1	0.1	0.9	肌内注射
2	0.2	0.8	肌内注射
3	0.3	0.7	肌内注射
4	余量	稀释至1ml	肌内注射

注：TAT，破伤风抗毒素。

按照表12-5-4，每隔20分钟肌内注射1次，直至完成总剂量（TAT 1 500U）。在脱敏注射过程中，应密切观察患者的反应。如发现患者出现面色苍白、发绀、荨麻疹及头晕、心悸等不适或过敏性休克，应立即停止注射并配合医生进行抢救。如过敏反应轻微，可待症状消退后，酌情将剂量减少、注射次数增加，在密切观察患者情况下，顺利注入余量。

四、普鲁卡因过敏试验

普鲁卡因作为一种常用局部麻醉药，偶可引起轻重不一的过敏反应。凡首次应用普鲁卡因或注射普鲁卡因青霉素者均须做药物过敏试验。

1. 药物过敏试验方法　皮内注射0.25%普鲁卡因溶液0.1ml（含普鲁卡因0.25mg），20分钟后观察试验结果并记录。

2. 结果的判断和过敏反应的处理　同青霉素过敏试验及过敏反应的处理。

五、链霉素过敏试验

链霉素主要对革兰氏阴性菌及结核分枝杆菌有较强的抗菌作用。链霉素本身具有毒性作用，主要损害第八对脑神经，而且链霉素所含杂质（链霉胍和二链霉胺）具有释放组胺的作用，可引起中毒反应和过敏反应。过敏性休克发生率虽较青霉素低，但死亡率很高，所以在使用链霉素时，应做药物过敏试验。

（一）链霉素过敏试验法

试验用物准备除链霉素制剂（100万U/g）、10%葡萄糖酸钙或5%氯化钙外，其他用物同青霉素过敏试验法。

1. 试验液的配制　以试验液含链霉素2 500U/ml为标准，具体配制方法见表12-5-5。

▼ 表12-5-5　链霉素皮试液的配制

链霉素	加0.9%氯化钠溶液/ml	链霉素含量/（U·ml⁻¹）	要点说明
100万U	3.5ml	25万	用5ml注射器
取上液0.1ml	0.9	2.5万	换用1ml注射器
取上液0.1ml	0.9	2 500	每次配制时均需将溶液摇匀，配制完毕，妥善放置

2. 试验方法　取上述皮试液0.1ml（含链霉素250U）皮内注射，注射后观察20分钟，20分钟后判断皮试结果，其结果判断标准与青霉素相同。只有链霉素过敏试验结果阴性方可使用链霉素治疗。

（二）链霉素过敏反应的临床表现及处理

链霉素过敏反应的临床表现与青霉素过敏反应大致相同。轻者表现为发热、皮疹、荨麻疹，重者可出现过敏性休克。一旦发生过敏性休克，其救治措施与青霉素过敏性休克基本相同。

链霉素的毒性反应比过敏反应更常见、更严重，可出现全身麻木、抽搐、肌无力、眩晕、耳鸣、耳聋等症状。患者若有抽搐，可用10%葡萄糖酸钙或5%氯化钙，静脉缓慢推注，小儿酌情减量；因钙离子可与链霉素络合，从而减轻链霉素的毒性症状。患者若有肌无力、呼吸困难，宜用新斯的明皮下注射或静脉注射。

六、结核菌素试验

结核菌素试验是指通过皮内注射结核菌素，致注射部位皮肤产生Ⅳ型（速发型）变态反应，用以判断机体是否受到结核菌素感染，为接种卡介苗提供依据；还可以协助诊断和鉴别诊断，进行结核病流行病学调查。结核菌素是结核分枝杆菌的菌体成分，包括纯化蛋白衍生物（purified protein derivative，PPD）和旧结核菌素（old tuberculin，OT）。目前，WHO、国际防痨和肺病联合会推荐使用PPD，所以结核菌素试验又称PPD试验。

1. 试验方法　以PPD为例，取PPD原液0.1ml（5U）在患者前臂掌侧下段皮内注射，注射后立即记录注射部位、方法，所用结核菌素的种类、浓度、剂量、生产单位、批号及患者反应等。

2. 试验结果判断　根据试验部位的皮肤情况进行判断：① 阴性（-），无红晕、无硬结，或硬结直径<5mm；② 弱阳性（+），硬结直径5~9mm；③ 中度阳性（++），硬结直径10~19mm；④ 强阳性（+++），硬结直径≥20mm或虽<20mm但局部出现水疱、坏死或淋巴管炎者；⑤ 假阳性，注射20~36小时内，注射区皮肤发红且较软，72小时反应消退。

3. 注意事项

（1）注射后保持注射部位清洁，不可用手抓挠且不可涂抹任何药物。

（2）若受试者处于各种传染病的恢复期，发热及器质性心、肝、肾疾病的急性期，患有全身或局部皮肤病者，暂不行该项检查。

（3）做好记录，密切观察患者反应。注射后48小时内观察反应1次，72小时判断结果，记录试验结果、操作者、观察者和观察时间。

（4）结核菌素试验阳性表示受试者曾有过结核分枝杆菌感染或者已经接种过卡介苗，但并不能判定其是否患有结核病。

第六节　其他给药法

除了前面介绍的主要给药途径，根据各专科特殊治疗需要，还可采用以下其他给药方法。

一、滴药法

（一）滴眼药法

【目的】

1. 将药液滴入结膜囊，起到杀菌、收敛、麻醉、缩瞳、散瞳的作用。

2. 进行某些眼部疾病诊断的辅助检查。

【操作前准备】

1. 评估患者并解释

（1）评估：患者眼部疾患情况、用药的目的、自理能力，以及对用药计划的了解、认识和合作程度。

（2）解释：向患者及家属解释用药目的和用药后的注意事项。

2. 患者准备　了解用药目的。

3. 用物准备　弯盘、消毒棉签或棉球、滴管或无菌眼药滴瓶、药物（遵医嘱准备）。

4. 环境准备　环境安静、整洁，光线适宜。

5. 护士准备　护士衣帽整洁，修剪指甲，洗手，戴口罩。

【操作步骤】

操作步骤	要点与沟通
1. 核对　护士备齐用物，携用物至患者床旁，核对并解释操作的目的和过程	●护士：您好！请问您叫什么名字？×××您好！我是您的责任护士×××，根据医嘱，我现在要往您的眼睛里滴入药物，帮您治疗眼部疾病
2. 协助患者取坐位或仰卧位	
3. 用棉签或棉球擦净眼部分泌物，患者头稍后仰，眼向上看	
4. 一手将患者下睑轻轻向下方牵拉，另一手持滴管或滴瓶，手掌根部轻轻置于患者前额上，滴管距眼睑2~3cm，将药液滴入下穹隆的结膜囊内1~2滴	●护士：我现在给您滴药，请您配合一下 ●滴药时勿触及眼睑、睫毛和手指，以免污染 ●滴药时勿压迫眼球
5. 用手指将上睑轻轻提起，使药液在结膜囊内分布均匀	
6. 用干棉球擦干流出的药液，嘱患者闭眼1~2分钟	
7. 操作后处理	
（1）协助患者取舒适体位，整理床单位和用物	
（2）洗手，记录	●记录药物滴入结膜囊内的时间、药物名称、剂量、患者反应等

【注意事项】

1. 滴药时勿压迫眼球，尤其对角膜溃疡、角膜软化和角膜有伤口的患者更应注意，防止内容物脱出。

2. 滴入散瞳和缩瞳药后，应用棉签压迫泪囊部，防止药液经鼻泪管流入鼻腔被吸收而引起全身不良反应，尤其小儿更应注意。

3. 同时滴数种药液时，先滴刺激性弱的药物，再滴刺激性强的药物。

4. 眼药水与眼药膏同用时，先滴眼药水后涂眼药膏，中间需间隔2~3分钟。

【健康教育】

1. 嘱患者在滴入药物后，闭眼1~2分钟。

2. 教会患者自行操作的方法。

（二）滴耳药法

【目的】

1. 软化耵聍。

2. 治疗耳道及中耳疾病。

【操作前准备】

1. 评估患者并解释

（1）评估：患者耳部疾患情况、用药的目的、自理能力，以及对用药计划的了解、认识和合作程度。

（2）解释：向患者及家属解释用药目的和用药后的注意事项。

2. 患者准备 了解用药目的。

3. 用物准备 弯盘、滴耳药物（遵医嘱准备）、滴管、棉花及耳科专用棉签。

4. 环境准备 环境安静、整洁，光线适宜。

5. 护士准备 护士衣帽整洁，修剪指甲，洗手，戴口罩。

【操作步骤】

操作步骤	要点与沟通
1. 核对　护士备齐用物，携用物至患者床旁，核对并解释操作的目的和过程	● 护士：您好！请问您叫什么名字？×××您好！我是您的责任护士×××，根据医嘱，我现在要往您的耳朵里滴入药物，帮您治疗耳部疾病
2. 协助患者取患耳朝上的体位	
3. 用耳科专用棉签清洁外耳道，以保证滴耳药的充分吸收和最佳疗效	● 滴药前必须把外耳道脓液洗净
4. 轻拉耳郭使外耳道变直，将药液顺耳道后壁滴入2~3滴	● 护士：我现在给您滴药，请您配合一下 ● 滴管头不可触及耳部，避免药液污染
5. 轻压耳屏数下，并保持原位2~3分钟	
6. 用消毒棉球轻塞外耳道口	
7. 操作后处理	
（1）协助患者取舒适体位，整理床单位和用物	
（2）洗手，记录	● 记录药物滴入耳道的时间、药物名称、剂量、患者反应等

【注意事项】

1. 滴药前必须把外耳道脓液洗净。

2. 药物温度以接近体温为宜，不宜太热或太凉，以免刺激迷路，引起眩晕、恶心呕吐等不适感。

3. 如滴耵聍软化液，应事先告知患者滴入药液量要多，滴药后可能有耳塞、闷胀感，以免患者不安。

【健康教育】

1. 嘱患者在滴入药物后，保持此体位3~4分钟，以免药液外流。

2. 教会患者自行操作的方法。

（三）滴鼻药法

【目的】

1. 保持鼻腔润滑，防止干燥结痂。

2. 保持鼻腔引流通畅，达到治疗目的。

【操作前准备】

1. 评估患者并解释

（1）评估：患者鼻腔黏膜情况、用药的目的、自理能力，以及对用药计划的了解、认识和合作程度。

（2）解释：向患者及家属解释用药目的和用药后的注意事项。

2. 患者准备　了解用药目的。

3. 用物准备　弯盘、滴鼻药物（遵医嘱准备）、滴管、清洁棉球或纸巾少许。

4. 环境准备　环境安静、整洁，光线适宜。

5. 护士准备　护士衣帽整洁，修剪指甲，洗手，戴口罩。

【操作步骤】

操作步骤	要点与沟通
1. 核对　护士备齐用物，携用物至患者床旁，核对并解释操作的目的和过程	●护士：您好！请问您叫什么名字？×××您好！我是您的责任护士×××，根据医嘱，我现在要往您的鼻腔里滴入药物，帮您润滑鼻腔黏膜，起到通气的作用
2. 协助患者将鼻涕轻轻擤出	
3. 患者取仰卧位，肩下垫枕头或头悬于床头，头尽量后仰	●使鼻部低于口和咽喉部的位置
4. 将药液滴入鼻腔内，用棉球轻轻按压下鼻翼，使药液均匀分布在鼻黏膜上	●护士：我现在给您滴药，请您配合一下
5. 保持原位2~3分钟后坐起	
6. 用棉球或纸巾擦去外流的药液	
7. 操作后处理	
（1）协助患者取舒适体位，整理床单位和用物	
（2）洗手，记录	●记录药物滴入鼻腔的时间、药物名称、剂量、患者反应等

【注意事项】

1. 滴药时，滴管口或瓶口勿触及鼻孔，以免污染药液。

2. 体位要正确，滴药时勿吞咽，以免药液进入咽部引起不适。

3. 滴药后交替按压鼻翼，使药液与鼻腔黏膜广泛接触，以利于药物的吸收，增强治疗效果。

4. 需要同时滴几种药物时，应先滴入减轻鼻充血药液，使鼻腔黏膜收缩后再滴入其他药液。

【健康教育】

1. 将药液滴入鼻腔内，用棉球轻轻按压下鼻翼，使药液均匀分布在鼻黏膜上。

2. 嘱患者在滴入药物后，保持此体位2~3分钟，以免药液外流。

3. 教会患者自行操作的方法。

二、栓剂给药法

栓剂是药物与一定的基质混合制成的供插入人体不同腔道的一种固体制剂，其熔点为37℃左右，插入体腔后缓慢融化而产生药效。常用的栓剂有直肠栓剂（rectal suppository）和阴道栓剂（vaginal suppository）。

（一）直肠栓剂给药法

【目的】

1. 直肠插入甘油栓，软化粪便，以利排出。

2. 栓剂中有效成分被直肠黏膜吸收，而达到全身治疗作用，如解热镇痛栓剂。

【操作前准备】

1. 评估患者并解释

（1）评估：患者的病情、用药的目的、自理能力，以及对用药计划的了解、认识和合作程度。

（2）解释：向患者及家属解释用药目的和用药后需平卧的时间。

2. 患者准备　了解用药目的，掌握放松和配合的方法。

3. 用物准备　直肠栓剂（遵医嘱准备）、指套或手套、卫生纸。

4. 环境准备　需要时用屏风或围帘遮挡患者。

5. 护士准备　护士衣帽整洁，修剪指甲，洗手，戴口罩。

【操作步骤】

操作步骤	要点与沟通
1. 核对　护士备齐用物，携用物至患者床旁，核对并向患者解释操作的目的和过程	●护士：您好！请问您叫什么名字？　×××您好！我是您的责任护士×××，根据医嘱，我现在要通过您的肛门往直肠里面插入甘油栓，带您解决便秘的困扰
2. 协助患者取侧卧位，膝部弯曲，暴露肛门	
3. 戴上指套或手套	●避免污染手指
4. 让患者张口深呼吸，尽量放松	●使肛门括约肌松弛
5. 将栓剂插入肛门，并用示指将栓剂沿直肠壁朝脐部方向送入6~7cm（图12-6-1）	●护士：我现在要把药插到您的肛门里面了，请您配合一下 ●必须插至肛门内括约肌以上，并确定栓剂靠在直肠黏膜上；若插入粪块，则不起作用
6. 置入栓剂后，保持侧卧位15分钟，若栓剂滑脱出肛门，应予重新插入	●防止栓剂滑脱或融化后渗出肛门 ●对于不能下床者，将便器、卫生纸、呼叫器放于患者易取处 ●注意观察药物疗效

操作步骤	要点与沟通
7. 操作后处理	
（1）协助患者穿裤子，取舒适体位，整理床单位和用物	
（2）洗手，记录	●记录插入栓剂的时间、栓剂名称、剂量、患者反应等

【注意事项】

1. 严格执行查对工作。

2. 注意保护患者隐私部位。

3. 指导患者放松及配合的方法，采取提高用药效果的措施。

【健康教育】

1. 嘱患者在置入药物后，保持侧卧位至少15分钟。

2. 教会患者自行操作的方法。

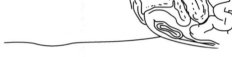

▲ 图12-6-1　直肠栓剂给药法

（二）阴道栓剂给药法

【目的】

自阴道插入栓剂，以起到局部治疗的作用，如插入消炎、抗菌药物治疗阴道炎。

【操作前准备】

1. 评估患者并解释

（1）评估：患者的病情、对用药计划的了解、对隐私部位用药的接受程度和配合治疗情况及用药的自理能力。

（2）解释：向患者及家属解释用药目的和用药后需平卧的时间。

2. 患者准备　了解用药目的，掌握放松和配合的方法。

3. 用物准备　阴道栓剂（遵医嘱准备）、栓剂置入器或手套、卫生棉垫。

4. 环境准备　需要时用屏风或围帘遮挡患者。

5. 护士准备　护士衣帽整洁，修剪指甲，洗手，戴口罩。

【操作步骤】

操作步骤	要点与沟通
1. 核对　护士备齐用物，携用物至患者床旁，核对并向患者解释操作的目的和过程	●护士：您好！请问您叫什么名字？×××您好！我是您的责任护士×××，根据医嘱，我现在要往阴道里面插入消炎药，帮您治疗阴道炎
2. 体位　协助患者取屈膝仰卧位，双腿分开，暴露会阴部	●注意保暖
3. 铺巾　铺橡胶单及治疗巾于会阴下	

操作步骤	要点与沟通
4. 戴套取栓　一手戴上指套或手套取出栓剂	● 避免污染手指
5. 嘱患者放松　嘱患者张口深呼吸，尽量放松	
6. 置栓　利用置入器或戴上手套将栓剂沿阴道下后方轻轻送入5cm，达阴道穹隆（图12-6-2）	● 护士：我现在要把药插到您的阴道里了，请您配合一下 ● 必须确定阴道口后才能置药，避免误入尿道 ● 成年女性阴道长约10cm，故必须置入5cm以上深度，以防滑出
7. 保持平卧位　嘱咐患者至少平卧15分钟，以利药物扩散至整个阴道组织，利于药物吸收	● 如患者愿意自行操作，可教其方法，以便自行操作
8. 操作后处理	
（1）取出治疗巾及橡胶单，为避免药物或阴道渗出物弄污内裤，可使用卫生棉垫	
（2）协助患者取舒适卧位，整理床单位及用物	
（3）洗手，记录	● 记录插入栓剂的时间、栓剂名称、剂量、患者反应等

【注意事项】

1. 严格执行查对工作。

2. 注意保护患者隐私部位。

3. 准确判断阴道口，必须置入足够深度。

4. 做好提高用药效果的措施。

【健康教育】

1. 嘱患者在置入药物后，至少平卧15分钟，并指导患者在治疗期间避免性生活。

2. 教会患者自行操作的方法。

三、皮肤给药

皮肤给药是将药物直接涂于皮肤，以达到局部治疗的作用。皮肤用药有溶液剂、软膏剂、粉剂、糊剂等多种剂型。

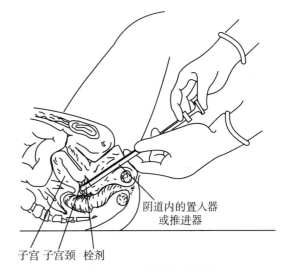

▲ 图12-6-2　阴道栓剂给药法

【操作前准备】

1. 评估患者并解释

（1）评估：患者的病情、自理能力；局部皮肤情况；对局部用药计划的了解、认识和合作程度。

（2）解释：向患者及家属解释用药目的和相应剂型用药的注意事项。

2. 患者准备　了解用药目的和注意事项，清洁局部皮肤。

3. 用物准备　皮肤用药、棉签、弯盘，需要时备清洁皮肤用物。

4. 环境准备 需要时用屏风或围帘遮挡患者。

5. 护士准备 护士衣帽整洁，修剪指甲，洗手，戴口罩。

【操作步骤】

1. 涂搽药物前先用温水与中性肥皂清洁患处皮肤，如有皮炎者仅用清水清洁。

2. 根据药物剂型的不同，采用相应的护理方法。

（1）溶液剂：一般为非挥发性药物的水溶液，如3%硼酸溶液、依沙吖啶溶液，有清洁、收敛、消炎等作用。主要用于急性皮炎伴有大量渗液或脓液者。用法：用塑料布或橡胶单垫于患处下面，用钳子夹持沾湿药液的棉球洗抹患处，至清洁后用干棉球抹干；也可用湿敷法给药。

（2）糊剂：为含有多量粉末的半固体制剂，如氧化锌糊、甲紫糊等，有保护受损皮肤、吸收渗液和消炎等作用。适用于亚急性皮炎，有少量渗液或轻度糜烂者。用法：用棉签将药糊直接涂于患处，药糊不宜涂得太厚，也可将糊剂涂在纱布上，然后贴在受损皮肤处，外加包扎。

（3）软膏剂：指药物与适宜基质均匀混合制成的具有一定稠度的半固体外用制剂，如硼酸软膏、硫酸软膏等。具有保护、润滑和软化痂皮等作用。一般用于慢性增厚性皮损。用法：用搽药棒或棉签将软膏涂于患处，不必过厚，如为角化过度的皮损，应略加摩擦，除用于溃疡或大片糜烂受损皮肤外，一般不需包扎。

（4）乳膏剂：指药物溶解或分散于乳状液型基质中形成的均匀的半固体外用制剂。分霜剂（如樟脑霜）和脂剂（如尿素脂）两种，具有止痒、保护、消除轻度炎症的作用。用法：使用前，最好用干净的湿布湿润皮肤，擦干，然后用棉签将乳膏涂于患处，禁用于渗出较多的急性皮炎。

（5）酊剂和醑剂：不挥发性药物的乙醇溶液为酊剂，如碘酊；挥发性药物的乙醇溶液为醑剂，如樟脑醑。两者均具有消炎、杀菌、止痒等作用。适用于慢性皮炎苔藓样变。用法：用棉签蘸药涂于患处，注意因药物有刺激性，不宜用于有糜烂面的急性皮炎、黏膜，以及眼和口的周围。

（6）粉剂：为一种或数种药物的极细粉均匀混合制成的干燥粉末样制剂，如滑石粉、痱子粉等。具有干燥、保护皮肤的作用。适用于急性或亚急性皮炎而无糜烂渗液的受损皮肤。用法：将药粉均匀地扑撒在受损皮肤处。注意粉剂多次应用后常有粉块形成，可用生理盐水湿润后除去。用药后注意观察局部皮肤的反应，并了解患者主观感觉（如痒感是否减轻或消除），动态地评价用药效果。

【注意事项】

1. 用药后观察局部皮肤的反应情况，尤其注意对小儿和老年患者的观察。

2. 了解患者对局部用药处的主观感觉，并有针对性地做好解释工作。

3. 动态地评价用药效果，并实施提高用药效果的措施。

【健康教育】

1. 说明用药的目的，在了解患者对用药顾虑的基础上进行有针对性的解释。

2. 强调相应剂型用药的注意事项。

四、舌下给药

药物通过舌下口腔黏膜丰富的毛细血管吸收入血后，直接进入体循环，可避免胃肠刺激、吸收不全和首过消除作用，吸收完全而且生效快，一般用于急救。如目前常用的硝酸甘油，一般舌下含服2~5分钟即可发挥作用，用药后患者心前区压迫感或疼痛感可减轻或消除。

舌下给药时直接将药物置于舌下，药物可快速溶解，通过舌下黏膜吸收而发挥速效作用。如口腔干燥时可口含少许水，有利于药物溶解吸收。应注意不可嚼碎吞下，否则会影响药效；也不可像吃糖果似的把药含在嘴里，因为舌表面的舌苔和角质层很难吸收药物。

（杨　敏　吴子敬）

学习小结

给药是临床最常用的治疗方法之一。日常护理工作中，执行药物治疗是护士重要的职责之一，药物治疗技术是护士必须掌握的重要技能。为了保证患者能准确、安全、有效的用药，护士需要明确安全给药的原则，掌握药物保管原则、注射原则，按照操作程序正确、规范、熟练地完成口服给药、药液抽吸、皮内注射、皮下注射、肌内注射、静脉注射、雾化吸入、常用药物皮试液配制。同时应了解有关用药的基本知识，指导患者安全用药，正确评估患者用药后的疗效及反应；并做好药品的管理工作，关爱患者，合理解释，有效沟通，保证临床用药安全、有效。

复习思考题

1. 患者王某，女性，38岁，因确诊为甲状腺功能亢进，现需服用普萘洛尔10mg，每6小时1次。请问怎样能保证患者服药安全？

2. 患者，女性，27岁，小学教师。近日感觉咽部干燥、灼热、吞咽疼痛，并伴有食欲减退、发热。门诊医生建议为其进行雾化吸入治疗。请问：
   （1）为该患者进行雾化吸入治疗的目的是什么？常用的药物有哪些？
   （2）实施超声雾化吸入法时应注意哪些问题？

3. 呼吸科病房王某，青霉素皮试后8分钟，自述皮肤瘙痒，胸闷不适，继而面色苍白、出冷汗。体格检查：脉搏116次/min，血压70/50mmHg，患者神志清。请问王某出现了什么问题？护士应采取的紧急措施是什么？

4. 患者李某，女性，45岁。主诉突发寒战、高热1日，咳嗽、气短，胸痛半日。体格检查：体温39.7℃，脉搏116次/min，呼吸35次/min，血压120/65mmHg。神志清楚，急性面容，呼吸急促，左上胸呼吸运动减弱，可闻及支气管呼吸音及细啰音，白细胞计数$16 \times 10^9/L$。诊断为大叶性肺炎。青霉素皮试后8分钟，自述皮肤瘙痒，胸闷不适，继而面色苍白、出冷汗。体格检查：脉搏120次/min，血压70/50mmHg，患者神志清。请问：

（1）请问李女士出现了什么问题？

（2）护士应采取的紧急措施是什么？

5. 单项选择题

（1）易风化、潮解的药物应放在

A. 有色瓶内

B. 阴凉干燥处

C. 避光纸盒内

D. 密封瓶中

E. 冰箱内

（2）**不属于**"三查八对"的内容是

A. 床号、姓名

B. 药名、浓度、剂量

C. 用药后的反应

D. 药的批号

E. 药的用法

（3）医院常用外文缩写及中文意译中每周2次是

A. b.i.d.

B. q.2h.

C. b.i.w.

D. t.i.d.

E. q.d.

（4）护士王某在药物配好后及时分发给患者使用，其目的是**避免**

A. 忘记

B. 污染及药效下降

C. 浪费

D. 给药错误

E. 患者提意见

（5）下列药物中，在服药前需测量脉搏的是

A. 地塞米松

B. 氨茶碱

C. 地西泮

D. 呋塞米

E. 强心苷

单项选择题答案：1D　2C　3C　4B　5E

第十三章　静脉输液与输血

静脉输液与输血是临床治疗和抢救的重要措施，用于纠正人体水、电解质代谢紊乱和酸碱平衡失调，恢复内环境稳定并维持机体正常生理功能。正常情况下，人体内水、电解质、酸碱度均保持在恒定的范围内，以维持机体内环境的相对平衡状态，保证机体正常的生理功能。但在疾病和创伤时，易发生水、电解质代谢紊乱和酸碱平衡失调。通过静脉输液和输血，不仅可以迅速、有效地补充机体丧失的体液和电解质，纠正酸碱平衡失调，增加血容量，改善微循环，还可达到治疗疾病的目的。因此，护士必须熟练掌握静脉输液与输血的相关知识和技能，确保患者的治疗、抢救安全有效。

🖋 问题与思考

患者刘某，女性，58岁，因上呼吸道感染入院治疗。医嘱：0.9%氯化钠溶液100ml+青霉素400万U，静脉滴注，每日2次。请思考：

1. 该患者输液的目的是什么？

2. 患者输液结束1小时后出现寒战、发热，体温达到39℃，并伴有恶心、呕吐等全身症状。请问患者出现了什么情况？应采取哪些护理措施？

第一节　静脉输液

一、概述

静脉输液（intravenous infusion）是将大量无菌溶液或药物直接输入静脉的治疗方法。

（一）静脉输液的原理

静脉输液是利用大气压和液体静压形成的输液系统内压高于人体静脉压的原理将液体输入静脉内。

（二）静脉输液的目的

1. 补充水和电解质，预防和纠正水、电解质代谢紊乱和酸碱平衡失调。常用于各种原因引起的体液代谢紊乱，如禁食、腹泻、剧烈呕吐、大手术后、中暑等。

2. 增加循环血量，改善微循环，维持血压。常用于治疗严重烧伤、大出血、休克等患者。

3. 输入药物，治疗疾病。常用于中毒、感染、脑及各种组织水肿，以及各种需经静脉输入药物治疗的患者。

4. 供给热量，补充营养，促进组织修复，增加体重，维持正氮平衡。常用于慢性消耗性疾病、胃肠道吸收障碍及不能经口进食的患者。

（三）常用的静脉输液溶液及作用

1. 晶体溶液　分子量小，在血管内存留时间短，对维持细胞内外水分的相对平衡，纠正体内的水、电解质代谢紊乱效果显著。常用溶液有：

（1）葡萄糖溶液：用于补充水分及热量，减少蛋白质消耗，防止酮体产生，促进钠（钾）离子进入细胞内。每克葡萄糖在体内氧化可产生的热量约为16.480kJ（4kcal）。葡萄糖进入人体后分解迅速，一般不产生高渗和利尿作用。临床常用的有5%葡萄糖溶液和10%葡萄糖溶液。

（2）等渗电解质溶液：用于补充水分和电解质，维持体液和渗透压平衡。电解质紊乱常发生于体液丢失时。血液中钠离子水平与血浆容量密切相关，缺钠时，血容量往往也下降。因此，补液时应注意水与电解质的平衡。临床常用的有0.9%氯化钠溶液、复方氯化钠溶液（林格溶液）及5%葡萄糖氯化钠溶液。

（3）高渗溶液：用于利尿脱水，消除水肿。可迅速提高血浆渗透压，回收组织水分进入血管内，降低颅内压，改善中枢神经系统的功能。临床常用的有20%甘露醇、25%山梨醇及

25%～50%葡萄糖溶液。

（4）碱性溶液：用于纠正酸中毒，调节酸碱平衡。

1）碳酸氢钠溶液：碳酸氢钠溶液进入人体后，解离成钠离子和碳酸氢根离子，碳酸氢根离子与体液中过剩的氢离子结合生成碳酸。此外，碳酸氢钠还可直接提高血中二氧化碳结合力。此溶液的优点为补碱迅速，且不易加重乳酸血症。但值得注意的是，碳酸氢钠在中和氢离子以后生成的碳酸，以二氧化碳形式经肺排出，因此对呼吸功能不全的患者，应慎重使用。临床常用的有5%碳酸氢钠溶液和1.4%碳酸氢钠溶液两种。

2）乳酸钠溶液：乳酸钠进入人体后，可解离为钠离子和乳酸根离子，钠离子在血液中与碳酸氢根离子结合形成碳酸氢钠。乳酸根离子可接收氢离子生成乳酸。但值得注意的是，对乳酸利用能力相对较差的患者，如休克、肝功能不全、缺氧、右心衰竭患者或新生儿等，易加重高乳酸血症，故不宜使用。临床常用的浓度有11.2%乳酸钠溶液和1.84%乳酸钠溶液两种。

2. 胶体溶液 分子量大，在血管内存留时间长，能有效维持血浆胶体渗透压，改善微循环，增加血容量，提高血压。常用溶液有：

（1）右旋糖酐溶液：为水溶性多糖类高分子聚合物，常用的溶液有低分子右旋糖酐和中分子右旋糖酐。低分子右旋糖酐能减少红细胞聚集，降低血液黏稠度，改善微循环，防止血栓形成；中分子右旋糖酐能提高血浆胶体渗透压，扩充血容量。

（2）血浆代用品：作用与低分子右旋糖酐相似，有良好的扩容效果，输入后可显著增加循环血量和心输出量，在体内停留时间较右旋糖酐长，且过敏反应少，急性大出血时可与全血共用。常用的血浆代用品有羟乙基淀粉40（706代血浆）、氧化聚明胶、聚维酮等。

（3）血液制品：增加机体循环血量，提高胶体渗透压，补充蛋白质和抗体，促进组织修复，增强机体免疫力。常用的有5%白蛋白和血浆蛋白等。

3. 静脉高营养溶液 主要成分为氨基酸、脂肪酸、维生素、矿物质、高浓度葡萄糖或右旋糖酐及水分。适用于营养摄入不足或不能经消化道供给营养的患者，能为患者提供热量，补充蛋白质，维持正氮平衡，并补充各种维生素和矿物质。常用的高营养液包括复方氨基酸、脂肪乳等。

（四）静脉补液原则

根据患者体内水、电解质代谢紊乱和酸碱平衡失调的程度来确定输入溶液的种类和量，一般遵循"先盐后糖，先晶后胶，先快后慢，宁酸勿碱"的原则。在给患者补钾过程中，应遵循"补钾四不宜"原则，即不宜过早（见尿补钾，尿量超过40ml/h或500ml/d），不宜过浓（浓度不超过0.3%），不宜过多（成人每日补钾2～3g，严重缺钾者不超过6g，小儿0.1～0.3g/kg），不宜过快（一般成人不超过60滴/min）。

二、静脉输液的部位

静脉输液时需根据患者的年龄、神志、病情状况、所输溶液的性质和量、病程长短、合作程度及手术部位等情况选择合适的穿刺部位和静脉治疗工具，并评估穿刺点的皮肤及血管等状况。常用的输液部位有：

（一）周围浅静脉

1. 上肢浅静脉　常用的有手背静脉网、肘正中静脉、贵要静脉、头静脉。手背静脉网是成人输液的首选部位，肘正中静脉、贵要静脉和头静脉常作为静脉注射、采集血标本或经外周静脉穿刺的中心静脉导管（peripherally inserted central venous catheter，PICC）的穿刺部位。

2. 下肢浅静脉　常用的有大隐静脉、小隐静脉和足背静脉网。下肢浅静脉因有静脉瓣，不作为成人静脉输液的常规部位，以避免形成血栓。小儿常用足背静脉网，而成人经足背静脉网输液易引起血栓性静脉炎，故不主张使用。

（二）头皮静脉

头皮静脉分布较多，互相沟通，交错成网，且表浅易见，不易滑动，便于固定，常用于小儿静脉输液，但不宜首选。较大的头皮静脉有额静脉、颞浅静脉、枕静脉及耳后静脉等。

（三）颈外静脉和锁骨下静脉

常用于需要测定中心静脉压，长期滴注高浓度、刺激性强的药物或静脉高营养的患者。因静脉管径粗大，利于药液稀释，不易形成静脉炎。导管置入后远端留置在右心室上方的上腔静脉，保留时间较长。

三、常用静脉输液法

（一）密闭式周围静脉输液法

1. 头皮针静脉输液法

【目的】

同静脉输液的目的。

【操作前准备】

（1）评估患者并解释

1）评估：患者年龄、病情及意识状态、心肺功能、营养状态、用药情况及过敏史；心理状态、对静脉输液的了解程度及配合程度；穿刺部位的皮肤、血管状况及肢体活动度等。

2）解释：向患者及家属解释静脉输液的目的、方法、注意事项及配合要点。

（2）用物准备

1）治疗车上层：治疗盘、无菌棉签及消毒剂、遵医嘱准备的药物及液体瓶（或袋）、注射器（加药用）、输液器、无菌治疗巾、止血带、输液粘贴或胶布；弯盘、砂轮；输液瓶贴、输液巡视卡、输液记录单；速干手消毒剂；数据收集器（PDA）。

2）治疗车下层：锐器盒、医疗废物桶、生活垃圾桶。

3）其他：输液架、手表、笔；必要时备手套、棉垫、绷带、小夹板、开瓶器及瓶套、输液泵等。

（3）环境准备：安静、整洁、舒适、安全。

（4）护士准备：衣帽整洁，洗手，戴口罩。

【操作步骤】

操作步骤	要点与沟通
1. 护士仪表端庄、衣帽整洁，洗手，戴口罩	
2. 准备并核对药物	● 严格执行无菌技术操作原则、查对制度和操作规程
（1）遵医嘱准备并查对输液用药的名称、浓度、剂量、有效期、用法、时间	
（2）检查瓶盖有无松动、瓶体有无裂缝、对光检查药液有无混浊、沉淀或絮状物、变质等	
3. 加药并填写、粘贴输液瓶贴　拉开瓶口拉环（或套瓶套），消毒瓶塞，待干后遵医嘱加药，填写输液瓶贴并倒贴于输液瓶上	● 勿将输液瓶贴遮盖输液瓶原瓶签 ● 输液瓶贴上标注加药日期、时间、签名
4. 插输液器，关闭调节器　检查并打开输液器，取出插头插入瓶塞至针头根部，关闭调节器	● 插入时注意无菌操作
5. 核对并解释　携用物推至患者床旁，核对床号、姓名及腕带、住院号、药物的名称、浓度、剂量、有效期、用法、时间（或扫描PDA）；解释操作的目的、方法、配合要点。协助患者取适合卧位，洗手	● 护士：您好！请问您叫什么名字？可否让我看一下您的腕带？×床，×××，我是您的责任护士×××，根据医嘱需要为您静脉输液××药物，输液目的是××××。操作过程中请您配合可以吗？如果在操作中有什么不适请及时告诉我
6. 排气	
（1）将输液瓶挂于输液架上，倒置茂菲滴管，打开调节器，使药液流出；当药液平面达茂菲滴管1/2～2/3满时，迅速倒转滴管，使液体缓缓下降，直至排尽导管内空气（图13-1-1），关闭调节器	● 排尽输液管内空气，防止发生空气栓塞
（2）将输液管末端放入输液器包装内，置于治疗盘中待用	
7. 选择穿刺部位　在穿刺部位下铺治疗巾，在穿刺点上方6～8cm处扎止血带，尾端向上。评估穿刺部位皮肤、血管情况，松开止血带	● 护士：让我看一下您的血管情况好吗 ● 静脉充盈不良时，可按摩血管、嘱患者反复握拳、松拳等
8. 消毒皮肤　常规消毒穿刺部位皮肤，消毒范围直径大于5cm，自然待干	
9. 备输液粘贴	
10. 二次消毒皮肤　再次扎止血带，常规消毒皮肤	
11. 再次核对	● 护士：×床，×××，再看下您的腕带，要给您输液×××药物
12. 静脉穿刺	
（1）取下护针帽，再次排气	● 穿刺前确认导管内无气泡
（2）嘱患者握拳，绷紧皮肤，沿静脉走向以15°～30°进针，见回血后将针头平行进入血管少许	● 护士：请您握拳

操作步骤	要点与沟通
（3）一手固定针柄不松开，松开止血带，嘱患者松拳，打开调节器。液体滴入通畅、患者无不适后，用输液粘贴固定针柄、穿刺针眼及附近输液管（图13-1-2）。必要时使用夹板固定关节	● 护士：请您松拳
13. 调节滴速　根据患者病情、年龄及药物性质对表调节滴速	● 护士：×床，×××，再看下您的腕带，静脉穿刺已经完成。根据您的病情和药物性质，给您调节输液滴速为×× ● 通常情况下，成人40~60滴/min，儿童20~40滴/min
14. 操作后核对	● 护士：×床，×××，让我再看下您的腕带
15. 操作后的处理	
（1）取下止血带和治疗巾，协助患者取舒适卧位，交代注意事项，将呼叫器放于患者伸手可及处，整理床单位	● 护士：×××，现已为您建立好了静脉通道。我们会定时巡视。请您和您的家属不要自行调节滴速，以免引起不良反应；请您适当限制穿刺侧肢体活动，以免发生输液管脱落、药液渗漏等；如果您在输液过程中有不适症状请及时告知护士；请您注意保持穿刺部位皮肤的清洁干燥，如遇意外污染请及时通知护士
（2）整理用物，卫生手消毒，并在输液巡视卡上记录患者姓名、床号、药物、输液时间、滴速等，签操作者全名	
16. 更换液体　核对需更换的液体，常规消毒瓶塞，确保茂菲滴管中的高度至少1/2满，从输液架上取下第一瓶液体，拔出输液插头，迅速插入待换溶液瓶内，检查输液管中有无气泡、滴管液面高度是否合适等，待输液通畅后方可离开	● 配制好的药物及时使用，时间不宜过长 ● 更换输液瓶时，检查输液管内是否有空气，防止空气栓塞
17. 输液完毕后的处理	
（1）确认全部液体输完后，关闭调节器，轻揭输液贴（或胶布），用无菌棉签轻压穿刺点上方，迅速拔针，局部按压片刻至无出血。立即将头皮针头及输液插头剪至锐器盒内	● 护士：请您沿血管纵行方向按压1~2分钟至不出血，不要揉搓，以避免局部造成血肿；当日避免水浸湿穿刺部位，预防感染
（2）整理床单位，清理用物。	
（3）洗手，记录	● 记录输液结束时间，液体和药液滴入的量，患者有无局部和全身反应

【健康教育】

（1）向患者介绍输液反应的症状及防治措施，告知患者一旦出现输液反应的症状，应及时使用呼叫器。

（2）向患者介绍影响输液速度的主要因素，嘱患者不可自行调节滴速，以免发生意外。

（3）对于需要长期输液的患者，护士应做好患者的心理护理，消除其焦虑和厌烦情绪。

【注意事项】

（1）严格执行无菌技术操作原则。

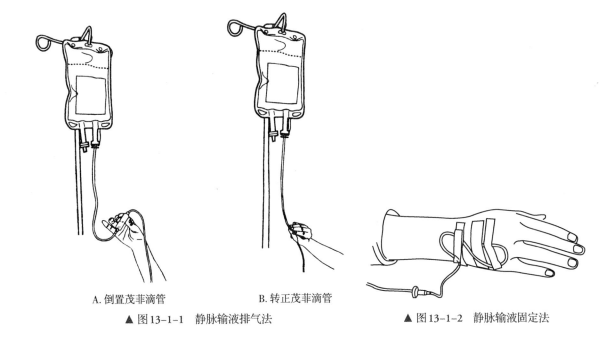

A. 倒置茂菲滴管   B. 转正茂菲滴管

▲ 图13-1-1 静脉输液排气法   ▲ 图13-1-2 静脉输液固定法

（2）严格执行查对制度，应对患者进行两种以上方式的身份识别。

（3）宜选择上肢静脉作为穿刺部位，避开静脉瓣、关节部位，以及有瘢痕、炎症、硬结等处的静脉。成人不宜选择下肢静脉进行穿刺。严禁在血管透析端口或瘘管的端口输液。

（4）头皮针静脉输液法适用于短期或单次给药。不适宜输注刺激性强的药物。

（5）根据病情需要合理安排输液顺序，并注意药物的配伍禁忌，对刺激性强或特殊药物应先确定针头在静脉内后再输注。

（6）输液过程中应定时巡视，观察输液是否通畅，输液管有无扭曲、受压等，穿刺部位有无红、肿、热、痛、渗出等表现，患者有无输液反应。

（7）切勿在静脉输液侧的肢体采集血标本或测量血压。

（8）持续输液时，输液器应每24小时更换1次，如怀疑被污染应立即更换。

2. 外周静脉留置针输液法 外周静脉留置针输液法适用于需长期输液、静脉穿刺较困难的患者。其优点是避免因反复穿刺给患者造成的痛苦，减少血管损伤，保护静脉。对于危重症患者，保持了畅通的静脉通道，便于及时抢救和治疗。

【目的】

同静脉输液的目的。

【操作前准备】

同头皮针静脉输液法。另备静脉留置针1套、无菌透明敷料1块、无菌手套1副、封管液适量（无菌生理盐水或稀释肝素溶液）及5ml注射器。

【操作步骤】

操作步骤	要点与沟通
1. 同头皮针静脉输液法操作步骤1~6	● 严格执行无菌技术操作原则、查对制度和操作规程
2. 检查并连接留置针 （1）检查留置针的有效期、包装是否完好等，确认无误后打开静脉留置针 （2）手持外包装将肝素帽、留置针、输液器进行连接	
3. 排气　打开调节器，排尽留置针内的空气，关闭调节器后放在留置针盒里备用	● 排尽输液管内空气，防止发生空气栓塞
4. 选择穿刺部位　在穿刺肢体下放置治疗巾，在穿刺点上方8~10cm处扎止血带，尾端向上。评估穿刺部位皮肤、血管情况，松开止血带	● 护士：让我看一下您的血管情况好吗 ● 静脉充盈不良时，可按摩血管，嘱患者反复握拳、松拳等
5. 消毒皮肤　常规消毒穿刺部位皮肤，直径大于8cm，自然待干	
6. 备胶布　打开无菌透明敷料外包装、备胶布	
7. 二次消毒皮肤　再次扎止血带，常规消毒皮肤	
8. 再次核对	● 护士：×床，×××，再看下您的腕带，要给您输液×××药物
9. 静脉穿刺 （1）取下针套，旋转松动外套管（图13-1-3），并再次排气	
（2）嘱患者握拳，左手绷紧皮肤，右手持留置针，针尖斜面向上，使针头与皮肤成15°~30°进针，见回血后降低角度，顺静脉走向进针0.2cm	● 护士：请您握拳
（3）左手持"Y"形连接口固定，右手后撤针芯0.5cm	
（4）右手绷紧皮肤，左手将穿刺针及导管送入血管内	
（5）松开止血带，打开调节器，嘱患者松拳	
（6）左手固定导管座，右手撤出针芯弃于锐器盒中	
10. 固定 （1）打开无菌透明敷料，以穿刺点为中心妥善固定：无张力垂放（单手持膜），透明敷料中央对准穿刺点，放置透明敷料，固定留置针。固定手法：① 塑形，捏导管座，进行塑形；② 抚平，抚平整块透明敷料；③ 按压，边撕边按压透明敷料边缘	
（2）固定延长管：用胶布将输液接头/肝素帽向心端呈U形固定，高于导管尖端，与血管平行，Y形接口向外	● 目前常用高举平台法固定

操作步骤	要点与沟通
（3）固定肝素帽内的输液器针头和输液管（图13-1-4），注明穿刺日期和时间，操作者签全名	
11. 调节滴速并核对　根据患者病情、年龄及药物性质，对表调节滴速，并再次核对	● 护士：×床，×××，让我再看下您的腕带，静脉穿刺已经完成。根据您的病情和药物性质，给您调节输液滴速为××
12. 操作后的处理	
（1）取下止血带和治疗巾，协助患者取舒适卧位，交代注意事项，将呼叫器放于患者伸手可及处，整理床单位	● 护士：您好×××，现已为您建好静脉通道。我们会定时巡视，请您和您的家属不要自行调节滴速，输液过程中不要过度活动，以免造成输液管道接口处松脱，导致空气进入和血液外溢等，在输液过程中如有需要请按呼叫器，我也会经常来看您
（2）整理用物，卫生手消毒，并在输液巡视卡上记录患者姓名、床号、药物、输液时间、滴速等，签操作者全名	
13. 封管　用注射器向肝素帽内脉冲式注入封管液（生理盐水或稀释肝素液），边推注边退针，确保正压封管	● 护士：×床，×××，您已输液完毕，现在为您封管，请您配合一下好吗？脱衣时请注意先脱未留置导管侧肢体，穿衣时先穿留置导管侧肢体，注意避免将导管带出 ● 脉冲式推注封管液剩0.5~1ml后，边退针边推注药液 ● 注意执行查对制度和无菌操作技术
14. 再次输液的处理　再次输液时，常规消毒静脉帽胶塞，再将静脉输液针头插入肝素帽	
15. 拔管　关闭调节器停止输液，先轻轻撕下胶布，再揭开透明敷料，将无菌棉签放于穿刺点上方迅速拔出留置针，并按压穿刺点至无出血。立即将头皮针头及输液插头剪至锐器盒内	● 护士：×床，×××，您已输液完毕，我现在为您拔针，拔针后请按压至无出血，谢谢您的配合
16. 整理床单位，清理用物，洗手，记录	● 记录输液结束时间，液体和药液滴入的量，患者有无局部和全身反应

【注意事项】

（1）严格执行无菌技术操作原则及查对制度。

（2）在满足治疗需要的情况下，尽量选择较细、较短的静脉穿刺工具。

（3）成年人不宜选择下肢静脉进行穿刺，小儿不宜首选头皮静脉。

（4）接受乳房根治术和腋下淋巴结清扫术的患者应选健侧肢体进行穿刺，有血栓史和血管手术史的静脉不应进行置管。

（5）输液前后宜用生理盐水或稀释肝素液正压封管，封管量为导管容积加

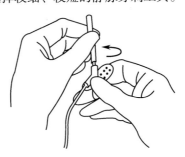 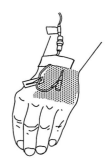

▲ 图13-1-3　旋转松动外套管　　▲ 图13-1-4　静脉留置针固定法

延长管容积的2倍，肝素盐水浓度为10U/ml。如遇到阻力或抽吸无回血，应进一步确定导管的通畅性，不应强行冲洗导管。

（6）无菌透明敷料应至少7日更换一次。若穿刺部位发生渗出、敷料松动、污染等，应及时更换敷料。

（7）穿刺侧手臂避免过度活动，睡觉时避免压迫穿刺部位。

（8）外周静脉留置针应3~5日更换一次，保留时间不宜超过7日。

（9）导管有相关性可疑感染时，应立即停止输液，拔出外周静脉留置针。

（二）密闭式中心静脉输液法

密闭式中心静脉输液法包括颈外静脉穿刺置管输液法、锁骨下静脉穿刺置管输液法及PICC输液法。临床上，前两种中心静脉输液方法是护士配合医生完成操作及静脉导管的维护，PICC置管的操作由护士取得操作资质后，独立进行穿刺，目前已广泛应用。

PICC常选择的部位是上肢肘部贵要静脉、肘正中静脉、头静脉。穿刺时将导管末端置于上腔静脉中下1/3或锁骨下静脉。PICC输液法具有适应证广、创伤小、操作简单、保留时间长、并发症少的优点。适用于中长期静脉治疗的患者；需输注刺激性药物、静脉营养液等高渗溶液的患者；外周静脉条件差且需要持续用药的患者，如肿瘤化疗、成人术后肠外营养和早产儿营养通路的建立等。PICC留置时间不宜超过一年或遵照产品使用说明书。本书重点介绍PICC的操作。

【目的】

同静脉输液的目的，还包括测量中心静脉压。

【操作前准备】

1. 评估患者并解释

（1）评估：患者年龄、病情、意识状态、治疗需求、血管情况、心理反应及合作程度；了解既往静脉穿刺史、有无相应静脉的损伤及穿刺侧肢体功能状况；评估是否需要借助影像技术帮助确认和选择血管；了解患者过敏史、用药史、凝血功能及是否安装起搏器；了解患者对血管通路部位选择的意愿、经济状况及延续护理能力；确认患者或委托人签署经外周静脉置入中心静脉导管知情同意书。

（2）解释：向患者及家属解释PICC置管的目的、方法、注意事项及配合要点。

2. 用物准备

（1）PICC穿刺套件：PICC、延长管、思乐扣、连接器、肝素帽或正压接头、皮肤保护剂。

（2）PICC穿刺包：垫巾、大单、洞巾、测量尺、2%葡萄糖酸氯己定乙醇溶液消毒棉棒或含碘消毒棉棒、酒精棉棒、无菌透明敷料、无菌手套、无菌隔离衣、止血带、无菌免缝胶带、医用胶带。

（3）其他物品：无菌治疗盘、皮肤消毒剂、2%利多卡因、1ml注射器、输液接头、速干手消毒剂、胶布、皮尺、剪刀、弹力绷带，导管维护手册。

3. 环境准备　整洁，安静，光线充足，符合无菌技术操作要求。

4. 护士准备　衣帽整洁，洗手，戴口罩、手术帽。

5. 查对医嘱及相关化验报告，确认已签署置管知情同意书。

【操作步骤】

操作步骤	要点与沟通
1. 准备	
护士：衣帽整齐，洗手，戴口罩，必要时戴手术帽	● 严格执行无菌技术操作原则、查对制度和操作规程
患者：能理解置管的意义、目的、注意事项及配合要点，签署知情同意书。协助患者进入治疗室	● 护士：您好！请问您叫什么名字？可否让我看一下您的腕带？×床×××，我是您的责任护士×××，根据医嘱需要为您进行静脉输液，此项操作的目的是×××××。由于您需要输入的药物对血管的刺激比较大，且需要长期输注，为保护血管，现在给您建立长期静脉通道，这项操作对您来说是安全的，就是在您的上臂选择一根血管进行穿刺置管，针头比普通输液时针头稍粗，请您不要紧张，操作过程中我会应用无痛技术减轻您的痛苦，请您配合我好吗
2. 同头皮针静脉输液法操作步骤2~6	
3. 摆体位　协助患者取平卧位，穿刺侧上肢外展与躯干成90°	● 护士：这样躺舒服吗？请问您还有什么需要吗
4. 选择穿刺点并测量导管置入长度及臂围。根据上臂皮肤和血管的情况选择穿刺点，首选贵要静脉（肘上或肘下两横指处，尽量避开肘关节）；自预穿刺点沿静脉走向至右胸锁关节，再向下反折至第三肋间的长度即为导管置入长度；用皮尺在肘横纹处上方10cm处测量双侧臂围并记录（图13-1-5）	● 护士：让我看下您的血管好吗？请您放松，避免紧张造成肌肉收缩影响穿刺 ● 首选右侧上肢的贵要静脉，因其直、短且静脉瓣少，其次为肘正中静脉、头静脉
5. 卫生手消毒，再次查对患者	
6. 皮肤消毒　打开PICC穿刺包，戴无菌手套，在肢体下铺治疗巾。以穿刺点为中心，用75%乙醇（或碘伏、2%葡萄糖酸氯己定乙醇溶液）棉签按顺时针—逆时针—顺时针方向消毒，上下直径≥20cm，两侧至臂缘	● 充分消毒，避免感染
7. 脱手套，卫生手消毒	
8. 建立无菌区　更换无粉无菌手套；于穿刺处铺孔巾及治疗巾，并将用物置于无菌区域内	● 遵守无菌原则
9. 置管	
（1）预冲导管：用无菌生理盐水预冲洗导管，再将导管置于无菌生理盐水中（图13-1-6），冲洗过程中注意观察导管的完整性	● 置管前检查导管的完整性 ● 使导管内充满液体，防止空气进入血管内
（2）修剪导管：剥开保护套至导管预定长度，撤出导丝至预修剪长度短0.5~1cm处，按预测量的置管长度切割导管	● 注意剪切导管时不可切到导丝，避免导管损坏，伤害患者
（3）由助手协助扎止血带，嘱患者握拳，使静脉充盈。视情况可在穿刺部位用2%利多卡因0.5~1ml局部浸润麻醉	● 护士：请您握紧拳头

操作步骤	要点与沟通
（4）去除穿刺针的保护套，左手绷紧皮肤，右手以15°~30°角进针，见回血后降低穿刺角度，再进针少许，确保导入鞘在血管中	
（5）助手松开止血带，嘱患者松拳，右手固定针芯，推送外套管，左手拇指固定外套管，示指轻轻按压外套管前端的血管，右手撤出针芯	● 护士：请您松拳
（6）导入鞘下垫无菌纱布，将导管沿导入鞘缓慢、匀速送入15cm后，嘱患者头转向穿刺侧，下颌贴近肩部，防止导管误入颈静脉。将导管继续缓慢、匀速送入距预定长度10cm处，退出并撕裂导入鞘，再将导管送至预定长度	● 护士：请您低头，将下颌向下压并偏向左/右侧肩膀
（7）连接生理盐水注射器抽回血，确认导管在静脉内，见回血后生理盐水脉冲式冲管	● 冲管时不得使用10ml以下注射器，以免造成高压致导管破裂
（8）固定导管，缓慢平直撤出导丝，检查导丝完整性及有无弯曲，将导丝盘好放入弯盘内。连接无针输液接头，稀释肝素盐水正压封管	● 禁止暴力抽出导丝
（9）撤掉孔巾，用无菌生理盐水纱布清洁穿刺点周围皮肤。禁用75%乙醇刺激穿刺点	
10. 固定导管	
（1）将导管与皮肤成钝角摆放至合适位置	
（2）用无菌免缝胶带或思乐扣固定导管	
（3）无菌纱布覆盖穿刺点，将导管放置呈S形或L形弯曲，再以穿刺点为中心无张力覆盖10cm×12cm无菌透明敷料，将导管全部覆盖在透明敷料下：一捏（捏导管，进行塑形）；二抚（由中心向四周抚平整块无菌透明敷料）；三压（边撕边按压无菌透明敷料边缘）	
（4）第一条无菌蝶形胶布交叉固定导管尾端，第二条注明导管类型、置管日期、操作者姓名的胶布横向固定在导管尾端的贴膜与皮肤交接处，第三条无菌胶布固定导管尾端（图13-1-7）	
（5）弹力绷带加压包扎，松紧度以能插入1~2指为宜，询问患者有无不适	● 保持穿刺点周围处于无菌状态，减少污染
11. 调节滴速，再次核对。整理用物，向患者介绍注意事项，将患者送回病房休息	● 护士：×床，×××。置管已成功，谢谢您的配合
12. 行胸部正位X线检查，确定导管尖端位置	
13. 记录	
（1）PICC穿刺记录单及PICC护理记录单，包括患者基本信息、穿刺方式、导管类型、型号、规格、批号、置入体内长度、外露长度、臂围、所穿刺静脉名称、穿刺过程是否顺利、送管情况、穿刺日期、时间、穿刺者姓名、胸部X线检查结果等。粘贴条形码，放入患者病历中存档	

操作步骤	要点与沟通
（2）记录PICC维护手册，交患者妥善保存	
（3）告知患者及家属置管后注意事项	
（4）记录PICC个人档案	
（5）核对医嘱并签字	
14. 拔管　停止输液，先轻轻撕下胶布，再揭开无菌敷料，将无菌棉签放于穿刺点上方。沿静脉走向轻轻拔出导管，拔出后立即压迫止血（有出血倾向的患者，压迫止血时间要超过20分钟）；并用无菌纱布块覆盖伤口，再用以免透明敷料粘贴24小时，以免发生空气栓塞和静脉炎	● 护士：×床，×××，看下您的腕带。现在要为您拔管，拔管后请您轻轻按压穿刺点20分钟，我用无菌纱布覆盖伤口，用透明敷料贴好，请保留24小时，以免发生空气栓塞和静脉炎，谢谢您的配合，如有需要请按床旁呼叫器，我也会随时来看您
15. 协助患者取舒适卧位，整理床单位，清理用物，洗手，记录	● 对照穿刺记录，观察导管有无损伤、断裂、缺损

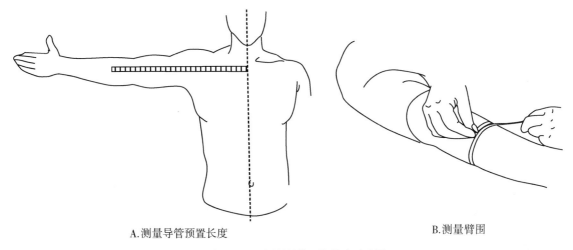

A.测量导管预置长度　　　　　　　　　　　　　　B.测量臂围

▲ 图13-1-5　测量导管预留长度及臂围

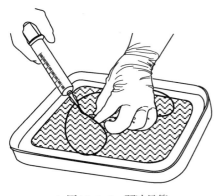

▲ 图13-1-6　预冲导管

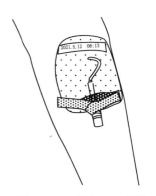

▲ 图13-1-7　固定PICC导管

【健康教育】

1. 置管前教育　向患者及家属介绍PICC置管的目的、优点、适应证、操作方法及并发症等，并征得同意及签署知情同意书。

2. 置管中教育

（1）告知患者经消毒后的上肢不可随意活动，以免污染操作区域，引起感染。

（2）指导患者放松心情，以降低应激反应，防止血管痉挛。

（3）指导患者采取正确卧位和做好转头动作，配合置管，避免误入颈静脉。

（4）告知患者在操作过程中，若有心悸、胸闷应立即通知护士，操作者放缓置管速度，将导管向外退出3~5cm后，观察症状有无缓解。

3. 置管后教育

（1）告知患者认真阅读PICC健康教育手册，如有疑问，可随时咨询专业护士。

（2）告知患者穿刺点出血及穿刺手臂肿胀的处理方法，如局部按压止血、冰袋冷敷止血等。

（3）告知患者置管后可做握拳松拳的动作，促进血液回流，减轻水肿。

（4）告知患者更换无菌敷料和接头的时间。

（5）告知患者应保持穿刺处皮肤的清洁干燥，发现敷料有卷边、脱落、松动等现象，应立即更换。

（6）告知患者避免穿刺侧手臂长期受压、负荷过重或剧烈运动等，以防导管脱落。一旦脱落，严禁自行将导管送入。

（7）告知患者置管期间可以沐浴，但应避免游泳、盆浴等，若敷料潮湿应及时更换。

（8）告知患者严格遵循导管维护时间，不得随意拖延。如有不适，应及时到医院就诊。

【注意事项】

1. 严格执行无菌技术操作原则和查对制度。

2. 护士须取得PICC置管操作资质，方可进行独立穿刺。

3. 接受乳房根治术或腋下淋巴结清扫术侧、锁骨下淋巴结肿大或有肿块侧、安装起搏器侧不宜进行同侧置管，有上腔静脉压迫综合征的患者不宜进行置管。

4. 宜选择肘部或上臂静脉作为穿刺部位，避开肘窝、感染及有损伤的部位；新生儿还可选择下肢静脉、头部静脉和颈部静脉。

5. 有血栓史、血管手术史的静脉不应进行置管；放疗部位不宜进行置管。

6. 置管部位不应接触丙酮、乙醚等有机溶剂，不宜在穿刺部位使用抗菌油膏。

7. 置管侧上臂避免测量血压，不可在置管上方行静脉穿刺。

8. 送管时速度不宜过快，如有阻力，不可强行置入。

9. 输入化疗药物、氨基酸、脂肪乳等高渗、强刺激性药物或输血前后，应及时冲管。

10. 置管后应密切观察穿刺局部有无异常，如出现红、肿、热、痛等症状，应及时测量臂围，并与置管前臂围相比较。观察肿胀情况，必要时行超声检查。

11. 置管后应指导患者　① 进行适当的功能锻炼，如置管侧肢体做松握拳、屈伸等动作，以促进静脉回流，减轻水肿，但应避免置管侧上肢过度外展、旋转及屈肘运动；② 勿提重物；

③ 应尽量避免物品及躯体压迫置管侧肢体。

12. 疑似导管移位时，应行X线检查，以确定导管尖端所处位置。

13. 禁止使用<10ml注射器注射药液和冲洗导管。

14. 禁止在CT和磁共振检查时使用高压注射器注射造影剂（耐高压导管除外）。

15. 禁止将脱出体外的导管再送入体内。

相关链接 | **静脉输液技术的发展历史**

　　虽然静脉输液技术的诞生已有200余年，但它真正成为一种安全的治疗方式却经历了漫长的岁月。现代静脉输液治疗的鼻祖英国医生William harvey于1628年提出"血液循环的理论"，为静脉输液治疗奠定了理论基础。1656年，英国Christopher Wren等使用羽毛管针头和动物膀胱将药经静脉注射到狗的静脉内，这是首例将药物注入血管的医疗行为。1667年，Jean Baptiste Denis完成了将羊血输给人，但由于严重的副作用，这种操作被禁止了100余年的时间。直至19世纪，随着医学快速发展，静脉输液疗法开始普及。1818年，英国妇产科医生James Blundell成功实施人与人输血，之后成功救治了一名在分娩过程中大出血的产妇。19世纪30年代欧洲暴发霍乱，Thomas Latta通过银质的管子输液，成为最初的补液疗法，输液技术得到了很大的发展。1867年Lister发表了关于使用苯酚（石炭酸）作为抗感染剂的论文，为消毒灭菌理论奠定了基础，也为静脉输液治疗的安全性提供了保证，对当今的输液护理和临床医学产生了重要影响。不得不说静脉输液治疗技术是人类医学文明史上的一个伟大成就。

四、输液速度及时间计算

　　静脉输液时每毫升溶液的滴数称为该输液器的点滴系数（drop coefficient）。临床上常用输液器的点滴系数有10、15、20三种。以输液器上生产厂家标明的点滴系数为准。静脉输液滴速与时间可按下列公式计算。

　　1. 已知每分钟滴数和液体总量，计算输液所需时间。

$$输液时间（小时）= \frac{液体总量（ml）\times 点滴系数}{每分钟滴数 \times 60}$$

　　例如：某患者需输入1 500ml液体，要求每分钟滴数为50滴，输液器的点滴系数为15，问需用多长时间？

$$输液时间（小时）= \frac{1\ 500 \times 15}{50 \times 60} = 7.5小时$$

　　2. 已知输入液体总量和计划所需输液时间，计算每分钟滴数。

$$每分钟滴数 = \frac{液体总量（ml）\times 点滴系数}{输液时间（分钟）}$$

　　例如：某患者需输液体2 000ml，要求10小时输完，点滴系数为15，问每分钟滴数是多少？

$$每分钟滴数 = \frac{2\ 000 \times 15}{10 \times 60} = 50滴$$

五、常见输液故障及排除方法

（一）液体不滴

1. 针头滑出血管外 液体注入血管外皮下组织，局部肿胀疼痛，挤压输液管无回血。处理措施：拔出针头，另选血管重新穿刺。

2. 针头斜面紧贴血管壁 液体输入时局部无肿胀疼痛，挤压输液管有回血。处理措施：适当变换肢体位置或调整针头位置，直至滴注通畅。

3. 针头堵塞 一手捏住滴管下端输液管，另一手轻轻挤压针头端的输液管，若感觉有阻力，松手后无回血，则表示针头已堵塞。处理措施：拔出针头，重新选择静脉穿刺。禁忌强行挤压输液管或用溶液冲注针头，避免凝血块进入静脉而造成栓塞。

4. 压力过低 常因输液瓶位置过低、输液侧肢体抬举过高或患者周围循环不良所致。处理措施：抬高输液瓶或放低输液侧肢体位置。

5. 静脉痉挛 局部无疼痛、无隆起，但点滴不畅。常因穿刺肢体在低温环境中暴露时间过长或输入液体温度过低所致。处理措施：局部热敷注射部位上端血管。

（二）茂菲滴管内液面过高

处理措施：取下输液袋（瓶）并倾斜，使袋内的针头露出液面，待滴管内液体缓慢流下，直至露出液面，再将输液袋挂回输液架上继续输液。

（三）茂菲滴管内液面过低

处理措施：先夹紧滴管下端的输液管，用手轻轻挤压滴管，待滴管内液面升高至1/2~2/3时，停止挤压，再松开滴管下端的输液管。

（四）茂菲滴管内液面自行下降

处理措施：检查输液管上端与插瓶针头衔接处及滴管有无松动、漏气或裂缝存在，必要时更换输液器。

六、常见输液反应及护理

（一）发热反应（fever reaction）

1. 原因 因输入致热物质（致热原、细菌、游离菌体蛋白等）引起。致热物质多来自溶液或药物制品不纯、消毒保存不良，输液器消毒不严格或被污染，输液过程中违反无菌操作规程等。

2. 临床表现 患者表现为发冷、寒战、发热等症状，多发生于输液后数分钟至1小时。轻者体温在38℃左右，停止输液后数小时内可恢复正常；严重者初起寒战，继之体温高达40℃以上，并伴有恶心、呕吐、头痛、脉速等全身症状。

3. 护理措施

（1）预防

1）输液前严格检查药液的质量，输液器的包装是否完整及灭菌日期、有效期。

2）输液操作中严格遵守无菌技术操作原则。

（2）处理

1）对于发热反应轻者，应立即减慢滴注速度，通知医生。注意保暖，并密切观察体温变化。

2）对于发热反应严重者，应立即停止输液，并给予物理降温，严密观察患者生命体征变化，必要时遵医嘱给予抗过敏药物或激素治疗。此外，还应保留输液器具和溶液送检验科做细菌培养，以查找发热反应原因。

（二）循环负荷过重反应（circulatory overload reaction）

循环负荷过重反应也称急性肺水肿（acute pulmonary edema）。

1. 原因 输液速度过快或短时间内输入大量液体，导致循环血容量急剧增加，心脏负荷过重而引起；患者原有心肺功能不良，尤其是急性左心功能不全者。

2. 临床表现 患者突然出现呼吸困难、胸闷、气促、咳嗽、咳粉红色泡沫样痰，严重时痰液可从口、鼻腔涌出。肺部可闻及湿啰音，脉搏快且心律不齐。

3. 护理措施

（1）预防：输液时，根据患者年龄、病情和药物种类调节滴速。输液过程中，密切观察患者情况，控制滴注速度不宜过快，液量不可过多，特别是对老年人、婴幼儿及心肺功能不良者更需注意。

（2）处理

1）出现上述症状，立即停止输液，迅速通知医生。病情允许时，使患者取端坐位，双腿下垂，以减少静脉回心血量，减轻心脏负荷。同时给予心理安慰缓解其紧张情绪。保留静脉通道，监测生命体征。

2）给予6~8L/min的高流量氧气吸入，以提高肺泡内压力，减少肺泡内毛细血管渗出液的产生。同时，在湿化瓶内加入20%~30%乙醇溶液，以减低肺泡内泡沫的表面张力，使泡沫破裂消散，改善肺部气体交换，迅速减轻缺氧症状。

3）遵医嘱给予镇静、平喘、扩血管、强心、利尿药物，可使周围血管扩张，静脉回心血量减少，液体排出加速，心脏负荷减轻。

4）必要时进行四肢轮流结扎。于四肢上用止血带或血压计袖带适当加压，以阻断静脉回流，但应确保动脉血流通畅。每5~10分钟轮流放松一个肢体上的止血带，可有效减少静脉回心血量。症状缓解后，可逐渐解除止血带。

5）必要时，静脉放血200~300ml。贫血患者禁忌使用。

（三）静脉炎（phlebitis）

1. 原因 长期输入高浓度、刺激性较强的药物或静脉内置管时间过长、置入刺激性较大的留置管等，引起局部静脉壁的化学炎性反应；输液过程中未严格执行无菌操作也可导致局部静脉感染。

2. 临床表现 沿静脉走向出现条索状红线，局部组织红、肿、热、痛，有时伴有畏寒、发热等全身症状。

3. 护理措施

（1）预防：严格执行无菌技术操作并注意保护静脉。对血管有刺激性的药物应充分稀释后再应用，并放慢输注速度，防止药液漏出血管外，有计划地更换输液部位。静脉内置管时，应选择无刺激性或刺激性小的导管，留置时间不宜过长。

（2）处理

1）停止此部位输液，抬高患肢并制动。

2）局部用50%硫酸镁或95%乙醇溶液行热湿敷，每日2次，每次20分钟。亦可行超短波理疗，每日1次，每次15~20分钟。

3）将如意金黄散加醋调成糊状，局部外敷，每日2次，具有清热、止痛、消肿、疏通气血的作用。

4）局部应用水胶体敷料。

5）必要时遵医嘱给予抗生素治疗。

（四）空气栓塞（air embolism）

1. 原因 输液导管连接不紧密、有漏缝或管内空气未排尽；加压输液、输血时无人守护，液体输完未及时更换药液或拔针；连续输液过程中，更换溶液瓶不及时，导致气体进入下段输液导管后未及时将气体排尽；拔出近胸腔的、较粗的深静脉导管后，穿刺点封闭不严。

空气进入静脉形成气栓，首先随血流进入右心房，然后进入右心室。若空气量少，则随着心脏搏动被右心室挤压入肺动脉，并分散到肺小动脉内，最后经毛细血管吸收，因而对身体损害较小；若空气量大，则空气在右心室内阻塞肺动脉入口（图13-1-8），使血液不能进入肺内，导致气体交换发生障碍，引起机体组织严重缺氧，甚至立即死亡。

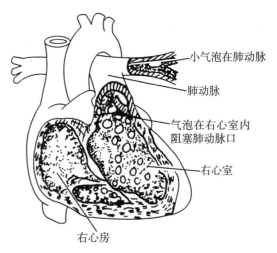

小气泡在肺动脉

肺动脉

气泡在右心室内阻塞肺动脉口

右心室

右心房

▲ 图13-1-8 空气在右心室内阻塞肺动脉入口

2. 临床表现 患者突然感到胸部异常不适或有胸骨后疼痛，随即出现呼吸困难和严重发绀，伴有濒死感。心前区听诊可闻及响亮、持续的"水泡声"。心电图表现为急性肺心病和心肌缺血改变。

3. 护理措施

（1）预防

1）输液前认真检查输液器的质量；输液时排尽输液管内的空气；输液过程中加强巡视，及时更换输液瓶或添加药液；输液完毕及时拔针。

2）加压输液或输血时应安排专人守护，严密观察。

3）较粗的、近胸腔的深静脉导管拔管后，须立即严密封闭穿刺点。

（2）处理

1）若患者出现上述症状，应立即将患者置于左侧卧位且头低足高位。该体位可使肺动脉的位置处于右心室的下部，气泡则向右心室尖部漂浮，避开肺动脉入口（图13-1-9）。随着心脏搏动，较大的气泡破碎成泡沫，分次少量进入肺动脉内，逐渐被吸收。

2）给予高流量氧气吸入，可提高血氧浓度，纠正患者缺氧状态。

3）必要时可使用中心静脉导管抽出空气。

4）严密观察患者病情变化，如有异常及时处理。

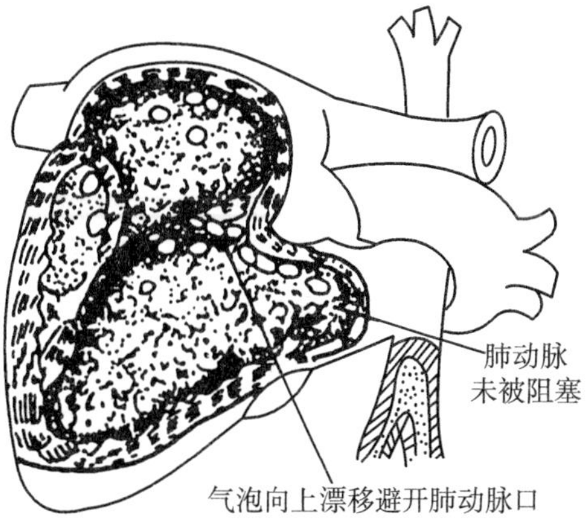

肺动脉
未被阻塞

气泡向上漂移避开肺动脉口

▲ 图13-1-9　置患者于左侧卧位头低足高位，使气泡避开肺动脉入口

七、输液微粒污染

输液微粒（infusion particle）是指输液过程中进入人体内的非代谢性颗粒杂质，其直径一般为$1\sim15\mu m$，少数较大的输液微粒直径可达$50\sim300\mu m$。输液微粒污染（infusion particle pollution）是指在输液过程中，将输液微粒带入人体并对人体造成严重危害的过程。常见的输液微粒有橡胶塞、玻璃屑、药物微晶、碳粒、碳酸钙、氧化锌、纤维素等。

（一）输液微粒的来源

1. 药液生产制作工艺不完善或管理不严格，混入杂质，如空气、水、原材料污染等。

2. 盛装药液容器和橡胶塞不洁净或液体存放时间过久，容器内壁和橡胶塞被浸泡后腐蚀剥脱，形成输液微粒。

3. 输液器与加药用的注射器不洁净。

4. 输液过程中的污染。如切割安瓿、加药时反复穿刺溶液瓶橡胶塞及输液环境不洁净等，均可造成输液微粒污染。

（二）输液微粒污染的危害

输液微粒对机体的危害程度与微粒的大小、形状、化学性质、阻塞血管的部位、血流阻断的程度及人体对微粒的反应等因素有关。肺、脑、肝、肾等是最容易受损的器官。输液微粒污染对机体的危害包括以下几个方面。

1. 液体中输液微粒过多，引起局部血管堵塞和供血不足，造成局部组织缺血、缺氧甚至坏死。

2. 引起血小板减少症和过敏反应。

3. 微粒进入肺毛细血管，引起巨噬细胞增殖形成肺内肉芽肿，影响肺功能。

4. 微粒进入血管后，红细胞聚集在微粒上形成血栓，引起血管栓塞和静脉炎。

5. 某些微粒还能刺激组织产生炎症或形成肿块。

（三）防止和消除微粒污染的措施

1. 制剂生产方面　制药企业应改善车间的环境卫生条件，安装空气净化装置，消除空气中悬浮的尘粒及细菌污染。严格执行制剂生产的操作规程。采用先进生产工艺，提高检验技术，确保药液质量。

2. 输液操作方面

（1）采用含终端滤过器的密闭式一次性医用塑料输液（血）器或精密输液器，可有效防止输液微粒污染，保证患者安全。

（2）严格执行无菌技术操作，遵守操作规程。缩短药物存放时间，药液应现用现配，避免污染，确保安全。注意药物配伍禁忌。

（3）严格执行查对制度。输液前认真检查液体的质量，注意其透明度、溶液瓶有无裂痕或破损、瓶盖有无松动、瓶签字迹是否清晰等，并注意有效期。

（4）净化治疗室空气。有条件的医院在一般病室也可安装空气净化装置，保持洁净的输液环境，减少输液微粒污染。

（5）有条件的医院可采用超净工作台进行输液前的配液准备和药物添加工作。

八、输液泵的应用

输液泵（infusion pump）是指机械或电子的输液控制装置。它通过作用于输液管达到控制输液速度的目的。常用于需要严格控制输液速度和药量的患者，如抗心律失常药和升压药的使用及婴幼儿的静脉输液或静脉麻醉等。

1. 输液泵的分类与特点 根据输液泵的控制原理，可将其分为活塞型和蠕动滚压型两类，蠕动滚压型可分为容积控制型和滴数控制型两种。

（1）活塞型注射泵：多用于病情危重、患儿及心血管疾病患者的抢救与治疗，也可用于输注需避光或半衰期极短的药物。体积较小、方便携带，便于急救中使用，具有输注药液流速平稳、均衡、精确的优点，速率调节幅度为0.1ml/h。

（2）蠕动滚压型输液泵

1）容积控制型输液泵：只测定实际输入液量，且不受溶液的浓度、黏度及输液管内径的影响。使用时只需选择所需输液总量及每小时的速率，输液泵便可按设定的方式工作，并能自动监控各参数。速率调节幅度为1ml/h，控制范围为1~90ml/h。

2）滴数控制型输液泵：可准确测算滴数。因输液滴数的大小受溶液的黏度、输液管内径的影响，故输入液量不精确。

2. 输液泵的使用方法 输液泵的种类很多，其主要组成与功能大体相同。以JMS-OT-601型（图13-1-10）为例，简要介绍输液泵的使用方法。

（1）将电输液泵固定在输液架上或放置在床旁桌上。

（2）接通电源，打开电源开关。

（3）按常规排净输液管内的空气。

（4）打开输液泵门，将输液管呈"S"形放置在输液泵的管道槽中，关闭泵门。

（5）设定每毫升滴数及输液量。

（6）按常规穿刺静脉，将输液针与输液泵连接。

（7）检查输液泵设置，确认无误后，按压"开始/停止"键，启动输液。

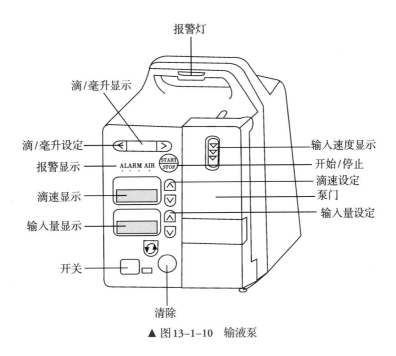

报警灯

滴/毫升显示

滴/毫升设定

报警显示　　　ALARM AIR

滴速显示

输入量显示

开关

输入速度显示

开始/停止

滴速设定

泵门

输入量设定

清除

▲ 图13-1-10　输液泵

（8）当输液量接近预先设定的输液量时，"输入量显示"键闪烁，提示输液结束。

（9）按压"开始/停止"键，停止输液。

（10）按压"开关"键，关闭输液泵，打开泵门，取出输液管。

（11）清洁输液泵，放于固定地点备用。

3. 注意事项

（1）在输液泵使用过程中，护士应加强巡视。一旦输液泵报警，应立刻查找可能的原因，如有气泡、注射器或输液器安装不当、输液管堵塞或输液结束等，并进行及时处理。

（2）对患者或家属进行指导

1）输液泵出现报警，应及时通知护士。

2）不可随意移动输液泵，防止因牵拉致输液泵电源线脱落。

3）输液肢体不可剧烈活动，防止因牵拉致输液管道脱出。

4）告知患者输液泵内有蓄电池，如需如厕，可暂时拔掉电源。

（3）定期检测输液泵的流量、容量和堵塞压力等参数，保障设备完好使用。

问题与思考

患者王某，男性，46岁，因外伤大出血入院治疗，血压60/45mmHg，护士遵医嘱为其输血1 000ml。请思考：

1. 为患者输血的目的是什么？常用的血液制品有哪些？针对该患者目前的情况应使用何种血液制品？输血时应注意哪些事项？

2. 若患者出现心慌、气促、手足抽搐等症状，应考虑患者出现了哪种输血反应？护士应采取哪些护理措施？

第二节　静脉输血

静脉输血（venous transfusion）是将全血或血液成分如血浆、红细胞、白细胞或血小板等通过静脉输入体内的治疗方法。输血是急救和治疗疾病的重要措施之一，在临床上广泛应用。

一、静脉输血的目的及原则

（一）静脉输血的目的

1. 补充血容量　增加有效循环血量，改善心肌功能和全身血液灌流，提升血压，增加心输出量。用于失血、失液引起的血容量减少或休克患者。

2. 补充血红蛋白　纠正贫血，提高携氧能力。用于血液系统疾病引起的严重贫血和某些慢性消耗性疾病的患者。

3. 补充血浆蛋白　改善营养状态，增加蛋白质，维持血浆胶体渗透压，减少组织渗出和水肿。用于低蛋白血症及大出血、大手术的患者。

4. 补充凝血因子和血小板　改善凝血功能，有利于止血。用于凝血功能障碍及大出血的患者。

5. 补充抗体、补体等血液成分　增强机体免疫力，提高抗感染能力。用于严重感染的患者。

6. 排除有害物质　为了改善组织器官的缺氧状况，可以通过换血疗法，把失去了运氧能力的血红蛋白或不能释放氧气的红细胞换出，用于一氧化碳、苯酚等化学物质中毒，溶血性输血反应，重症新生儿溶血病等患者。

（二）静脉输血的原则

1. 合理使用血液，提倡成分输血。既能节约血源，减轻个人和社会负担，又能避免输注不必要的血液成分可能造成的不良反应。

2. 选用同型血液输注。无论是输全血还是成分血，必须用同型血输注，不相容输血会引起严重的不良反应。

3. 输血前必须做血型鉴定及交叉配血试验。在紧急情况下，如无同型血，可选用O型血输给患者。AB型血的患者除可接受O型血外，还可以接受其他异型血（A型血和B型血），但要求直接交叉配血试验阴性（不凝集），而间接交叉配血试验可以阳性（凝集），少量缓慢输血，全血不超过400ml，且密切观察，如发生输血反应，应立即停止输注。

4. 患者如果需要再次输血，必须重新做交叉配血试验，以排除机体已产生抗体的情况。

二、血液制品的种类

（一）全血

全血（whole blood）指采集的血液未经任何加工而全部保存备用的血液。全血可分为新鲜血和库存血两类。

1. 新鲜血　指在2~6℃环境下保存5日内的酸性枸橼酸盐葡萄糖（ACD）全血或保存10日内的枸橼酸盐葡萄糖（CPD）全血。适用于血液病患者。

2. 库存血　指在2~6℃环境下保存2~3周的全血。库存血虽含有血液的所有成分，但其有效成分随保存时间的延长而发生变化。其中，红细胞、白细胞逐渐减少，血小板易凝集破坏；细胞内钾离子外溢，使血浆钾离子浓度升高；通常库存血含保存液的血液pH为7.0~7.25，随着保存时间延长，葡萄糖分解，乳酸增高。因此，大量输注库存血时应警惕酸中毒和高钾血症的发生。库存血适用于各种原因引起的大出血患者。

（二）成分血

成分血是在一定的条件下，采用特定的方法将全血中一种或多种血液成分分离出而制成的血液制剂与单采成分血的统称。成分血的优点是纯度高、针对性强、效能高、副作用小、可一血多用，是目前临床常用的输血类型。常用的成分血分为四类。

1. 血浆　是全血经分离后所得到的液体部分。主要成分是血浆蛋白，不含血细胞，无凝集原。可用于补充血容量、蛋白质和凝血因子。常用的血浆制剂有以下三种。

（1）新鲜液体血浆：是采血后立即分离的血浆，含有全部凝血因子，4℃条件下保存24小时。适用于凝血因子缺乏的患者。

（2）新鲜冰冻血浆：全血于采集6~8小时内离心分离出血浆后，在-18℃以下的环境下冰冻保存，保质期1年。适用于血容量及血浆蛋白较低的患者。输注前须在37℃水浴中融化，为避免纤维蛋白原析出，凝血因子活性衰减，应尽可能融化后立即输注，最晚不超过24小时。新鲜冰冻血浆是目前临床应用最多的血浆。

（3）普通冰冻血浆：新鲜冰冻血浆保存超过1年后继续保存，或新鲜冰冻血浆分离出冷沉淀层，或超过保质期5日以内的全血分离出血浆后，保存在-18℃以下环境下的血浆，保质期4年。

2. 红细胞　可增加血液的携氧能力，用于急性失血、慢性贫血的患者，也可用于心肺功能不全的患者补充红细胞。

（1）浓缩红细胞：是新鲜血经离心或沉淀去除血浆后余下的部分，在2~6℃环境下保存，浓缩血细胞比容通常为0.65~0.80。适用于携氧功能缺陷和血容量正常的贫血患者。

（2）洗涤红细胞：红细胞经生理盐水洗涤数次后，再加适量生理盐水制成。可以去除99%血浆、90%白细胞及大部分血小板，含抗体较少。2~6℃环境下保存时间不超过24小时。适用于器官移植术后患者及免疫性溶血性贫血患者。

（3）悬浮红细胞：提取血浆后的红细胞加入等量红细胞保养液制成，在2~6℃环境下保存。适用于战地急救及中小手术者。

（4）去白细胞浓缩红细胞：全血或红细胞经去白细胞过滤器后所得的红细胞，在2~6℃环境下保存。适用于因白细胞抗体造成输血发热反应和原因不明的发热反应患者，也可用于骨髓和器官移植、免疫缺乏或免疫抑制性贫血、再生障碍性贫血患者。

3. 白细胞浓缩悬液　新鲜全血离心后取其白膜层的白细胞，于4℃环境下保存，48小时内有效。也可将新鲜全血经血细胞分离机单采后制成粒细胞浓缩悬液，20~24℃环境下保存，24小时内有效。白细胞浓缩悬液用于粒细胞缺乏伴严重感染的患者。

4. 浓缩血小板　全血离心分离后所得，置于20~24℃环境下保存，以普通采血袋盛装的浓缩血小板保存期为24小时，以专用血小板存储袋盛装的可保存5日。用于血小板数量减少或功能异常而引起的有出血或出血倾向患者。

（三）其他血液制品

1. 白蛋白制剂 从血浆中提纯得到，能提高机体血浆蛋白及胶体渗透压。常用20%～25%的浓缩白蛋白液，可室温下保存5年。适用于治疗各种原因引起的低蛋白血症患者，如外伤、肝硬化、肾病及烧伤等。

2. 免疫球蛋白制剂 如抗破伤风、抗狂犬病、抗乙型肝炎免疫球蛋白等。经静脉注射可用于预防和治疗病毒、细菌感染性疾病及免疫抗体缺乏的患者等。

3. 凝血因子制剂 如冷沉淀凝血因子、因子Ⅷ浓缩剂、因子Ⅸ浓缩剂等。可有针对性地补充某些缺乏的凝血因子，适用于各种原因引起的凝血因子缺乏的出血性疾病。

三、静脉输血的适应证与禁忌证

（一）静脉输血的适应证

1. 各种原因引起的大出血 成人一次出血量<500ml时不需输血，机体可自我代偿。失血量在500～800ml时，需要立即输血，一般首选晶体溶液、胶体溶液或少量血浆增量剂输注。失血量>1 000ml时，应及时补充全血或血液成分。

2. 贫血或低蛋白血症 输入全血、浓缩或洗涤红细胞可纠正贫血，血浆、白蛋白可用于低蛋白血症。

3. 严重感染 输入新鲜血可补充抗体、补体，增强机体抗感染能力。应少量多次输入新鲜血或成分血，忌用库存血。

4. 凝血功能障碍 对有出血性疾病的患者，可输新鲜血或成分血，如血小板、凝血因子、纤维蛋白原等。

（二）静脉输血的禁忌证

急性肺水肿、充血性心力衰竭、肺栓塞、恶性高血压、真性红细胞增多症、肾功能极度衰竭及对输血有变态反应者应禁忌输血。

四、血型及交叉配血试验

为了避免输入不相容的红细胞，供血者与受血者之间必须进行血型鉴定和交叉配血试验。

（一）血型

血型（blood group）是指红细胞膜上特异抗原的类型。此类抗原能促进红细胞凝集（又称凝集原）。根据红细胞所含的抗原，可将人的血型分为若干类型，其中与临床关系最密切的是1900年发现的ABO血型系统和1937年发现的Rh血型系统。

1. ABO血型系统 根据红细胞膜上是否存在A抗原和B抗原，将血液分为A、B、AB、O四型（表13-2-1）。其中A型血红细胞膜上有A抗原，B型血红细胞膜上有B抗原，AB型血红细胞膜上有A抗原和B抗原，O型红细胞不含A抗原和B抗原。不同血型的血清中含有不同的抗体

（又称凝集素），但不会含有与自身红细胞抗原相对应的抗体。A型血的血清中含有抗B抗体，B型血的血清中含有抗A抗体，AB型血的血清中不含有抗A抗体和抗B抗体，O型血的血清中既含有抗A抗体又含有抗B抗体。

▼ 表13-2-1　ABO血型系统

血型	红细胞膜上的抗原（凝集原）	血清中的抗体（凝集素）
A	A	抗B
B	B	抗A
AB	A和B	—
O	—	抗A和抗B

2. Rh血型系统　人类红细胞膜上除含有A、B抗原外，还有的C、c、D、d、E、e等六种抗原称为Rh抗原。其中，D抗原的抗原性最强，医学上常将红细胞膜上含D抗原者称为Rh阳性，不含D抗原者即为Rh阴性。中国人中99%的人为Rh阳性，Rh阴性者不足1%。

（二）血型鉴定

血型鉴定是为了避免受血者输入不相容的红细胞，确保受血者安全，主要鉴定ABO血型和Rh血型。

（1）ABO血型鉴定：利用红细胞凝集试验，通过已知的抗A和抗B血清来检测红细胞抗原并确定血型。若待检血液在抗A血清中发生凝集，在抗B血清中不发生凝集，则该血液为A型；若待检血液在抗B血清中发生凝集，在抗A血清中不发生凝集，则该血液为B型；若待检血液在抗A血清和抗B血清中均发生凝集，则该血液为AB型；若待检血液在抗A血清和抗B血清中均不凝集，则该血液为O型。

（2）Rh血型鉴定：一般通过抗D血清来确定血型。若待检血液在抗D血清中发生凝集则为Rh阳性，不发生凝集则为Rh阴性，俗称"熊猫血"。

相关链接 ｜ 　　　　　　　　**世界献血者日**

　　每年的6月14日是"世界献血者日"。这一日是发现ABO血型系统的奥地利医学家卡尔·兰德斯坦纳（Karl Landsteiner）的生日。1900年，他因为发现了ABO血型系统而获得了1930年的诺贝尔生理学或医学奖。为广泛引起社会各界对自愿无偿献血重要性的认识，鼓励更多的人无偿献血，宣传血液安全，世界卫生组织、红十字会与红新月国际联合会、国际献血组织联合会、国际输血协会把每年的6月14日定为"世界献血者日"，旨在通过这一特殊的日子感谢那些拯救数百万人生命的自愿无偿献血者。世界各国也在当日组织各种形式的活动，表达对无偿献血者的敬意。2005年5月，世界卫生大会将这一日正式确立为世界卫生组织的官方法定节日。

（三）交叉配血试验

交叉配血试验是检验受血者与供血者之间其他次要的抗原与其相应抗体的反应情况，从而确保输血安全。因此，输血前除做血型鉴定外，还需做交叉配血试验。

1. 直接交叉配血试验　受血者血清和供血者红细胞进行配合试验，检查受血者血清中有无破坏供血者红细胞的抗体。

2. 间接交叉配血试验　供血者血清和受血者红细胞进行配合试验，检查供血者血清中有无能破坏受血者红细胞的抗体。

如果直接交叉和间接交叉试验结果均无凝集反应，即称交叉配血试验结果阴性（表13-2-2），为配血相合，方可进行输血。

▼ 表13-2-2　交叉配血试验

人员	直接交叉配血试验	间接交叉配血试验
供血者	红细胞	血清
受血者	血清	红细胞

五、静脉输血的方法

（一）输血前的准备

1. 知情同意　输血前，应先向患者及家属说明输同种异体血的不良反应和经血传播疾病的可能性，同意输血后须填写"输血治疗同意书"，由患者或家属、医生分别签字后方可施行输血治疗。对于无家属签字的无自主意识患者的紧急输血，应报医院职能部门或主管领导同意、备案并记入病历。对于未成年者，可由父母或指定监护人签字。

2. 评估　了解患者的年龄、病情、意识状态、治疗情况及既往输血史、不良反应史，所需血及成分血的种类和剂量，穿刺部位皮肤和血管情况。评估患者的心理状态及接受能力，对输血是否恐惧等。

3. 备血　根据医嘱填写输血申请单，选择采血试管，抽取适量血标本。通常情况下采取静脉血标本2ml，与输血申请单和血标本一起送至血库，做血型鉴定和交叉配血试验。采血时禁止同时采集两个患者的血标本，以免发生混淆。

4. 取血　根据输血医嘱，护士凭取血单与血库人员共同认真查对血液的有效期、血液质量是否完好，核对患者姓名、性别、年龄、住院号、病室/门急诊、床号、血型、血液有效期、交叉配血试验结果及保存血的外观。核对完毕，护士在取血单上签字后方可提血。取血后勿剧烈振荡，以免红细胞破坏而引起溶血。如为库存血，不可加温，须在室温下放置15~20分钟后再输血，以免血浆蛋白凝固变性而引起不良反应。

5. 输血前核对　输血前，两名护士再次核对，确定无误后方可输血。

（二）输血法

目前临床均采用密闭式输血法，密闭式输血法有间接静脉输血法和直接静脉输血法两种。

【目的】

同静脉输血的目的。

【操作前准备】

1. 评估患者并解释

（1）评估

1）血型、输血史、过敏史及病情、病史、症状、体征及实验室检查结果等资料。

2）根据病情、治疗情况、输血量、年龄选择静脉。避开破损、发红、硬结等部位的血管。一般采用四肢浅静脉，急需输血时多采用肘部静脉，周围循环衰竭时可采用锁骨下静脉、颈外静脉。

3）了解患者的心理状态及对输血有关知识的认知程度，为护理和健康教育提供依据。

（2）解释：向患者及家属解释输血的目的、方法、注意事项及配合要点。

2. 患者准备　了解输血的目的、方法、注意事项和配合要点，排空大小便，取舒适卧位，并签署知情同意书。

3. 用物准备

（1）间接静脉输血法：同密闭式周围静脉输液法，将一次性输液器换为一次性输血器，静脉穿刺针头为9号针头。

（2）直接静脉输血法：同静脉注射法，另备50ml注射器及针头数只（根据输血量多少而定）、3.8%枸橼酸钠溶液、血压计袖带等。

（3）血液制品（根据医嘱准备）、生理盐水、一次性手套等。

4. 环境准备　安静、整洁、舒适、安全。

5. 护士准备　衣帽整洁，修剪指甲，洗手，戴口罩。

【操作步骤】

操作步骤	要点与沟通
▲间接静脉输血法	
1. 检查核对　携用物至患者床旁，两名护士一起核对患者姓名、性别、年龄、住院号、病室/门急诊、床号、血型、血液有效期、交叉配血试验结果及保存血的外观（第一次查对）	● 严格执行查对制度，避免差错事故的发生 ● 护士：您好！我是××护士，请问您叫什么名字，让我看一下您的腕带好吗？××床×××，根据您的病情，我现在要为您输血（阐述输血目的） ● 护士：您以前输过血吗？经过检验，您的血型是×型，现在我将为您输注×型血××ml，请您把手臂伸出来，让我看看您的皮肤和血管，我会为您选择一条相对适合输血的血管，因为输血时间比较长，建议您做好准备，并选择舒服的姿势 ● 护士根据患者需求，协助患者做好准备
2. 建立静脉通道　按一次性静脉输液法建立静脉通道，先输入少量生理盐水	● 两名护士再次进行核对（第二次查对） ● 护士：请您握紧拳头，我会应用无痛技术为您穿刺
3. 摇匀血液　以手腕旋转动作将血袋内的血液轻轻摇匀	● 避免剧烈振荡
4. 输血　戴手套，打开储血袋封口，常规消毒开口处塑料管，将输血器针头从生理盐水瓶上拔下，插入输血器的输血接口，缓慢将储血袋倒挂于输液架上	● 戴手套是为了医务人员自身的保护

操作步骤	要点与沟通
5. 调节滴速　开始输入时速度宜慢，观察15分钟左右，如无不良反应，再根据病情调节	● 开始滴速不要超过20滴/min ● 成人一般40~60滴/min，儿童酌减 ● 护士：输血顺利，由于输血所需时间较长，请您适当限制穿刺侧肢体活动。现在滴速较慢，观察15分钟后，如果没什么不适，我会适当调整速度，请您不要自己调节
6. 操作后查对（第三次查对）	● 护士：我会定时巡视，巡视不到时，您感觉穿刺处或全身有红、肿、痛、痒等不适症状请按床头呼叫器，我们会及时为您解决 ● 护士：请问您还有什么需要帮忙的吗？谢谢您的配合 ● 核对患者姓名、性别、年龄、住院号、病室/门急诊、床号、血型、血液有效期、交叉配血试验结果及保存血的外观，避免差错事故发生
7. 操作后处理 （1）安置卧位：整理床单位，协助患者取舒适卧位 （2）将呼叫器放于患者易取处 （3）整理用物，洗手 （4）记录	● 护士：在输血过程中如果感到任何不适，请及时使用呼叫器呼叫我们 ● 在输血卡上记录输血的时间、滴速、患者的全身及局部情况，并签全名
8. 续血　连续输用不同供血者的血液时，前一袋血输完时，用少量生理盐水冲洗输血器，再继续输注下一袋血	● 输完血的血袋要保留，以备出现输血反应时查找原因
9. 观察　输血过程中应严密巡视患者有无任何不适反应，一旦出现输血反应，应立即停止输血，并给予相应处理，通知医生	
10. 输血完毕后的处理 （1）输血结束后，继续滴入生理盐水直至将输血器内的血液全部输入体内再拔针。拔针方法同密闭式周围静脉输液法 （2）协助患者取舒适卧位，整理床单位，清理用物 （3）输血袋及输血器的处理：输血完毕后，用剪刀将输血针头剪下放入锐器收集盒中；将输血管道放入医疗垃圾桶中；将输血袋送至输血科保留24小时 （4）洗手，记录	 ● 避免针刺伤的发生 ● 以备患者在输血后发生输血反应时检查分析原因 ● 记录的内容包括输血时间、种类、血量、血型、血袋号（储血号），有无输血反应
▲直接静脉输血法	
1. 准备卧位　请供血者和患者分别卧于相邻床上，露出各自供血或受血的一侧肢体	● 护士：解释输血的目的和注意事项（沟通要点见间接静脉输血法）
2. 核对　核对供血者和患者的姓名、血型及交叉配血试验结果	● 严格执行查对制度，避免差错事故发生

操作步骤	要点与沟通
3. 抽取抗凝剂 用备好的注射器抽取一定量的抗凝剂	● 一般50ml血中需加入3.8%枸橼酸钠溶液5ml
4. 抽、输血液	
（1）将血压计袖带缠于供血者上臂并充气	● 使静脉充盈，易于操作 ● 压力维持在13.3kPa（10mmHg）左右
（2）选择粗大静脉穿刺，常用肘正中静脉，常规消毒皮肤	
（3）用加入抗凝剂的注射器抽取供血者的血液，然后立即行静脉注射将抽出的血液输给患者	● 抽、输血液时需三人配合：一人抽血，一人传递，另一人输注，如此连续进行
5. 输血完毕后的处理 （1）输血完毕，拔出针头，用无菌纱布按压穿刺点至无出血	
（2）协助患者取舒适卧位，整理床单位，清理用物，洗手，记录	● 记录的内容包括输血时间、血量、血型有无输血反应

【健康教育】

1. 向患者说明输血的目的和注意事项，不可擅自调节滴速。

2. 向患者介绍常见输血反应的症状和防治方法，如出现不适症状，应及时使用呼叫器。

3. 向患者介绍输血的适应证和禁忌证。

【注意事项】

1. 严格遵守无菌技术操作原则和查对制度，在输血前，一定要由两名护士按照需查对的项目再次进行查对，避免差错事故的发生。

2. 输血前将血袋内的成分轻轻混匀，避免剧烈振荡。

3. 血液制品不应加热，不可在血袋中加入其他药品或溶液，如钙剂、酸性及碱性药品、高渗或低渗液体，以防血液凝集或溶解。

4. 输血前后或输注2个以上供血者血液时，需输入少量生理盐水，以免发生免疫反应或凝集反应。必要时，输血前遵医嘱酌情给予抗过敏药。

5. 输血滴速应遵循先慢后快的原则，对年老体弱、严重贫血、心力衰竭患者应谨慎，滴速宜慢。

6. 输血过程中，加强巡视，保持输血通畅，密切观察患者有无输血反应，尤其是输血开始的前15分钟。若发生输血反应，立即减慢或停止输血，更换输血器，用生理盐水维持静脉通畅，通知医生给予对症处理，保留余血及输血器，并上报输血科。

7. 输完的血袋送回输血科保留24小时，以备患者在输血后发生输血反应时检查分析原因。

8. 用于输注全血、成分血或生物制剂的输血器宜4小时更换一次。

9. 同一患者如申请多袋（种）血液制品，因血液透析、高热、外出检查等特殊情况无法输注时，不应将所有血液制品从输血科取回。

六、自体输血与成分输血

（一）自体输血

自体输血（autologous transfusion）是指术前采集患者体内血液或手术中收集自体失血，经过洗涤、加工，在术后或需要时再输回给患者本人的方法。自体输血是最安全的输血方法。

1. 优点

（1）无须做血型鉴定和交叉配血试验，避免了抗原抗体反应所致的溶血、发热和过敏等不良反应。

（2）扩大血液来源，解决稀有血型患者的输血困难。

（3）消除因输血而引起的传染性疾病。

（4）术前实施的多次采血，能刺激骨髓造血干细胞分化，增加红细胞生成，促进患者术后造血。

2. 适应证与禁忌证

（1）适应证

1）估计出血量在1 000ml以上的大手术，如肝叶切除术等。

2）胸腔或腹腔内大出血，如大动脉瘤破裂、异位妊娠破裂、脾破裂等大出血者。

3）体外循环或深低温下进行心脏直视手术者。

4）患者血型特殊，难以找到供血者时。

5）手术后引流血液回输，一般仅能回输术后6小时内的引流血液。

（2）禁忌证

1）凝血因子缺乏者。

2）胸腹腔开放性损伤达4小时以上者。

3）合并心脏病、阻塞性肺疾病或原有贫血的患者。

4）有脓毒血症和菌血症者。

5）血液在术中受胃肠道内容物污染。

6）血液可能被癌细胞污染者。

3. 形式　自体输血有下列三种形式。

（1）预存式自体输血：是指术前采集患者全血或血液成分并加以贮存，需要时再回输给患者的输血方法。一般手术前3~5周开始采集，每周或隔周采血1次，最后一次采血应在手术前3日，以利机体恢复正常的血浆蛋白水平。自体血预存者术前应每日补充铁剂和给予营养支持。

（2）稀释式自体输血：手术当日，手术开始前从患者一侧静脉采血，同时从另一侧静脉输入与采血量等量或多于采血量的晶体或胶体溶液，维持血容量不变，降低血细胞比容，使血液稀释，从而减少手术中红细胞的损失。每次采血量800~1 000ml，采血速度为40ml/min。术中失血量超过300ml时即可回输自体血。输血顺序为先输最后采的血，再输最先采的血，因为最先采集的血液中红细胞和凝血因子的成分最多。

（3）回收式自体输血：是指用血液回收装置，将患者体腔积血、手术失血及术后引流血液进行回收、抗凝、洗涤等处理，再回输给患者。对手术过程中可能出血量较多者，如异位妊娠破裂、脾切除、肝脏手术等。自体失血回输的总量应限制在3 500ml以内，需大量回输自体血时，适当补充血小板和新鲜血浆。

（二）成分输血

成分输血（component transfusion）是依据血液成分比重的不同，使用血液分离技术，将新鲜血液快速分离成各种成分，然后根据患者的需要，输注一种或数种成分，又称为"血液成分疗法"，起到一血多用、减少输血反应的作用。

1. 优点

（1）提高输血疗效，降低输血反应：既可针对性地输给患者需要的血液成分，显著提高疗效，又可有效避免或减少因输入不必要的血液成分而导致的输血反应。

（2）一血多用，节约血源：全血经分离后可以选择性地用于不同的患者，既节约了血源，又减轻了个人和社会的负担。

2. 注意事项

（1）成分输血时，护士应全程守护在患者身边，严密监护，不得擅自离开患者，以免发生危险。

（2）除白蛋白制剂外，输入各种成分血之前必须进行血型鉴定和交叉配血试验。

（3）成分输血前应根据医嘱给予抗过敏药物，以减少过敏反应的发生。

（4）白细胞、血小板等成分存活期短，为确保成分输血的效果，必须在采血后24小时内输完（从采血开始计时）。

（5）对于需同时输入全血和成分血的患者，应先输入成分血，后输入全血，以确保发挥最佳效果。

七、常见输血反应及护理

输血是具有一定危险性的治疗措施，会引起输血反应，严重时可危及患者的生命。在输血过程中，护士必须严密观察患者，及时发现输血反应的征象，并积极采取有效的措施处理各种输血反应。

（一）发热反应

发热反应是输血中最常见的反应，多发生在输血过程中或输血后1~2小时内。

1. 原因

（1）护士在输血时没有严格遵守无菌操作原则，造成污染。

（2）由致热原引起，如血液、输血用具等被致热原污染。

（3）患者多次输血后，受血者的血液中产生白细胞和血小板抗体，再次输血时，受血者体内产生的抗体与供血者的白细胞和血小板发生免疫反应，引起发热。

2. 临床表现
患者先有畏寒，继之出现高热，体温可达38~41℃，可伴有皮肤潮红、头痛、恶心、呕吐、肌肉酸痛等全身症状，一般不伴有血压下降。发热持续时间不等，轻者1~2小时后即可缓解，缓解后体温逐渐降至正常。

3. 护理措施

（1）预防：严格执行无菌操作，严格管理血库保养液和输血用具，有效消除致热原。

（2）处理

1）对于反应轻者，应减慢输血速度，症状可自行缓解。

2）对于反应重者，应立即停止输血，更换输血器，给予生理盐水静脉滴注，保留静脉通道，密切观察生命体征，给予对症处理，并及时通知医生。

3）必要时遵医嘱给予抗过敏药及解热镇痛药，如异丙嗪或肾上腺皮质激素等。

4）保留余血和输血器连同贮血袋一并送检。

（二）过敏反应

过敏反应多发生于输血后期或即将结束输血时。症状出现越早，过敏反应越重。

1. 原因

（1）输入的血液中含有致敏物质，如供血者在献血前服用过可致敏的药物或进食了可致敏的食物。

（2）患者为过敏体质，输入血液中的异体蛋白与患者机体的蛋白质结合，形成全抗原而致敏。

（3）患者体内输入供血者的变态反应性抗体后与相应的抗原接触，即可发生过敏反应。

（4）患者多次输血后，体内产生过敏性抗体，当再次输血时，抗原抗体相互作用而发生过敏反应。

2. 临床表现

（1）轻度反应：出现皮肤瘙痒、局部或全身出现荨麻疹、轻度血管性水肿。

（2）中度反应：出现血管神经性水肿，多见于颜面部，表现为眼睑、口唇高度水肿。可因喉头水肿致呼吸困难、两肺可闻及哮鸣音。

（3）重度反应：发生过敏性休克。

3. 护理措施

（1）预防

1）选用无过敏史的供血者。

2）供血者在采血前4小时内不宜吃高蛋白和高脂肪的食物，宜用少量清淡饮食或糖水。

3）对有过敏史的患者，输血前根据医嘱给予抗过敏药物。

4）严格保管血液和血液制品。

（2）处理：按过敏反应程度给予相应对症处理。

1）对于反应程度轻者，减慢输血速度，遵医嘱给予抗过敏药物，如苯海拉明、异丙嗪或地塞米松，用药后症状可缓解。

2）对反应程度中度和重度者，应立即停止输血，更换输血器，保持静脉通道，输注生理盐水，并通知医生，遵医嘱皮下注射0.1%肾上腺素0.5~1ml或静脉滴注氢化可的松或地塞米松等抗过敏药物。

3）呼吸困难者给予氧气吸入，严重喉头水肿者行气管切开。

4）循环衰竭者给予抗休克治疗。

5）严密监测生命体征变化。

（三）溶血反应

溶血反应是受血者或供血者的红细胞发生异常破坏或溶解引起的一系列临床症状。溶血反应是最严重的输血反应，分为急性/速发型溶血反应和慢性/迟发型溶血反应。

1. 急性/速发型溶血反应

（1）原因

1）输入了异型血液：由血型不相容引起，供血者和受血者血型不符，造成血管内溶血向血管外溶血的演变，一般输入10~15ml血液即可出现症状，且后果严重。

2）输入了变质血液：输血前红细胞已经被破坏溶解，如血液保存温度不当（血库冰箱应恒温4℃）、血液贮存过久、血液受细菌污染、血液被剧烈振荡、血液内加入高渗或低渗溶液和影响血液pH的药物等。

（2）临床表现：轻重不一，轻者与发热反应相似，重者在输入10~15ml血液时即可出现症状，死亡率高。

1）第一阶段：由于受血者血浆中凝集素和输入血中红细胞凝集原发生凝集反应，红细胞凝集成团，阻塞部分小血管，可引起头部胀痛、四肢麻木、恶心、呕吐、心前区压迫感、腰背部剧烈疼痛等症状。

2）第二阶段：由于凝集的红细胞发生溶解，大量血红蛋白释放到血浆中，可出现黄疸和血红蛋白尿（尿液呈酱油色），同时伴有寒战、高热、呼吸急促、发绀和血压下降等症状。

3）第三阶段：由于大量血红蛋白从血浆进入肾小管内，遇酸性物质后变成结晶体，阻塞肾小管；并且血红蛋白的分解产物使肾小管内皮细胞缺血、缺氧而坏死脱落，进一步加重肾小管阻塞，导致急性肾衰竭，表现为少尿或无尿、管型尿和蛋白尿、高钾血症、酸中毒，严重者可致死亡。

（3）护理措施

1）预防：① 认真做好血型鉴定与交叉配血试验，输血前仔细查对，确认患者身份，杜绝差错事故；② 严格遵守血液保存原则，不可使用变质血液。

2）处理：① 立即停止输血，建立静脉通道，通知医生。② 给予氧气吸入，遵医嘱给予升压药或其他药物治疗。③ 碱化尿液，口服或静脉滴注碳酸氢钠以碱化尿液，增加血红蛋白在尿液中的溶解度，防止或减少血红蛋白结晶阻塞肾小管。④ 双侧腰部封闭，并用热水袋热敷双侧肾区，解除肾小管痉挛，保护肾脏。⑤ 严密观察生命体征，留置导尿管，观察并记录每小时尿色和尿量。若发生肾衰竭，行腹膜透析或血液透析治疗。⑥ 若出现休克，立即配合医生进行抗休克治疗。⑦ 保留余血，采集患者血标本重做血型鉴定和交叉配血试验。⑧ 心理护理，安慰患者，消除其紧张、恐惧心理。

2. 慢性/迟发型溶血反应　一般为血管外溶血，多由Rh血型系统内的抗体（如抗C、抗D和抗E等）所致。Rh阴性患者首次输入Rh阳性血液不发生溶血反应，但输血2~3周后体内即产生抗Rh因子的抗体。如果再次接受Rh阳性血液，即发生溶血反应。Rh因子不合所引起的溶血反应较少见，一般表现较轻，且发生缓慢，可在输血后几小时至几日后才发生，有轻度的发热乏力、血胆红素升高等症状，此类患者应查明原因，尽量避免再次输血。

（四）与大量输血有关的反应

大量输血一般是指在24小时内紧急输血量相当于或大于患者总血量。常见反应有循环负荷过重、出血倾向及枸橼酸钠中毒反应等。

1. 循环负荷过重 即肺水肿，其原因、临床表现和护理措施同静脉输液反应。

2. 出血倾向

（1）原因

1）长期反复输血或超过患者原血液总量的大量输血，由于库存血中的血小板、凝血因子破坏较多，凝血因子减少而出血。

2）大量输血可造成枸橼酸钠积聚，引起凝血功能障碍，造成出血。

（2）症状：表现为皮肤、黏膜瘀斑，穿刺部位大块淤血或手术伤口渗血，严重者出现血尿。

（3）护理措施

1）短时间输入大量库存血时，密切观察患者的意识，血压、脉搏等变化，皮肤、黏膜或伤口等有无出血。

2）严格掌握输血量，每输入库存血3~5个单位，应输入1个单位的新鲜血液或补充适量凝血因子。

3）根据凝血因子缺乏情况补充有关血液成分。

3. 枸橼酸钠中毒反应

（1）原因：短时间大量输入血液可造成枸橼酸钠积聚，如果患者的肝功能受损，枸橼酸钠不能完全氧化和排出，并与血中游离钙结合，使血钙浓度下降。

（2）症状：患者出现手足搐搦、颜面部麻木、血压下降、心率缓慢等症状，心电图为Q-T间期延长，严重者会出现心搏骤停。

（3）护理措施：严密观察患者的反应。在输入库存血1 000ml以上时，遵医嘱静脉注射10%葡萄糖酸钙10ml，以补充钙离子，预防发生低钙血症。

（五）输血相关传染病

已知通过输血传播的疾病与感染有十余种，其中严重的是艾滋病、乙型肝炎和丙型肝炎。综合预防对策有：提倡无偿献血，严格血液筛查；规范采供血和血液制品制备的操作规程；对血液制品/成分血进行病毒灭活；严格掌握输血适应证，提倡自体输血和成分输血；加强消毒隔离，做好职业防护。

（六）其他

空气栓塞、细菌污染反应、体温过低等。严格把握采血、贮血和输血操作的各个环节，是预防输血反应的关键。

萧星甫教授（1919—2011）是新中国输血医学事业的奠基人之一，1965年至1984年担任中国医学科学院输血研究所首任所长，中国医学科学院/北京协和医学院终身教授。

他是新中国首家医院血库第一任负责人，在他的输血医学职业生涯中创下了多项第一。在朝鲜的坑道医院里他采用"地（坑）道贮存血液"法解决了战地贮血问题，挽救了众多英雄儿女的生命；首任和平时期国内第一家军（民）用血站站长；首家从事集输血医学科研、采供血、医疗服务、教育、血液制品研发与生产的国家级研究所的第一任所长；中国输血协会第一届理事会理事长；创办《中国输血杂志》并任第一届编委会主编，他在1951年出版的专著《输血与血库》和1992年主编的《输血技术手册》均是新中国输血医学史上的"标志性文献"。

中国的几代输血人中有不少是在读着他的书、听了他的课后才了解认识了"输血的本义"，进而爱上了这个"鲜红的事业"。萧星甫教授在传播输血新知识、开展输血科研、运用输血新技术新方法、推动血站建设、普及输血教育等诸多方面所做的贡献，为他赢得了"新中国输血第一人"的崇高赞誉。

（卢建文　于　方）

学习小结

静脉输液是临床护士最常用、最重要的护理技术。患者在疾病状态下，护士通过静脉输液技术对患者进行预防、治疗和抢救，以保证患者的生命安全。输液前护士应认真观察病情，严格遵医嘱执行静脉输液，选择常用的溶液如晶体溶液、胶体溶液、静脉高营养溶液等，为患者补充水和电解质，预防和纠正水、电解质代谢紊乱和酸碱平衡失调；增加循环血量，改善微循环，维持血压；输入药物，治疗疾病；供给热量，补充营养，促进组织修复，维持正氮平衡等。静脉输血是临床急救和治疗疾病的重要措施之一。通过静脉输血可以达到补充血容量，纠正贫血，补充凝血因子和血小板、抗体和补体、血浆蛋白的目的。血液制品种类包括全血、成分血、白蛋白制剂、免疫球蛋白制剂、凝血因子制剂等，其中成分血又包括血浆、红细胞、白细胞浓缩悬液、浓缩血小板四类。成分血的优点是纯度高、针对性强、效能高、副作用小、可一血多用，是目前临床常用的输血类型。

实施静脉输液技术时，会选择的常用输液部位为周围浅静脉、头皮静脉及中心静脉。其中，周围浅静脉成人以手背静脉网为首选，不建议下肢输液，避免引起静脉血栓。在输液过程中严格执行查对制度及无菌技术原则，熟练掌握输液技术，并做好职业防护。护士应加强输液巡视，控制输液滴数，观察患者局部穿刺部位是否有渗漏、回血、水肿、疼痛等。出现输液故障如输液不滴、茂菲滴管内液面过高和过低、液面自行下降时，应及时采取处理措施。同时，观察患者有无发生发热、静脉炎、循环负荷过重、空气栓塞等常见输液反应，分析发生输液反应的原因，并采取相应的预防及护理措施。静脉输血法包括间接输血法、直接输血法，临床多采用间接输血法。为了避免输入不相容的红细胞，供血者与受血者之间必须进行血型鉴定和交叉配血试验。在输血过程中，护士要认真执行查对制度，严格控制输血速度，严密观察患者病情，及时发现并处理输血反应。常见的输血反应有发热反应、过敏反应、溶血反应、与大量输血有关的反应（循环负荷过重、出血倾向、枸橼酸钠中毒反应）、输血相关传染病，以及空气栓塞、细菌污染反应、体温过低等其他反应。严格控制采血、贮血和输血操作的各个环节是预防输血反应，保证患者安全的关键。

**复习
思考题**

1. 患者张某，男性，55岁，输液过程中出现呼吸困难和严重发绀，且心前区听诊可闻及"水泡声"。请问：

   （1）患者发生了什么问题？

   （2）护士应协助患者采取什么体位？为什么？

2. 患者李某，女性，68岁，因上呼吸道感染在某医院实施输液治疗，在50分钟输入800ml液体后，突然出现心慌、气促、咳嗽、咳粉红色泡沫样痰等症状。护士立即停止输液，并通知医生。通过抢救护理患者得到了缓解。请问：

   （1）患者发生了什么问题？

   （2）护士应采取哪些护理措施？如何预防？

3. 患者吴某，女性，30岁，遭遇交通事故急症入院，初步诊断"肝破裂，出血性休克"。测血压60/40mmHg，心率130次/min，面色苍白，大汗淋漓，表情淡漠，神志清楚。医嘱：立即输血400ml。请问：

   （1）该患者输血的目的是什么？

   （2）当患者输入约15ml血时，突然出现寒战、胸闷、腰背部疼痛、四肢麻木。患者出现了什么情况？应采取哪些护理措施？

4. 单项选择题

   （1）具有利尿脱水作用的溶液是

   A. 0.9%氯化钠溶液

   B. 复方氯化钠溶液

   C. 20%甘露醇

   D. 2%碳酸氢钠

   E. 低分子右旋糖酐

   （2）护士巡视病房，发现患者溶液不滴，挤压时感觉输液管有阻力，松手时无回血，应判断为

   A. 输液压力过低

   B. 针头滑出血管外

   C. 静脉痉挛

   D. 针头斜面紧贴血管壁

   E. 针头阻塞

   （3）患者，男性，70岁。需输1 000ml液体，使用点滴系数为15的输液器，调节输液滴速为40滴/min，输完上述液体需用的时间是

   A. 4小时15分钟

   B. 4小时25分钟

   C. 6小时15分钟

   D. 6小时25分钟

E. 8小时20分钟

（4）库存血在2~6℃环境下保存的
时间是

A. 1周

B. 1~2周

C. 2~3周

D. 3~4周

E. 4周以上

（5）大量输血出现手足抽搐、心率
缓慢、血压下降时应加入的药
物是

A. 5%碳酸氢钠

B. 10%葡萄糖酸钙

C. 0.9%氯化钠

D. 10%氯化钾

E. 乳酸钠

单项选择题答案：1C　2E　3C　4C　5B

第十四章　标本采集

学习目标

知识目标	1. 掌握　血液、尿液、粪便、痰、咽拭子标本采集的类型、目的、临床意义、注意事项。 2. 熟悉　血液、尿液、粪便、痰、咽拭子标本采集的概念、原则及沟通要点。 3. 了解　标本采集的意义。
能力目标	具备正确采集血液、尿液、粪便、痰、咽拭子标本等的技能。
素质目标	在各项标本采集操作前做到知情同意，尊重患者。操作过程中与患者良好沟通，体现认真负责的态度。具备慎独精神，保证标本采集方法的准确性。

　　临床检验项目在一定程度上能够反映机体生理现象和病理改变，对明确疾病诊断、病情观察、推测病程进展、制定诊疗措施等具有重要意义。医生对患者进行临床诊断和治疗的过程中，往往需要对患者的体液、分泌物、排泄物及组织细胞等标本进行检验，以获得反映患者机体功能状态、病理变化及病因等的客观资料。这些资料对医生明确疾病诊断、观察患者病情、制定防治措施及判断预后等具有重要意义。在临床工作中，标本一般由护士采集，掌握正确的标本采集方法并将标本及时送检是保证检验质量的重要环节，也是护理人员应掌握的基本知识和基本技能。

> 🔔 **问题与思考**
>
> 　　患者刘某，女性，78岁，因糖尿病足入院治疗。入院后内分泌科护士需要为刘某留取各种标本。护士告知患者如何留取尿液、粪便等标本，患者家属非常不理解，觉得这是乱收费，没有必要。护士为患者进行血标本采集时，家属也一直在埋怨为什么住院要采这么多血，患者本来身体就很虚弱。请思考：
>
> 　　为了减轻患者和家属的疑虑，护士应该如何向患者和家属解释？

第一节　概述

一、标本及标本采集的概念

　　标本（specimen）指患者少量的血液、排泄物（如尿液、粪便）、分泌物（如痰液、鼻腔分泌物）、呕吐物、体液（如胸腔积液、腹水）、脱落细胞（如食管、阴道等的脱落细胞）等样本。

标本采集（specimen collection）指在遵循标本采集基本原则的基础上，按照一定方法采集样本，并运用物理、化学或生物学的实验室技术和方法对其进行检验，可作为判断患者有无异常的依据。

二、标本采集的意义

（一）协助明确疾病诊断

如患者主诉头晕、食欲减退，并伴有皮肤苍白，经实验室检查血红蛋白及铁的含量均低于正常值，则可考虑诊断为贫血。

（二）推测病程进展

治疗过程中，收集标本，通过实验室检查数值，了解疾病进展情况。

（三）制定治疗措施

如针对糖尿病患者，可依据其血糖及尿糖值调整胰岛素治疗量。

（四）病情观察

如患者大便隐血试验阳性，应尽早判断出血器官，及时治疗，防止其他问题的发生。

三、标本采集的原则

为保证检验标本质量，在采集各种检验标本时，除个别特殊要求外，应遵循的基本原则为：

（一）遵照医嘱

严格按照医嘱采集标本。护士在采集标本时，应认真查对医生填写的检验申请单，申请单应字迹清楚，目的明确，申请人签全名。若护士对检验申请单有疑问，应及时与申请医生核实，核实无误后方可执行。

（二）采集前做好充分准备

1. 明确标本采集的相关事宜　采集标本前，护士应明确检验项目、检验目的、标本容器、采集标本的量、采集方法、采集时间及注意事项。

2. 患者准备　采集标本前，护士应向患者及家属说明检验目的及注意事项，消除其顾虑，取得配合。

3. 用物准备　根据检验项目选择适当的标本容器，在标本容器上粘贴注明患者科室、床号、住院号、姓名、性别、检验项目、标本采集日期及时间的标签。

4. 操作者准备　采集标本前，护士应做好自身准备，如衣帽整洁，修剪指甲，洗手，戴口罩、手套，必要时穿隔离衣或防护服等。

（三）严格执行查对制度

查对是保证标本采集无误的重要环节。采集标本前，护士应认真查对医嘱，核对采集容器，患者姓名、床号、住院号等信息是否与检验申请单一致。确认无误后方可采集，采集完毕，送检前再次查对。

（四）正确采集标本

标本采集量、采集时间、采集容器及抗凝剂等的确定应符合检验专业分析前质量控制的要求。细菌培养标本应在患者使用抗生素前采集（如已使用，则在血药浓度最低时采集，并在检验单上注明），采集时应严格遵守无菌技术操作原则，严禁混入防腐剂、消毒剂及其他药物，同时保证培养基足量、无浑浊变质。需由患者自行留取标本时（如中段尿标本、24小时尿标本、痰标本、粪便标本的采集），应详细告知患者及家属标本留取方法、注意事项，以保证采集的标本符合检验要求。

（五）及时送检

标本采集后应及时送检，不应放置过久，以免标本被污染或变质影响检验结果。特殊标本（如血气分析等）需注明采集时间。原则上，除门诊患者自行采集的某些标本允许患者自行送往检验窗口外，其他一律由工作人员送检。送检途中应妥善放置标本容器，避免过度振荡，防止标本被污染、丢失和混淆。

第二节　常用标本的采集

不同标本的采集及处理不尽相同，不当的采集方法可影响标本检验结果。因此，标本的采集应遵照医嘱，在充分准备的前提下，经过严格查对，运用正确的采集方法，才能保证标本的质量。

一、血液标本的采集

血液检查是临床最常用的检验项目，能够反映机体各种功能及异常变化，为判断患者病情进展及疾病治疗提供参考。血液标本采集的方法包括毛细血管采血法、静脉血标本采集法和动脉血标本采集法。

（一）毛细血管采血法

毛细血管采血法的常用采血部位为手指末梢和耳垂，成人以左手环指为宜；婴幼儿可从拇指或足跟采血；严重烧伤患者，可选择皮肤完整处。耳垂采血疼痛较轻，操作方便，但耳垂外周血液循环较差，血细胞容易停滞，受气温影响较大，检查结果不够恒定。除通过毛细血管采血法进行的血糖检测外，其他多由检验科工作人员进行。

【目的】

采集毛细血管血液，进行血糖检测。

【操作前准备】

1. 评估并解释

（1）评估

1）患者的病情、诊断和治疗情况、意识状态及肢体活动能力。

2）对毛细血管采血进行血糖检测的了解及合作程度。

（2）解释：向患者及家属解释毛细血管采血进行血糖检测的时间、临床意义、注意事项及配合要点。

2. 患者准备　患者明确毛细血管采血的目的、临床意义、注意事项及配合要点；取舒适体位，暴露穿刺部位。

3. 用物准备

（1）治疗车上层：注射盘、血糖检测工具（血糖仪、血糖试纸、一次性血糖针）、75%的乙醇、棉签、治疗巾、检验单、无菌手套、手消毒剂、血糖记录单。

（2）治疗车下层：生活垃圾桶、医用垃圾桶及锐器回收盒。

4. 环境准备　清洁、安静，温湿度适宜，光线或照明充足。

5. 护士准备　衣帽整洁，修剪指甲，洗手，戴口罩。

【操作步骤】

操作步骤	要点与沟通
1. 核对患者信息与检验单是否一致，备好用物	
2. 洗手，戴口罩，携用物至患者床旁，核对患者及检验单	● 护士：请问您叫什么名字？让我看一下您的腕带好吗？×××您好，我是您的责任护士×××。根据医嘱我要为您测血糖，请您配合
3. 协助患者取舒适体位，将治疗巾铺于穿刺部位的肢体下，选择合适的指腹，用75%乙醇消毒两次，待干	● 常选用环指、中指及小指
4. 打开血糖仪开关，将血糖试纸与仪器连接待用	
5. 打开一次性血糖针，待乙醇挥发完毕后，绷紧消毒指腹，垂直按向皮肤进行采血。用无菌棉签拭去第一滴血后，再用准备好的连接有血糖仪的试纸吸收第二滴血，进行血糖检测	● 护士：我现在用针轻轻扎一下您的指尖，可能会有一点点痛，请您忍耐一下
6. 再次核对患者，协助患者取舒适卧位，整理床单位，分类清理用物	● 操作后查对
7. 洗手、记录	● 物品按相关规定分类处理

【健康教育】

1. 向患者说明毛细血管采血的目的、注意事项及采集过程中的配合要点，使其能顺利配合护士完成操作。

2. 告知患者餐前、餐后正常血糖值范围，教会患者自我监控血糖。

【注意事项】

1. 应用毛细血管采血法进行血糖检测时，测血糖的试纸上含有的化学物质会与含碘物质发生化学反应，因此只能用75%的乙醇两次消毒，不能用含碘消毒剂，否则会影响测试准确性。

2. 选择采血部位时，首选环指，其次是中指和小指，不推荐示指和拇指。扎针点尽量选择指腹两侧，此处神经分布较手指正中少，痛感较轻。但也不要太接近指甲边缘，这样不易消毒，且不易挤血。

3. 应用毛细血管采血法进行血糖检测时，因可能存在乙醇未完全待干的情况，为避免乙醇影响血糖测量值，第一滴血应拭去，用第二滴血液进行血糖检测。

4. 扎针后血液较少或没有时，可由手指根部向指尖推压，不超过第一指间关节。尽量不在针刺处周围进行挤压，否则可能有较多组织液渗出，导致血糖测得值偏低。

（二）静脉血标本采集法

静脉血标本采集法（intravenous blood sampling）是从静脉抽取血标本的方法。常用的静脉有四肢浅静脉（贵要静脉、肘正中静脉、头静脉）、股静脉、颈外静脉等。静脉血标本可分为全血标本、血清标本及血培养标本。

【目的】

1. 全血标本 测定红细胞沉降率、血常规及血液中某些物质（如血糖、尿素氮、肌酐、尿酸、肌酸、血氨）的含量。

2. 血清标本 测定脂类、血清酶、电解质、肝功能等。

3. 血培养标本 培养检验血液中的病原菌。

【操作前准备】

1. 评估并解释

（1）评估

1）患者的病情、诊断和治疗情况、意识状态及肢体活动能力。

2）对血标本采集的了解、认知及合作程度。

3）有无情绪变化（如检验前紧张、焦虑等），有无饮食，吸烟及服用药物、茶水或咖啡等。

4）静脉充盈度及管壁弹性，穿刺部位皮肤有无水肿、结节、瘢痕及伤痕等。

（2）解释：向患者及家属解释静脉血标本采集的目的、临床意义、注意事项及配合要点。

2. 患者准备 患者明确静脉血标本采集的目的、临床意义、注意事项及配合要点；取舒适体位，暴露穿刺部位。

3. 护士准备 衣帽整洁，修剪指甲，洗手，戴口罩。

4. 用物准备

（1）治疗车上层：注射盘、止血带、一次性注射器或真空采血双向针头、标本容器（抗凝管、干燥试管或血培养管）或真空采血管（表14-2-1）、治疗巾、胶布、检验单、无菌手套、手消毒剂，必要时备酒精灯、火柴。

▼ 表14-2-1 常用真空采血管的类型

管盖颜色	临床用途	标本类型	采集要求	添加剂
黄色	1. 免疫 ① 肝炎标志物；② 肿瘤标志物；③ 甲状腺激素；④ 特定蛋白；⑤ 自身免疫抗体；⑥ 变应原；⑦ 药物；⑧ 贫血及骨代谢 2. 生化 ① 肝功能；② 肾功能；③ 血脂；④ 心肌酶谱；⑤ 电解质；⑥ 电泳；⑦ 胆碱酯酶；⑧ 血浆渗透压；⑨ ADA；⑩ 血清铁、总铁结合力；⑪ 果糖胺；醛固酮；⑫ 血清脂肪酶 3. 分子生物 ① HBV-DNA；② HBV-YMDD变异	血清	采集后颠倒混匀5次	促凝剂

管盖颜色	临床用途	标本类型	采集要求	添加剂
紫色	1. 药物　环孢素 2. 分子生物　CMV-DNA、*MecA*	全血或血浆	采集后颠倒混匀8次	EDTA-K$_2$
绿色	1. 生化　血液黏滞度、血氨（3ml） 2. 药物　地高辛	血浆	采集后颠倒混匀8次	肝素锂
浅蓝色	生化：DIC全套、凝血因子活性、血小板聚集功能	全血	采集后颠倒混匀8次	枸橼酸钠
灰色	生化：血糖、血酮、乳酸	血浆	采集后颠倒混匀8次	EDTA-Na$_2$
黑色	红细胞沉降率	全血	采集后颠倒混匀8次	枸橼酸钠

注：ADA，腺苷脱氨酶；HBV，乙型肝炎病毒；DNA，脱氧核糖核酸；CMV，巨细胞病毒；EDTA-K$_2$，乙二胺四乙酸二钾；DIC，弥散性血管内凝血；EDTA-NA$_2$，乙二胺四乙酸二钠。

（2）治疗车下层：生活垃圾桶、医用垃圾桶及锐器回收盒。

5. 环境准备　清洁、安静，温湿度适宜，光线或照明充足，必要时屏风或围帘遮挡。

【操作步骤】

操作步骤	要点与沟通
1. 根据检验目的选择适当容器，在完好的容器外，粘贴注明科室、床号、姓名、性别、住院号等的标签	● 根据检验目的确定所需采血量
2. 洗手，戴口罩，携用物至患者床旁，核对患者、检验单及标本容器	● 护士：请问您叫什么名字？让我看一下您的腕带好吗？×××您好，我是您的责任护士×××。根据医嘱我要为您采血，请您配合
3. 协助患者取舒适体位，选择合适的静脉及穿刺点，将治疗巾铺于穿刺部位的肢体下，戴手套	● 常选用肘正中静脉、头静脉和贵要静脉
4. 按静脉注射法，在穿刺部位上方6cm处扎好止血带，常规消毒穿刺部位皮肤，嘱患者握拳	● 严格无菌操作 ● 护士：请您握拳，这样采血更容易
5. 操作中查对	● 再次确认患者
6. 标本采集	
▲真空采血器采血	
（1）取下真空采血针护套，手持采血针，按静脉注射法穿刺静脉	● 护士：现在我要进针了，请您配合
（2）见回血后，拔掉采血针另一端护套，刺入真空采血管。若需多管采血，可继续接入所需真空采血管	● 见血液流出后，可松开止血带
（3）采血完毕时，嘱患者松拳，松开止血带，迅速拔针并用棉球顺着血管方向按压局部至不出血（一般2~3分钟）	● 采血结束时，先拔掉真空采血管，再拔针按压

操作步骤	要点与沟通
7. 再次核对患者、标本、检验单，协助患者取舒适卧位，整理床单位，分类清理用物	● 操作后查对 ● 物品按相关规定分类处理
8. 洗手、记录	● 以免影响检验结果
9. 将标本连同检验单及时送检	● 特殊标本注明采集时间
▲注射器采血	
（1）血培养标本：去除铝盖中心部分，常规消毒瓶塞，将抽好的血液注入瓶内，轻轻摇匀	● 同时抽取不同种类的血液标本，应先注入血培养瓶，然后注入抗凝管，最后注入干燥试管
（2）全血标本：取下针头，将血液沿管壁缓慢注入抗凝试管内，轻轻摇匀，使血液和抗凝剂充分混匀	● 一般血培养采血5ml，急性细菌性心内膜炎患者，为提高细菌培养灵敏度，采血量需10~15ml
（3）血清标本：将血液沿管壁缓慢注入干燥试管内	● 防止血液凝固，避免振荡，以防红细胞破裂溶解

【健康教育】

1. 向患者说明血标本采集的目的、注意事项及采集过程中的配合要点，使其能顺利配合护士完成操作。

2. 操作过程中，护士应随时关注患者的感受，注意保持沟通交流，消除其恐惧心理。

【注意事项】

1. 严格执行查对制度和无菌操作制度。

2. 采集标本的方法、采血量及时间应准确。

考虑到体位与运动对检验结果的影响，静脉血标本最好于晨起后1小时内采集。做生化检查时，需抽取晨起空腹静脉血标本，应事先通知患者抽血前勿进食饮水，以免影响检验结果。采集细菌培养标本尽可能在使用抗生素前或伤口局部治疗前、高热寒战期。

不同的血液测定项目对采集时间有不同要求。

（1）空腹血：主要见于生化检测。进食进饮可改变血液中某些化学成分，影响检查结果。因此，需要求患者禁食禁饮8小时，或晚餐后次日晨空腹采血。但空腹时间过长，可使血液中某些成分分解、释放，从而导致某些检验结果异常，如血糖、转铁蛋白可因空腹时间过长而降低；甘油三酯、游离脂肪酸增高。

（2）定时采血：即在规定的时间内采集静脉血标本。如口服葡萄糖耐量试验、药物血浓度检测、激素测定等。考虑到药物浓度峰值及服药时间的影响，检测药物血浓度时，一般在下次服药之前采集血液标本。

3. 采集血液标本时，结扎止血带的时间以1分钟为宜，过长易导致血液成分变化影响检验结果。

4. 使用真空采血法采血前，不可松动真空采血管管塞，或先将真空采血管和双向采血针的橡胶套端相连，以免采血管内负压消失影响采血。

5. 严禁在输液输血的针头处采集血标本，最好在对侧肢体采集，以防血液被稀释影响检验结果；女性患者乳腺切除术后，应在手术对侧手臂采血。

6. 行二氧化碳结合率测定时，采集的血标本应立即注入盛有液状石蜡的抗凝试管，注入时用长针头且应插至液状石蜡液面以下以隔绝空气，防止二氧化碳逸出影响检验结果的准确性。

（三）动脉血标本采集法

动脉血标本采集法（arterial blood sampling）是从动脉抽取动脉血标本的方法。常用的动脉有桡动脉、股动脉。

【目的】

采集动脉血，进行血气分析，判断患者血液氧合情况，为治疗提供依据。

【操作前准备】

1. 评估并解释

（1）评估

1）患者的病情、诊断和治疗情况、意识状态及肢体活动能力。

2）对血标本采集的了解及合作程度。

3）有无情绪变化（如检验前紧张、焦虑等）。

4）用氧或呼吸机使用情况。

（2）解释：向患者及家属解释动脉血标本采集的目的、临床意义、注意事项及配合要点。

2. 患者准备　患者明确动脉血标本采集的目的、临床意义、注意事项及配合要点；取舒适体位，暴露穿刺部位。

3. 用物准备

（1）治疗车上层：注射盘、2ml或5ml一次性注射器或一次性动脉采血器（包括血气针、塑料护帽、橡胶块）、无菌试管、无菌软木塞或橡胶塞、适量肝素、无菌手套、治疗巾、检验单、手消毒剂。

（2）治疗车下层：生活垃圾桶、医用垃圾桶及锐器回收盒。

4. 环境准备　清洁、安静，温湿度适宜，光线或照明充足，必要时屏风或围帘遮挡。

5. 护士准备　衣帽整洁，修剪指甲，洗手，戴口罩。

【操作步骤】

操作步骤	要点与沟通
1. 核对检验单，按要求在一次性注射器或动脉血气针外贴上注明科室、床号、姓名、性别、住院号、检验项目等的标签	
2. 洗手，戴口罩，携用物至患者床旁，核对患者、检验单及标本容器	● 护士：请问您叫什么名字？让我看一下您的腕带好吗？×××您好，我是您的责任护士×××。根据医嘱我要为您采血，请您配合
3. 协助患者取舒适体位，选择合适动脉，在穿刺部位的肢体下铺治疗巾	● 一般选择桡动脉或股动脉
4. 常规消毒穿刺部位皮肤，范围大于5cm，常规消毒操作者左手示指和中指或戴手套	● 严格无菌操作

操作步骤	要点与沟通
5. 操作中查对	● 再次确认患者
6. 标本采集	
▲普通注射器采血	
用戴无菌手套或消毒后的左手示指、中指触及动脉搏动最明显处并固定，右手持注射器，在两指间垂直进针，或与动脉走向成45°进针，见有鲜红色血液涌入注射器时，右手固定穿刺针方向和深度，左手抽血至所需量	
▲动脉血气针采血	
取出动脉血气针，将血气针活塞拉至所需的血量刻度，采血针筒会自动形成吸引等量液体的负压。穿刺方法同上，见有鲜红色回血，右手固定血气针，血气针会自动吸取所需血量	● 穿刺前抽取肝素0.5ml，湿润注射器管腔后弃去余液，以防血液凝固 ● 血气分析采血量一般为0.5~1ml ● 抽血过程中确保针尖固定
7. 采血完毕拔出针头，局部用无菌纱布或无菌干棉球加压止血5~10分钟	● 护士：动脉血已经采完，请您按压5~10分钟，谢谢您的配合
8. 针头拔出后立即将针尖刺入橡胶块，并取下针头，将血气针筒与塑料护帽相连，轻轻搓动注射器使血液与肝素混匀	● 防止针刺伤 ● 避免凝血
9. 再次核对患者、化验单及标本，清理用物，协助患者取舒适体位，整理床单位，洗手、记录	● 用物按相关规定分类处理
10. 将标本连同检验单及时送检	● 以免影响检验结果

【注意事项】

1. 严格执行查对制度和无菌操作原则。

2. 有出血倾向者慎用动脉穿刺法采集动脉血标本，如病情需要进行动脉血气分析，可考虑沙袋加压止血及延长按压时间。

3. 注射器采集动脉血标本时，注射筒内不能留有空气，以免影响检验结果。

4. 桡动脉穿刺点位于前臂掌侧腕关节上约2cm、动脉搏动明显处；股动脉穿刺点位于髂前上棘与耻骨结节连线的中点、股动脉搏动明显处。穿刺时患者呈仰卧位，下肢外展外旋，以暴露穿刺部位。新生儿宜选择桡动脉穿刺，因垂直进针行股动脉穿刺时，易伤及髋关节。

相关链接 | **伟大的发明——真空采血技术**

　　1937年，Joseph J.Kleiner创造性地发明了真空采血技术。从此以后，真空采血技术在临床应用过程中不断完善。20世纪90年代初我国部分医院开始使用这一全新的采血法。如今，真空采血技术日渐普及，并逐渐呈现出代替注射器采血这种传统采血方法的趋势，同时真空采血法也提高了检测标本的质量与速度。对患者和护士来说，真空采血法具有安全、方便等优点。

二、尿标本的采集

尿液是血液经肾小球滤过，肾小管和集合管重吸收、排泄和分泌产生的终末代谢产物。尿液的组成和性状与泌尿系统疾病直接相关，且受机体各系统功能状态影响，反映了机体的代谢状况。临床上常采集尿标本进行物理、化学、细菌学等检查，以了解病情、协助诊断及观察疗效。

尿标本可分为三种，即尿常规标本、尿培养标本、12小时或24小时尿标本。

【目的】

1. **尿常规标本**　检查尿液的颜色、透明度、比重、有无细胞及管型，并进行尿蛋白及尿糖定性检测等。

2. **尿培养标本**　用于细菌培养或细菌敏感试验，以了解病情，协助临床诊断及治疗。

3. **12小时或24小时尿标本**　用于尿的各种定量检查，如钠、钾、氯、17-酮类固醇、17-羟类固醇、肌酐、肌酸及尿糖定量或尿浓缩查结核分枝杆菌等。

【操作前准备】

1. **评估患者并解释**　评估患者病情、诊断、治疗情况及理解合作程度，向患者及家属解释尿标本检查的目的、方法及配合要点。

2. **患者准备**　患者了解操作目的和方法，明确配合时要点，体位舒适。

3. **用物准备**

（1）尿常规标本：标本容器（50ml或100ml），必要时备便盆或尿壶。

（2）尿培养标本：无菌培养试管、无菌手套、无菌纱布、消毒棉球、棉签、1∶5 000高锰酸钾溶液、试管夹、火柴、酒精灯、便器、纸巾、屏风，必要时备导尿包。

（3）12小时或24小时尿标本：有盖便器、防腐剂。

4. **环境准备**　病室宽敞、安静、整洁、明亮，屏风或拉帘遮挡，保护患者隐私。

5. **护士准备**　衣帽整洁，修剪指甲，洗手，戴口罩。

【操作步骤】

操作步骤	要点与沟通
1. 核对医嘱及检验单上的科室、姓名、床号、住院号及检验项目，备齐用物	● 严格执行查对制度
2. 携用物至患者床旁，再次核对，并向患者解释操作的目的及注意事项	● 护士：请问您叫什么名字？让我看一下您的腕带好吗？×××您好，我是您的责任护士×××。根据医嘱我要为您留取尿标本，请您配合
3. 收集尿标本	● 屏风或拉帘遮挡，保护患者隐私
▲尿常规标本 （1）嘱患者将晨起第一次尿液留于标本容器内，除尿比重检查需留取100ml外，其余检查留取30~50ml即可，女性患者月经期不宜留取 （2）对不能自理的患者协助其留尿	● 护士：请您将晨起第一次尿留取到这个容器中，因为晨尿浓度较高，且未受饮食的影响，所以检验结果较为准确。留取××ml即可，但不要将粪便混于尿液中

操作步骤	要点与沟通
（3）留取尿标本后贴上检验单标签	
▲尿培养标本	
（1）中段尿留取法	
1）嘱患者晨起先用1:5000高锰酸钾溶液清洗外阴，并用无菌纱布擦干	● 护士：请您起床后先用我给您的消毒剂清洗外阴，再用这块纱布擦干
2）戴无菌手套，分开女性患者阴唇或持男性患者阴茎，按导尿术方法用消毒棉球消毒尿道口	● 护士：请您双腿屈曲，略张开，我来为您消毒
3）用试管夹夹住试管中下部，点燃酒精灯，消毒试管口及盖子	
4）将便器垫于患者臀下，嘱其排尿，弃去前段尿，以试管接取中段尿5~10ml	● 护士：请您排尿，先冲洗一下尿道，我为您接取尿标本
5）再次消毒试管口及盖子，随即快速盖紧试管，熄灭酒精灯，并贴上检验单标签	● 标本不可倒置，以免受感染
6）清洁外阴，协助患者穿好裤子并整理床单位，清理用物	● 使患者舒适
（2）导尿术留取法	
1）按照导尿术要求插入导尿管	
2）用无菌试管接取尿液5~10ml，盖好瓶盖，其余步骤同中段尿留取法	
▲12小时或24小时尿标本	
（1）取有盖便器，贴上检验单标签，注明留取尿液的起止日期和时间	● 12小时尿标本时间为晚上7时至次日晨7时，24小时尿标本时间为早晨7时至次日晨7时
（2）将便器交予患者，嘱其于早晨7时或晚上7时排空膀胱后开始留取尿液，至次日晨7时留取最后一次尿液，便器内加入防腐剂（表14-2-2）	● 护士：给您便器，请您在××时间排空尿液，之后××时间内的尿液均排在这个便器中，但需注意不要将粪便混入其中，便器要放在阴凉处
4. 洗手、记录，将采集到的尿标本及时送检，用物按常规消毒处理	

▼ 表14-2-2　常用防腐剂的作用及方法

防腐剂	作用	用法	临床应用
甲醛	防腐并固定尿中有机成分	每100ml尿液加400g/L甲醛0.5ml	艾迪计数（12小时尿细胞计数）等
浓盐酸	防止尿中激素被氧化	24小时尿液每升加入10ml浓盐酸	内分泌系统检查，如17-酮类固醇、17-羟类固醇等
甲苯	保持尿中化学成分不变	每100ml尿液中加0.5ml甲苯，甲苯应在第一次尿液倒入后加入，使之形成薄膜覆盖于尿液表面，以防细菌污染	尿蛋白定量，尿糖定量，钠、氯、肌酐、肌酸检查等

【健康教育】

1. 留取尿标本前应根据检验目的不同向患者介绍尿标本留取的方法及注意事项，使其意识到正确留取尿标本对检验结果的重要性。

2. 留取尿标本前为患者提供宽敞、安静、隐蔽、尽量符合其排泄习惯的环境，以消除患者紧张、羞怯的心理。

【注意事项】

1. 患者会阴部分泌物较多时，应先清洁或冲洗，然后再留取尿标本。

2. 女性做早孕诊断试验时应留取晨尿，检查结果更为精准。

3. 采集尿培养标本时，应严格执行无菌技术操作，防止标本在采集时被污染，影响检验结果。

三、粪便标本的采集

粪便是由食物残渣、消化道分泌物、大量细菌和水分等组成。粪便标本的检验结果有助于评估患者的消化系统功能。

粪便标本包括粪便常规标本、粪便隐血标本、粪便培养标本及寄生虫或虫卵标本。

【目的】

1. 粪便常规标本　检查粪便的颜色、性状、细胞等。

2. 粪便隐血标本　检查粪便内肉眼不能观察到的微量血液。

3. 粪便培养标本　检查粪便中的致病菌。

4. 寄生虫或虫卵标本　检查粪便中的寄生虫、幼虫及虫卵计数。

【操作前准备】

1. 评估患者并解释

（1）评估

1）患者的病情、诊断和治疗情况及意识状态。

2）患者对粪便标本采集的了解及合作程度。

（2）解释：向患者及家属解释粪便标本采集的目的、临床意义、注意事项及配合要点。

2. 患者准备　患者明确粪便标本采集的目的、临床意义、注意事项及配合要点。

3. 护士准备　衣帽整洁，修剪指甲，洗手，戴口罩。

4. 用物准备　除检验单、无菌手套、手消毒剂、生活垃圾桶、医用垃圾桶外，根据检验的目的不同另备以下物品。

（1）粪便常规标本、粪便隐血标本：标本容器（内附检便匙）、清洁便器。

（2）粪便培养标本：无菌标本容器、无菌检便匙、消毒便器。

（3）寄生虫或虫卵标本：标本容器（内附检便匙）、透明胶带或载玻片（查找蛲虫）、清洁便器。

5. 环境准备　隐蔽、安静、舒适，必要时屏风或围帘遮挡。

【操作步骤】

操作步骤	要点与沟通
1. 查对医嘱和检验单上患者信息及检验项目是否一致	● 严格执行查对制度
2. 携用物至患者床旁，核对患者并解释操作的目的和注意事项	● 护士：请问您叫什么名字？让我看一下您的腕带好吗？×××您好，我是您的责任护士×××。根据医嘱我要为您留取粪便标本，请您配合
3. 嘱患者排便前先排空膀胱	● 护士：请您先排尿，以免将尿液混入粪便标本中
4. 收集粪便标本	
▲粪便常规标本	
（1）嘱患者排便于清洁便器内	● 护士：请您排便在这个便器内
（2）用检便匙取粪便中央部分或黏液脓血部分约5g，或水样便15~30ml，置于标本容器送检	● 5g粪便大约为蚕豆大小
▲粪便隐血标本	
按粪便常规标本留取	
▲粪便培养标本	
（1）嘱患者排便于消毒便器内	● 护士：请您排便在这个便器内
（2）用无菌检便匙取中央部分或脓血黏液部分的粪便2~5g，置于无菌标本容器内	● 尽可能取多处标本，提高检验灵敏度
（3）患者无便意时，可用蘸有0.9%氯化钠的长棉签，插入肛门6~7cm，沿一个方向轻轻旋转后退出，置于无菌培养瓶内	● 护士：现在我用这个无菌棉签探入您肛门，以蘸取一些粪便进行检查，可能有些不舒服，请您放松，或者深呼吸来配合我，好吗
▲寄生虫或虫卵标本	
（1）检查寄生虫及虫卵：在粪便不同部位取带血或黏液部分5~10g送检，进行血吸虫孵化检查或服用抗寄生虫药后应留取全部粪便	● 尽可能取多处标本，提高检验灵敏度
（2）检查蛲虫：嘱患者睡前或清晨刚清醒时，将透明胶带贴在肛门周围处，取下并将粘有虫卵的透明胶带面粘贴在载玻片上，或将透明胶带对合，送检	● 蛲虫常在午夜或清晨时爬到肛门处产卵
（3）检查阿米巴原虫：将便器加温至接近人的体温，患者排便后，将标本在30分钟内连同便器一起送检	● 阿米巴原虫在低温环境下失去活力而难以查到 ● 及时送检，防止阿米巴原虫死亡

【健康教育】

1. 采集粪便标本前，根据检验目的不同向患者介绍所采集标本的方法、注意事项及配合要点，使其意识到正确留取标本对检验结果的重要影响。

2. 采集粪便标本前，为患者提供安全、隐蔽、尽量符合其排泄习惯的环境，消除紧张、羞怯心理。

【注意事项】

1. 采集集粪隐血标本时，嘱患者检查前3日禁食肉类、动物肝脏、血液制品、绿叶蔬菜，以及含铁丰富的食物和药物，以免造成假阳性检验结果。

2. 进行阿米巴原虫检查时，在采集标本前几日，嘱患者禁服钡剂、油质或含金属的泻剂，以免金属制剂影响阿米巴虫卵或胞囊的显露。

四、痰标本的采集

痰液是气管、支气管及肺泡所产生的分泌物，正常情况下分泌较少。当呼吸道黏膜受到刺激时，分泌物增多，痰量增多。痰液主要由黏液及炎性渗出物组成，不包括唾液及鼻咽分泌物。

临床上常用的痰标本包括痰常规标本、痰培养标本及24小时痰标本。

【目的】

1. 痰常规标本 检查痰的一般性状、细菌、虫卵或癌细胞等。

2. 痰培养标本 检查痰液中的致病菌，为抗生素的选择提供依据。

3. 24小时痰标本 检查24小时痰液的量及性状，协助诊断疾病。

【操作前准备】

1. 评估患者并解释

（1）评估

1）患者的病情、诊断和治疗情况及意识状态。

2）患者对痰标本采集的了解及合作程度。

（2）解释：向患者解释痰标本采集的目的、临床意义、注意事项及配合要点。

2. 患者准备 患者了解操作的目的和采集方法，能配合护士或自行留取标本。

3. 用物准备 除检验单、手消毒剂、生活垃圾桶、医用垃圾桶外，根据检验目的不同另备以下物品。

（1）痰常规标本：标本容器、温水。

（2）痰培养标本：备无菌标本容器或培养瓶、漱口溶液。

（3）24小时痰标本：备容积约500ml的清洁广口集痰容器。

（4）患者无力咳痰或不能配合者：标本容器、吸引器、一次性无菌集痰器（图14-2-1）、0.9%氯化钠溶液、无菌手套。

4. 护士准备 衣帽整洁，修剪指甲，洗手，戴口罩。

5. 环境准备 病室清洁、安静、温湿度适宜。

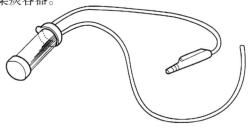

▲ 图14-2-1　一次性无菌集痰器

【操作步骤】

操作步骤	要点与沟通
1. 查对医嘱和检验单患者信息及检验项目等是否一致，备齐用物	● 严格执行查对制度
2. 携用物至患者床旁，再次核对，向患者解释操作的目的和注意事项	● 护士：请问您叫什么名字？让我看一下您的腕带好吗？×××您好，我是您的责任护士×××。根据医嘱我要为您留取痰标本，请您配合
3. 收集痰标本	
▲痰常规标本	
（1）自行留取标本：嘱患者晨起后温水漱口，深呼吸数次，然后用力咳出气管深处痰液（即晨起后第一口痰液），吐入标本容器，再次漱口	● 护士：请您先用温水漱口，然后像我这样深呼吸几次，用力咳出气管深处的痰，吐到这个容器里，然后再漱一次口
（2）无力咳痰或不能配合者：协助患者取舒适卧位，由下向上、由外到内叩击患者背部。戴无菌手套，将集痰器接管端连接吸引器，按吸痰法用另一端吸痰管将痰液吸入集痰器内，取下集痰器上端带管的瓶盖，旋下尾端瓶盖盖在集痰器上	● 护士：请问这个姿势舒服吗？我给您叩背，这样痰更容易吸出来，现在我要为您吸痰了，可能不太舒服，请您稍忍耐一下，很快就好
▲痰培养标本	● 严格无菌操作，避免污染标本
（1）自行留取标本：嘱患者晨起后先用漱口溶液漱口，再用清水漱口，深呼吸数次后用力咳出气管深处痰液，吐入无菌标本容器	● 护士：请您先用漱口溶液漱口，再用清水漱口，然后像我这样深呼吸用力咳嗽，将痰吐到这个容器内
（2）无力咳痰或不能配合者：采集方法同痰常规标本	
▲24小时痰标本	
在标本容器内先加一定量的水，注明留痰的起止时间，嘱患者晨起漱口后（早晨7时）第一口痰开始留取，至次日晨起漱口后（早晨7时）第一口痰作为结束，将24小时痰液全部吐入容器	● 计算总量时将加入的水量扣除 ● 护士：请您早晨起床后先漱口，从第一口痰开始到第二日早晨第一口痰结束，24小时的痰全部吐到这个容器内，请注意不要将唾液、鼻涕及漱口水混入痰液中
4. 洗手	● 避免交叉感染
5. 观察、记录	● 痰液的颜色、性质和量
6. 送检	● 将化验单标签贴于标本容器上，及时送检

【健康教育】

1. 向患者介绍留取痰标本的目的、注意事项及配合要点，使其了解正确的采集过程对检验结果的重要影响。

2. 告知患者，如有痰液，应尽量咳出，避免痰液长时间停留呼吸道，引起肺部感染。

3. 教会患者有效咳痰的方法，清除呼吸道分泌物，改善通气功能。

【注意事项】

1. 采集标本时应做到操作规范，如采集痰培养标本，应严格无菌操作，避免因操作不当污染标本，影响检验结果。

2. 痰液收集时间宜选择在清晨，因清晨痰量及痰内细菌较多，可提高检验灵敏度。

3. 如果患者伤口疼痛，无法咳嗽、咳痰，可用软枕或手掌按压住伤口，以保护伤口，减轻张力，防止疼痛及伤口裂开。

4. 查找癌细胞的痰标本可用10%甲醛或95%乙醇固定后送检。

五、咽拭子标本的采集

正常人咽颊部有口腔正常菌群，无致病菌。咽部细菌均来自外界，正常情况下不致病，当机体全身或局部抵抗力下降时和在其他外部因素作用下，可出现感染等而导致疾病。

咽拭子（throat swab）标本采集是从咽部及扁桃体采集分泌物进行细菌培养或病毒分离的一项技术。

【目的】

从咽部或扁桃体采集分泌物进行细菌培养或病毒分离，查找病原菌，协助临床诊断。

【操作前准备】

1. 评估患者并解释

（1）评估：患者的病情、诊断和治疗情况及意识状态；患者对咽拭子标本采集的了解及合作程度。

（2）解释：向患者解释咽拭子标本采集的目的、临床意义、注意事项及配合要点。

2. 患者准备　患者了解操作的目的和采集方法，能配合护士。

3. 用物准备

（1）治疗车上层：无菌咽拭子培养管、酒精灯、火柴、消毒压舌板、检验单、手消毒剂、手电筒。

（2）治疗车下层：生活垃圾桶、医用垃圾桶。

4. 护士准备　衣帽整洁，修剪指甲，洗手，戴口罩。

5. 环境准备　病室环境整洁、安静、温湿度适宜。

【操作步骤】

操作步骤	要点与沟通
1. 查对医嘱和检验单患者信息及检验项目等是否一致，备齐用物	● 严格执行查对制度
2. 携用物至患者床旁，再次核对，向患者解释操作的目的和注意事项	● 护士：请问您叫什么名字？让我看一下您的腕带好吗？×××您好，我是您的责任护士×××。根据医嘱我要为您采集咽拭子标本，请您配合
3. 点燃酒精灯	
4. 嘱患者张口发"啊"的音，暴露咽部	● 必要时用压舌板下压舌部
5. 用咽拭子培养管内的消毒长棉签（即咽拭子），以轻快的动作擦拭两侧腭弓、咽及咽扁桃体上的分泌物	● 护士：请您尽量张大嘴说"啊"，我用这个消毒棉签轻轻擦一下您的咽部，可能有些恶心，请您尽量配合，很快就好

操作步骤	要点与沟通
6. 在酒精灯火焰上消毒试管口，并将棉签插入试管，塞紧	● 严格无菌技术操作，防止标本被污染
7. 洗手，取口罩，及时记录并送检	

【健康教育】

采集前应向患者解释操作的目的、过程及配合的注意事项，使其能配合护士顺利完成操作。

【注意事项】

1. 采集咽拭子标本过程中，咽拭子不可触及患者口腔内的其他部位，若碰触到患者口腔的其他部位，必须更换棉签重新采集。

2. 进行真菌培养时，须在口腔溃疡面取分泌物。

3. 采集咽拭子标本时，患者可能出现恶心、呕吐，为避免这种情况发生，应尽量避免在患者进食后2小时内采集。采集时，动作要轻、快、稳，避免引起患者不适。

（姜　新）

学习小结

本章内容首先从标本采集的意义及原则等方面进行了详尽的描述，学生通过本部分的学习可以了解到标本采集的概念、意义及采集过程中需要遵循的主要原则。其次，对临床常用标本的采集方法分别进行了阐述，主要包括血液、尿液、粪、痰和咽拭子的标本采集。学生通过本部分的学习，应能掌握血液、尿液、粪、痰、咽拭子标本采集的类型、目的、临床意义、操作流程和注意事项；熟悉各项标本采集的概念、原则及沟通要点；了解标本采集的意义。同时要熟练运用各项标本采集操作方法，操作过程中与患者的良好沟通。

复习思考题

1. 请简述标本采集的原则。

2. 临床常用的标本采集种类包括哪些？

3. 血液标本采集包括哪几种？其采集目的分别是什么？

4. 单项选择题

（1）采集血液标本的注意事项**不包括**

A. 根据化验目的计算血量

B. 需全血的标本应选择抗凝试管

C. 血清标本应防止溶血

D. 女性患者月经期不宜留取

E. 生化标本应清晨空腹抽取

（2）动脉采血需要按压的时间为

A. 2~3分钟

B. 2~4分钟

C. 2~5分钟

D. 5~8分钟

E. 5~10分钟

（3）采集血液标本时，正确的措施是

A. 取血1ml

B. 采血后避免振荡，防止溶血

C. 采血后更换针头再注入试管内

D. 可在静脉留置针处取血

E. 快速将血液注入试管内

（4）测定尿蛋白定量所加入的防腐剂是

A. 硫酸

B. 甲苯

C. 甲醛

D. 浓盐酸

E. 稀盐酸

（5）采集24小时尿标本时，正确的采集时间是

A. 早晨7时至次日晨7时

B. 早晨9时至次日晨9时

C. 早晨11时至次日晨9时

D. 晚上7时至次日晚7时

E. 晚上11时至次日晚11时

单项选择题答案：1D　2E　3B　4B　5A

第十五章 危重患者的护理及常用急救技术

学习目标

知识目标
1. 掌握 危重患者的病情监测及护理措施；各种抢救技术的操作方法及注意事项；呼吸、心搏骤停的原因、判断依据及临床表现；洗胃的目的、适应证、禁忌证及常用洗胃溶液。
2. 熟悉 抢救室的设备管理要点；洗胃、心肺复苏的概念。
3. 了解 抢救设备的管理。

能力目标
1. 能正确使用格拉斯哥昏迷量表对患者的意识障碍进行分级。
2. 能采用正确的方法进行心肺复苏。
3. 能采用正确的方法进行洗胃操作。
4. 能采用正确的方法使用简易呼吸器。

素质目标
1. 在抢救过程中，尊重危重患者及家属的权利。
2. 在对危重患者实施抢救的过程中始终保持认真、专业的态度；全面、准确、高效地完成相应任务。

危重患者的急救护理是医疗护理工作中一项重要而严肃的任务，急救工作的质量直接关系到患者的生命和生存质量。因此，急救工作不仅需要严密的组织管理、合理的分工、必要而完善的抢救设备，更需要护士细致而娴熟的抢救技术。作为护理人员，必须熟练掌握心肺复苏、吸氧、吸痰、洗胃、人工呼吸器的使用等常用的急救技术，熟悉相应的抢救程序，与医生配合，保证急救工作及时、准确、有效地进行，全面、细致地为危重患者做好身心整体护理。

> 📌 **问题与思考**
>
> 患者杨某，男性，19岁，既往有心肌炎病史。2023年7月15日，参加暑期足球训练，在完成1 500m跑步（约30分钟）后，休息期间突然意识丧失，呼之不应，大小便失禁，教练立即拨打120后，急救人员及时赶到现场。请思考：
> 1. 作为急救护士，当你到达现场后应该先怎么做？
> 2. 如果确定该患者呼吸心跳已停止，你该如何为患者实施救治？
> 3. 在为患者实施救治过程中，应注意什么？

🔔 **问题与思考**

患者吴某，女性，24岁。因个人情感问题一时想不开而喝农药自杀，被家人发现后立即送往医院进行抢救。患者神志清楚，口中有大蒜味，不配合抢救。请思考：

1. 作为急救护士，当你接诊该患者时应该怎么做？

2. 应采用什么方法为该患者实施救治？

3. 在为患者实施救治的过程中，应该注意什么？

第一节　危重患者的管理

危重患者（critical ill patient）是指病情严重、随时可能发生生命危险的患者。抢救危重患者是医疗护理工作中的一项紧急任务。遇有危重患者，护士应从思想上、组织上、技术上、物质上做好充分准备，以娴熟的技术、高度的责任心、分秒必争、全力以赴地进行抢救。

一、抢救工作的组织管理与设备管理

（一）抢救工作的组织管理

1. 建立责任明确的组织系统　接到抢救任务时，应立即成立抢救小组，指定抢救负责人，通常可分为全院性或科室（病区）性抢救。全院性抢救一般用于大型灾难等突发事件，由院长组织实施，各相关科室均参与抢救工作。科室性抢救一般由科主任、护士长负责组织指挥，科室领导不在时由在场工作人员中职务最高者负责指挥，其他医务人员必须听从指挥。护士是抢救小组的重要成员，在医生到达之前，护士应根据病情需要，给予及时、适当的紧急处理，如体位固定、测量生命体征、建立静脉通道、给氧、吸痰、止血、人工呼吸、胸外心脏按压等基本抢救措施。参加抢救的医务人员必须明确分工，密切配合。

2. 制定抢救方案　护士须参与抢救方案的制定，及时准确地找到患者的主要护理问题，并制定有针对性的护理计划，明确护理诊断和护理目标，实施正确、有效的护理措施，以解决患者现存或潜在的健康问题。

3. 配合抢救　护士负责抢救措施的有效实施，在抢救过程中护士应做到统一指挥，分工明确，互相配合，争分夺秒。一切抢救用品均应定点放置，保证应急使用。工作态度要严肃、认真，动作正确、迅速，保证高质量、高效率地抢救危重患者。

4. 做好抢救记录和查对工作　记录要求及时、准确、清晰、扼要、完整，并注明执行时间。各种急救药物经两人核对无误后方可使用。执行口头医嘱时，护士须向医生复述一遍，尤其是药物名称、浓度、剂量、给药时间和方法等，待双方确认无误后方可执行，抢救结束后应及时请医生据实补写医嘱。抢救中的空安瓿、空药瓶、输液空袋（瓶）、输血空袋等均应集中放置，以便统计查对。

5. 医护密切配合　责任护士应参加医生查房、会诊、病例讨论，熟悉危重患者的病情、重点观察的项目和抢救过程，了解治疗方案，做到心中有数、配合恰当；并注意抢救后的病情观察，做好交接班工作，随时掌握病情的动态变化。

（二）抢救设备的管理

1. 抢救室　急诊室和病区应设立抢救室。病区抢救室宜设在靠近护士站的单独房间。抢救室要求宽敞、明亮、安静、整洁，各类抢救设备齐全，并建立严密的科学管理制度。

2. 抢救床　最好选用可升降的多功能抢救床，另外准备木板一块，以备胸外心脏按压时使用。

3. 抢救车　严格按照要求备齐各种常用急救药品、抢救物品及设备。

（1）常用急救药品：见表15-1-1。

▼ 表15-1-1　常用急救药品

类别	常用药物
心三联	盐酸利多卡因、硫酸阿托品、盐酸肾上腺素
中枢兴奋剂	尼可刹米（可拉明）、洛贝林（山梗菜碱）
升压药	去甲肾上腺素、多巴胺、间羟胺、多巴酚丁胺等
抗高血压药	利血平、硝普钠、硫酸镁注射液、盐酸乌拉地尔（利喜定）等
强心药	去乙酰毛花苷（西地兰）、毒毛花苷K等
抗心绞痛药	硝酸甘油
抗心律失常药	利多卡因、普鲁卡因胺、盐酸维拉帕米、盐酸胺碘酮等
止血药	卡巴克络、酚磺乙胺、维生素K_1、垂体后叶激素、氨甲苯酸、鱼精蛋白等
镇静镇痛、抗惊厥药	盐酸哌替啶、苯巴比妥钠、氯丙嗪、地西泮、硫喷妥钠、苯妥英钠、硫酸镁等
解毒药	阿托品、碘解磷定、氯解磷定、亚甲蓝、硫代硫酸钠等
抗过敏药	盐酸异丙嗪、苯海拉明、阿司咪唑、氯苯那敏等
脱水利尿药	20%甘露醇、25%山梨醇、呋塞米、依他尼酸等
支气管扩张药	氨茶碱、二羟丙茶碱等
激素类药	氢化可的松、地塞米松、可的松
碱性药	5%碳酸氢钠
其他	10%葡萄糖酸钙、氯化钙、氯化钾、平衡液、血浆代用品、右旋糖酐40葡萄糖液、右旋糖酐70葡萄糖液等

（2）常用抢救物品及设备：见表15-1-2。

为了不贻误抢救时机，抢救室内抢救器械和药品应严格执行抢救物品的"五定制度"，即定品种数量、定点安置、定专人管理、定期消毒灭菌、定期检查维修；抢救物品完好率达到100%，以保证抢救时能随时使用；抢救室内物品不得外借，值班护士应班班交接并做好登记；抢救器械和药品应配有简明扼要的使用说明卡，护士要熟悉抢救器械的性能和使用方法，并能排除常见故障。

种类	名称
无菌物品	各种型号注射器和针头、输液器、输血器、静脉留置针、中心静脉置管包、气管切开包、气管插管包、各种穿刺包、缝合包、导尿包、无菌手套及敷料等
抢救器械	给氧系统（氧气筒、中心给氧、加压给氧装置）、吸氧管、吸氧面罩、吸痰管、负压连接管、电动吸引器或中心负压吸引装置、心电图机、除颤器、心脏起搏器、心肺复苏器、心电监护仪、简易呼吸器、呼吸机、电动洗胃机等
抢救物品	血压计、听诊器、开口器、舌钳、压舌板、牙垫、口咽通气管、喉镜、止血带、夹板、绷带、氧气导管、胃管、引流管、引流袋、一次性接头、皮肤消毒用物、移动输液架、手电筒等
其他设备	环形输液轨道、自动传呼机、多孔电源插座、电话、对讲机、应急灯等

二、病情观察

危重患者病情危重且变化快，因此需对其各重要系统功能进行持续监测，以便动态了解患者的整体状态、疾病危险程度、各系统脏器的损害程度等，这对及时发现病情变化、及时诊断和抢救处理极为重要。危重患者病情监测的内容较多，最基本的病情监测主要是对中枢神经系统、瞳孔、循环系统、呼吸系统和肾功能、体温的监测等，及时了解患者心、肝、肺、肾、脑等重要脏器的功能状态及治疗效果，以便采取有效的救治措施。

1. 中枢神经系统监测　主要包括意识水平监测、电生理监测（如脑电图）、影像学监测（如CT与MRI）、颅内压测定和脑死亡的判定等。其中最重要的是意识水平的监测，临床常采用格拉斯哥昏迷量表（Glasgow Coma Scale，GCS）（表15-1-3），对患者的意识水平及意识障碍的严重程度进行观察和测定。GCS包括睁眼反应、语言反应、运动反应3个子项目，使用时分别测量3个子项目并评分，然后再将各个子项目的分值相加求其总和，即可得到患者意识障碍程度的客观评分。GCS总分范围为3~15分，15分表示意识清醒。按意识障碍的差异分为轻、中、重三度，轻度13~14分，中度9~12分，重度3~8分。分数越低表示意识障碍程度越严重，总分低于8分者为昏迷。另外，也可通过对颅内压的测定了解脑脊液压力的动态变化，从而进一步了解其对脑功能的影响。

2. 瞳孔的观察　瞳孔的变化是许多疾病，尤其是神经系统疾病、药物中毒、昏迷等病情变化的一个重要指征。观察瞳孔要注意两侧瞳孔的大小、形状、位置、边缘、反应等。正常瞳孔为圆形，两侧等大等圆，位置居中，边缘整齐。在自然光线下，正常瞳孔直径为2~5mm，调节反射两侧相等。病理情况下，瞳孔的大小可出现变化：① 当瞳孔直径小于2mm时称为"瞳孔缩小"，两侧瞳孔缩小常见于有机磷、吗啡等中毒，严重时甚至出现针尖样瞳孔（瞳孔直径小于1mm）。② 单侧瞳孔缩小常见于同侧小脑幕裂孔疝早期。③ 瞳孔直径大于5mm称为"瞳孔散大"，单侧瞳孔散大、固定常提示同侧小脑幕裂孔疝。④ 两侧瞳孔散大多见于双侧小脑幕裂孔疝、枕骨大孔疝、颠茄类药物中毒及濒死期患者；若患者瞳孔突然散大，常常是病情急剧变化的表现。正常瞳孔对光反应灵敏，并于光亮处瞳孔收缩，昏暗处瞳孔放大。当瞳孔大小不随光线刺激而变化时，称瞳孔对光反应消失，常见于危重或深昏迷患者。

项目	状态	分数/分
睁眼反应（eye open）	自发性的睁眼反应	4
	声音刺激有睁眼反应	3
	疼痛刺激有睁眼反应	2
	任何刺激均无反应	1
语言反应（verbal response）	对人物、时间、地点等定向问题清楚	5
	不能准确回答有关人物、时间、地点等的问题	4
	言语不流利，但字意可辨	3
	能发出无法理解的声音	2
	无语言能力	1
运动反应（motor response）	能按指令动作	6
	对刺痛能定位	5
	对刺痛能躲避	4
	刺痛时肢体屈曲（去皮质强直）	3
	刺痛时肢体过伸（去大脑强直）	2
	对刺痛无任何反应	1

3. 循环系统监测　主要包括心率、心律、无创和有创动脉血压、心电功能及血流动力学监测，如中心静脉压、肺动脉压、肺动脉楔压、心输出量及心脏指数等。

4. 呼吸系统监测　主要有呼吸运动、呼吸频率、呼吸节律、呼吸音、潮气量、呼气压力测定、肺胸顺应性监测等；痰液的颜色、气味、性质、量，痰培养的结果；血气分析、胸部X线检查等。其中血气分析是比较重要的监测手段之一，护士应了解其各项指标的正常值及其临床意义。

5. 肾功能监测　肾脏是调节体液的重要器官，主要负责保留体内所需物质及排泄代谢产物，维持水、电解质平衡及细胞内外渗透压平衡，同时肾脏也是最易受损的器官之一，因此对肾功能的监测有重要意义。肾功能监测主要包括尿量，血、尿钠浓度，血、尿的尿素氮，血、尿肌酐，血肌酐清除率测定等。

6. 体温监测　体温监测简便易行，是反映病情缓解或恶化的可靠指标，也是反映代谢率的指标。正常人体温较为恒定，当个体代谢旺盛、感染、创伤、术后等情况时，体温多有升高，而极重度或临终患者体温反而会下降。

目前临床上重症监护病房中对危重患者可以依据急性生理学和慢性健康状况评价（acute physiology and chronic health evaluation Ⅱ，APACHE Ⅱ）进行病情评定和病死率的预测，并可以客观地制订和修正医疗护理计划，为提高医疗质量、合理利用医疗资源及确定最佳出院时机或选择治疗的时间，提供了客观、科学的依据。APACHE Ⅱ分为A、B、C、D四个部分，A为年龄，B为有严重器官系统功能不全或免疫损害，C为GCS，D为生理指标。APACHE Ⅱ总分等于A+B+C+D，评分越高，病情越严重。A、B、C、D的具体评分见表15-1-4。

三、危重患者的护理

对于危重症患者的护理，护士不仅要注重高技术性的护理，也不能忽视患者的基础生理需要，它是危重症护理的重要工作内容之一。其目的是满足患者的基本生理功能、基本生活需要、舒适安全的需求，预防压力性损伤、坠积性肺炎、失用性萎缩、退化及静脉血栓形成等并发症的发生。护士应全面、仔细、缜密地观察病情，判断疾病转归。必要时设专人护理，并于护理记录单上详细记录观察结果、治疗经过、护理措施，以供医护人员进一步诊疗、护理时作为参考。

（一）危重患者的支持性护理

1. 保持呼吸道通畅 对于清醒患者，鼓励并协助其经常变换卧位、定时做深呼吸、叩拍背部，或者雾化吸入稀释痰液的药物如盐酸氨溴索（沐舒坦）等，协助患者排出分泌物；对于昏迷患者，应将其头偏向一侧，并及时吸出呼吸道分泌物，保持呼吸道通畅，预防坠积性肺炎及肺不张等。

2. 加强基础护理

（1）眼部护理：对眼睑不能自行闭合的患者，可在眼部涂上金霉素、红霉素眼膏或覆盖凡士林纱布，以保护角膜，防止发生角膜溃疡和结膜炎。

（2）口腔护理：加强口腔护理，保持口腔清洁卫生，以增进食欲，预防口腔炎症、口腔溃疡、口臭等并发症的发生。

（3）皮肤护理：危重患者由于长时间卧床、大小便失禁、大量出汗及营养不良等，极易发生压力性损伤。护士应做好患者的皮肤护理，保持皮肤清洁干燥，做好预防压力性损伤的各项护理措施，维持皮肤的完好状态。详见第七章第二节皮肤护理。

3. 肢体被动锻炼 保持患者肢体的功能位置，及时翻身，根据患者病情，为其做肢体的主动或被动关节活动范围练习，每日2~3次，如伸屈、外展、内收、外旋、内旋等活动；并进行按摩以促进血液循环，增加肌肉张力，预防肌腱及韧带退化、肌肉萎缩、关节僵直、静脉血栓形成和足下垂等的发生。

4. 补充营养和水分 危重患者分解代谢增强，机体消耗大，因此需补充营养和水分。对于能够进食的患者，应鼓励其进食高热量、高蛋白、富含维生素、易消化吸收的饮食；对于不能自行进食者，可采用管饲或完全胃肠外营养支持。对于大量引流或额外体液丧失等体液不足的患者，应补充足够的水分和电解质，以维持体液平衡。

5. 维持排泄功能 对于出现尿潴留的患者，可采取各种协助排尿的方法，必要时行导尿术。对于留置导尿患者，应加强常规护理，保持引流通畅，防止泌尿系统的感染，并密切观察尿液颜色、量、性状，以判断病情的变化。对于便秘的患者，可用各种方法协助排便，必要时给予人工通便。

6. 保持各种引流管通畅 危重患者因病情重，身体常常置有各种引流管，如导尿管、胃肠减

▼ 表15-1-4　危重患者 APACHE II 评分表

A. 年龄/岁	≤44 □ 0；45~54 □ 2；55~64 □ 3；65~74 □ 5；≥75 □ 6					A 计分
B. 有严重器官系统功能不全或免疫损害	非手术或择期手术　□ 2 不能手术或急诊手术后　□ 5 无上述情况　□ 0					B 计分

GCS评分	6分	5分	4分	3分	2分	1分
1. 睁眼反应			□自动睁眼	□呼唤睁眼	□刺疼睁眼	□不能睁眼
2. 语言反应		□回答切题	□回答不切题	□答非所问	□只能发音	□不能言语
3. 运动反应	□按吩咐动作	□刺疼能定位	□刺疼能躲避	□刺疼肢体屈曲	□刺疼肢体伸展	□不能活动

GCS计分=1+2+3　　　C计分=15-GCS

D. 生理指标	分值/分									D 计分
	+4	+3	+2	+1	0	+1	+2	+3	+4	
1. 体温（腋下）/℃	≥41	39~40.9		38.5~38.9	36~38.4	34~35.9	32~33.9	30~31	≤29.9	
2. 平均动脉压/mmHg	≥160	130~159	110~129		70~109		50~69		≤49	
3. 心率/（次·min⁻¹）	≥180	140~179	110~139		70~109		55~69	40~54	≤39	
4. 呼吸频率/（次·min⁻¹）	≥50	35~49	25~34		12~24	10~11	6~9		≤5	
5. PaO_2/mmHg（FiO_2<50%） A-aDO_2（FiO_2>50%）	≥500	350~499	200~349		>70 <200	61~70	55~60		≤55	
6. 动脉血 pH 血清 HCO_3^-/（mmol·L⁻¹）（无血气时血清 HCO_3）	≥7.7 ≥52	7.6~7.69 41~51.9		7.5~7.59 32~40.9	7.33~7.59 23~31.9		7.25~7.32 18~21.9	7.15~7.24 15~17.9	<7.15 <15	
7. 血清 Na^+/（mmol·L⁻¹）	≥180	160~179	155~159	150~154	130~149		120~129	111~119	≤110	
8. 血清 K^+/（mmol·L⁻¹）	≥7	6~6.9		5.5~5.9	3.5~5.4	3~3.4	2.5~2.9		<2.5	
9. 血清肌酐 Cr/（mg·dl⁻¹）	≥3.5	2~3.4	1.5~1.9		0.6~1.4		<0.6			

10. 血细胞比容/%	≥60	50~59.9	46~49.9	30~45.9	20~29.9	<20
11. WBC/L	≥40×10⁹	20~39.9×10⁹	15~19.9×10⁹	3~14.9×10⁹	1~2.9×10⁹	<1×10⁹

D计分

APACHE II 总计分 =A+B+C+D

注：1. 数据采集应为患者入ICU或抢救开始后24小时内最差值。

2. B项中"不能手术"应理解为由于患者病危而不能接受手术治疗者。

3. 严重器官功能不全 ①心：心功能Ⅵ级；②肺：慢性阻塞性或限制性通气障碍，运动时耐力差；③肾：慢性透析者；④肝：肝硬化、门静脉高压、有上消化道出血感性脑病，肝功能衰竭。

4. 免疫损害 如接受放疗、化疗、长期或近期大量激素治疗，有白血病、淋巴瘤、艾滋病等。

5. D项中的血压值应为平均动脉压=（收缩压+2×舒张压）/3，若有直接动脉压监测记直接动脉压。

6. 呼吸频率应记录患者的自主呼吸频率。

7. 如果患者是急性肾衰竭，则血清肌酐一项分值应在原基础上加倍（×2）。

8. 血清肌酐的单位是 mmol/L时，与mg/dl的对应值如下：

mg·dl⁻¹	3.5	2~3.4	1.5~1.9	0.6~1.4	0.6
mmol·L⁻¹	305	172~304	128~171	53~127	53

压管、伤口引流管等，护士应将各种引流管妥善固定、安全放置，以防管道扭曲、受压、堵塞、脱落等，确保各管道通畅。在操作中要严格执行无菌技术，防止逆行感染。

7. 确保患者安全　对于意识障碍、烦躁不安、谵妄的患者，应合理使用保护与约束用具，防止意外发生。使用约束用具前需签署知情同意书。对于牙关紧闭、抽搐的患者，用缠有纱布的牙垫放在上下颌磨牙之间，防止因咀嚼肌痉挛而咬伤舌头。室内光线宜暗，医护人员动作要轻柔，以防因外界刺激而引起患者抽搐。准确执行医嘱，确保患者的医疗安全。

（二）危重患者的心理护理

危重患者因疾病等因素的影响，心理、情绪波动比较大，而不良情绪对疾病的恢复极为不利。护理人员应给予患者更多的关心、同情和体贴，消除患者的孤独感，使其产生信任感和安全感；并加强巡视，密切观察患者言行举止，根据患者不同的个性特征，及时提供心理支持。采用气管插管、气管切开等来维持呼吸的患者无语言表达能力，可进行非语言交流，如肢体语言、写字板等，以减轻和缓解患者焦虑、紧张的情绪。

相关链接 | **意识障碍评定量表**

意识障碍的程度可以用意识障碍的评定量表来测量。目前世界上使用最广的意识障碍评定量表是格拉斯哥昏迷量表（GCS）。它是1974年由苏格兰格拉斯哥（Glasgow）大学神经科学研究所的Teasdale、Jennett提出的，包括睁眼反应（E）、语言反应（V）、运动反应（M）三个子项目共15条，评分从最低3分到最高15分。之后各国学者根据临床诊治的需要又发展了多个意识障碍和认知障碍的量表，如全面无反应性量表（Full Outline of Unresponsiveness, FOUR）、反应水平量表（Reaction Level SCALE, RLS85）、因斯布鲁克昏迷评分（Innsbruck Coma Scale, ICS）等。

第二节　常用急救技术

急救的最基本目的就是挽救生命，护理人员对临床常用急救技术的掌握程度可以直接影响急危重患者抢救方案的实施及抢救的成败，甚至影响到患者的生命。因此，护理人员必须掌握必要的急救知识与技能。本节主要介绍心肺复苏、洗胃和人工呼吸器，其他急救技术，如氧疗、吸痰法详见第八章生命体征的评估及护理。

一、心肺复苏

（一）概述

心肺复苏（cardiopulmonary resuscitation，CPR）是指外伤、疾病、中毒、意外、低温、淹溺和电击等各种原因导致呼吸、心搏骤停，必须紧急采取重建和促进心脏、呼吸有效功能恢复的一系列措施。在常温下，心脏停搏3秒患者就会出现头晕；10秒即出现昏厥；30~40秒后瞳孔散大；60秒后呼吸停止；4~6分钟后大脑发生不可逆的损伤。因此，对呼吸心搏骤停患者的抢救最好在4分钟内进行，开始的时间越早，抢救成功率越高。

基础生命支持（basic life support，BLS）又称现场急救，是心肺脑复苏中的初始急救技术，是指在事发现场，由专业或非专业人员对患者实施及时、有效的初步救护。分为判断技能和支持/干预技术两个方面。BLS技术主要包括胸外心脏按压、开放气道、人工呼吸、电除颤。复苏成功的先决条件是及时心肺复苏，而最终关键是脑复苏。BLS技术实施是否及时，操作方法是否得当与能否挽救患者的生命和获得良好的预后有非常密切的关系。因此，一旦判断患者呼吸、心跳停止，应立即实施现场急救。

相关链接 | 院内心搏骤停与院外心搏骤停生存链

意外随时可能降临，主动开展自救、互救和他救，是每个公民都应该担负的社会责任。我国心源性猝死大多是因为错过了黄金急救时间。心搏骤停如果得不到有效抢救，4~6分钟后大脑出现不可逆的损伤。由于在心搏骤停病因、施救场景、配套医疗条件、转运需求方面的不同，院内心搏骤停（in-hospital cardiac arrest，IHCA）与院外心搏骤停（out-of-hospital cardiac arrest，OHCA）有着不同的生存链（图15-2-1）。简单来看，无论是OHCA还是IHCA，与预后相关的基本环节都包括以下几个方面：心搏骤停的预防和早期预警；心搏骤停发生时的早期识别和及时启动抢救；无自主循环时的充分生命支持和及早达到自主循环恢复的努力；自主循环恢复后的脏器功能监护、支持、保护、及时预后评估和康复。

院内心搏骤停

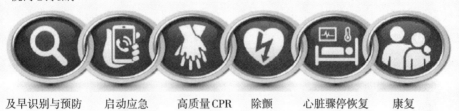

| 及早识别与预防 | 启动应急反应系统 | 高质量CPR | 除颤 | 心脏骤停恢复自主循环后治疗 | 康复 |

院外心搏骤停

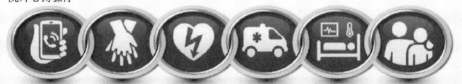

| 启动应急反应系统 | 高质量CPR | 除颤 | 高级心肺复苏 | 心脏骤停恢复自主循环后治疗 | 康复 |

CPR. 心肺复苏。

▲ 图15-2-1 院内心搏骤停与院外心搏骤停生存链

（二）呼吸心搏骤停的原因及临床表现

1. 呼吸心搏骤停的原因

（1）意外事件：如遭遇溺水、雷击、电击、气道异物、窒息、自缢、药物过量等。

（2）器质性心脏病：如急性广泛性心肌梗死、急性心肌炎等均可导致室性心动过速、心室颤动、三度房室传导阻滞的形成而致心搏骤停。

（3）神经系统病变：如脑炎、脑血管意外、脑部外伤等疾病致脑水肿、颅内压增高，严重者可因脑疝发生，损害生命中枢导致心搏骤停和呼吸停止。

（4）手术和麻醉意外：如麻醉药剂量过大、术中气管插管不当、心脏手术或术中出血过多致休克等。

（5）水、电解质代谢紊乱和酸碱平衡失调：严重的高钾血症和低钾血症均可引起心搏骤停；严重的酸碱中毒，可通过血钾的改变最终导致心搏骤停。

（6）药物中毒或过敏：如化学农药中毒、洋地黄类药物中毒、催眠药中毒、青霉素过敏等。

2. 呼吸心搏骤停的临床表现

（1）突然面色死灰、意识丧失：轻摇或轻拍患者双肩并大声呼叫，观察是否有反应，如确无反应，说明患者意识丧失。

（2）大动脉搏动消失：因颈动脉浅表且颈部易暴露，通常作为判断的首选测量部位。颈动脉位于气管与胸锁乳突肌之间，操作者可用示指、中指指端先触及气管正中（男性可先触及喉结），然后滑向颈外侧气管与肌群之间的沟内，触摸有无搏动。也可选股动脉，股动脉位于股三角区，可于腹股沟韧带稍下方触摸有无搏动。动脉搏动可能缓慢、不规律，或微弱不易触及，因此，触摸脉搏的时间一般为5~10秒，时间过短不易触及，过长则延误抢救时机。确认摸不到颈动脉或股动脉搏动，即可确定心搏骤停。值得注意的是，如果对尚有心跳的患者进行胸外心脏按压，会导致严重的并发症。

（3）呼吸停止：患者可出现无效的叹息样呼吸或呼吸停止，应在保持气道开放的情况下进行判断。操作者可用一侧面颊部靠近患者口鼻部，感觉有无气体逸出，同时听有无呼气声，并观察患者胸腹部有无起伏。

（4）瞳孔散大：循环完全停止超过1分钟后才会出现瞳孔散大，且有些患者可始终无瞳孔散大现象，同时要注意药物对瞳孔的改变也有一定影响。

（5）心尖搏动及心音消失：听诊无心音，心电图表现为心室颤动或心室停顿，偶尔呈缓慢而无效的心室自主节律（心脏电机械分离）。

（6）皮肤苍白或发绀：一般以口唇和指甲等末梢处最明显。

（7）伤口不出血。

心搏骤停时虽可出现上述多种临床表现，但其中以意识突然丧失和大动脉搏动消失这两项最为重要，故仅凭这两项即可作出心搏骤停的判断，并立即开始实施BLS技术，争分夺秒。在临床工作中抢救者不能等待心搏骤停的各种表现均出现后再行诊断，也不能因听心音、测血压、做心电图而延误宝贵的抢救时间。

（三）心肺复苏操作

【目的】

1. 通过实施心肺复苏，帮助患者建立循环、呼吸功能。

2. 保证患者各重要脏器的血液供应，尽快促进心跳、呼吸及脑功能的恢复。

【操作前评估】

1. 评估患者 意识状态、呼吸、脉搏、口腔内有无异物、活动义齿。

2. 体位要求 护士可对患者体位进行调整，解开患者的领扣、领带及腰带等束缚物，以满足抢救需要。

3. 用物准备

（1）治疗盘内放纱布（或隔离膜、人工呼吸器）、血压计、听诊器、手电筒。

（2）必要时备一木板、脚踏凳、除颤器、心电监护仪。

4. 环境要求

（1）光线充足，病室安静、安全。

（2）患者床单位周围宽阔，必要时用屏风遮挡，避免影响其他患者。

5. 护士准备 衣帽整洁，修剪指甲，洗手，戴口罩。

【操作步骤】

操作步骤	要点说明
1. 确认现场安全	● 确保现场对施救者和患者均是安全的
2. 识别患者心搏骤停	
（1）判断意识：抢救者双手轻拍患者面颊或双肩，并在其耳边大声呼唤	● 检查患者有无反应 ● 无反应，即可判断其无意识
（2）判断循环：抢救人员以示指、中指触摸患者气管正中（男性患者可触摸到喉结）后，再滑向颈外侧气管与肌肉群之间的沟内触摸颈动脉是否搏动	● 在10秒内（大于5秒小于10秒）未扪及脉搏（仅限医务人员），应立即启动心肺复苏程序（在10秒内同时检查脉搏与呼吸）
3. 启动急救医疗救护系统（EMS） 立即呼救旁人帮忙或通过移动通信设备	● 取除颤器等抢救设备
4. 安置正确的救治体位 患者仰卧于硬板床或坚实地面上（卧于软床上的患者肩背下需垫心脏按压板），使头颈躯干成一直线，双上肢置于躯干两侧，去枕，头后仰，解开衣领口、领带、围巾及腰带	● 避免随意移动患者，该体位有助于提高胸外心脏按压的有效性；避免误吸，有助于呼吸
5. 胸外心脏按压	
（1）抢救者站在或跪于患者的一侧	
（2）按压部位及手法：胸部中央（胸骨下半部分，可以两乳头中点为按压点）；定位手掌根部接触患者胸部皮肤，另一手搭在定位手手背上，双手重叠，十指交叉相扣，定位手的5个手指翘起，手掌根部长轴与胸骨长轴确保一致，保证手掌全力压在胸骨上（图15-2-2）	● 间接压迫左右心室，以替代心脏的自主收缩 ● 按压部位必须准确，避免偏离胸骨而引起肋骨骨折

操作步骤	要点说明
（3）按压方法：双肘关节伸直，依靠抢救者的体重、肘及臂力，有节律地垂直施加压力。每次按压后迅速放松，放松时手掌根部不离开胸壁，注意胸廓充分回弹（图15-2-3） （4）按压深度：使胸骨下陷5~6cm（成人），儿童、婴儿至少下压胸部前后径的1/3（儿童约5cm，婴儿约4cm）	●按压力量要适度，姿势正确，两肘关节固定不动，双肩位于双手臂的正上方
（5）按压频率：100~120次/min，按压与放松时间之比为1∶1	●按压有效的主要指征：① 能触及大动脉（股、颈动脉）搏动，肱动脉收缩压大于8kPa（60mmHg）；② 面色、口唇、甲床、皮肤等的颜色由发绀转为红润；③ 心室颤动波形由细小变为粗大，甚至恢复窦性心律；④ 散大的瞳孔随之缩小，有时可有对光反应；⑤ 呼吸逐渐恢复；⑥ 意识逐渐恢复，昏迷变浅，出现反射或挣扎
6. 人工呼吸	
（1）开放气道：清除口腔、气道内异物或分泌物，有义齿者应取下义齿	●有利于呼吸道畅通，可在胸外心脏按压前快速进行
（2）开放气道方法	●使舌根上提，解除舌后坠，保持呼吸道通畅
▲抬头举颏法：抢救者一手的小鱼际置于患者前额，用力向后压使其头部后仰，另一手示指、中指置于患者的下颌骨下方，将颏部向前上抬起（图15-2-4）	●注意手指不要压向颏下软组织深处，以免阻塞气道
▲仰头抬颈法：抢救者一手抬起患者颈部，另一手以小鱼际部位置于患者前额，使其头后仰，将颈部上托（图15-2-5）	●头、颈部损伤患者禁用
▲双手托颌法：抢救者位于患者头顶方向，双肘置于患者头部两侧，双手示指、中指、环指放在患者下颌角后方，向上或向后抬起下颌（图15-2-6）	●患者头保持正中位，不能使头后仰，不可左右扭动；适用于怀疑有颈部损伤患者
（3）人工呼吸频率：10~12次/min	●按压与人工呼吸的比为30∶2
▲口对口人工呼吸法	●首选方法
1）在患者口鼻部盖一单层纱布/隔离膜	●防止交叉感染
2）抢救者用置于患者前额手的拇指和示指捏住患者鼻孔	●可防止吹气时气体从鼻腔逸出
3）正常吸气后，双唇包住患者口部（不留空隙）缓慢吹气，每次吹气应持续至少1秒，或潮气量500~600ml	●给予患者足够的通气，每次须使胸廓隆起
4）吹气毕，松开捏鼻孔的手，抢救者头稍抬起，侧转换气，同时注意观察患者胸部复原情况；吸气与呼气的时间比例为1∶1	●患者借助肺和胸廓的自行回缩将气体排出 ●有效指标：患者胸廓起伏，且呼气时听到或感到有气体逸出
▲口对鼻人工呼吸法	●用于口腔严重损伤或牙关紧闭患者
1）用仰头抬颏法，同时抢救者用举颏的手将患者口唇闭紧	●防止吹气时气体由口唇逸出

操作步骤	要点说明
2）深吸一口气后，双唇包住患者鼻部缓慢吹气，吹气时用力要大，时间要长	● 克服鼻腔阻力
▲口对口鼻人工呼吸法 抢救者双唇包住患者口鼻部吹气	● 适用于婴幼儿 ● 防止吹气时气体由口鼻逸出 ● 均匀缓缓吹气，吹气时间要短，防止气体进入胃部，引起胃膨胀

▲使用人工呼吸器辅助呼吸

1）抢救者站于患者头顶方向，用左手示指和拇指将面罩紧扣于患者口鼻部，固定面罩；中指、环指和小指放在患者下颌角处，向前上方托起下颌，使气道通畅（左手呈C-E姿势）	● 避免漏气 ● 保持气道通畅
2）右手有规律地挤压气囊1/2~2/3，持续1秒，使胸廓抬起：连续2次，通气频率为8~10次/min	● 避免过量加压，否则会造成气压过大，易损伤患者肺部 ● 注意确认挤压气囊时患者胸廓是否起伏 ● 一次挤压可有500~1 000ml的空气进入肺内，有氧情况下，简易呼吸器应连接氧气，调节氧流量至少10~12L/min，放松气囊，肺内气体随呼气活瓣排出 ● 按压通气要持续进行，直至除颤器到来

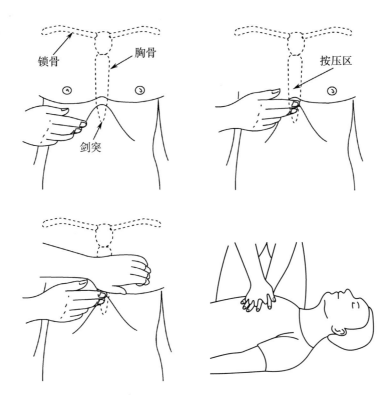

▲ 图15-2-2　胸外心脏按压定位方法

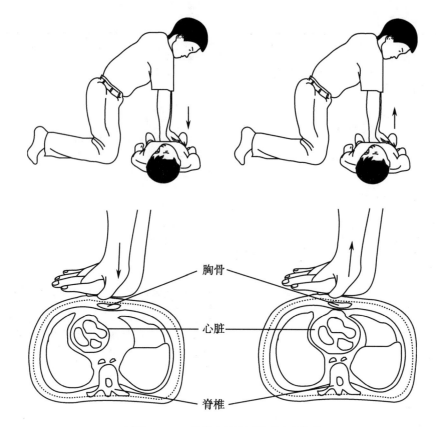

胸骨

心脏

脊椎

▲ 图15-2-3 胸外心脏按压的手法及姿势

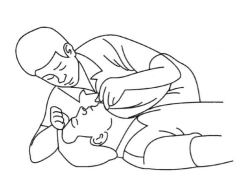

▲ 图15-2-4 抬头举颏法

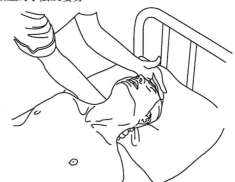

▲ 图15-2-5 仰头抬颈法

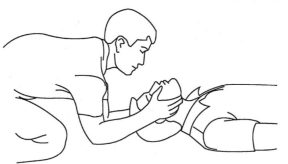

▲ 图15-2-6 双手托颌法

【注意事项】

1. 对于发现无呼吸或不正常呼吸（喘息样呼吸）的心搏骤停成人患者，应立即启动紧急救护系统，立即行心肺复苏（图15-2-7）。

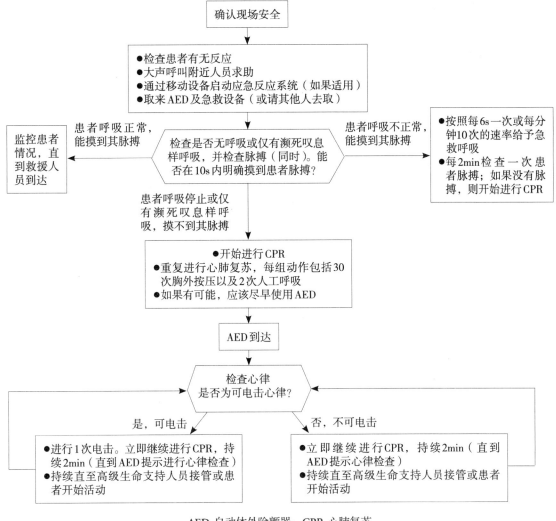

AED.自动体外除颤器；CPR.心肺复苏。

▲ 图15-2-7　BLS成人心搏骤停抢救流程图

2. 遇有头颈、脊椎外伤者不宜抬颈或搬动，以免脊髓损伤。在环境安全的前提下，置患者于仰卧位，争分夺秒就地抢救，避免因搬动患者而延误抢救时机。

3. 按压部位要准确，用力合适，防止胸骨、肋骨被压折。严禁按压胸骨角、剑突下及左右胸部。按压力度要合适，过轻达不到抢救效果，过重容易造成肋骨骨折、血气胸甚至肝脾破裂等。成人按压深度为5~6cm，儿童和婴儿至少为胸部前后径的1/3，儿童约5cm，婴儿约4cm，并保证每次按压后胸廓回弹。按压姿势要正确，两臂伸直，两肘关节固定不动，双肩位于双手的正上方。为避免心脏按压时呕吐物逆流至气管，可将患者头部适当放低并略偏向一侧。

4. 清除口咽分泌物、异物，保证气道通畅。呼吸复苏失败最常见的原因是呼吸道阻塞和口对口接触不严密。由于呼吸道阻塞，舌起了活瓣作用，造成严重的胃扩张，从而使膈肌显著升高，阻碍通气。更有甚者会导致胃内容物反流，造成误吸。每次吹气应有明显的胸廓隆起。

5. 实施心肺复苏术中要密切评估患者情况，如意识状态、自主呼吸、皮肤黏膜温度及颜色变化、大动脉搏动、瞳孔变化等。

相关链接 | **2020版心肺复苏指南更新要点**

2020年10月16日美国心脏协会（American Heart Association，AHA）在网站上公布了2020版心肺复苏指南，该指南更新要点与操作相关要点如下：

1. 建议非专业人员对可能的心搏骤停患者实施心肺复苏，因为如果患者未处于心搏骤停状态，这样做对患者造成伤害的风险也较低。

2. 在可行的情况下使用动脉血压或呼气末二氧化碳（$ETCO_2$）等生理参数来监测和优化心肺复苏质量可能是合理的做法。

3. 任何情况下对于儿科患者，合理的做法是在开始胸外心脏按压后5分钟内给予初始剂量的肾上腺素。

4. 施救者在按压间隙，双手应避免倚靠胸壁以保证每次按压后胸廓能充分回弹。原指南仅建议每次按压后，施救者应让胸廓完全回弹，以使心脏在下次按压前完全充盈。如果在两次按压之间，施救者倚靠在患者胸壁上，会妨碍患者的胸壁回弹。

5. 无论是否为心脏病所导致的心搏骤停，医护人员都应提供胸外心脏按压和通气。

6. 对于在心搏骤停时进行连续有创动脉血压监测的患者，实施人员使用舒张压评估心肺复苏质量是合理的做法。

二、洗胃

（一）概念

洗胃（gastric lavage）是将胃管由口腔或鼻腔插入胃内，利用重力、虹吸或负压吸引作用的原理，将大量溶液灌入胃内反复冲洗，以达到排出胃内容物，减轻或避免吸收中毒的胃灌洗方法。

（二）适应证及禁忌证

1. 适应证 非腐蚀性毒物中毒，如催眠药、有机磷、重金属、生物碱及食物中毒等均需及时洗胃。

2. 禁忌证

（1）肝硬化伴食管–胃底静脉曲张、胸主动脉瘤、近期内有上消化道出血及胃穿孔、胃癌患者不宜洗胃。

（2）吞服强酸、强碱等强腐蚀性药物者禁止插管洗胃，以免造成穿孔。应按医嘱给予牛奶、豆浆、蛋清、米汤等物理性拮抗剂来保护胃黏膜。

（3）食管、贲门狭窄或梗阻者禁忌洗胃。

（4）血小板减少症、昏迷及严重心肺疾病患者慎用洗胃。

（三）洗胃溶液的选择

根据中毒物质的性质遵医嘱准备洗胃溶液，一般用量为10 000~20 000ml，洗胃溶液的温度以在25~38℃为宜。常用洗胃溶液和禁忌药物或物质见表15-2-1。

▼ 表15-2-1　常用洗胃溶液和禁忌药物或物质

毒物种类	洗胃溶液	禁忌药物或物质
酸性物	镁乳、蛋清水①、牛奶	强酸药液
碱性物	5%醋酸、白醋、蛋清水、牛奶	强碱药液
氰化物	（1:15 000）~（1:20 000）高锰酸钾溶液②	
敌敌畏	2%~4%碳酸氢钠、1%盐水、（1:15 000）~（1:20 000）高锰酸钾溶液	
敌百虫	1%盐水或清水、（1:15 000）~（1:20 000）高锰酸钾溶液	碱性药物③
酚类、煤酚皂（来苏儿）	50%硫酸镁导泻，温开水或植物油洗胃至无酚味，洗胃后多次服用牛奶、蛋清，以保护胃黏膜	液状石蜡
苯酚（石炭酸）	（1:15 000）~（1:20 000）高锰酸钾溶液	
巴比妥类	（1:15 000）~（1:20 000）高锰酸钾溶液洗胃，硫酸钠导泻④	硫酸镁
异烟肼（雷米封）	（1:15 000）~（1:20 000）高锰酸钾溶液洗胃，硫酸钠导泻	
1605、1059、4049（乐果）	2%~4%碳酸氢钠	高锰酸钾⑤
河豚、生物碱、毒蕈	1%~3%鞣酸	
发芽马铃薯	1%活性炭悬浮液	
灭鼠药 1. 磷化锌	（1:15 000）~（1:20 000）高锰酸钾或0.5%硫酸铜洗胃；0.5%~1%硫酸铜溶液口服，每次10ml，每5~10min口服一次，配合用压舌板等刺激舌根诱吐	鸡蛋、牛奶、脂肪及其他的油类食物⑥
2. 抗凝血类（敌鼠钠等）	催吐、温盐水洗胃、硫酸钠导泻	碳酸氢钠溶液
3. 有机氟类（氟乙酰胺等）	0.2%~0.5%氯化钙或淡石灰水洗胃，硫酸钠导泻，饮用豆浆、蛋白水、牛奶等	

注：① 蛋清水可黏附于黏膜或创面上，从而起保护作用，并可减轻疼痛。② 氧化剂能将化学毒物氧化，改变其性能，减轻或去除毒性。③ 敌百虫遇碱性药物可分解出毒性更强的敌敌畏，其分解过程随碱性的增强和温度的升高而加速。④ 巴比妥类药物采用硫酸钠导泻，是利用其在肠道内形成的高渗透压，可阻止肠道水分和残存的巴比妥类药物被吸收，从而促使其尽早排出体外；硫酸钠对心血管和神经系统没有抑制作用，不会加重巴比妥类药物的中毒。⑤ 1605、1059、4049（乐果）中毒禁用高锰酸钾洗胃，否则可氧化成毒性更强的物质。⑥ 磷化锌易溶于油类物质，忌用脂肪性食物，以免促使磷的溶解吸收。

（四）方法

临床常用的洗胃方法有口服催吐法和胃管洗胃法。胃管洗胃法包括自动洗胃机洗胃法、漏斗胃管洗胃法、电动吸引器洗胃法等。

【目的】

1. 解毒　清除胃内毒物或刺激物，减少毒物吸收，还可利用不同性质的灌洗液中和解毒。适用于急性食物或药物中毒的患者，服毒物后6小时内洗胃最有效。

2. 减轻胃黏膜水肿　幽门梗阻患者饭后常有食物滞留现象，可引起不适，通过洗胃可减轻潴留物对胃黏膜的刺激，减轻胃黏膜水肿和炎症。

3. 为某些手术或检查做准备　如胃、食管下段、十二指肠手术前。

【操作前准备】

1. 评估患者并解释

（1）全身状况：年龄、病情、医疗诊断、意识状态、生命体征、中毒情况（如中毒时间、途径、中毒量、毒物性质）；手术情况（如手术时间、部位、麻醉方式）等。

（2）局部状况：口、鼻腔黏膜有无损伤，有无活动义齿。

（3）心理状态：对洗胃的耐受力及合作情况。

（4）健康知识：对疾病的认识情况，对洗胃目的及注意事项的了解程度。

2. 患者准备　患者了解洗胃的目的、方法、注意事项及配合要点。

3. 环境准备　安静、整洁、光线明亮、温度适宜，需要时用床帘或屏风遮挡，保护患者隐私。

4. 护士准备　着装整齐，修剪指甲，洗手，戴口罩，熟悉洗胃的方法。

5. 用物准备

（1）口服催吐法：量杯、水温计、塑料围裙、压舌板，弯盘、毛巾、漱口杯（可取自患者处）、水桶2只（1只盛洗胃溶液，1只盛污水），按医嘱根据毒物性质准备洗胃溶液。

（2）自动洗胃机洗胃法：自动洗胃机、无菌洗胃包（内置弯盘、胃管、纱布、压舌板、镊子、液状石蜡）、橡胶单、治疗巾、棉签、胶布、50ml注射器、听诊器、手电筒、水温计、量杯、送检标本容器或试管、一次性手套、洗胃溶液、水桶2只（1只盛洗胃溶液、1只盛污水），必要时备无菌张口器、牙垫、舌钳。

【操作步骤】

操作步骤	要点与沟通
1. 核对　按照不同的洗胃方法备齐所需用物，携用物至患者床旁，认真核对床号、姓名、腕带及住院号	● 确认患者 ● 耐心解释，取得患者配合。 ● 根据毒物性质选用拮抗性溶液洗胃，毒物性质不明时，可选用温开水或等渗盐水洗胃 ● 幽门梗阻患者洗胃可在饭后4~6小时或空腹时进行
2. 解释　向患者和/或家属解释洗胃的目的和方法，取得合作	● 护士：您好！请问您叫什么名字？×××您好！我是您的责任护士×××，根据您的病情及医嘱，现在要为您进行洗胃，将胃内容物引流出来，有利于改善病情，解除您的痛苦（昏迷患者向其家属解释）

操作步骤	要点与沟通
3. 安置体位　协助患者取合适体位 （1）口服催吐法取坐位 （2）胃管洗胃法：中毒较轻者取坐位或半卧位，中毒较重者取左侧卧位，昏迷患者去枕平卧、头偏向一侧 （3）有活动义齿应取下。弯盘置口角旁，污物桶置床旁。围好塑料围裙或橡胶单	● 方便操作，确保安全 ● 护士：您好！我现在协助您取合适体位，以方便插管 ● 操作规范，安全有效
4. 各种洗胃法操作 ▲口服催吐法 （1）口服洗胃溶液：指导患者每次自饮洗胃溶液300~500ml （2）刺激催吐：自呕和/或用压舌板刺激舌根催吐，反复饮液、催吐，直至吐出的洗胃溶液澄清无味	● 适用于病情较轻、意识清醒、合作的患者 ● 护士：您好！现在我来指导您服用洗胃溶液和催吐的方法，请您配合，不要紧张，我会在一旁帮助您 ● 表示毒物已基本清洗干净
▲自动洗胃机洗胃法（正、负压自动转换，完成冲和吸的动作） （1）检查仪器：接通电源，打开开关，检查调试自动洗胃机（图15-2-8） （2）插胃管并固定：液状石蜡润滑胃管前端后，插入长度为经前额发际至剑突的距离，经口插入胃管55~60cm，确认胃管在胃内后固定 （3）连接管道：将已配好的洗胃溶液倒入水桶内，再将3根橡胶管分别与机器的药管（进液管）、胃管、污水管的接口相连，药管的另一端放入洗胃溶液桶内，胃管的另一端与已插好的患者胃管相连，污水管的另一端放入空水桶内，调节药量流速 （4）吸出胃内容物：按"手吸"键，吸出胃内容物；再按"自动"键，仪器即开始对胃进行自动冲洗，直至洗出液澄清无味	● 能自动、迅速、彻底清除胃内毒物，通过自控电路的控制使电磁阀自动转换动作，分别完成向胃内灌入洗胃溶液和吸出胃内容物的灌注过程 ● 护士解释同口服催吐法 ● 护士：您好！我现在准备给您插管了，插管中会有一些不舒适的感觉，请您不要紧张，并配合做吞咽动作，会很快完成的 ● 药管管口必须始终浸没在洗胃溶液的液面以下 ● 冲洗时"冲"灯亮，吸引时"吸"灯亮
5. 观察　洗胃过程中，随时注意观察洗出液的性质、颜色、气味、量及患者面色、脉搏、呼吸和血压的变化	● 如患者出现腹痛、休克或洗出液呈血性，应立即停止洗胃，采取急救措施
6. 拔管　洗胃毕，反折胃管末端，拔出胃管，协助患者漱口，洗脸，帮助患者取舒适卧位，整理床单位	● 护士：×××您好！胃管已经拔出，您可以好好休息，有什么不舒适的情况，请及时叫我，谢谢您的配合
7. 清理用物　机器及管道清洗、消毒备用	● 以免各管道被污物堵塞或腐蚀
8. 记录　洗手，记录洗胃溶液的名称、量，洗出液的性质、气味、颜色和量及患者的反应等	● 记录患者胃内潴留量，便于了解梗阻程度，胃内潴留量 = 洗出量 - 灌入量

【健康教育】

1. 向患者及家属介绍洗胃的目的、作用及正确的操作方法，以取得患者配合。

2. 说明洗胃的注意事项和不良反应。

【注意事项】

1. 首先注意了解患者中毒情况，如患者中毒的时间、途径、毒物种类、性质、量等，来院前是否呕吐。

2. 对于急性中毒的清醒患者，应紧急采用口服催吐法，必要时进行洗胃，以减少中毒物质的吸收。当中毒物质不明时，应留取第一次胃内容物送检，洗胃溶液可选用温开水或生理盐水。毒物性质明确后，再采用拮抗剂洗胃。

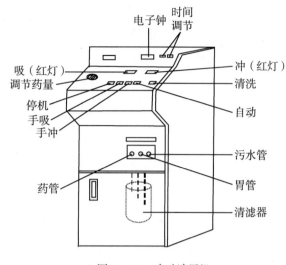

▲ 图15-2-8　自动洗胃机

3. 插管时动作要轻、快，切勿损伤食管黏膜或误入气管。

4. 洗胃过程中应随时观察患者的面色、生命体征、意识、瞳孔变化、口腔黏膜、鼻腔黏膜情况及口中气味等。洗胃并发症包括急性胃扩张、胃穿孔、水电解质代谢紊乱和酸碱平衡失调、昏迷患者误吸或过量胃内液体反流致窒息、迷走神经兴奋致反射性心搏骤停，及时观察并做好相应的急救措施，做好记录。

5. 注意观察患者的心理状态、合作程度及对康复的信心。向患者讲述操作过程中可能会出现不适，如恶心、呕吐等，希望得到患者的合作；告知患者和家属有误吸的可能与风险，取得理解；向其介绍洗胃后的注意事项，对自服毒物者，应耐心劝导，做针对性的心理护理，帮助其改变认知，为患者保守秘密与隐私，减轻其心理负担。

6. 洗胃后注意患者胃内毒物清除状况，中毒症状是否得到缓解或控制。

三、人工呼吸器

（一）概述

1. **概念**　人工呼吸器（artificial respirator）是进行人工通气的工具，是进行人工呼吸最有效的方法之一。可通过人工或机械装置产生通气，对无呼吸的患者进行强迫通气，对通气障碍的患者进行辅助呼吸，达到增加通气量、改善气体交换功能、减轻呼吸肌做功的目的。

2. **适应证**

（1）各种原因所致的呼吸停止或呼吸衰竭的抢救。

（2）麻醉期间及术后未清醒患者的呼吸管理。

（3）维持急危重症患者转运途中的呼吸。

（二）方法

【目的】

1. 维持和增加机体通气量。

2. 纠正威胁生命的低氧血症。

【操作前准备】

1. 评估患者并解释

（1）全身状况：年龄、病情、生命体征、意识状态、有无自主呼吸及呼吸形态、循环状况、血气分析等。

（2）局部状况：呼吸道是否通畅，有无活动义齿等。

（3）心理状况：心理状态及配合情况。

（4）向患者及家属解释人工呼吸器使用的目的、方法、注意事项及配合要点。

2. 患者准备

（1）患者或家属了解人工呼吸器使用的目的、注意事项，能主动配合。

（2）患者去枕仰卧，头后仰，如有活动义齿应取下；解开领扣、领带及腰带；清除上呼吸道分泌物及呕吐物，保持呼吸道通畅。

3. 用物准备

（1）简易呼吸器：由呼吸囊、呼吸活瓣、面罩及衔接管构成（图15-2-9）。

（2）必要时准备氧气装置。

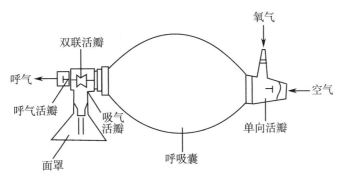

▲ 图15-2-9　简易呼吸器

4. 环境准备　病室整洁，温度适宜，空气流通。

5. 护士准备　着装整齐，修剪指甲、洗手，戴口罩，熟悉人工呼吸器的使用方法。

【操作步骤】

操作步骤	要点说明
1. 核对　按照不同的人工呼吸器使用方法备齐所需用物，携用物至患者床旁，认真核对床号、姓名，向患者和/或家属解释使用人工呼吸器的目的和方法，取得合作	●确认患者，耐心解释，取得患者配合

操作步骤	要点说明
2. 使用人工呼吸器 ▲人工呼吸器（操作详见心肺复苏操作步骤）是最简单的借助器械加压的人工呼吸装置	● 在未建立人工气道时、辅助呼吸机突然出现故障时使用
3. 记录	
4. 用物处理 （1）做好人工呼吸器的保养 （2）用物消毒	

【健康教育】

使用人工呼吸器前，向家属及清醒的患者介绍使用人工呼吸器的目的、作用、必要性，解除恐惧和焦虑心理。

【注意事项】

密切观察病情变化，监测患者生命体征和神志变化，定期进行血气分析和电解质测定。

（肖丽艳）

学习小结

危重患者的抢救是医疗护理工作中一项非常重要、紧急而严肃的任务，急救工作的质量直接关系到患者的生命质量和生存质量。因此，作为护理人员必须掌握急救护理技能，能够根据患者的病情准确无误地运用各项常用的急救技术，如心肺复苏、吸氧、吸痰、洗胃、人工呼吸器的使用等。本章详细介绍了心肺复苏、洗胃、人工呼吸器的使用等常用抢救技术，要求护理人员必须掌握危重患者的病情监测及护理措施；各种抢救技术的操作方法及注意事项；呼吸、心搏骤停的原因、判断依据及临床表现；洗胃的目的、禁忌证及常用溶液。同时，护理人员还应以娴熟的技术、高度的责任心，分秒必争、全力以赴地抢救患者；详细记录观察结果、治疗过程、护理措施等，以便其他医护人员及时了解患者的病情进展和整体状态，为判断疾病转归，进一步的诊疗、护理提供参考，从而提高危重患者的生命质量和生存质量。

复习思考题

1. 危重患者病情观察的内容和护理要点有哪些?

2. 引起呼吸心搏骤停的原因有哪些? 如何急救?

3. 洗胃的禁忌证有哪些? 为患者洗胃时应注意哪些问题?

4. 单项选择题

（1）目前临床重症监护病房中,可以依据急性生理学及慢性健康状况评价（APACHE Ⅱ）对危重症患者进行病情评定和病死率的预测。APACHE Ⅱ分为A、B、C、D,其中C指

　　A. 年龄

　　B. 生理指标

　　C. 有严重器官系统功能不全或免疫损害

　　D. GCS

　　E. 性别

（2）患者李某,男性,40岁,因脑出血急诊入院。体格检查:出现刺痛后睁眼,不能准确回答时间与地点,对刺痛能躲避。其GCS评分为

　　A. 9分

　　B. 10分

　　C. 11分

　　D. 12分

　　E. 13分

（3）GCS评分按意识障碍的差异分为轻、中、重三度,其中轻度为

　　A. 14~15分

　　B. 13~14分

　　C. 11~12分

　　D. 9~12分

　　E. 3~8分

（4）巴比妥类药物中毒时,**禁忌**的洗胃药物或物质是

　　A. 硫酸镁

　　B. 牛奶

　　C. 碳酸氢钠

　　D. 高锰酸钾

　　E. 蛋清

（5）成人胸外心脏按压频率为

　　A. 20~40次/min

　　B. 40~60次/min

　　C. 60~80次/min

　　D. 80~100次/min

　　E. 100~120次/min

单项选择题答案：1D　2B　3B　4A　5E

16章

学习目标

知识目标	1. 掌握　临终关怀、濒死的概念；脑死亡的诊断标准。
	2. 熟悉　死亡过程各期的表现和特点；临终患者的各个心理反应期。
	3. 了解　临终关怀的理念、组织形式和内容。
能力目标	1. 能用正确的方法对临终患者进行生理和心理评估，并进行生理和心理护理。
	2. 能用正确的方法对临终患者家属进行心理评估，并进行心理护理。
	3. 能正确实施尸体护理。
素质目标	1. 能尊重临终患者的价值观、文化习俗和个人信仰，为患者及家属提供身心支持，体现人道主义精神。
	2. 能充分考虑临终患者及家属权益，引导患者建立正确的死亡观。

生老病死是生命发展的自然过程，死亡则是生命的最后阶段，是一种不可避免的客观存在。每一个个体都无法抗拒死亡的命运，在个体即将到达人生终点的时刻，最需要的是关怀和帮助。作为护理人员，应充分了解临终患者的生理和心理变化，为其提供最佳的身心护理和人文关怀，以提高临终患者的生命质量，让其能够宁静、安详、有尊严地走完生命的最后一程。同时，对临终患者家属及丧亲者给予安慰和情感支持，使其早日从悲伤中解脱。

> **问题与思考**
>
> 患者王某，男性，56岁，3年前因腹痛、腹胀及黏液血便行肠镜检查后确诊为直肠癌，实施了手术治疗及化疗。半年前检查发现癌症复发，并出现肝、肺及脑转移。现患者低热无力、腹部疼痛、呼吸困难、咳痰、咯血。家属希望患者在临终阶段能得到较好的照顾，避免患者遭受痛苦。请思考：
>
> 1. 什么是临终关怀？
> 2. 临终关怀的理念是什么？
> 3. 如何对该临终患者实施护理？

第一节　概述

临终关怀是以医学人道主义为出发点，以提高人的生命质量为服务宗旨的新的卫生服务项目。临终关怀作为一种社会文化现象，越来越被社会认可和重视。享有临终关怀服务是人的一项基本权利，是社会进步和发展的标志。

一、临终关怀

（一）临终关怀的概念

临终关怀（hospice care）是指由社会各层次人员（护士、医生、社会工作者、志愿者及政府和慈善团体人士等）组成的团队向疾病终末期患者及家属提供的包括生理、心理、社会等方面的全面性支持和照护。其目的是提高临终患者的生命质量，使其能够有尊严、安详、舒适地走完生命的最后旅程。同时使家属的身心健康得到维护。

临终关怀学是一门以临终患者的生理、心理特征和为临终患者及家属提供全面照护为研究内容的新兴学科。根据研究范围和内容，临终关怀学可以分为临终医学、临终护理学、临终心理学、临终关怀伦理学、临终关怀社会学和临终关怀管理学等分支学科。

死亡作为生命发展的必然结果，是人生命的最后阶段。人类不仅需要优生、优育、优活，还需要优死。所谓优死，就是在人生的最后阶段有一个适宜的环境和时间，在此期间对死亡不恐惧、不孤独，能战胜人生的失落和依恋，心愿已了，了无牵挂，没有痛苦和遗憾，身体完整，清洁整齐，在浓厚亲情友爱中告别人间。优死是一种坦然迎接"自然死亡"的人生观，是人类逐渐走向成熟的表现。最符合人性本质和人道主义精神的优死形式，需要通过临终关怀来实现。向濒临死亡的人献上一份爱心，使他们平静、安宁、没有痛苦和遗憾地离开人世，这是生命神圣的最好体现。

（二）临终关怀的发展

古代的临终关怀，在西方可以追溯到中世纪西欧的修道院和济贫院，当时那里作为病重的朝圣者、旅游者得到照料的场所，使其得到最后的安宁。在中国可以追溯到两千多年前春秋战国时期祖国医学中的临终关怀思想。

现代的临终关怀创始于20世纪60年代，创始人为英国的桑德斯。1967年桑德斯博士在英国伦敦建立了世界上第一所临终关怀机构——圣克里斯多弗临终关怀院，它的建立标志着现代临终关怀的开始。之后，美国、法国、日本、加拿大、荷兰、瑞典、挪威、以色列等60多个国家相继出现临终关怀服务，建立了各种类型的临终关怀组织和服务机构。临终关怀事业由此开始逐步发展起来。

我国的临终关怀服务开始于20世纪80年代。1988年7月天津医学院（现为天津医科大学）在黄天中博士的资助下，成立了中国第一个临终关怀研究机构——天津医学院临终关怀研究中心，该中心的主任崔以泰教授被誉为"中国临终关怀之父"。同年10月在上海诞生了中国第一家临终关怀医院——南汇护理院（现为上海市浦东新区老年医院）。2006年中国生命关怀协会在人民大会堂成立，旨在帮助政府有关部门开展临终关怀的立法和政策研究，协会的成立是我国临终关怀事业的里程碑。2017年10月国家卫生行政管理部门发布通知，决定在北京市海淀区、吉林省长春市、上海市普陀区、河南省洛阳市、四川省德阳市5个市（区）开展全国首批安宁疗护试点工作；2019年5月印发通知，决定扩大安宁疗护试点范围，确定上海市为第二批全国安宁疗护试点省（市），北京市西城区等71个市（区）为安宁疗护试点市（区）。2023年4月确定北京市、浙江省、湖南省为第三批国家安宁疗护试点省（市），天津市南开区等61个市（区）为第三批国家安宁疗护试点市（区）。试点工作推动了我国临终关怀事业向标准化、规范化、科学化和系统化发展。

（三）临终关怀的研究内容

1. 临终患者的需求及照护 临终患者的需求主要包括生理、心理、精神及社会方面的需求。临终患者的照护包括医疗护理、生活护理、心理护理，特别应注意控制临终患者的疼痛，并给予相应的心理照护。临终关怀的核心是控制疼痛及其他主要的不适症状，如恶心、呕吐、便秘、食欲减退、口腔炎、吞咽困难、焦虑、抑郁、意识障碍、惊厥及呼吸困难等，因为这些不适的症状时刻影响着临终患者，并使其产生焦虑甚至恐惧。

2. 临终患者家属的需求及照护 临终患者家属的需求主要包括家属对临终患者的治疗和护理要求、心理需求及为其提供殡葬服务等。临终患者家属的照护主要是为其提供情感支持，包括尽可能满足家属照顾临终患者的需要，尽可能指导家属参与临终患者的日常照顾；并为家属提供社会支持，减少心理应激及不良情绪。

3. 死亡教育 死亡教育是探讨生与死的教学过程，是运用与死亡有关的医学、护理学、心理学及精神、经济、法律、伦理学等知识对人们进行教育，帮助人们树立正确的生死观、生命价值观、生命伦理观等，使受教育者更加珍爱生命、欣赏生命，并且减少盲目轻生和不必要的死亡，能正确对待和接受死亡。对临终患者进行死亡教育的目的是帮助临终患者消除对死亡的恐惧，学习"准备死亡、面对死亡、接受死亡"。对临终患者家属进行死亡教育的目的是帮助他们适应临终患者病情的变化和死亡，帮助他们缩短哀伤的过程，敢于面对现实，认识自身继续生存的社会意义和价值。

4. 临终关怀的模式 现代临终关怀模式为"多学科—整体性—姑息照护模式"。由于东西方文化的不同，临终患者对死亡的态度存在很大差异，这种差异决定了中国的临终关怀应具有中国特色。因此，探讨适合我国国情的临终关怀模式和特点，并从社会学角度寻求因地制宜地开展临终关怀工作的途径成为临终关怀研究的重要内容之一。

5. 其他 包括研究临终关怀机构所采用的医疗体系；临终关怀工作人员应遵循的医疗护理原则；临终关怀机构的管理、实施的研究与实践；临终关怀工作人员的构成与培训；临终关怀与其他学科的关系；临终关怀与社会发展的关系等方面。

（四）临终关怀的理念

1. 提供整体性照护 临终关怀的服务对象是各种疾病的末期、晚期肿瘤患者，治疗已不再生效，生命即将终结。对这些患者不是通过治疗使其免于死亡，而是通过整体性的照护，缓解痛苦，消除焦虑和恐惧心理，获得心理和社会支持，使其得到最后安宁。临终关怀的理念由以治愈为主的治疗转变为以对症为主的照护。临终关怀既为患者提供生前照护又为丧亲者提供居丧照料。

2. 提高临终患者的生命质量 临终关怀不是以延长患者的生存时间为主要目的，而是在临终患者有限的生命阶段里，以提高其生命质量为宗旨。正确认识和尊重临终患者生命的价值，为其提供舒适、有意义、有尊严的生活，让临终患者在有限的时间里，在可控的病痛中，感受人生的关爱、关怀，安详、舒适地度过最后的临终阶段。临终关怀服务充分显示了人类对生命的尊重与热爱。

3. 维护临终患者的尊严和权利 临终患者是临近死亡而尚未死亡者，其仍有思维、意识、情感，患者的个人尊严不因生命活力的降低而递减，个人的权利也不因身体衰竭而被剥夺。医护人员应尽量满足临终患者的合理要求，维护其尊严和权利。预立医疗照护计划是临终关怀的重要内容之一，是指医护人员与患者、家属共同参与讨论患者未来医疗和照护偏好，以帮助患者在疾病终末期或慢性疾病期间接受符合其价值观、意愿的医疗照护。预立医疗照护计划充分体现了对临终患者权利的维护。

4. 加强死亡教育并接纳死亡 临终关怀将死亡视为生命的一部分，承认生命是有限的，死亡是一个必然的过程。临终关怀强调把健康教育和死亡教育结合起来，从正确理解生命的完整与本质入手，完善人生观，增强健康意识，教育临终患者把生命的有效价值和生命的高质量两者统一起来，善始善终，以健全的身心走完人生的最后旅程。

（五）临终关怀的组织形式

目前，世界范围内临终关怀的服务形式呈现多样化、本土化的特点。英国的临终关怀服务以住院照料方式为主，即注重临终关怀院的发展。美国则以家庭临终关怀服务为主，即注重社区居家服务的发展。我国正在探索符合我国国情的临终关怀服务模式，目前我国的临终关怀组织形式有以下几种。

1. 临终关怀专门机构 专门提供临终关怀的机构，配备较为完善的医疗设备和齐全的医护人员，为临终患者提供专业化、规范化的临终照护服务，如北京松堂关怀医院、上海市浦东新区老年医院等。

2. 附设临终关怀机构 非独立性临终关怀机构，指在有条件的医院、护理院、养老院、社区卫生服务中心等机构内设立的临终关怀病区，配备必要的设施和固定的医护人员，为疾病终末期、癌症晚期的患者提供临终关怀服务，如天津医科大学肿瘤医院关怀科、四川大学华西第四医院姑息医学科/安宁疗护中心等。

3. 居家式临终关怀 是以社区为基础，以家庭为单位开展临终关怀服务。医护人员根据临终患者的病情，每日或每周定时到家中探望，提供临终照护。居家照护可让临终患者在生命的最后时刻感受家属的关心和体贴，能够减少其生理和心理上的痛苦；对家属来说，能尽力临终患者照顾，使死者死而无憾，生者问心无愧。

4. 癌症患者俱乐部 具有临终关怀性质的群众性自发组织，不是专门的医疗机构。其宗旨是促进癌症患者互相关怀、互相帮助，愉快地度过生命的最后历程。

二、濒死及死亡

（一）濒死

濒死（dying）即临终，是临近死亡的阶段。指各种疾病和损伤导致人体主要器官功能衰竭，经过一段时间的维持性（支持性）治疗，仍不能好转，病情逐渐恶化，各种迹象显示生命活动即将终结的状态，濒死是生命活动的最后阶段。

（二）死亡

人类历史上一直将心跳、呼吸停止作为判断死亡的标准。随着现代医学科学技术的发展，心跳、呼吸已停止的人可借助先进技术和设备来维持生命，只要大脑功能保持，一切生命活动都有恢复的可能性。因此，在现代医学快速发展的今天，心跳、呼吸停止已不能作为判断死亡的标准。近年来医学专家探索出了新的死亡定义及标准。

脑死亡（brain death）即全脑死亡，包括大脑、中脑、小脑和脑干的不可逆死亡。1968年，美国哈佛医学院在世界第22次医学会上提出脑死亡的诊断标准，指出不可逆的脑死亡是生命活动结束的象征。诊断标准包括以下四点。

1. 无感受性及反应性。

2. 无运动、无呼吸。

3. 无反射。

4. 脑电波平直。

上述标准需24小时内多次复查无改变，并排除体温过低（低于32℃）及中枢神经系统抑制剂的影响，即可作出脑死亡的诊断。

2018年，国家卫生健康委员会脑损伤质控评价中心在多年来脑死亡判定临床实践与研究的基础上推出《中国成人脑死亡判定标准与操作规范（第二版）》。

（三）死亡过程的分期

死亡不是骤然发生的，而是一个逐渐发展的过程，一般分为3期。

1. **濒死期** 濒死期（agonal stage）又称临终期，是死亡过程的开始阶段。此期的主要特点是脑干以上的中枢神经系统功能丧失或处于深度抑制状态，脑干功能依然存在，机体各系统功能发生严重障碍。表现为意识模糊或丧失，各种反射减弱或逐渐消失，肌张力减退或消失，心跳减弱，血压下降，呼吸微弱或出现潮式呼吸及间停呼吸。此期生命处于可逆阶段，若能得到及时有效的救治，生命可有复苏的机会。反之，则进入临床死亡期。某些猝死的患者可不经此期直接进入临床死亡期。

2. **临床死亡期** 临床死亡期（clinical death stage）是临床上判断死亡的标准。此期主要特点为中枢神经系统的抑制过程已由大脑皮质扩散到皮质以下部位，延髓处于极度抑制状态。表现为心跳、呼吸完全停止，瞳孔散大，各种反射消失，但机体的各种组织细胞仍有微弱而短暂的代谢活动。此期一般持续5~6分钟，超过此时间，大脑将发生不可逆的变化。但在低温条件下，尤其是头部降温脑耗氧量降低时，临床死亡期可延长至1小时或更久。

3. **生物学死亡期** 生物学死亡期（biological death stage）是死亡过程的最后阶段，又称细胞死亡。此期主要特点为整个中枢神经系统及机体各器官的代谢活动相继停止，并出现不可逆的变化，整个机体已无复苏的可能。随着生物学死亡期的进展，相继出现尸冷、尸斑、尸僵及尸体腐败等现象。

（1）尸冷（algor mortis）：是最先出现的尸体现象，死亡后因体内产热停止，散热继续，尸体温度会逐渐降低。死亡后尸体温度的下降有一定规律，一般死后10小时内尸温下降速度约为每小时1℃，10小时后为每小时0.5℃，经24小时左右，尸温与环境温度相同。测量尸温时常以直肠温度为准。

（2）尸斑（livor mortis）：死亡后血液循环停止及地心引力的作用，血液向身体的最低部位坠积，皮肤呈现暗红色斑块或条纹。尸斑的出现时间一般是死亡后2~4小时。若患者死亡时为侧卧，则应将其转为仰卧，以防脸部颜色改变。

（3）尸僵（rigor mortis）：尸体肌肉僵硬、关节固定。三磷酸腺苷（ATP）学说认为死亡后肌肉中ATP不断分解而不能再合成，致使肌肉收缩，尸体变硬。尸僵一般从面部小块肌肉开始，多呈下行性发展，表现为先从咬肌、颈肌开始，再到躯干、上肢和下肢部位。尸僵一般在死后1~3小时开始出现，4~6小时发展到全身，12~16小时达高峰，24小时后尸僵开始减弱，肌肉逐渐变软，称为尸僵缓解。

（4）尸体腐败（postmortem decomposition）：死亡后机体组织的蛋白质、脂肪和碳水化合物在腐败细菌的作用下发生分解，这一过程称尸体腐败。常见的表现有尸臭、尸绿。尸臭是肠道内有机物分解从口、鼻、肛门逸出的腐败气体。尸绿是尸体腐败时出现的色斑，一般在死后24小时先在右下腹出现，逐渐扩展至全腹，最后波及全身。

相关链接 | 舒适护理

舒适护理（comfort care）是使患者在生理、心理、社会和灵性上达到轻松安宁的状态，或缩短、降低其不愉快程度的护理。1995年美国护理专家柯卡芭（Kolcaba）提出了舒适护理理论（theory of comfort care），将舒适护理措施分为三种类型：① 技术性干预，用于保持患者内稳态及处理疼痛等，帮助患者保持或重获生理功能，预防并发症；② 指导性干预，以一种文化敏感性的方式为患者减轻焦虑、提供信息和安慰、给予希望；③"舒适精神食疗"性干预，包括引导想象、治疗性触摸、改善环境、音乐疗法等。

临床上应将舒适护理贯穿临终患者整体护理的始终，向临终患者及家属提供生理、心理、社会等方面的舒适护理，使患者在生理上减轻疼痛，在心理上获得满足感和安全感，生命得到尊重，并向社会作出自己的告别，提高患者临终阶段的生存质量。同时也为患者家属提供包括丧亲期在内的生理、心理关怀及精神上的支持，让他们能够坦然地接受临终患者的死亡。舒适护理理论的产生和实践的更新，推动了护理服务质量的提高，丰富了整体护理的内涵。

第二节 临终患者及家属的护理

一、临终患者的生理变化及护理

（一）临终患者的生理变化

1. 呼吸功能减退 表现为呼吸频率、深浅度的改变。呼吸由快变慢，由深变浅，出现潮式呼吸、鼻翼呼吸、张口呼吸等，因支气管内潴留分泌物，常会出现痰鸣音及鼾声呼吸，最终呼吸停止。

2. 循环功能减退 表现为皮肤苍白、湿冷、出汗，四肢发绀、斑点，脉搏快而弱、不规则甚至无法触及，血压降低或测不出，心尖搏动常为最后消失。

3. 胃肠道蠕动逐渐减弱 表现为恶心、呕吐、腹胀不适、食欲减退、身体消瘦、便秘或腹泻、口干、严重者出现脱水。

4. 疼痛 多数临终患者会出现疼痛、全身不适。表现为烦躁不安，血压及心率发生改变，呼吸变快或减慢，瞳孔放大，反复呻吟，出现疼痛面容（五官扭曲、眉头紧锁、双眼无神、眼睛睁大或紧闭、咬牙等）。

5. 肌肉张力丧失 表现为咀嚼费力、吞咽困难，大小便失禁，肢体软弱无力，躯体自主活动能力丧失，无法维持良好舒适的功能体位，脸部外观改变呈希氏面容（面肌消瘦，面部呈铅灰色、眼眶凹陷、双眼半睁、下颌下垂、嘴微张）。

6. 感知觉功能改变 表现为视觉功能逐渐减退，由视觉模糊逐渐发展到只有光感，最后视力完全消失。眼睑干燥，分泌物增多。听觉常是临终患者最后消失的一个感觉。

7. 意识改变 当疾病侵袭中枢神经时，临终患者的意识功能发生改变，出现嗜睡、意识模糊、昏睡、昏迷等中枢神经系统症状。

（二）临终患者的身体护理

1. 改善呼吸功能

（1）保持室内空气清新，定时通风换气。

（2）采取合适的卧位：神志清醒的患者采取半卧位，以扩大胸腔容量，减少静脉回心血量，改善呼吸困难；昏迷患者采用仰卧位，头偏向一侧，或侧卧位，防止呼吸道分泌物误入气管引起窒息或肺部并发症。

（3）改善缺氧状态：保持呼吸道通畅，必要时使用吸引器吸出痰液。根据患者呼吸困难的程度及时给予吸氧，以纠正缺氧状态，改善呼吸功能。

2. 促进血液循环

（1）观察生命体征的变化，皮肤色泽和温湿度等。

（2）临终患者末梢循环差，当出现四肢冰冷不适时，可提高室温，加强保暖，必要时应用热水袋热敷，但需防止烫伤。

3. 增进食欲，加强营养

（1）给予高蛋白、高热量、易消化的食物，多补充含维生素丰富的新鲜蔬菜和水果等。

（2）注意食物的色、香、味，少量多餐，以减轻恶心，增进患者食欲。

（3）吞咽困难者给予流质或半流质饮食。必要时采用鼻饲法或完全胃肠外营养，以保证营养供给。

（4）加强监测，观察临终患者电解质指标及营养状况。

4. 减轻疼痛

（1）观察：注意观察疼痛的性质、部位、程度、发作频率、持续时间等。

（2）对于癌性疼痛，目前临床普遍采用WHO推荐的三步阶梯疗法来控制疼痛。具体方法：① 第一阶梯，轻度疼痛的患者应选用非麻醉性镇痛药，如布洛芬、阿司匹林、对乙酰氨基酚等，以及一些辅助性药物如解痉药、皮质激素；② 第二阶梯，中度疼痛的患者应选用弱麻醉性镇痛药，如可待因、曲马多等；③ 第三阶梯，重度和剧烈疼痛的患者应选用强麻醉性镇痛药，如吗啡、美沙酮、哌替啶等。癌性疼痛药物治疗要掌握基本原则，把握好用药的阶段，注意观察用药后的反应，以达到控制疼痛的目的。

（3）非药物止痛法：如放松疗法、音乐疗法、针灸疗法、物理疗法、生物反馈疗法等。

（4）护理人员应多安慰、鼓励、同情患者，多与之交谈沟通，使其情绪保持稳定；并适当引导转移患者的注意力，也可达到缓解疼痛的目的。

5. 促进患者舒适

（1）采取舒适的体位：定时给患者翻身，更换合适的体位，避免某一部位长期受压损伤皮肤。

（2）加强皮肤护理：大小便失禁者，注意保持会阴、肛门附近皮肤的清洁、干燥，必要时留置导尿；大量出汗时，应及时擦洗干净，勤换衣裤；床单位保持清洁、干燥、平整、无碎屑，以防发生压力性损伤。

（3）做好口腔护理：注意观察患者口腔黏膜的变化。在晨起、餐后、睡前协助患者漱口，对不能经口进食者，给予口腔护理每日2次，保持口腔清洁；口唇干裂者可涂润滑油，有溃疡或真菌感染者酌情涂药；口唇干裂者可适量喂水，也可用湿棉签湿润口唇或用湿纱布覆盖口唇。

6. 减轻感知觉功能改变的影响

（1）提供合适安静的环境：保持室内空气新鲜、通风良好，配备一定的保暖设施，适当的照明，避免因视觉模糊而产生紧张、恐惧心理，增加临终患者的安全感。

（2）做好眼部护理：对神志清醒的临终患者，可用清洁的温湿毛巾从眼睛内眦向外眦进行清洁护理；分泌物多时，可用温湿毛巾或棉球、纱布等浸生理盐水或淡盐水，进行湿敷后轻轻洗去；注意手法轻柔以免损伤皮肤、黏膜和结膜，禁忌用肥皂水洗眼，并防止交叉感染。对昏迷的临终患者，因其角膜反射减弱或消失，眼睑不能闭合，除清洁眼睛外还要保持眼睛湿润，可涂红霉素、金霉素眼膏或覆盖凡士林纱布，以保护角膜，防止角膜干燥发生溃疡或结膜炎。

（3）听觉常是临终患者最后消失的感觉，护理过程中应避免在其周围窃窃私语，以免增加患者焦虑。可采用非语言方式如触摸等，配合柔软温和的语调、清晰的语言交谈，使临终患者在生命的最后时刻也不会感到孤独。

7. 加强对病情变化的观察

（1）密切观察临终患者的病情变化、瞳孔、意识状态等。

（2）及时评估治疗与护理效果。

二、临终患者的心理变化及护理

（一）临终患者的心理变化

临终患者在接近死亡时，会产生一系列复杂的心理变化。美国医学博士库柏勒·罗斯（Kubler Ross）通过长期观察，将患者从知晓病情到临终时期的心理变化分为5个阶段，即否认期、愤怒期、协议期、忧郁期、接受期。

1. 否认期　患者尚未做好接受疾病严重性的思想准备，当得知自己病重即将面临死亡时，其心理反应是："不，这不会是我，那不是真的，一定是弄错了！"以此极力否认，拒绝接受事实，认为是医生的误诊，他们抱着侥幸心理四处求医。否认是一种心理防卫的应激行为。患者通过否认来减少不良信息的刺激，可以暂时逃避残酷的现实，有时间调整自己来面对死亡。这种心理应激的适应时间长短因人而异，大部分临终患者都能很快度过，但部分临终患者直至死亡仍处于否认期。

2. 愤怒期　当疾病的严重性被进一步证实时，临终患者对病情的否认已无法再持续下去，会出现生气与愤怒的表现，产生"为什么是我，这太不公平"的心理。怨恨、嫉妒、痛苦、无助等复杂情绪交织在一起，使患者往往迁怒于医护人员和家属，责怪不公平；常会怨天尤人，无缘无故地摔东西以发泄内心的不满、苦闷与无奈，抱怨亲属对他照顾不周，不满医护人员提供的治疗和护理，甚至会无故指责和辱骂别人，以此来弥补内心的不平。

3. 协议期　随着病情逐渐加重，患者确认已无法改变死亡这一事实时，愤怒的心理便会慢慢消失，开始承认和接受临终的事实，不再怨天尤人。请求医生想尽办法治疗疾病并期望奇迹的出现，还作出许多承诺作为延续自己生命的交换条件，出现"如果你让我好起来，我一定会……"的心理。此期患者变得和善，对自己过去所做的错事表示悔恨，请求宽容，对自己的病情抱有希望，努力配合治疗和护理。

4. 忧郁期　当患者发现自己的身体状况日益恶化，认识到已无法阻止死亡的来临时，就会产生强烈的失落感，"好吧，那就是我"；会表现出对任何事物都很淡漠，精神消沉、反应迟钝、抑郁、哭泣、退缩、沮丧等一系列心理情绪的变化，体验到一种准备后事的悲哀，想与亲朋好友见面，希望有自己喜爱的人陪伴照顾在身边。但是临终患者的抑郁心理，对于患者平和、安静地"接受"死亡这一过程是有益的。

5. 接受期　这是临终的最后阶段。在一切的努力、挣扎之后，患者变得很平静，认为自己已完成了人生的一切并已做好接纳死亡到来的准备，产生"好吧，既然是我，那就去面对吧"的心理，对死亡不再恐惧和忧伤；表现为比较平和、安详、坦然，喜欢自己独处，睡眠时间会增加，情感减退，等待死亡的到来。

临终患者心理发展过程的五个阶段不应被视为是一成不变的"固定阶段"，具有个体差异性，每个临终患者因情况不同在次序和程度上会有所差别，每个人也不一定都会经历这5个心理变化阶段。各个阶段持续时间不一定相同，而且不一定会按顺序发展，有时可能会交错或缺失。临终患者的心理变化非常复杂，需要护理人员在实际工作中认真细致地去观察，并给予患者相应的护理措施和情感支持。

（二）临终患者的心理护理

1. 否认期

（1）护理人员应具有真诚的态度，勿直接揭穿临终患者的心理防御机制，也不能欺骗患者。应坦然和蔼地回应临终患者对病情的询问，并且要注意医护人员对患者病情表述的一致性。

（2）要多与临终患者沟通交流，注意应用非语言方式。协助满足心理方面的需要，让其感到自己并未被抛弃，时刻都有护理人员的关心和帮助。

（3）护理人员在沟通交流中要注意自己的言行，可主动和临终患者一起讨论死亡，因势利导，循循善诱，使临终患者建立正确的生死观，能逐步面对死亡的事实。

2. 愤怒期

（1）护理人员应把发怒看成是一种健康的正常行为，要有极大的耐心、爱心和同情心，要理解临终患者的过激行为，认真倾听患者的内心感受，提供适宜的环境，让其尽情发泄内心的痛苦、抱怨、不满、恐惧和愤恨等情绪，但同时要注意预防发生意外事件。

（2）做好临终患者家属的工作，让家属能够理解和宽容，并给予更多的关爱和情感、心理上的支持。

3. 协议期

（1）此期临终患者对治疗持比较积极的态度，内心仍抱有希望，试图通过积极配合来延长自己的生命。

（2）护理人员应当给予患者指导和关心，加强照护，尽量满足临终患者的要求，使临终患者更好地配合治疗，以减轻痛苦，控制病情。

（3）临终患者的协议行为可能在私下进行，护理人员不一定能观察到。因此，要鼓励临终患者说出内心的感受，尊重临终患者的信仰，积极引导，减轻心理负担。

4. 忧郁期

（1）护理人员应多给予临终患者同情和照顾，多一些时间陪伴，允许其用不同的方式宣泄情感，如悲伤、哭泣等。

（2）给予精神上的支持，尽量满足临终患者的合理要求，安排亲朋好友见面、相聚，并尽量让家属多陪伴在身边。

（3）加强防护，注意安全，及时观察临终患者出现的不良心理反应，预防轻生等意外事件的发生。

（4）若患者因心情忧郁忽视个人清洁卫生，护理人员应协助和鼓励患者保持身体的清洁与舒适。

5. 接受期

（1）护士应积极主动帮助患者尽可能实现未完成的心愿，给予患者情绪支持。

（2）为临终患者提供一个安静、舒适、单独的环境，避免干扰。

（3）继续保持对临终患者的关心、支持，加强基础生活护理，让其安详、平静、有尊严地离开人世。

在临终阶段，癌症患者除了生理上的痛苦，更重要的是对死亡的恐惧。美国的一位临终关怀专家就认为"人在临死前精神上的痛苦大于肉体上的痛苦"，因此，护士一定要在控制症状和减轻患者机体痛苦的同时，做好临终患者的心理关怀。

三、临终患者家属的护理

（一）临终患者家属的心理变化

经历并目睹患者的临终过程，也是家属的心理应激过程，临终患者会给家庭成员带来很大的生理、心理压力。医生也总会将患者临近死亡的预测预先告知家属，当家属获知患者患了绝症或病情已无法医治时，先要承受精神上的巨大打击，会表现出不理解、不知所措和惊恐等，在情感上也难以接受即将失去亲人的现实，继而出现难以抑制的悲痛心理过程，在行动上表现为四处求医以期盼奇迹能够出现，以延长亲人的生命。当看到亲人死亡不可避免时，他们的心情会变得十分沉重、烦恼、焦躁不安，继而产生愤怒、怨恨自己、无助等情绪。临终患者家属会出现以下变化。

1. 个人的需求被推迟或放弃 临终患者对整个家庭造成的影响是多方面的，尤其是治疗费用的增加造成家庭经济条件的改变，平静生活的失衡、精神支柱的倒塌等。家庭成员在考虑整个家庭的状况后，会对自我角色与职责的扮演进行重新调整，个人的需求会被推迟或放弃，如升学、就业、婚姻等。

2. 家庭角色与职务的调整 当临终患者在家庭中所承担的角色缺失后，家庭将重新调整有关成员的角色，如慈母兼严父，长姐如母、长兄如父，以保持和维系家庭的稳定。

3. 压力增加，社会性交往减少 照护临终患者期间，家属因过度哀伤和体力、财力的消耗而感到心力交瘁、疲惫不堪，正常的生活和工作秩序被打乱，又因长期照护临终患者，减少了与亲友、同学之间的社会交往。由于我国与西方国家的文化背景、风俗习惯、伦理道德观念等方面有着很大的不同，对待疾病的认知上，我国大多数人倾向于对患者隐瞒病情，避免其知晓后产生不良后果而加速病情的发展。因此，家属要压抑自我的哀伤，又要不断地隐瞒病情，更加重了身心压力。

临终患者家属的心理行为反应与患者临终的历程密切相关。患者的病程发展时间长短对家属在照护过程中的心理反应影响很大。如果患者的家属已做好临终患者死亡的心理准备，就比较容易接受患者死亡的事实；如果患者的临终期时间很长，家属哀痛过久，心理负担大，且照护患者造成劳累，会感到身心疲惫；如果临终时间来得过快或突然死亡，家属完全没有心理准备，家属的内心会觉得愧疚，总感到还应为亲人多做些事情，此时可能会产生责怪或怀疑是医护人员的疏忽，而产生复杂的心理反应和行为。

（二）临终患者家属的心理护理

1. 帮助家属满足照顾患者的需要 1986年，费尔斯特（Ferszt）和霍克（Houck）提出临终患者家属的七大需要。

（1）了解患者病情、照顾等相关问题的发展。

（2）了解临终关怀医疗小组中哪些人会照顾患者。

（3）参与患者的日常照顾。

（4）指导患者受到临终关怀医疗小组良好照顾。

（5）被关怀与支持。

（6）了解患者死亡后相关事宜，如处理后事等。

（7）了解有关资源，如经济补助、社会资源、义工团体等。

2. 鼓励家属表达情感　护理人员要与家属积极沟通，建立良好的信任关系。提供安静、隐蔽的环境与家属会谈，并耐心倾听，鼓励家属说出内心的各种感受，积极解释临终患者的生理、心理变化产生的原因，减少家属疑虑。对家属轻度过激的行为应给予谅解，重则应与科室护士长协商妥善处理方案。

3. 指导家属对患者的生活照料　为临终患者家属提供照护临终患者的技术指导和帮助，使家属能更好地照料患者，同时，在照料过程中获得陪伴患者走完最后一程的心理慰藉。

4. 协助维持家庭的完整性　协助家属在医院环境中安排日常的家庭活动，以增进患者心理调适能力，维持家庭完整性。如一起用餐、看电视、下棋、散步等活动。

5. 满足家属自身的生理、心理、社会方面的需要　护理人员应关心体贴家属，帮助其安排陪伴期间的生活，尽力解决面临的实际困难。

第三节　死亡后的护理

死亡后护理包括对死者的尸体护理和丧亲者的护理。

一、尸体护理

尸体护理（postmortem care）是对临终患者实施整体护理的最后步骤，也是临终关怀的重要内容之一。做好尸体护理既是向死者表达同情和尊重，也是对死者家属心灵上的慰藉，体现了人道主义精神和高尚的护士职业道德。尸体护理应在确认患者死亡，医生开具死亡诊断书后尽快进行，这样既可减少其他患者对死亡的恐惧，也可防止尸体僵硬。在尸体护理过程中，应尊重死者和丧亲者的民族习惯和要求，护理人员应以唯物主义的死亡观和严肃认真的态度尽职尽责地做好尸体的护理工作，尊重患者的遗愿，满足家属的合理要求。

【目的】

1. 保持尸体清洁，维持良好的尸体外观，易于辨别。

2. 使家属得到心理安慰，减轻悲痛。

【操作前准备】

1. 评估患者并解释

（1）接到医生开出的死亡诊断后，进行再次核实，并填写尸体识别卡。

（2）通知死者家属并向其解释尸体护理的目的、方法、注意事项及配合要点。

2. 护士准备　衣帽整洁，修剪指甲，洗手，戴口罩，戴手套，熟悉尸体护理操作程序。

3. 用物准备

（1）治疗盘内备衣裤、鞋、袜各1套，血管钳1把，不脱脂棉球适量，尸单或尸袋1个，剪刀1把，梳子1把，松节油适量，绷带适量，手消毒剂。

（2）擦洗用物、屏风。

（3）有伤口者备换药敷料，必要时备隔离衣。

4. 环境准备　请其他人员回避，用屏风遮挡，保持环境安静、肃穆。

【操作步骤】

操作步骤	要点说明
1. 携用物至床边，用屏风遮挡	●保护死者隐私，减少对同病室其他患者情绪的影响
2. 劝慰家属　劝家属节哀，请家属共同进行尸体护理	●如家属不在，应尽快通知家属来院
3. 撤去用物　撤去所有治疗用物，如治疗仪器、各类导管等	●动作轻稳
4. 安置体位　放平床支架，使尸体仰卧，头下垫枕，用大单遮盖尸体	●防止面部淤血变色
5. 整理遗容　洗脸，有义齿者代为装上，闭合口、眼。若眼睑不能闭合，可用毛巾湿敷或在上睑下垫少许棉花，使上睑下垂闭合。嘴不能闭者，轻揉下颌或用绷带托住固定	●认真细致，一丝不苟 ●装上义齿，可避免面部变形；口、眼闭合以维持尸体外观，符合习俗
6. 填塞孔道　用血管钳夹取棉球填塞口、鼻、耳、阴道及肛门等孔道	●防止体液外溢，棉花勿外露
7. 清洁全身　脱去衣裤，擦净全身。如有胶布痕迹可用松节油擦拭；有伤口者更换敷料；有引流管者应拔出后缝合伤口或用蝶形胶布封闭	●保持尸体清洁，维持良好的尸体外观 ●传染病患者的尸体应用消毒剂擦拭
8. 更换衣裤　更换备好的衣裤。也可用尸单或尸袋包裹尸体，分别在死者胸、腰、踝部固定	●传染病患者的尸体应用尸单包裹后装入不透水的袋中，并作出传染标识
9. 交接尸体　协助转移尸体于停尸箱内，做好与殡仪服务中心或殡仪馆的交接	●防止尸体腐败
10. 终末处理	
（1）处理床单位	●按常规清洁消毒方法进行床单位的处理，如为传染病患者，应按传染病终末消毒方法处理
（2）填写死亡通知单及各项记录，整理病历后归档，按出院手续办理结账	●体温单上记录死亡时间，注销各种执行单（治疗、药物、饮食卡等）
（3）整理、清点遗物交给家属	●若家属不在，应由两人共同清点，列出清单后交护士长保管

二、丧亲者的护理

丧亲者即死者家属，主要是指失去父母、配偶、子女者。失去亲人对丧亲者是一个重大的生活事件，也是一次非常痛苦的人生经历。这种哀痛会持续较长的一段时间，对其身心健康、生活、学习、工作均有很大的影响，因此做好丧亲者的护理是护理人员的重要工作之一。

（一）丧亲者的心理反应

丧亲者的心理特征主要表现为悲伤，1964年安格乐（Engel）提出了悲伤过程的六个阶段。

1. **冲击与怀疑期**　本阶段的特点是拒绝接受亲人死亡的结果，丧亲者感觉麻木、否认，让自己有充分的时间加以调整。此期在意外死亡事件中表现得最为明显。

2. **逐渐承认期**　意识到亲人确已死亡，于是出现空虚、发怒、自责和哭泣等痛苦表现，此期典型特征是哭泣。

3. **恢复常态期**　丧亲者带着悲痛的心情着手处理死者的后事，准备丧礼。

4. **克服失落感期**　此期是设法克服因亲人死亡带来的痛苦的空虚感，但仍不能以新人代替逝去的、可依赖的人，常常回忆过去的事情。

5. **理想化期**　此期丧亲者产生想象，美化逝去的人，为过去对死者不好的行为感到自责。

6. **恢复期**　此阶段机体的大部分功能恢复，但悲哀的感觉不会简单消失，常忆起死者，并永远怀念死者。恢复的速度受所逝去人的重要性、对自己生活和精神的支持程度、原有的悲哀体验等因素的影响。

（二）影响丧亲者调适的心理因素

1. **对死者的依赖程度**　丧亲者如果对死者在经济、生活、情感上依赖程度越强，亲人死亡后的调适则越困难，多见于丧亲者与死者是配偶关系。

2. **病程的长短**　急性死亡病例由于事件突发，丧亲者毫无思想准备，易产生自责、内疚心理，悲痛程度也比其他情况更加沉重；若为慢性死亡病例，丧亲者已有预期性心理准备，则能较快调适。

3. **死者与丧亲者的年龄**　死者去世时越年轻，丧亲者越易产生惋惜和不舍，增加内疚和罪恶感。丧亲者的年龄反映其人格的成熟度，影响其解决、处理后事的能力。

4. **其他支持系统**　丧亲者拥有其他支持系统，如亲朋好友、各种社会活动、宗教信仰等，能提供支持并满足其需要，对调整哀伤有一定的作用。

5. **失去亲人后的生活改变**　失去亲人后生活改变越大，越难调适，如中年丧夫、老年丧子。

6. **丧亲者的文化程度与性格**　文化程度高的丧亲者更容易接受死亡教育，也能够面对死亡现象。外向性格的丧亲者，因其能够及时向外宣泄悲伤情绪，悲伤期会较短；而性格内向的丧亲者悲伤持续时间则较长。

（三）丧亲者的护理

1. **做好尸体护理**　做好死者的尸体护理，是对死者的尊重，也是给予丧亲者的极大心理安慰，以缓解家属悲伤痛苦的心理反应。

2. **做好丧亲者心理疏导**　死亡是患者痛苦的结束，但却是丧亲者悲痛的高峰，必将影响其身心健康和生存质量。在得知亲人去世后，丧亲者最初的本能反应是麻木和不知所措，护理人员应安慰丧亲者，使其面对现实，陪伴并认真聆听他们的倾诉。聆听时，可以握紧他们的手，鼓励其宣泄内心的痛苦。哭泣是丧亲者最常见的情感表达方式，是一种能疏解内心忧伤情绪的途径。因此，应给予丧亲者一定的时间，并为其创造与死者独处的环境，让他们能够痛快地宣泄出来，以减少对身心健康的影响。

3. **鼓励丧亲者之间相互安慰**　需通过观察发现丧亲者中的核心人物和"坚强者"，鼓励他们相互安慰，相互给予支持和帮助。应协助丧亲者勇敢面对失去亲人的痛苦，引导他们独立生活。

4. **满足丧亲者需要，协助解决实际困难**　丧亲是人生中最痛苦的经历，护理人员应尽量满足丧亲者提出的需求，对于不能满足的，需耐心解释、说明，以取得其谅解与合作。另外，患者去世后，家庭会面临许多需要解决的实际问题，护理人员应了解家属的实际困难，积极提供支持和帮助，如经济问题、子女问题、家庭组合、社会支持系统等，使家属感受到人世间的温情。

5. **丧亲者随访**　可通过信件、电话、家庭访视等对丧亲者进行追踪随访，鼓励其参加社会活动，并力所能及地帮助解决或协调困难和问题。

6. **协助建立新的人际关系**　劝导和协助丧亲者对死者进行感情撤离，逐步与他人建立新的人际关系，例如再婚或重组家庭等。这样可以弥补其内心的空虚，并使其在新的人际关系中得到慰藉。

7. **协助培养新的兴趣，鼓励丧亲者参加各种社会活动**　协助丧亲者重新建立新的生活方式，寻求新的经历与感受。要鼓励丧亲者积极参加各种社会活动，因为活动本身就是复原，也是一种治疗。通过活动可以抒发家属内心的郁闷，获得心理的安慰，尽快从悲伤中解脱出来。在疏导悲伤的过程中应该注意家属的文化、信仰、性格、兴趣爱好和悲伤程度、悲伤时间及社会风俗等方面的差异。

（张银华）

学习小结

本章主要介绍了临终关怀、濒死、脑死亡的相关知识，临终患者及家属的护理及死亡后护理。临终关怀是为临终患者及家属提供生理、心理、社会等各方面的整体照护，使临终患者的生命得到尊重，症状得到控制，生命质量得到提高，家属的身心健康得到维护。护理人员应正确评估临终患者的生理及心理反应，特别是临终患者心理反应的五个时期，即否认期、愤怒期、协议期、忧郁期、接受期，针对护理问题实施护理照护，减少临终患者的痛苦，使其能够无痛苦、安宁、舒适地走完人生的最后旅程。同时应掌握尸体护理的操作程序，以严肃认真的态度进行尸体护理，并做好家属的心理疏导，缓解其身心痛苦。

1. 什么是临终关怀?

2. 临终关怀的理念是什么?

3. 单项选择题

（1）死亡过程的三个阶段是

A. 心跳停止、呼吸停止、对光反射消失

B. 昏迷、呼吸停止、心跳停止

C. 濒死、临床死亡、生物学死亡

D. 肌力消退、肌张力消退、反射消失

E. 尸斑、尸冷、尸僵

（2）濒死患者最后消失的感觉是

A. 视觉

B. 听觉

C. 味觉

D. 嗅觉

E. 触觉

（3）患者得知自己病重即将面临死亡时，其心理反应是："如果能让我好起来，我一定……"该患者处于

A. 忧郁期

B. 愤怒期

C. 协议期

D. 否认期

E. 接受期

（4）患者女性，76岁，多器官功能衰竭，表现为意识模糊，肌张力消失，心音低钝，血压70/40mmHg，潮式呼吸。判断患者处于

A. 濒死期

B. 临床死亡期

C. 躯体死亡期

D. 生物学死亡期

E. 脑死亡期

（5）关于尸体料理，下列选项**不正确**的是

A. 头下放小枕

B. 用棉花填塞孔道

C. 有伤口者更换敷料

D. 清点死者遗物交家属

E. 在临床死亡期进行

单项选择题答案：1C　2B　3C　4A　5E

第十七章　医疗与护理文件

学习目标

知识目标	1. 掌握　医疗与护理文件的记录原则及管理要求。 2. 熟悉　体温单各项目的记录内容与方法。 3. 了解　医嘱处理的方法和注意事项。
能力目标	1. 具备正确绘制体温单及处理各种医嘱的能力。 2. 具备准确书写出入量记录单、特别护理记录单、病区交班报告的能力。
素质目标	1. 树立以患者为中心的理念，尊重患者、关心患者，培养人文关怀素养。 2. 正确认识医疗与护理文件的意义，准确、规范记录相关文件。

医疗与护理文件（medical and nursing documents）是医院和患者的重要档案资料，记录了患者疾病的发生、诊断、治疗、护理、发展及转归全过程，是现代医学的法定文件，由医生和护士共同完成。包括医疗文件和护理文件两部分，医疗文件记录了患者疾病发生、诊断、治疗、发展及转归的全过程。护理文件是护理人员对患者进行病情观察和实施护理措施的原始文字记录。医疗与护理文件不仅为医疗、护理、教学科研提供基础资料，同时也是患者结算收费的依据和处理医疗纠纷的法律证据。因此，医疗与护理文件必须书写规范并妥善保管，以确保其正确性、完整性和原始性。目前全国各医院医疗与护理文件记录的方式不尽相同，但遵循的原则基本一致。

> **问题与思考**
>
> 患者李某，男性，35岁。因发热、咳嗽、咳铁锈色痰、胸痛来医院就诊，诊断为"肺炎球菌性肺炎"，住院后经抗生素、祛痰等治疗后，痊愈出院。请思考：
>
> 1. 如何整理该患者的病案？
> 2. 如何妥善保管该患者的护理文件？

第一节　概述

病历是医疗与护理文件的主要组成部分，是指医务人员在医疗活动中形成的文字、符号、图表、影像、切片、实验室检查结果等资料的总和，包括门（急）诊病历和住院病历。护士在医疗与护理文件的记录和管理中必须明确记录的重要意义，做到认真、细致、负责，并严格遵守专业技术规范。

一、医疗与护理文件的意义

（一）提供患者的信息资料

医疗与护理文件是诊断、治疗和护理最原始的文件记录和重要的参考依据，是关于患者病情变化、诊疗护理及疾病转归全过程的客观全面、及时动态的记录，是医护人员进行正确诊疗、护理的依据，同时也是加强各级医护人员之间沟通与合作的纽带。医护人员可以通过阅读护理记录的资料（如体温、呼吸、脉搏、血压、出入量、危重患者观察记录等），了解患者的病情进展，明确诊断并制定和调整治疗方案。医疗与护理文件的连续记录保证了各班护理工作的连续性和完整性，同时加强了医护人员间的合作和协调。

（二）提供教学与科研资料

完整的医疗与护理文件体现出理论在实践中的具体应用，是最好的教学资料。一些特殊病例还是为教学提供案例讨论和个案分析的良好素材。完整的医疗与护理文件也是开展科研工作有价值的资料来源，特别是在回顾性研究、流行病学调查，传染病管理方面具有重要的参考价值，是卫生管理机构制定和调整政策的重要依据。

（三）提供评价依据

完整而客观的医疗与护理文件可以反映医院的医疗护理服务质量、医疗技术水平、管理水平及医务人员的业务素质，是衡量医院医疗、护理及管理水平的重要标志之一；也可作为医院等级评定、医护人员考核评定的参考资料。

（四）提供法律依据

医疗与护理文件是具有法律效力、为法律所认可的证据性文件。其内容反映了患者在住院期间接受治疗与护理的具体情况，在法律上可作为医疗纠纷、人身伤害、保险索赔、犯罪刑事案件及遗嘱查验的证明。因此，及时、完整、准确的医疗与护理文件不仅可以有效地维护医务人员自身的合法权益，也可作为患者及家属处理以上相关事件的证明资料。

二、医疗与护理文件记录要求

医疗与护理文件记录是医院重要的档案资料，及时、准确、完整、简要、清晰是书写各项医疗与护理文件的基本原则。

1. **及时** 医疗与护理文件记录必须及时，不得拖延或提前，更不能漏记、错记，以保证记录的时效性。可按照所在医疗机构对医疗与护理文件记录的时间间隔要求进行记录。通常患者的病情越危重，越需要及时与详尽的记录。急诊病历、危重患者病程记录、抢救时间、死亡时间、医嘱下达时间等须记录到分钟。如因抢救急重症患者未能及时记录的，相关医护人员应当在抢救结束后6小时内据实补记，并注明抢救完成时间和补记时间。

2. **准确** 医疗与护理文件是临床患者病情进展的科学记录，记录的内容和时间必须真实准确、可靠无误，尤其对患者的主诉和行为应进行详细、真实、客观的描述。医学术语应用应确切，不应是医护人员的主观解释或有偏见的资料，必要时可成为重要的法律依据。记录者必须是执行者，记录的时间应为实际给药、治疗、护理的时间，而不是事先安排的时间。有书写错误时应在错误处用所书写的笔在错字词上画双横线删除，在画线的错字上方用同色笔更正，注明修改时间并签修改人全名，保留原记录清晰可辨，不得使用涂改、刮擦、剪贴等方法除去或掩盖原来的字迹。

3. 完整 医疗与护理文件的眉栏、页码、各项记录须填写完整。护理表格应按要求逐项填写，避免遗漏。记录应连续，不留空白。每项记录后签全名，以示负责。增加新的一页时，眉栏仍须逐项填写完整。医疗与护理文件不得随意拆散、损坏或外借，以免丢失。如患者出现病情恶化、拒绝接受治疗护理或有自杀倾向、意外、请假外出、并发症先兆等特殊情况，应详细记录并及时汇报、交接班等。

4. 简要 记录内容应重点突出、简洁、流畅，并使用医学术语，用公认的缩写，避免笼统、含糊不清或过多修辞，以方便医护人员快速获取所需信息；此外，护理文件均可采用表格形式，以节约书写时间，使护理人员有更多时间和精力为患者提供直接护理服务。

5. 清晰 按要求分别使用红、蓝（黑）笔书写。一般白班用蓝（黑）色字体，夜班用红色字体记录。字迹清楚，保持表格整洁，字体端正，不得涂改、剪贴和滥用简化字，要保证书写格式的规范。

三、医疗与护理文件管理要求

医疗与护理文件是医院重要的档案资料，由门诊病历和住院病历两部分组成。门诊病历包括首页、副页和各种检查报告单；住院病历包括医疗记录、护理记录、检查记录和各种证明文件等。因为医疗与护理文件是医护人员临床实践的原始文件记录，对医疗、护理、教学、科研、执法等方面都至关重要，所以无论是在患者住院期间还是在出院后均应妥善管理，建立严格的管理制度，设置专门部门或专职人员具体负责医疗与护理文件的保存与管理工作，严禁涂改、伪造、销毁、抢夺、盗取。

（一）管理要求

1. 各种医疗与护理文件按规定放置，记录和使用后必须放回原处。

2. 必须保持医疗与护理文件的清洁、整齐、完整，防止污染、破损、拆散、丢失。

3. 住院病历放于病历柜中，患者及家属不得随意翻阅医疗与护理文件，不得擅自将医疗与护理文件带出病区；因医疗活动或复印、复制等需要带离病区时，应当由病区指定专门人员负责携带和保管。

4. 患者出院或死亡时，患者本人或其代理人、死亡患者近亲属或其代理人、保险机构有权复印或复制患者的门（急）诊病历、住院病历、体温单、医嘱单、检验报告、医学影像学检查资料、特殊检查（治疗）同意书、手术同意书、手术及麻醉记录单、病理报告、护理记录、出院记录及国务院卫生行政部门规定的其他病历资料，但必须按规定履行申请手续，批准后方可按医疗与护理文件复印规程办理。

5. 发生医疗事故纠纷时，应于医患双方同时在场的情况下封存或启封死亡病例讨论记录、疑难病例讨论记录、上级医生查房记录、会诊记录、病程记录、各种检查报告单、医嘱单等，封存的病历资料可以是复印件，由医疗机构负责医疗服务质量监控的部门或者专（兼）职人员保管。

6. 患者住院期间病历由病房统一保管，出院或死亡后，医疗与护理文件应交病案室，并按卫生行政部门规定的保存期限妥善保存。各种记录保存期限如下所示。

（1）体温单、医嘱单、护理记录单作为病历的一部分随病历放置，患者出院后送病案室长期保存。

（2）门（急）诊病历档案的保存时间自患者最后一次就诊之日起不少于15年。

（二）病历排列顺序

1. 住院期间病历排列顺序

（1）体温单（按时间先后倒排）。

（2）医嘱单（按时间先后倒排）。

（3）入院记录。

（4）病史及体格检查。

（5）病程记录（手术、分娩记录单等）。

（6）会诊记录。

（7）各种检验和检查报告。

（8）护理记录单。

（9）长期医嘱执行单。

（10）住院病历首页。

（11）门诊和/或急诊病历。

2. 出院（转院、死亡）后病历排列顺序

（1）住院病历首页。

（2）出院或死亡记录。

（3）入院记录。

（4）病史及体格检查。

（5）病程记录（手术、分娩记录单等）。

（6）各种检验和检查报告单。

（7）护理记录单。

（8）医嘱单（按时间先后顺排）。

（9）长期医嘱执行单。

（10）体温单（按时间先后顺排）。

门诊病历一般由患者自行保管。

第二节 医疗与护理文件的书写

医疗与护理文件的书写，包括填写体温单、医嘱单、护理记录单和书写病区交班报告等，是护士交接班时核对工作的依据。随着医院信息系统的应用推广，人们越来越认识到医院信息系统的优势，如操作简单便捷、节约时间和费用等，医疗与护理文件的记录将逐步过渡到电子记录。

一、体温单

体温单记录了患者的体温、脉搏、呼吸、血压、大便次数、出入量、身高、体重、出入院、手术、分娩、药物过敏、转科或死亡时间等重要情况（表17-2-1）。由于体温单可以反映出患者的概况，在患者住院期间，体温单排在病历的最前面，以便查阅，各项目记录方法如下所示：

（一）眉栏

眉栏用蓝（黑）色字体。

1. 一般情况 患者姓名、年龄、性别、科别、床号、入院日期、住院日数及住院病历号等项目。

2. 日期栏 每页第1日应填写年、月、日，中间以短线连接，如"2017-12-20"，其余6日只写日。如在6日中遇到新的年度或月份开始，则填写月、日或年、月、日。

3. 住院日数 患者入院当日为第1日开始填写，直至出院。用阿拉伯数字"1、2、3……"表示。

4. 手术（分娩）后日数 用红笔填写，以手术（分娩）次日为第1日，依次填写至第14日。若在14日内进行第2次手术，则将第1次手术日数作为分母，第2次手术日数作为分子进行填写。

（二）40~42℃横线之间的内容

1. 根据患者的具体情况，用红笔在40~42℃横线之间相应的时间格内，纵行填写患者入院、转入、手术、分娩、出院、死亡等，除手术不写具体时间外，其余均采用24小时制，精确到分钟。

2. 填写要求

（1）入院、转入、分娩、出院、死亡等项目后写"于"或画一竖线，其下用中文书写时间。如"入院于八时十五分"。

（2）手术不写具体名称和具体时间。

（3）转入时间通常由转入病区填写，如"转入于十五时二十分"。

（三）体温、脉搏曲线的绘制和呼吸的记录

1. 体温曲线的绘制

（1）用蓝笔绘制，口腔温度以蓝点"●"表示，腋下温度以蓝叉"×"表示，直肠温度以蓝圈"○"表示。

（2）每一大格为1℃，每一小格为0.2℃，将实际测量的度数，用蓝笔绘制于体温单35~42℃的相应时间格内，相邻温度用蓝线相连，相同时间的两次体温间可不连线。

（3）物理或药物降温30分钟后，应重测体温，测量的体温以红圈"○"表示，绘在物理降温前温度的同一纵格内，并用红虚线与降温前的温度相连，下次测得的温度用蓝线仍与降温前温度相连。

▼ 表17-2-1　体温单

姓名　李钢　　性别　男　年龄　45岁　科别　普外科　床号　6　入院日期　2017-09-10　住院病历号　25631

日　期	2017-09-10	11	12	13	14	15	16
住院日数	1	2	3	4	5	6	7
手术后日数			1	2	3	4	5
时　间	2 6 10 14 18 22	2 6 10 14 18 22	2 6 10 14 18 22	2 6 10 14 18 22	2 6 10 14 18 22	2 6 10 14 18 22	2 6 10 14 18 22

脉搏次/分	体温℃							
180	42	入院——九时四十分	手术——十四时					
160	41							
140	40							
120	39							
100	38							
80	37							
60	36							
40	35							
20	34							

呼吸（次/分）	18 18 20	20 18 24 22	22 26 24 22 24	22 18 20 18 18	18 18 20 20 18	18 16 18 20	18 16 20 18
血压（mmHg）	130/80	135/85	130/75	125/75	140/90	130/85	125/80
入量（ml）	2 000	1 900	2 200	2 600	2 200	2 200	2 000
出量（ml）	1 800	1 700	1 500	1 800	1 700	1 900	1 800
大便（次/日）	1	0	0	1	0	1	1
体重（Kg）	68	卧床					
身高（cm）	175						
皮试	青霉素（＋） 普鲁卡因（－）						

（4）体温低于35℃时，为体温不升，应在35℃线以下相应时间纵格内用红笔写"不升"，不再与相邻温度相连。

（5）若患者体温与上次温度差异较大或与病情不符时，应重新测量，重测相符者在原体温符号上方用蓝笔写上一小写英文字母"v"（verified，核实）。

（6）若患者因拒测、外出进行诊疗活动或请假等未能测量体温，则在体温单40～42℃横线之间用红笔在相应时间纵格内填写"拒测""外出"或"请假"等，并且前后两次体温断开不相连。

（7）需每2小时测一次体温时，应记录在护理记录上。

2. 脉搏、心率曲线的绘制

（1）脉搏、心率符号：脉率以红点"●"表示，心率以红圈"○"表示。

（2）每一小格为4次/min，将实际测量的脉率或心率，用红笔绘制于体温单相应时间格内，相邻脉率或心率以红线相连，相同时间内的两次脉率或心率间可不连线。

（3）脉搏与体温重叠时，先绘制体温符号，再绘制脉搏。具体方法：① 若为口腔温度，先以蓝点表示体温，在蓝点外画一红圈表示脉搏；② 若为腋下温度，先以蓝叉表示体温，在蓝叉外画一红圈表示脉搏；③ 若为直肠温度，先以蓝圈表示体温，在蓝圈内画一红点表示脉搏。

（4）脉搏短绌时，相邻脉率或心率用红线相连，在脉率与心率之间用红笔画线填满。

3. 呼吸的记录

（1）用蓝（黑）笔填写在相应的呼吸栏内，将实际测量的呼吸次数，以阿拉伯数字表示，如每日记录呼吸两次以上，应将相邻两次的呼吸上下交错记录，每页首次记录的呼吸测量值在上方。

（2）使用呼吸机患者的呼吸以®表示，在体温单相应时间内顶格用黑色笔画®。

（四）特殊项目栏

内容包括血压、入量、出量、大便次数、体重、身高等。不写计量单位，以阿拉伯数字记录，用蓝（黑）笔填写在相应栏内。

1. 血压 以毫米汞柱（mmHg）为单位填入。新入院患者应记录血压，根据患者病情及医嘱测量并记录。

（1）记录方式：收缩压/舒张压。

（2）一日内连续测量血压时，则上午血压写在前半格内，下午血压写在后半格内；术前血压写在前面，术后血压写在后面。

（3）如为下肢血压应当标注"下"。

2. 入量 以毫升（ml）为单位，记前一日24小时的总入量在相应的日期栏内，每日记录1次。也有的体温单中入量和出量合在一栏内记录，则将前一日24小时的出入总量填写在相应日期栏内，分子为出量、分母为入量。

3. 出量

（1）以毫升（ml）为单位，记前一日24小时的尿液总量，每日记录1次。

（2）排尿符号：导尿以"C"表示；尿失禁以"※"表示。例如："1 200/C"表示导尿患者排尿1 200ml。

4. 大便次数

（1）记前一日24小时的大便次数，每日记录1次。

（2）记录方法：未解大便以"0"表示；排便失禁以"※"表示；人工肛门以"☆"表示；灌肠以"E"表示，灌肠后排便以E作为分母、以排便次数作为分子表示，例如，$\frac{1}{E}$表示灌肠后排便1次；$1\frac{1}{E}$表示自行排便1次，灌肠后又排便1次。

5. 体重 以千克（kg）为单位填入。新入院患者当日应测量体重并记录，根据患者病情及医嘱测量并记录。病情危重或卧床不能测量的患者，应在体重栏内注明"卧床"。

6. 身高 以厘米（cm）为单位填入，一般新入院患者当日应测量身高并记录。

7. "空格栏" 作为备用栏，根据病情需要记录，如痰量、腹围、特殊用药、药物过敏试验、记录管路情况等。

8. 页码 用蓝（黑）笔逐页填写。

二、医嘱单

医嘱（physician order）是医生根据患者病情的需要，为达到诊治的目的而拟定的书面嘱咐，由医护人员共同执行。一般由医生开写医嘱，护士负责执行。

医嘱的内容包括日期、时间、床号、姓名、护理常规、护理级别、饮食、体位、药物（注明剂量、用法、时间等）、各种检查及治疗、术前准备和医生护士的签名。

（一）医嘱的种类

1. 长期医嘱 长期医嘱是指自医生开写医嘱起至停止医嘱，有效时间在24小时以上的医嘱，医生注明停止时间后医嘱失效。主要包括护理级别、护理常规、饮食种类、给药医嘱，如二级护理、心内科护理常规、低盐饮食、硝酸异山梨酯10mg p.o. t.i.d.。

2. 临时医嘱 有效时间在24小时以内，应在短时间内执行，一般只执行一次，有的需立即执行（st.），如0.1%盐酸肾上腺素1ml H st.；有的需在限定时间内执行，如会诊、手术、药物过敏试验、各项辅助检查等。另外，出院、转科、死亡等也列入临时医嘱。

3. 备用医嘱 根据病情需要分为长期备用医嘱和临时备用医嘱两种。

（1）长期备用医嘱：指有效时间在24小时以上，必要时用，医生注明停止时间后失效的医嘱，两次执行之间有时间间隔。如派替啶50mg i.m. q.6h. p.r.n.。

（2）临时备用医嘱：指自医生开写医嘱起12小时内有效，必要时用，只可执行一次，过期未执行则失效的医嘱，如索米痛0.5g p.o. s.o.s.。需一日内连续用药数次者，可按临时医嘱处理，如奎尼丁0.2g q.2h.×5。

（二）与医嘱相关的表格

1. 医嘱记录单 用于记录医生开写的医嘱，包括长期医嘱单（表17-2-2）和临时医嘱单（表17-2-3）。医嘱单存于病历中，作为整个诊疗过程的记录，不仅是护士执行医嘱的依据，也是出院患者结算的依据。

2. 各种执行单 将医嘱转抄至相应的执行单上，如服药单、注射单、治疗单、输液单、饮食

姓名 ×××　　　科别 ×××　　　病室 ×××　　　床号 ×××　　　住院号 ×××××

开始					停止			
日期	时间	医嘱	医师签名	护士签名	日期	时间	医师签名	护士签名
2019-09-06	9:10	内科护理常规	××	××				
2019-09-06	9:10	二级护理	××	××				
2019-09-06	9:10	普通饮食	××	××				
2019-09-06	9:10	青霉素80万U　IM　b.i.d.	××	××	2019-09-12	9:00	××	××
2019-09-06	9:10	10%葡萄糖500ml ⎱ i.v.gtt.	××	××				
2019-09-06	9:10	10%氯化钾10ml ⎰ q.d.	××	××				
2019-09-06	9:10	维生素E 0.1 t.i.d.	××	××				
2019-09-06	9:10	维生素C 0.1 t.i.d.	××	××				

第1页

注：IM，肌内注射；b.i.d.，每日2次；i.v.gtt.，静脉滴注；q.d.，每日1次；t.i.d.，每日3次。

姓名 ×××　　　科别 ×××　　　病室 ×××　　　床号 ×××　　　住院号 ×××××

日期	时间	医嘱	医师签名	执行护士签名	执行时间
2019-09-06	9:00	心电图	××	××	9:10
2019-09-06	9:00	胸部X线检查	××	××	9:10
2019-09-06	9:00	血常规	××	××	9:10
2019-09-06	9:00	青霉素皮试（－）	××	××	9:10
2019-09-06	16:00	氧气吸入3L/min	××	××	16:10

第1页

单等，以便治疗和护理的实施。

（三）医嘱的处理

1. 长期医嘱的处理　医生将医嘱写在长期医嘱单上，注明日期和时间，并签上全名。护士将长期医嘱单上的医嘱分别转抄至各种执行卡上（如服药单、注射单、治疗单、输液单、饮食单等），转抄时须注明具体时间并签全名。定期执行的长期医嘱应在执行卡上注明具体的执行时间。如沙丁胺醇0.1mg t.i.d.，在服药单上则应注明沙丁胺醇0.1mg 8a.m.、12n.、4p.m.。护士执行长期医嘱后应在长期医嘱执行单上注明执行的时间，并签全名。若使用序号式长期医嘱执行单，必须保证长期医嘱执行单上的序号与长期医嘱序号对应，与执行医嘱的内容相一致。

2. 临时医嘱的处理　医生将医嘱写在临时医嘱单上，注明日期和时间，并签上全名。护士将临时医嘱转抄至临时治疗单上。需立即执行的临时医嘱，护士执行后，必须注明执行时间并签上全名。会诊、手术、检查等各种申请单应及时送到相应科室。

3. 备用医嘱的处理

（1）长期备用医嘱的处理：由医生开写在长期医嘱单上，必须注明执行时间，如哌替啶50mg i.m. q.6h. p.r.n.。需要时由护士执行，每次执行后在临时医嘱单上记录执行时间并签全名，执行时注意间隔时间，以供下一班参考。

（2）临时备用医嘱的处理：由医生开写在临时医嘱单上，12小时内有效。执行后注明执行时间并签全名。如地西泮5mg p.o. s.o.s.，过时未执行，则由护士用红笔在该项医嘱栏内写"未用"二字。凡需下一班执行的临时医嘱应交班。

4. 停止医嘱的处理　停止医嘱时，医生在长期医嘱"停止"栏下注明日期、时间及签名；护士在执行医嘱时，应在相应执行单上将此项目注销，同时注明停止日期和时间，并在医嘱单原医嘱后，填写停止日期、时间，最后在执行者栏内签全名。

5. 重整医嘱的处理　凡长期医嘱单超过3张，或医嘱调整项目较多时需重整医嘱。重整医嘱时，在原医嘱最后一行下面画一红色横线（红线上下均不得有空行），在红线下正中用红笔写"重整医嘱"，再将红线以上有效的长期医嘱，按原日期、时间的排列顺序抄于红线下栏内。抄录完毕核对无误后签上全名，原医嘱自行停止。

6. 手术、分娩或转科的处理　医生将相关医嘱写在临时医嘱栏内，护士在原医嘱最后一项下面画一红色横线，表示此前的医嘱全部自动停止，并在其下用红笔写"术后医嘱""分娩后医嘱""转入医嘱"等，同时按停止医嘱的处理方法处理相应执行单。医生在医嘱单上开具手术后医嘱或分娩医嘱后，护士按新开医嘱的处理方法处理。

7. 出院、转院医嘱处理　医生在临时医嘱单上开具医嘱，护士按停止医嘱的处理方法处理相应执行单。

（四）注意事项

1. 先急后缓，先处理临时医嘱，再处理长期医嘱，处理多项医嘱时应先判断需执行医嘱的轻重缓急，合理、及时地安排执行顺序。

2. 医嘱必须经医生签名后方为有效。在一般情况下不执行口头医嘱，在抢救或手术过程中医生下口头医嘱时，执行护士应先复诵一遍，双方确认无误后方可执行；抢救或手术结束后，医生应立即（最迟不超过6小时）补记并签署所有执行过的医嘱。

3. 对有疑问的医嘱，必须核对清楚后方可执行。

4. 医嘱需每班、每日核对，查对后签全名。

5. 凡需下一班执行的临时医嘱要交班，并在护士交班记录上注明。

6. 凡已写在医嘱单上而又不需执行的医嘱，不得贴盖、涂改，应由医生用红笔写"取消"字样，并在医嘱后用蓝（黑）笔签全名。

各医院医嘱的书写和处理方法不尽相同。目前，有些医院使用医嘱本；有的则由医生将医嘱直接写在医嘱记录单上，护士执行；有的使用计算机医嘱处理系统（详见本章第三节"医疗与护理文件的信息化"）。

三、出入量记录单

正常人体每日液体的摄入量和排出量之间保持着动态的平衡。当患者有肾脏疾病、休克、心脏病或肝硬化腹水、出血及大手术后，可能发生体液失衡。记录24小时摄入和排出的液体量对于动态掌握患者病情变化、确定治疗方案非常重要。

（一）记录内容和要求

1. 摄入量　包括每日的饮水量、食物含水量、输入的液体量、输血量等。患者饮水时应使用固定的饮水容器，并测定其容量；固体食物应记录单位数量或重量，如面条1中碗（约100g）、橘子1个（约50g）等，再根据医院常用食物含水量表（表17-2-4）及各种水果含水量表（表17-2-5）核算其含水量。

▼ 表17-2-4　医院常用食物含水量

食物	单位	原料重量/g	含水量/ml	食物	单位	原料重量/g	含水量/ml
米饭	1中碗	100	240	藕粉	1大碗	50	210
大米粥	1大碗	50	400	鸭蛋	1个	100	72
大米粥	1小碗	25	200	馄饨	1大碗	100	350
面条	1中碗	100	250	牛奶	1大杯	250	217
馒头	1个	50	25	豆浆	1大杯	250	230
花卷	1个	50	25	蒸鸡蛋	1大碗	60	260
烧饼	1个	50	20	牛肉		100	69
油饼	1个	100	25	猪肉		100	29
豆沙包	1个	50	34	羊肉		100	59
菜包	1个	150	80	青菜		100	92

食物	单位	原料重量/g	含水量/ml	食物	单位	原料重量/g	含水量/ml
水饺	1个	10	20	大白菜		100	96
蛋糕	1块	50	25	冬瓜		100	97
饼干	1块	7	2	豆腐		100	90
煮鸡蛋	1个	40	30	带鱼		100	50

▼ 表17-2-5　各种水果含水量表

水果	重量/g	含水量/ml	水果	重量/g	含水量/ml
西瓜	100	79	葡萄	100	65
甜瓜	100	66	桃	100	82
西红柿	100	90	杏	100	80
萝卜	100	73	柿子	100	58
李子	100	68	香蕉	100	60
樱桃	100	67	橘子	100	54
黄瓜	100	83	菠萝	100	86
苹果	100	68	柚子	100	85
梨	100	71	广柑	100	88

2. 排出量　主要为尿量。此外，其他途径的排出液如大便量、呕吐物量、咯出物量（咯血、咳痰）、出血量、引流量、胃肠减压吸出液、创面渗液量等，也应作为排出量加以测量和记录。除大便记录次数外，液体以毫升（ml）为单位记录。为准确记录尿量，对昏迷患者、尿失禁患者或需密切观察尿量的患者，最好留置导尿；婴幼儿测量尿量时可先称干尿布的重量，然后称湿尿布的重量，两者之差即为尿量；对于难以收集的排出量，可依据定量液体浸湿棉织物的情况进行估计。

（二）记录方法

1. 准确填写眉栏的各个项目，包括患者科别、姓名、年龄、性别、床号及住院病历号（表17-2-6）。

2. 对于同一时间的摄入量和排出量，在同一横格上开始记录；对于不同时间的摄入量和排出量，应分别另起一行记录。

3. 每12小时或24小时对患者的出入量进行一次小结或总结。12小时小结时，将小结的液体出入量记录在划分好的格子上；24小时总结时，将总结的液体出入量记录在划分好的格子上，需要时应分类总结，并将结果分别填写于体温单相应的栏目。

4. 不需要继续记录出入量后，记录单无须保存。

科别 ×××   姓名 ×××   年龄 ××岁   性别 ×   床号 ×××   住院号 ×××××

日期	时间	入量		出量		签名
		项目	量/ml	项目	量/ml	
2019-09-20	7:00	牛奶	200	大便	200	××
2019-09-20	7:00	鸡蛋	30	尿	300	××
2019-09-20	10:00	西瓜汁	200	尿	300	××
2019-09-20	10:00	5%葡萄糖	250			××
2019-09-20	12:00	瑞能	200	呕吐	200	××
2019-09-20	14:00	菜粥	200	尿	300	××
2019-09-20	14:00	5%葡萄糖盐水	250			××
2019-09-20	17:00	牛奶	200	尿	200	××
2019-09-20	19:00	瑞能	200			××
	12小时总结		1 730		1 500	××
2019-09-20	21:00	瑞能	200	尿	300	××
2019-09-20	22:00	水	100			××
2019-09-21	2:00			尿	300	××
2019-09-21	7:00	水	200	尿	250	××
	24小时总结		2 230		2 350	

第1页

四、特别护理记录单

特别护理观察记录是指护士根据医嘱和病情对危重、大手术后或接受特殊治疗须严密观察病情的患者所做的客观记录，目的是及时了解和全面掌握患者情况，观察治疗或抢救后的效果（表17-2-7）。

（一）记录内容

包括患者的基本信息，如姓名、年龄、科别、床号、住院病历号等一般情况，及生命体征、出入量、病情动态、治疗和护理措施及其效果等。

（二）记录方法

1. 用蓝（黑）笔填写眉栏各项及页码，包括科别、患者姓名、年龄、性别、床号、住院病历号、入院日期、诊断等。

2. 及时准确地记录患者的生命体征及出入量等。计算单位写在标题栏内，记录栏内只填数字。记录出入量时，除填写量外，还应将性状、颜色记录于病情栏内，并将24小时总量填写在体温单的相应栏内。

3. 病情及处理栏内要详细记录患者的病情变化，治疗、护理措施及效果，并签全名。

4. 每12小时、24小时就患者的总出入量、病情、治疗护理做一次小结及总结。

除特别护理记录单外，护理观察记录单还包括一般护理记录单和手术护理记录单。一般护理记录单是护士遵照医嘱和患者的病情，对一般患者住院期间护理过程的客观记录；手术护理记录单是巡回护士对手术患者手术中护理情况及所用器械、敷料的记录。护理记录单是护理人员在为患者实施护理过程中的原始有力的证据，应当规范、准确、客观地书写，患者出院或死亡后，随病历留档保存。

五、病区交班报告

病区交班报告是由值班护士书写的书面交班报告，其内容为值班期间病区的情况及患者病情的动态变化。通过阅读病区交班报告，接班护士可了解病区全天的工作动态和患者的情况，明确需继续观察的问题和需要进一步实施的护理措施（表17-2-8）。

（一）交班内容

1. **出院、转出、死亡患者**　出院者写明离开时间；转出者注明转往的医院、科别及转出时间；死亡者简要记录抢救过程及死亡时间。

2. **新入院及转入患者**　应写明入院或转入原因、时间、主诉、主要症状、体征、既往重要病史（尤其是过敏史），存在的护理问题，下一班需观察和注意的事项，给予的治疗、护理措施及效果。

3. **危重患者、有异常情况及做特殊检查或治疗的患者**　应写明主诉、生命体征、神志、病情动态、特殊抢救及治疗护理、压力性损伤预防护理、生活护理情况（如口腔护理），下一班需重点观察和注意的事项。

▼ 表17-2-7　特别护理记录单

科别　×××　姓名　×××　性别　×　年龄　××　住院病历号　×××××　床号　×××　入院日期　2019-07-10　诊断　消化道出血

日期	时间	意识	体温℃	脉搏次/min	呼吸次/min	血压mmHg	血氧饱和度%	吸氧L/min	入量名称	入量ml	出量名称	出量ml	皮肤情况	管路护理	病情观察及措施	护士签名
2019-07-10	10:00		36.5	108	24	80/50		鼻导管	10%GS	500	吸血	300	完整		患者诉心慌、头晕、呕吐一次，为暗红色，通知医生，抽血，	
								4	VitK$_1$	2					作血型鉴定，给予止血药，胃	××
	10:45			110	23	90/55			低分子右旋糖酐	250				胃管通畅	肠减压，密切观察血压略有回升，奥美拉唑40mg Ⅳ	××
									0.9%NS	10	胃液	100		胃管通畅	抽出血性性液体约100ml	××
	11:30			108	23	90/60			奥美拉唑40mg	4				胃管通畅	输血	××
	12:30			100	20	100/60			新鲜血	200	尿	100			继续输血	××
	14:00		36.8	90	20	110/64			新鲜血	200	尿	4			血压恢复正常，继续观察	××
									平衡液	500						
									酚磺乙胺2g	4						
	16:00			88	20	112/64			0.9%NS	10	尿	300			血压恢复正常，维持输液，继续观察	
									奥美拉唑40mg	4						
	18:00								10%GS	500	胃液	200		胃管通畅	患者今呕血400ml，血压下降，给予胃肠减压，静脉应用止血药，输血，输血处理，目前血压恢复正常，胃管内有少许咖啡样液，体引出，维持输液，继续观察	××
12h小结									输入	2 184	排出	1 000				××
	19:00		36.6	82	18	110/76			0.9%NS	10			完整	胃管通畅	尿300ml，胃液200ml转为淡黄色，吸血400ml	××
	22:00			80	18	112/70			奥美拉唑40mg	4				胃管通畅	输液完毕	××
	0:00			82	16	100/64								胃管通畅	患者无出血情况，安静入睡	××

第1页

注：GS，葡萄糖溶液；NS，氯化钠溶液（生理盐水）。

▼表17-2-8 病区交班报告

病区×× 　2019年11月17日

患者总报告	上午八时至下午五时 患者总数36人	下午五时至午夜十二时 患者总数36人	午夜十二时至上午八时 患者总数36人
	入院 1 出院 2 转出 1	入院 0 出院 0 转出 0	入院 0 出院 0 转出 0
	转入 1 手术 0 分娩 0	转入 0 手术 0 分娩 0	转入 0 手术 0 分娩 0
床号姓名诊断 ＼ 病情	出生 0 病危 1 死亡 0	出生 0 病危 1 死亡 0	出生 0 病危 1 死亡 0
×床 ×××	今日10:30出院。		
×床 ××	今日14:30出院。		
×床 ××	今日14:00转外科，继续治疗。		
×床 ××× 冠心病、心房颤动 心功能3级 "新"	女性，45岁，因"反复咳喘伴胸闷3年，加重6日"于14:30收治入院。入院时轮椅推入，神志清楚，精神萎靡，呼吸26次/min，口唇微发绀，不能平卧。体温37.2℃，心率96次/min，血压106/70mmHg。遵医嘱给予吸氧、强心、利尿及青霉素抗感染等治疗。现患者半卧位休息、持续低流量吸氧：2L/min，呼吸22次/min，主诉胸闷、气喘好转。输液通畅，请晚夜班加强病情观察。	患者晚间病情平稳，未诉不适，持续吸氧2L/min，呼吸：20次/min，半卧位，入睡好，18:00体温36.8℃，心率88次/min，请夜班加强观察。	患者夜间取半卧位休息，仍予持续低流量氧气吸入，呼吸平稳，20次/min，睡眠佳，晨起无不适。6:00体温36.3℃，心率90次/min，血压112/74mmHg，呼吸18次/min。
	护士签名：××	护士签名：××	护士签名：××
×床 ×× 急性前壁心肌梗死 "转入、危"	患者因"急性前壁心肌梗死"住监护室治疗，今日为心肌梗死后第9天，病情平稳，予以转出监护室。现患者精神好，无特殊不适主诉。血压112/76mmHg，心率80次/min，现输液完毕，无反应。患者目前仍需卧床休息，请晚夜班加强病情观察。	患者晚间呼吸平稳，无不适主诉，无心前区疼痛及胸闷现象。血压120/76mmHg，心率80次/min，律齐。21:30主诉入睡困难，给予地西泮5mg口服，效果好，现安静入睡，23:45输液完毕，无异常。请夜班静再观察。	患者夜间睡眠较好，呼吸平稳，晨起未主诉不适。6:00体温36.2℃，心率80次/min，律齐，血压112/74mmHg。
	护士签名：××	护士签名：××	护士签名：××

4. 手术患者 准备手术的患者应写明术前准备和术前用药情况等。当日手术患者需写明麻醉种类、手术名称及过程、麻醉清醒时间、回病房后的生命体征、切口敷料有无渗血、各引流管是否通畅及引流液情况、输血、输液、是否排尿和排气及镇痛药应用等情况。

5. 产妇 应报告胎次、产式、产程、分娩时间、分娩方式、会阴切口或腹部切口及恶露情况等；自行排尿时间；新生儿性别及评分等。

6. 老年、小儿及生活不能自理的患者 应报告生活护理情况，如口腔护理、压力性损伤护理及饮食护理等。

病区交班报告中还应报告上述各类患者的心理状况和需要接班者重点观察及完成的工作事项。夜间记录还应注明患者的睡眠情况。

（二）书写顺序

1. 用蓝（黑）笔填写眉栏各项，如病区、日期、时间、患者总数和入院、出院、转出、转入、手术、分娩、出生、病危及死亡患者数等。

2. 先写离开病区的患者（出院、转出、死亡），再写进入病区的患者（入院、转入），最后写本班重点患者（手术、分娩、危重及有异常情况的患者）。同一栏内的内容，按床号先后顺序书写报告。

（三）书写要求

1. 书写内容应全面、真实、简明扼要、重点突出。

2. 字迹清楚，不得随意涂改、粘贴，日间用蓝（黑）笔书写，夜间用红笔书写。

3. 应在经常巡视和了解患者病情的基础上于交班前1小时书写。

4. 填写时，先写姓名、床号、诊断，再简要记录病情、治疗和护理。

5. 对新入院、转入、手术、分娩患者，在诊断的下方分别用红笔注明"新""转入""手术""分娩"，危重患者做红色标记"※"或"危"。

6. 写完后，注明页数并签全名。

7. 护士长应对每班的病区交班报告进行检查，符合质量后签全名。

六、护理病历

在临床实施整体护理过程中，有关患者的健康资料、护理诊断、护理目标、护理措施、护理记录和效果评价等，均应有书面记录，这些记录构成护理病历。目前，各医院护理病历的设计不尽相同，一般包括入院评估表、住院评估表、护理计划单、护理记录单、出院指导和健康教育等。

1. 入院评估表 用于对新入院患者进行初步的护理评估，并通过评估找出患者的健康问题，确立护理诊断。主要内容包括患者的一般资料、现在健康状况、既往健康状况、心理状况、社会状况等（表17-2-9）。

2. 住院评估表 为及时、全面地掌握患者病情的动态变化，护士应对其分管的患者视病情每班、每日或数日进行评估。评估内容可根据病种、病情不同而有所不同（表17-2-10）。

▼ 表17-2-9　入院评估表

姓名:_____　床号:_____　科别:_____　病室:_____　住院号:_____

一般资料

入院方式: 步行□　扶行□　轮椅□　平车□

卫生处置: 沐浴□　更衣□　剃胡须□　剪指甲□　未处理□

入院时间:_____年____月___日___时　入院医疗诊断:_____　主管医生:_____

简要病情(过去病史及此次发病经过):_____

_____

过敏史: 无□　有□　(药物____　食物____　其他____)

家族史: 无□　高血压□　心脏病□　糖尿病□　肿瘤□　哮喘□　癫痫□
　　　　精神病□　传染病□　遗传病□　其他____

用药史: 无□　抗高血压药□　降血糖药□　利尿剂□
　　　　抗抑郁药□　抗癫痫药□　心脏用药□　其他____

生活状况及自理程度

1. 饮食　基本膳食: 普食□　软食□　半流质□　流质□　禁食□　低盐□　低脂□

　　　　进食方式: 正常□　鼻饲□　胃造口□　肠造口□　TPN□　其他____

　　　　进食情况: 正常□　增加□　吞咽困难□　禁食(NOP)□　其他____

　　　　近期体重变化: 无□　增加/下降　kg/月(原因____)其他____

2. 休息/睡眠

　　　　休息后体力是否恢复: 是□　否□　(原因_____)

　　　　睡眠: 正常□　入睡困难□　易醒□　早醒□　多梦□　梦魇□　失眠□

　　　　辅助睡眠: 药物□　其他方法____

3. 排泄

　　　　排便:____次/d　性状: 正常□　便秘□　腹泻□　大便失禁□　人工肛门□　其他____

　　　　排尿: 正常□　尿频□　尿急□　尿痛□　尿失禁□　排尿困难□
　　　　　　　尿潴留□　人工造瘘□　导尿管□

　　　　排尿:____次/d　颜色: 正常□　茶色□　混浊□　血尿□

　　　　尿量: 少尿□　无尿□　多尿□　其他____

4. 烟酒嗜好

　　　　吸烟: 无□　偶尔吸烟□　经常吸烟□　____年____支/d 已戒____年

　　　　饮酒/酗酒: 无□　偶尔饮酒□　经常饮酒□　____年___ml/d 已戒____年

　　　　吸毒: 无□　有□(名称____量____已吸时间____)已戒____年

5. 活动

　　　　自理: 正常□　需帮助□(喂饭□　沐浴□　卫生□　穿衣□　修饰□　如厕□)完全依赖□

　　　　步态: 稳□　不稳□(原因____)轮椅活动□　跌倒高危险因子评分____分

　　　　医疗/疾病限制: 床上活动□　卧床不起□　偏瘫□　截瘫(高位/低位)　石膏固定□　牵引□　其他____

　　　　活动能力(ADL): 0级□　1级□　2级□　3级□　4级□

　　　　肌肉系统: 强度　手R/L____分　脚R/L____分

体格检查

T____℃ P____次/min R____次/min BP____mmHg(kPa) 身高____cm 体重____kg

1. 神经系统

　　　　意识状态: 清醒□　意识模糊□　嗜睡□　谵妄□　昏迷□　昏迷评分(GCS)____

　　　　定向能力: 准确□　障碍□(自我定向、时间、地点、人物)

　　　　语言表达: 清醒□　含糊□　语言困难□　失语□

2. 皮肤黏膜

　　　　皮肤颜色: 正常□　潮红□　苍白□　发绀□　黄染□

　　　　皮肤温度: 温□　热□　凉□　皮肤湿度: 正常□　干燥□　潮湿□　多汗□

　　　　完整性: 完整□　皮疹□　出血点□　其他____　皮肤危险因子评估:____分

压力性损伤：部位____ 级数____ 大小：____cm×____cm×____cm

外伤：部位____ 大小：____cm×____cm×____cm

口腔黏膜：正常□ 充血□ 出血点□ 糜烂溃疡□ 疱疹□ 白斑□ 其他____

3. 呼吸系统

呼吸方式：自主呼吸□ 机械呼吸□

节律：规则□ 呼吸过速□ 呼吸过缓□ 不规则呼吸□

深浅度：正常□ 深□ 浅□

呼吸困难：无□ 轻度□ 中度□ 重度□

咳嗽：无□ 偶尔□ 经常□ 咳嗽能力：自咳□ 需协助□ 吸痰□

痰：无□ 容易咳出□ 不易咳出□ 痰色□ 黏稠度量：少□ 中□ 多□ 其他____

4. 循环系统

心率：正常□ 过缓（<60次/min）□ 过速（>100次/min）□ 不规则□ ____次/min

一般性活动引起心悸：不会□ 轻度□ 严重□ 更严重（休息时就会）□

心绞痛：从未发生□ 剧烈活动时会□ 有压力、饭后、冷天气、走超过一层楼会□

走过一层楼会□ 轻微活动或休息时会□

水肿情形：用拇指加压显出凹陷 没有□ 很快恢复□ 需要10~15秒恢复□ 需要1分钟才能恢复□

需要2分钟才能恢复□ 部位____ 其他____

5. 消化系统

胃肠症状：恶心□ 呕吐□ 颜色____ 性质____ 次数____ 总量____

嗳气□ 反酸□ 烧灼感□ 腹痛□ （部位/性质____）

腹部：软□ 肌紧张□ 压痛□ 反跳痛□ 可触及包块（部位/性质____ 腹水□（腹围____cm）

6. 生殖系统

性生活：□正常 □障碍 生育史：孕次：____ 产次：____

月经 正常□ 紊乱□ 痛经□ 绝经□ 经量：正常□ 一般□ 多□ 持续时间：____ 其他____

7. 认知/感受

疼痛：无□ 有□ （部位/性质____）疼痛指数 ____ 1~10

视力：正常□ 模糊（左、右） 近视（左、右） 老视（左、右） 失明（左、右） 弱视（左、右）

听力：正常□ 耳鸣（左、右） 重听（左、右） 耳聋（左、右） 助听器（左、右）

触觉：正常□ 障碍（部位____） 嗅觉：正常□ 减弱□ 缺失□

思维过程：正常□ 注意力分散□ 远/近期记忆力下降□ 思维混乱□ 其他____

心理-社会方面

1. 情绪状态 镇静□ 易激动□ 焦虑□ 恐惧□ 悲哀□ 无反应□ 其他____

2. 近期个人重大事件 无□ 有□ （结婚□ 离婚□ 丧偶□ 其他____）

3. 就业状态 固定职业□ 丧失劳动力□ 失业□ 待业□

4. 沟通方式 语言□ 文字□ 手势□

与人交流 好□ 差□ 语言：普通话□ 方言□ 其他____

5. 医疗费用来源 医疗保险□ 自费□ （能支付□ 有困难□） 其他____）

6. 住院顾虑 无□ 有□ （经济方面□ 照顾方面□ 家庭方面□ 其他____）

7. 对疾病认识 完全明白□ 一知半解□ 不知□

8. 与亲友关系 和睦□ 冷淡□ 紧张□

家属的态度：关心□ 不关心□ 过于关心□ 无人照顾□

9. 住院期间的主要照顾者：配偶□ 父母□ 子女□ 看护□ 其他____

10. 患者重要关系（决策）人：称谓_____ 姓名_____ 联系电话_____

入院介绍

入院介绍：已介绍□（_____） 未介绍□

资料来源：患者□ 家属□ 其他_____

负责护士签名_____ 记录日期/时间_____

注：TPN，全胃肠外营养；ADL，日常生活活动；R/L，右/左；T，体温；P，脉搏；R，呼吸；BP，血压；GCS，格拉斯哥昏迷评分。

姓名　　　　科别　　　　病室　　　　床号　　　　住院号

项目	日期						
呼吸　A.咳嗽　B.气短　C.哮喘 　　　D.呼吸困难　E.其他							
循环　A.心悸　B.水肿　C.晕厥 　　　D.高血压　E.低血压							
意识　A.正常　B.嗜睡　C.烦躁 　　　D.谵妄　E.昏迷　F.其他							
皮肤　A.完整　B.感染　C.压力性损伤 　　　D.其他							
口腔　A.清洁　B.口臭　C.出血 　　　D.黏膜完整　E.黏膜破溃　F.其他							
排尿　A.正常　B.失禁　C.潴留 　　　D.困难　E.血尿　F.其他							
排便　A.正常　B.未解便　C.便秘 　　　D.腹泻　E.失禁　F.其他							
食欲　A.正常　B.差　C.其他							
活动　A.自如　B.受限　C.其他							
日常生活　A.自理　B.协助　C.其他							
安全　A.易跌伤　B.易坠床　C.易烫伤 　　　D.其他							
舒适　A.轻度疼痛　B.剧烈疼痛　C.不适 　　　D.其他							
睡眠　A.正常　B.紊乱　C.其他							
心理　A.稳定　B.焦虑　C.恐惧 　　　D.抑郁　E.其他							
健康知识　A.了解　B.缺乏　C.其他							
签名							

3. 护理计划单　即护理人员对患者实施整体护理的具体方案。主要内容包括护理诊断、护理目标、护理措施和效果评价等。

为节约时间，护理人员以"标准护理计划"的形式预先编制每种疾病的护理诊断及相应的护理措施、预期目标等，护士可参照它为自己负责的每一个患者实施护理。使用标准护理计划的最大优点是可减少常规护理措施的书写，使护士将更多的时间和精力用于对患者的直接护理。但因患者的个体差异性，使用时一定要根据患者需要恰当选择并进行必要的补充。

4. 护理记录单　护理记录单是护士运用护理程序的方法为患者解决问题的记录。其内容包括患者的护理诊断/问题、护士所采取的护理措施及执行措施后的效果等。常用的记录格式有两种：P（problem，问题）、I（intervention，干预措施）、O（outcome，结果）格式和 S（subjective data，主观信息）、O（objective data，客观信息）、A（assessment，评估）、P（plan，计划）、E（evaluation，评价）格式。

5. 健康教育计划　健康教育计划是为恢复和促进患者健康，并保证患者出院后能获得有效的自我护理能力而制定和实施的帮助患者掌握健康知识的学习计划与技能训练计划。主要内容包括：

（1）住院期间的健康教育计划：① 入院须知、病区环境介绍、医护人员概况；② 疾病的诱发因素、发生与发展过程及心理因素对疾病的影响；③ 可采取的治疗护理方案；④ 有关检查的目的及注意事项；⑤ 饮食与活动的注意事项；⑥ 疾病的预防及康复措施等。

（2）出院指导：出院指导是对患者出院后的活动、饮食、服药、伤口护理、复诊等方面进行指导。教育和指导的方式可采用讲解、示范、模拟、提供书面或视听材料等方式。

相关链接　　　　　　　**案例——没记录，就代表没有做**

　　患者入院分娩。根据护士记录，凌晨2时45分开始使用静脉缩宫素诱发分娩。按照操作规定，使用缩宫素的患者应该持续监护，以防止子宫收缩过强引起胎儿窒息或子宫破裂等并发症的发生。然而，直至凌晨5时15分，护士的护理记录单上仍未记录患者的临床表现。分娩后，患者由于出现严重子宫出血且无法止血而行子宫全切术。后来，患者向法院起诉并控告医院，称其并发症的发生是由缩宫素使用不当和用药后病情监护缺乏造成的。虽然负责手术的两名医生都证明用药的同时确实进行了监护，然而，医护人员却没有证据证明自己按照医嘱的规定对患者进行诊断和治疗，以及对患者治疗反应的详细记录。由此，患者获得了赔偿。本案例中，医院被患者控告不当用药和监护导致子宫出血，由于护士没有记录患者使用静脉缩宫素后的病情变化，无法证明自己所进行的是正确的护理活动。

第三节　医疗与护理文件的信息化

一、概述

随着医学护理模式的转变及信息技术的飞速发展，医院信息系统（hospital information system，HIS）普遍应用于医院，已成为医院现代化管理的基础，是医院发展的必然趋势。其作用是利用电子计算机和通信设备，为医院所属各部门提供患者诊疗信息和进行行政管理信息的收集、存储、处理、提取和数据交换，并满足授权用户的功能需求。其有效的开发及应用使得医疗护理工作更加系统化、信息化、规范化及科学化。医院信息系统主要包括临床医疗信息系统和医院管理信息系统。

二、信息化的应用

（一）在临床护理工作中的应用

1. 闭环医嘱信息化应用

（1）规范化字典整理：医嘱字典涵盖临床使用的所有医嘱内容，通过医嘱的多种特性参数，将医嘱划分为护理医嘱、饮食医嘱、卧位医嘱、常规医嘱、全排斥医嘱、手术医嘱等。通过医嘱与收费内容的关联绑定设置，实现医嘱执行时费用的自动计取。

（2）医嘱闭环处理

1）医嘱的录入：医生通过医生工作站完成医嘱的录入与确认工作。

2）医嘱的处理：护理人员接收到医嘱执行提示，录入工作代码及密码进入护士工作站系统，在医嘱核对界面进行新医嘱的核对工作。核对医嘱需要双人完成，核对的内容包括医嘱类别、内容、执行时间及方式等。对有疑问的医嘱需及时跟医生沟通询问，严禁盲目执行。医嘱执行并计费成功后，会推送至其相应的执行科室。

系统通过医嘱的执行流程，能够自动提取医嘱单所需的所有有效信息，从而生成电子医嘱单；此外，能通过医嘱的执行频率区分临时医嘱与长期医嘱，能自动提取并打印当日需执行的医嘱（如输液卡、执行单、注射卡、摆药单、输液瓶贴等）。

3）医嘱闭环处理的优点：医嘱闭环处理实现了医嘱与费用的计取一体化，保证了患者费用的准确无误，使护理人员从费用录入人员的角色中脱离出来。

利用信息化系统高度共享这一特性，在医嘱执行的各个环节，实现了"流水线"式的信息采集，避免重复工作，确保了医嘱信息准确、快速的传递；也为临床辅助科室提供了准确的医疗操作系统凭证。

2. 护理病历的电子化应用

（1）体温单的电子化：体温单依据系统信息能自动提取患者的基本信息、入院时间、出院时间、转入时间、手术时间、分娩时间等，自行计算出入院日数及手术日数，并能从医嘱单中自动获得患者的过敏情况。体温表依据体温检查原则自动计算出患者所需的体温检查次数，护理人员在患者列表中提取患者，将其各项生命体征数值录入后，系统依据所录入的数值自动"画"出曲线。

（2）护理记录单的电子化：与体温单一样，电子化后的护理记录单可自动提取系统共享信息，具有控制非常规值录入的功能，例如禁止超范围体温值的录入。每日的小结与总结可由记录系统自动计算完成。

（3）全护理文书的电子化：病历模板编辑器能够制作标准护理病历模板，以及编辑与制作个性化护理文书。各科室护理人员可根据需要直接提取规范格式的护理文书，包括手术护理文书、透析室护理文书、重症监护室护理文书、门诊急诊留观护理文书等。

（4）护理病历电子化应用的优点：以临床护理为中心的护理病历信息化系统建设，实现了护理病历的标准化、规范化、无纸化。护理文书的信息能够进行"自动化"提取，保证了医疗病历信息的一致性，让医生和护理人员的沟通更加清晰，避免了因信息的差异而带来的诊疗差错。同时将护理人员从纸张中解放出来，还原其护理工作的本质"回归到护理中去"，大大提高了护理质量。

（二）移动物联设备的护理应用

1. 患者就诊的条码标识

（1）患者身份标识：患者在入院时，系统自动分配病案号（多次入院患者会使用既往病案号），对患者进行独立标识，病案号是患者在院的唯一标识。

（2）生成条码腕带：系统将患者病案号生成条码腕带，并通过打印设备打印出能够在临床上使用的腕带，便于患者佩戴。

2. 移动设备的临床应用　通过无线网络的支撑，移动设备实现了护理信息化系统跟随护理人员来到患者床前。

（1）输液流程再造：护理人员在为患者输液时，利用移动设备对患者的腕带与药品条码进行扫描，完成药品与患者的匹配校验，校验通过后系统将医嘱的执行人与执行时间进行实时记录。

（2）查房流程再造：护理人员在查房时，用移动护理查房设备扫描患者腕带便可查看患者的护理情况，并能通过移动设备实时完成患者生命体征的录入。

（3）移动物联设备的护理应用优点：对临床护理一直存在的问题，如医嘱执行过程中的医嘱转抄错误、患者识别错误、药品识别错误，剂量错误等，移动输液管理系统提供了有效的解决方案。通过移动护理查房系统，护理人员可随时查看患者的护理计划、录入生命体征等，保证了护理行为的时效性。移动物联设备的使用终结了以往护理信息化系统只限于护理工作站、患者床旁仍使用手写的历史，大大提高了护理人员的工作效率和用药安全。

实践证明，医院信息系统的建立具有明显的经济和社会效益，对改善医院管理，提高医院各系统运作的效率，促进部门之间的合作与运营，支持医教研方面具有重要的意义。

（敬　洁）

学习小结

医疗与护理文件是医院和患者的重要档案资料，也是教学、科研、管理及法律上的重要资料。因此，护士要及时、准确、完整、简要、清晰地完成体温单、出入量记录单、护理记录单等记录患者病情的各种护理文件。所有医疗与护理文件必须书写规范并妥善保管，以保证其正确性、完整性和原始性。患者出院或死亡后按出院顺序排列整齐后交病案室统一保管。

正确执行医嘱是护士工作的重要内容，根据有效期是否在24小时内，医嘱可分为长期医嘱和临时医嘱；根据病情需要分为长期备用医嘱（p.r.n.）和临时备用医嘱（s.o.s.）。护士要按照先急后缓、先临时后长期、执行者签全名的原则处理和执行医嘱。

随着科学技术水平的提高，医院信息系统的先进性越来越明显，其有效的开发及应用使得医疗护理工作更加系统化、信息化、规范化及科学化。

复习思考题

1. 患者黄某，女性，38岁，因不明原因腹痛急诊入院，下午2时30分轮椅推入病房。体温36.8℃，脉搏108次/min，呼吸22次/min，血压115/86mmHg。患者的体温单应该如何填写？

2. 患者张某，男性，2周前有上呼吸道感染病史，近日来全身水肿，尿量24小时小于400ml，伴肉眼血尿，临床诊断为急性肾小球肾炎。医嘱的一项内容为记录液体出入量。请问：

   （1）该医嘱属于何种类型的医嘱？

   （2）应如何执行该医嘱？

3. 单项选择题

   （1）郑女士自感恶心、不适来院急诊室就诊，护士观察到患者面色苍白、出冷汗、呼吸急促。患者主诉腹痛、晚上睡眠不好。上述资料中属于客观资料的是

   A. 面色苍白

   B. 睡眠不好

   C. 腹痛

   D. 恶心

   E. 不适

   （2）下列属于长期备用医嘱的是

   A. 低蛋白饮食

   B. 测血压每6小时一次（q.6h.）

   C. 甲喹酮0.2g 口服 s.o.s.

   D. 哌替啶50mg i.m. p.r.n.

   E. 吸氧

   （3）医嘱"地西泮5mg, s.o.s., p.o."，护士正确执行该医嘱的方法是

   A. 可执行多次

   B. 需立即执行

   C. 过期尚未执行即失效

   D. 24小时内都视为有效

   E. 在医生未注明失效随时执行

   （4）在抢救患者过程中，对于口头医嘱，正确的处理方法是

   A. 听到后，立即执行

   B. 对医生重复一遍，无误，立即执行

   C. 等医生写出医嘱，立即执行

   D. 等医生打印到治疗本上立即执行

   E. 两个护士一起执行

   （5）患者刘某，肺炎，体温39.5℃，行物理降温，物理降温后护士将所测得的体温绘制在体温单上时采用的方式是

   A. 红圈，以红实线与降温前体温相连

   B. 红圈，以红虚线与降温前体温相连

   C. 红点，以红实线与降温前体温相连

   D. 蓝圈，以红虚线与降温前体温相连

   E. 蓝圈，以蓝虚线与降温前体温相连

   单项选择题答案：1A　2D　3C　4B　5B

推荐阅读文献

[1]　杨立群，高国贞. 基础护理学. 2版. 北京：人民卫生出版社，2018.

[2]　曹梅娟，王克芳. 新编护理学基础. 4版. 北京：人民卫生出版社，2022.

[3]　李小寒，尚少梅. 基础护理学. 7版. 北京：人民卫生出版社，2022.

[4]　李小寒，尚少梅. 基础护理学. 6版. 北京：人民卫生出版社，2017.

[5]　赵慧华，徐筱萍. 临床护士职业防护. 2版. 上海：上海科学技术出版社，2018.

[6]　卢建文，石红丽. 基础护理学. 案例版. 北京：科学出版社，2019.

[7]　骆群，耿鸿武，宫济武，等. 中国输血行业发展报告（2021）. 北京：社会科学文献出版社，2021.

[8]　姜安丽，钱晓路. 新编护理学基础. 3版. 北京：人民卫生出版社，2018.

[9]　李小寒，尚少梅. 基础护理学. 7版. 北京：人民卫生出版社，2022.

[10]　中华人民共和国国家卫生健康委员会. 医务人员手卫生规范：WS/T 313—2019. (2019-11-26)［2023-09-20］. http://www.nhc.gov.cn/wjw/s9496/202002/dbd143c44abd4de8b59a235feef7d75e.shtml.

[11]　中华人民共和国国家卫生健康委员会. 医院隔离技术标准：WS/T 311—2023. (2023-09-05)［2023-09-20］. http://www.nhc.gov.cn/wjw/s9496/202309/73a9419d13fa46e9975bdb2472837ade.shtml.

索 引